Tapping

DAVID FEINSTEIN
DONNA EDEN

Tapping

*Autosanación con el poder transformador
de la psicología energética*

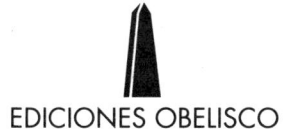

EDICIONES OBELISCO

Si este libro le ha interesado y desea que le mantengamos informado
de nuestras publicaciones, escríbanos indicándonos qué temas son de su interés
(Astrología, Autoayuda, Psicología, Artes Marciales, Naturismo,
Espiritualidad, Tradición...) y gustosamente le complaceremos.

Puede consultar nuestro catálogo en www.edicionesobelisco.com

*Los editores no han comprobado la eficacia ni el resultado de las recetas,
productos, fórmulas técnicas, ejercicios o similares contenidos en este libro.
Instan a los lectores a consultar al médico o especialista de la salud ante
cualquier duda que surja. No asumen, por lo tanto, responsabilidad alguna
en cuanto a su utilización ni realizan asesoramiento al respecto.*

Colección Salud y Vida Natural
Tapping
David Feinstein, Donna Eden

Título original: *Tapping. Self-Healing with the
Transformative Power of Energy Psychology*

1.ª edición: junio de 2025

Traducción: *Jordi Font*
Maquetación: *Juan Bejarano*
Corrección: *M.ª Ángeles Olivera*
Diseño de cubierta: *Enrique Iborra*
Ilustraciones: *Juliet Percival*

Edita: Ediciones Obelisco, S. L.
Collita, 23-25. Pol. Ind. Molí de la Bastida
08191 Rubí - Barcelona - España
Tel. 93 309 85 25
E-mail: info@edicionesobelisco.com

ISBN: 978-84-1172-257-5
DL B 23564-2024

Printed in India

A nuestros nietos, Tiernan Ray Devenyns y Sequoia Rayne Richards Dahlin, para que ellos y su generación puedan prosperar a medida que avanzan hacia un futuro no escrito.

Agradecimientos

Al recordar nuestras vidas plenas y venturosas, somos conscientes de que las personas que han contribuido a nuestro bienestar y a nuestra evolución forman una larga fila que se prolonga desde nuestra infancia hasta este momento. A su manera, cada una de ellas ha dejado su huella en nuestra forma de ver la vida y, en última instancia, de escribir este libro, y nos tomamos un momento para dar las gracias.

Ha sido un placer trabajar con nuestra visionaria editora y vieja amiga Tami Simon; nuestro brillante equipo editorial formado por Jaime Schwalb, Jessica Carew Kraft, Angela Wix y Emily Wichland; con nuestro increíble personal de Innersource; con las personas que han servido como «piloto de pruebas» capítulo tras capítulo, y con los numerosos colegas que han revisado secciones del libro que afectaban a sus áreas de conocimiento y también han hecho de ésta una presentación mucho más sólida.

Y, por supuesto, nuestras familias, amigos, profesores, alumnos, pacientes y colegas cercanos merecen una mención especial. Sin embargo (ya empezamos), si intentáramos reconocer adecuadamente cada una de sus contribuciones, iríamos camino a escribir otro libro. Así que tomemos un atajo y entremos de lleno en *Tapping*. Mientras tanto, si eres uno de los íntimos aquí mencionados, ten presente que eres muy valioso para nosotros y acepta, desde el fondo de nuestros corazones, nuestro más profundo agradecimiento.

David Feinstein
Donna Eden

Prólogo

¡Quién se iba a imaginar por su modesto título que esta obra está destinada a convertirse en uno de los libros más trascendentales de nuestra era! *Tapping* proporciona nada menos que un marco para moverse por la brecha entre la sabiduría pasada de la humanidad y sus esperanzas compartidas para el futuro. Te invita a sumergirte profundamente en la ilimitada extensión de tu conciencia personal y a invocar los vastos potenciales que residen en tu interior. Es una impresionante llamada a la acción en un momento de desesperada necesidad personal y colectiva.

Con la aparición de estas necesidades urgentes, también se despliega un mundo de posibilidades que nos invita a explorar y adoptar nuevas formas de conocimiento. A partir de estas posibilidades ha surgido una síntesis extraordinaria que fusiona las prácticas atemporales de las antiguas tradiciones sanadoras con los conocimientos y los métodos vanguardistas de la psicoterapia contemporánea. En el campo en rápido crecimiento de la psicología energética, en el que se centra esta obra magistral, yace una potente tecnología, una sinergia que sobrepasa las fuerzas individuales de sus predecesores, desatando nuevas fuerzas transformadoras.

En el corazón de la psicología energética hay una técnica sencilla pero profunda, un eco de la sabiduría secular. Consiste en estimular puntos energéticos específicos de la piel, una práctica conocida como *tapping*. Este arte ancestral, aprovechado y perfeccionado por la ciencia psicológica moderna, sirve de puerta de entrada para liberar el potencial oculto que tenemos en nuestro interior. Al golpear suavemente estos puntos energéticos mientras se despiertan recuerdos, miedos o aspiraciones, se produce una cascada de cambios sutiles pero poderosos que permiten liberar bloqueos energéticos y restablecer el equilibrio de la psique humana.

Con la psicología energética, se trascienden los límites que antes limitaban nuestra comprensión de la sanación y el desarrollo. Los procedimientos nos invitan a explorar las profundidades de nuestro propio ser, a desenterrar las capas ocultas de nuestra psique y a aprovechar el poder que llevamos dentro para llevar a cabo cambios profundos. Es una modalidad que nos invita a convertirnos en participantes activos de nuestra propia transformación, aprovechando el poder combinado de las sabidurías antigua y moderna para liberar todo nuestro potencial.

En las páginas siguientes verás cómo los conflictos matrimoniales se convierten en armonía mediante técnicas que no esperarías que tuvieran tal impacto. Conocerás el caso de una mujer cuyo cáncer de garganta, que progresaba rápidamente, revirtió, para asombro de su oncólogo, gracias a una serie de sesiones de *tapping*. Leerás la historia de un hombre que se había vuelto odioso y despiadado después de que su pueblo fuera destruido durante una guerra civil —algunos vecinos fueron brutalmente asesinados delante de él— transformado en una fuerza de «paz y misericordia». Descubrirás el caso de unos equipos de atletismo que empezaron a ganar campeonatos nacionales después de que empezaran a practicar el *tapping*. Conocerás los detalles de un agente de policía —un hombre que había sido un alcohólico empedernido— convertido en un experto al que recurre su departamento cuando otros agentes tienen problemas con la bebida. Te llevaremos entre bastidores siguiendo la masacre de veinte niños de seis y siete años en Sandy Hook, cuando los familiares y los servicios de emergencias descubrieron que las sesiones de *tapping* podían aportarles paz y sanación «cuando nada más puede hacerlo». Sintonizarás con una niña que había estado emocionalmente paralizada durante una década tras presenciar la muerte de su padre a machetazos durante el genocidio de Ruanda, cuando encuentra la paz tras borrar todos los síntomas de su grave trastorno de estrés postraumático y con los beneficios mantenidos en las pruebas psicológicas de seguimiento un año después. Las provocadoras historias del libro están pensadas para que encuentres tu propia inspiración.

La práctica del *tapping* pone en marcha una activación y desactivación dentro del intrincado paisaje del cerebro humano. Al aplicar *tapping* en puntos energéticos específicos, se envían señales de desactivación a zonas del cerebro que suelen activarse con la ira, el miedo, la amenaza y la angustia. Estas antiguas respuestas evolutivas, profundamente arraigadas en nuestros circuitos neuronales, se mitigan y tranquilizan durante unos instantes. Los efectos calmantes del *tapping* invitan a estas señales de angustia a recular, lo que te permite liberar las emociones negativas y acceder a los extensos reinos de posibilidades que residen en tu interior.

Simultáneamente, los efectos estimulantes del *tapping* envían señales de activación a las áreas ejecutivas del cerebro, las regiones responsables de la resolución de problemas, la gestión del estrés y la creatividad. Estas zonas cobran vida y están preparadas para abordar el tema en cuestión, encendiendo el fuego de la destreza cognitiva y las soluciones inventivas.

En esta exquisita interacción de activación y desactivación, golpetear los puntos de acupuntura te lleva a un estado de equilibrio y fluidez. Te permite trascender las limitaciones de las heridas y las narrativas del pasado, y te guía hacia un espacio en el que es posible la sanación profunda. Cuando las señales de desactivación acallan las tormentas de angustia y las señales de activación encienden tus capacidades perfeccionadas a lo largo de la evolución para la resolución de problemas y el pensamiento creativo, te encuentras equipado con las herramientas para avanzar a través de las complejidades de la vida con mayor resiliencia y claridad.

Al adentrarte en el reino de la psicología energética, también te embarcas en un viaje que difumina las fronteras de lo tangible y lo intangible. Es un viaje que te lleva más allá de los límites del espectro electromagnético y te invita a explorar el dominio de las energías sutiles, un terreno que conlleva profundas implicaciones para la física moderna y nuestra comprensión del universo.

Estas energías sutiles, aunque aún no hayan sido plenamente aceptadas por la ciencia convencional, son la clave para desentrañar dimensiones ocultas de nuestra existencia. No están limitadas por nuestra actual capacidad de comprender, porque nos aportan información nueva y muestran una forma de inteligencia que amplía las fronteras de nuestro conocimiento.

Al profundizar en los misterios de la energía sutil, descubrimos un camino que nos conduce a la siguiente etapa emergente de nuestra evolución. Es una época de profundas oportunidades, una ocasión para entretejer la sabiduría de los tiempos con el espíritu innovador del presente y vislumbrar las aspiraciones de las generaciones venideras. A medida que nos abrimos paso en esta vorágine, debemos hacer acopio de la resiliencia que llevamos dentro, pues es en los momentos de desafío cuando a menudo se revela nuestro mayor potencial.

Pero más allá de las luchas personales hay una preocupación más amplia y profunda. Las mareas cambiantes del mundo ponen en peligro el futuro mismo de nuestra existencia. Los retos a los que nos enfrentamos hoy en día –las crisis ecológicas, las convulsiones sociales y las incertidumbres existenciales– exigen transformaciones fundamentales en nuestra conciencia colectiva. La humanidad se encuentra al borde del precipicio, a punto de dar un salto evolutivo que no sólo es necesario, sino también imperativo para nuestra supervivencia y nuestro florecimiento. Al trabajar con estas energías y desarrollar nuestra capacidad de comprometernos con ellas, aprovechamos potenciales profundos que yacen latentes en nuestro interior, esperando a ser actualizados. Es una llamada a la acción, un reto a vida o muerte al que se enfrenta la humanidad en estas décadas críticas que tenemos por delante.

Es en el individuo, la unidad de nuestra consciencia colectiva, donde deben arraigar las semillas de este cambio cultural. Para navegar por las corrientes del cambio, debemos cultivar un profundo sentido de la autoconciencia, una profunda comprensión de nuestros dones, talentos y propósitos únicos. Al sumergirnos en las profundidades de nuestra propia consciencia, accedemos al manantial de creatividad, resiliencia y visión que puede impulsarnos hacia adelante. A través de este viaje interior descubrimos la interconexión de todos los seres, reconociendo que nuestro crecimiento individual está intrincadamente entretejido en el entramado de la experiencia humana colectiva.

Cuando nos acercamos a los poderes invisibles de las energías sutiles, encontramos propiedades fascinantes que desafían las nociones convencionales de espacio y distancia. Estas energías poseen la extraordinaria capacidad de trascender las limitaciones de la proximidad física, abriéndonos a nuestro potencial para convertirnos en catalizadores del cambio global. Es en este marco donde descubrimos nuestra capacidad para modificar la vibración incluso en zonas afectadas por el crimen, transformando entornos plagados de violencia y desesperación en puertos de mayor paz y armonía. A través de la atención y la intención, podemos aprovechar el potencial de estas energías sutiles para mejorar el bien común, fomentando así un cambio colectivo hacia una humanidad más despierta y compasiva. Ha llegado el momento de abrir paso a una nueva era de consciencia expandida, interconexión y coexistencia armoniosa.

Así pues, embarquémonos en este extraordinario camino de la psicología energética, donde los ecos ancestrales de chamanes y sacerdotes se mezclan con la sabiduría de la ciencia contemporánea. Exploremos el manantial de la sanación y el crecimiento, accediendo a la reserva ilimitada de nuestros propios recursos internos. Gracias a esta fusión de tradiciones, estamos preparados para emprender un viaje de profunda evolución personal, guiados por la luz de la sabiduría ancestral y el espíritu pionero que aportamos a un futuro desconocido.

JEAN HOUSTON, PhD

Introducción

¡Podemos aliviar y eliminar el sufrimiento de muchas personas![1]

—ROGER CALLAHAN, PhD
Fundador de la terapia del campo del pensamiento

Imagina lo siguiente: estáis durmiendo plácidamente en vuestra casa cuando os despierta bruscamente el megáfono de un jefe de bomberos gritando a pleno pulmón: «¡Abandonen los domicilios! ¡Ya!». Tú y tu pareja oís las palabras y miráis por la ventana. Os ponéis en alerta cuando veis el resplandor rojo de un incendio forestal que ocupa todo el ancho de la ventana y que se acerca de manera peligrosa a vuestro barrio semirrural. Rápidamente os ponéis algo de ropa y salís corriendo para evaluar la situación. Otros vecinos ya se están alejando en coche de las llamas que se acercan. No encontráis a vuestro querido gatito, pero sentís la urgencia de subir al vehículo. Mientras os alejáis a toda velocidad, el fuego os persigue.

Escapáis de su camino y os ponéis a salvo. Pero a la mañana siguiente, os enteráis de que muchos de vuestros vecinos no lo han conseguido. Vuestra casa está hecha cenizas. No habéis conseguido encontrar a vuestro gato. No puedes conciliar el sueño la primera noche, pensando en la experiencia. Ni la segunda noche. Ni la ter-

---

1. Callahan, R. «Roger Callahan on His Discovery of *Tapping* Therapy | TFT», vídeo en inglés de 3:51 de duración subido a YouTube por Thought Field Therapy el 7 de noviembre de 2013 y disponible en www.youtube.com/watch?v=dcmi6kWeKXs.

cera. Un mes después, sigues sin poder descansar bien. En tu cerebro se han formado nuevas vías neuronales. El simple hecho de estar en la cama activa la experiencia de terror de despertarte en medio de una pesadilla viviente. También se han formado otras vías neuronales que te dejan sumido en la culpa por haber abandonado a vuestro gato, lamentándote por las horribles muertes de tus vecinos y sufriendo por la pérdida de las fotos familiares, vuestras preciadas obras de arte, literalmente todo lo que poseéis. También se activan los centros de preocupación. ¿Dónde viviréis? ¿Cómo afrontaréis tantas pérdidas económicas?

¿Cómo sobrevivir a una agresión psicológica de este tipo que puede sobrevenir a cualquiera de nosotros sin previo aviso? Tu cerebro es capaz de afrontar con resiliencia circunstancias terribles, pero también puede verse desbordado. Puede necesitar ayuda. ¿Y si pudieras enviar señales a tu cerebro que interrumpieran las secuelas emocionales extremas de un trauma? Seguirías sintiendo el impacto del incendio, pero podrías dormir por la noche. Seguirías manteniendo los recuerdos de vuestro gato y sentirías la pérdida sin verte sumido en una culpa irracional. Seguirías teniendo que afrontar los problemas de dónde vivir y las dificultades económicas imprevistas, pero sin estar sumido en una preocupación excesiva. ¿Y si también pudieras enviar señales a tu cerebro que te ayudaran a pensar de forma más clara y creativa al enfrentarte a estos retos? Todo esto fue lo que experimentaron dos de nuestros más queridos amigos que buscaron nuestra ayuda tras un incendio en el norte de California que casi acaba con sus vidas.

La psicología energética es un desarrollo más o menos nuevo dentro de la psicología que puede mostrarte cómo conseguirlo. Genera señales que influyen directamente sobre las reacciones del cerebro ante los acontecimientos difíciles de la vida cotidiana, así como sobre los recuerdos de dificultades pasadas que no han sido procesadas de manera adecuada. No se limita a tratar traumas como escapar de un incendio forestal, aunque resulta muy eficaz incluso ante situaciones espantosas. La estimulación de los puntos de acupuntura (acupuntos) mediante golpecitos mientras se activan pensamientos y sentimientos pertinentes te sitúa ante el teclado para reprogramar las vías neuronales que repercuten sobre tu calidad de vida.

Los golpecitos sobre los puntos de acupuntura, combinados con palabras e imágenes bien elegidas, pueden eliminar miedos infundados, reducir la ira irracional y contrarrestar los celos. Puede ser el catalizador para provocar cambios positivos en las creencias que dirigen tus acciones. Puede ayudarte a superar patrones de conducta contraproducentes. Puede hacer que mantengas la calma cuando te enfrentes a desencadenantes que antes te provocaban angustia. Puede ser una fuerza para curar una enfermedad. Puede ayudarte a superar obstáculos emocionales que te impedían alcanzar un objetivo deseado y aportarte esa claridad necesaria en momentos de agobio o confusión. Puede apoyarte en direcciones nuevas y más vivificantes, y conectarte con fuentes intuitivas de sensatez que trascienden tu conciencia cotidiana habitual.

Nuevos métodos, nuevas posibilidades

Tapping: autosanación con el poder transformador de la psicología energética ofrece una visión general autorizada de uno de los enfoques más eficaces y cada vez mejor documentados para apoyar tu evolución personal.[2] La combinación de métodos terapéuticos contemporáneos, prácticas sanadoras ancestrales como la acupresión y técnicas contemplativas como el *mindfulness* y las imágenes guiadas ha dado lugar a un procedimiento extraordinariamente accesible y potente que puede aplicarse a casi cualquier área vital. Este enfoque te permite reorganizar poco a poco tu conformación psicológica de forma que te ayude a sacar la mejor versión de ti mismo. Tiene muchas aplicaciones. Puedes utilizarlo para:

---

2. Feinstein, D. «Integrating the Manual Stimulation of Acupuncture Points into Psychotherapy: A Systematic Review with Clinical Recommendations», *Journal of Psychotherapy Integration*, vol. 33, n.º 1, pp. 47-67 (2023), doi. org/10.1037/int0000283.

- Tratar heridas emocionales del pasado.
- Cambiar patrones de comportamiento que se interponen en tu camino.
- Moverte más libremente por entre los desafíos que presenta la vida.
- Afrontar con mayor paz y destreza las preocupaciones, los enfados, los celos, las pérdidas y las irritaciones provocadas por las situaciones que se te presentan.
- Mejorar tus relaciones con amigos, colegas y familiares.
- Desarrollar habilidades que aumentarán tu éxito en todo aquello que te interese.

Sabemos que es una lista de promesas atrevidas. De todos modos, no son nuestras promesas, sino que nosotros somos meros emisarios de los recientes avances de las ciencias del comportamiento que demuestran cómo puede lograrse cada posibilidad sobre la base de la autoayuda. Y estos avances llegan en un momento en el que todos necesitamos tales capacidades a medida que progresamos por un mundo cuyos retos se han vuelto cada vez más peligrosos y exigentes.

¿Puede el *tapping* lograr todo eso?

Por inocuo que parezca, el *tapping* sobre puntos de acupuntura seleccionados envía al cerebro señales eléctricas diminutas pero potentes que pueden modificar la forma de pensar, sentir y actuar. La aparición del psicoanálisis en Occidente, junto con los enormes avances que se han producido en el último siglo a la hora de mostrar a las personas cómo tomar las riendas de su vida interior de una forma que las empodere, ha sido un avance enriquecedor para el alma. Combinarlo con sistemas ancestrales de sanación y de evolución espiritual, como se muestra en este libro, es un paso hacia un futuro más rico construido sobre una nueva aceptación del pasado.

Por qué hemos escrito *tapping*

Dado que la psicología energética está demostrando que resulta beneficiosa en un abanico tan amplio de situaciones, su práctica se ha expandido exponencialmente en los últimos años. Además de los sorprendentes aumentos en su empleo en entornos de tratamiento convencionales,[3] un reciente artículo en la prestigiosa revista *Frontiers in Psychology* ha estimado que el *tapping* sobre los acupuntos «es utilizado como autoayuda por decenas de millones de personas cada año», señalando que una app sobre *tapping* tiene ella sola más de dos millones de suscriptores documentados.[4]

Sin embargo, dado que aplicar *tapping* sobre unos pocos puntos de acupuntura puede ser útil, al menos hasta cierto punto, para reducir la ansiedad, la tristeza y otras emociones difíciles, y además puede aprenderse en cuestión de minutos, es razonable suponer que la mayoría de estos millones de personas sólo tienen un conocimiento muy superficial del método. Es probable que tengan poca idea de cómo utilizarlo para conseguir beneficios mucho más allá de lo que imaginan que es posible para un enfoque de autoayuda. Uno de los principales objetivos de este libro es proporcionar un recurso completo y actualizado para adquirir un mayor conocimiento y mayores habilidades con este método pionero.

Tapping es un tutorial para aprender o profundizar en tus conocimientos sobre psicología energética, diseñado tanto para principiantes como para practicantes experimentados. No te convertirá en terapeuta si aún no lo eres, pero pondrá en tus manos potentes herramientas de autoayuda. Si ya eres terapeuta, aumentará tu efi-

---

3. Leskowitz, E. «Integrative Medicine for PTSD and TBI: Two Innovative Approaches», *Medical Acupuncture*, vol. 28, n.º 4, pp. 181-183 (agosto de 2016), doi.org/10.1089/acu.2016.1168.

4. Church D., *et al.* «Clinical EFT as an Evidence-Based Practice for the Treatment of Psychological and Physiological Conditions: A Systematic Review», *Frontiers in Psychology*, n.º 13 (noviembre de 2022), doi.org/10.3389/fpsyg.2022.951451.

cacia. Este libro integra conceptos esenciales, instrucciones prácticas y conocimientos científicos para aplicar la psicología energética a una serie de problemas, como la preocupación, la tristeza, la ansiedad, la depresión, el estrés, los traumas, los hábitos, las adicciones y las relaciones.

Los psicoterapeutas han identificado las «mejores prácticas» para ayudar a las personas en cada una de estas áreas. Ilustrar formas de integrar los protocolos del *tapping* con estas mejores prácticas ha sido uno de nuestros principales objetivos al escribir *Tapping*. Aparte de trabajar con problemas cotidianos como las preocupaciones, la tristeza o las relaciones, hasta llegar a problemas clínicos como la ansiedad, la depresión y las adicciones, el libro también muestra cómo utilizar el *tapping* para alcanzar objetivos que se te han estado escapando; mejorar tu rendimiento en el deporte, encima del escenario o en el trabajo, y desplegar tus mejores potenciales.

Presentémonos

Los dos disfrutamos del inmenso privilegio de ser una pareja cuyas aspiraciones profesionales convergen en un único propósito, compartido y apasionado. Ya sea David en su papel de psicólogo o Donna como practicante de la medicina energética, nuestras motivaciones más profundas son reducir el sufrimiento y empoderar a cada persona con la que trabajamos para que su vida sea más feliz y satisfactoria. Durante el tiempo que estés con este libro entre tus manos, ¡tú eres la persona en la que se centran estas intenciones!

Donna ha aportado una perspectiva energética a la comprensión que David tiene de la psique humana. David ha aportado un marco científico más coherente al sistema de sanación energética de Donna. Fruto de esta fusión es nuestra pasión por el tema de este libro, el campo en rápido crecimiento de la *psicología energética*. La psicología energética es la aplicación de herramientas de sanación energética para superar heridas emocionales y promover el crecimiento psicológico y espiritual. Este desarrollo nos ha proporcionado un escenario donde ampliar nuestros horizontes mutuos, y creemos que es uno de los avances más emocionantes y significativos en el arte de guiar a las personas hacia una vida más plena.

Reflexiones de David

Me doctoré en Psicología clínica en 1972 y he trabajado como psicólogo licenciado en diversos contextos durante más de cinco décadas. Cuando oí hablar por primera vez del *tapping,* a finales de la década de 1990, era tan escéptico como la mayoría. Uno de los terapeutas de un grupo de consulta clínica que yo dirigía había oído hablar de la técnica, había empezado a estudiarla y se la estaba explicando al grupo. La primera vez que oí hablar del método me mostré incrédulo, por no decir sarcástico.

¿Cómo podían afectar estos suaves golpecitos en la piel a trastornos psicológicos graves? Peor aún, las palabras utilizadas en su práctica, como «aunque me enfado sin motivo con mi hijo, me quiero y me acepto profundamente», parecían afirmar, en lugar de cuestionar, las mismas respuestas y los mismos comportamientos que la persona intentaba superar. «Si alguna vez ha habido una terapia falsa basada en procedimientos frívolos, ¡tiene que ser ésta!», pensé. Mirando atrás, probablemente era más frívolo y cerrado de mente con este nuevo enfoque que con cualquier otra innovación clínica que hubiera conocido. ¡No tenía ni idea de que en pocos años me convertiría en defensor del método! La vida tiene formas de ponernos cara a cara con nuestra arrogancia.

En aquel momento no se había publicado ninguna investigación creíble revisada por expertos sobre las terapias con *tapping.* Sólo había afirmaciones apasionadas de un pequeño número de terapeutas que lo defendían con entusiasmo. Dudaba que esta técnica del *tapping* pudiera tener algo que ver con la evolución personal y me preguntaba por qué alguien era capaz de afirmar que era más eficaz que las terapias consolidadas, que incluso con sus limitaciones, gozan de aceptación y apoyo empírico.

Lo que nunca esperaba es que una serie de circunstancias me conducirían a un programa de formación para clínicos que quieren incorporar la psicología energética a sus prácticas. A pesar de mi enorme escepticismo, seguía oyendo hablar de la psicología energética en talleres que codirigía para terapeutas y otros sanadores. Entonces me invitaron a asistir, como oyente, a un encuentro de psicólogos en una ciudad en la que yo impartía un taller. El tema del encuentro de esa tarde sería una demostración de *tapping* en acupuntos. Como parecía haber un creciente entusiasmo con respecto al método, asistí sin dejar a un lado el escepticismo.

Uno de los psicólogos que hacía poco tiempo que había introducido la psicología energética en su consulta iba a hacer una demostración del método con una mujer que estaba siendo tratada de claustrofobia grave por otro de los terapeutas del grupo. Como al principio de mi carrera había investigado «nuevas psicoterapias» cuando formaba parte del cuerpo docente del Departamento de Psiquiatría y Ciencias del Comportamiento de la Universidad Johns Hopkins, estaba muy atento a las influencias sobre los resultados terapéuticos que no tienen nada que ver con las técnicas distintivas de la terapia. Estos factores, denominados «factores terapéuticos inespecíficos», incluyen los efectos placebo, las expectativas, la sugestión y el poder sanador de la empatía del terapeuta. Mis sospechas aumentaron a medida que observaba el desarrollo del tratamiento.

Lo que ocurrió durante los primeros minutos me resultaba realmente familiar y cómodo: hacer una breve historia del problema (que no había respondido a los tratamientos de varios terapeutas) y pedirle a la paciente que se imaginara que se encontraba en un ascensor y puntuara su malestar según una escala estándar de 0 a 10 unidades subjetivas de malestar (USM). Dijo que era un 10. La siguiente parte, sin embargo, me pareció inverosímil. La paciente imitó el ejemplo del terapeuta haciendo *tapping* en una docena de puntos de la piel mientras exclamaba en voz alta: «Miedo a los ascensores». A esto le siguió un breve «procedimiento de integración» que incluía una serie de extraños mantras físicos y, a continuación, otra ronda de *tapping*. La siguiente vez que la paciente puntuó su incomodidad al estar en un ascensor, su USM había disminuido de 10 a 7. Dijo que su corazón no latía tan rápido.

Me sorprendió ver que disminuía su sensación de angustia. En aquel momento yo estaba utilizando la desensibilización sistemática, un método de terapia conductual para calmar el sistema nervioso. La desensibilización sistemática puede ser eficaz, pero no tan rápidamente. Este nuevo procedimiento sólo había requerido un par de minutos desde la primera puntuación hasta la segunda. Me preguntaba si la paciente había desarrollado cierto afecto o lealtad hacia el terapeuta y no quería violentarlo delante de sus colegas. Otra ronda del procedimiento redujo su USM a 5. Después de otra ronda, sin embargo, volvió a subir a 7. Yo pensaba: «Ves, sólo se trata de fluctuaciones superficiales provocadas por la actitud y el entorno. ¡Sabía que no funcionaría!».

Cuando el terapeuta preguntó por el aumento de su sensación de malestar, la mujer explicó que le había venido a la mente un recuerdo olvidado hacía mucho tiempo, de cuando tenía unos ocho años y jugaba con su hermano y algunos amigos de su hermano. Habían hecho un fuerte con una caja de cartón de un electrodoméstico. Cuando ella estaba dentro, los niños empujaron el extremo abierto de la caja contra una pared para que quedara atrapada y no pudiera salir. Luego la dejaron allí entre burlas y risas. No era consciente de cuánto tiempo pasó hasta que la encontraron y la dejaron salir, pero le parecía que fue mucho tiempo y gritó hasta quedar exhausta. Hacía años que no recordaba este incidente y, al pensar en él, ahora puntuaba su malestar relacionado con el recuerdo con un 10.

«¡Vale, se ha conseguido algo! Se ha identificado un acontecimiento formativo de la infancia que una buena terapia conversacional podrá resolver en un mes, más o menos. Por extraño que sea el método, ha conducido a un importante descubrimiento que dará al terapeuta tratante una nueva dirección. Ha sido una consulta de caso útil», pensé. Sin embargo, me preguntaba por qué sus terapeutas anteriores no habían trabajado con este recuerdo. Sólo después de estudiar el método me di cuenta de que reducir la carga emocional de un problema mediante el *tapping* a menudo hace aflorar recuerdos enterrados durante mucho tiempo, como acababa de presenciar.

De todos modos, la recuperación de este recuerdo no terminó ahí. El terapeuta que hacía la demostración empezó a hacer que la mujer se aplicara *tapping* mientras pronunciaba frases relacionadas con la experiencia infantil que se centraban en la impresión, el terror, la sensación de traición y el resentimiento que sentía. En quince minutos, fue capaz de recordar el incidente sin sensación subjetiva de malestar (USM de 0). A continuación, volvieron a los ascensores y también la redujeron rápidamente a 0. Yo miraba con escepticismo, luchando contra lo que mis ojos y mis oídos captaban. Uno de los miembros del grupo sugirió que sería fácil comprobarlo (a los psicólogos les gusta probar cosas) y la mujer accedió a meterse en un armario y cerrar la puerta.

El terapeuta tuvo cuidado de dejar claro a la mujer que debía abrir la puerta ante la más mínima incomodidad. La puerta se cerró. Esperamos. Y esperamos. Y esperamos. Al cabo de unos tres largos minutos –imagínate una docena de psicólogos mirando en silencio la puerta de un armario–, el terapeuta golpeó la puerta y le preguntó si se encontraba bien. Abrió la puerta y anunció triunfante que, por primera vez desde que tenía memoria, se sentía cómoda en un espacio pequeño y cerrado. «Vale, ¡ya los he pillado! Esto es un experimento de psicología social. ¡Estamos a punto de que nos digan que hemos sido sujetos de un estudio sobre lo crédulos que pueden llegar a ser los terapeutas!», pensé en ese momento. Pero este anuncio nunca llegó y mi carrera estaba a punto de cambiar para siempre.

Sin embargo, incluso después de esta demostración, seguía dudando de que a mí me funcionara. Dado que procedimientos como dar ligeros golpecitos en el cuerpo mientras se repiten frases cortas parece algo extraño, y tan contraintuitivo que tenga efecto terapéutico, no estoy seguro de que nadie crea *realmente* que el *tapping* vaya a hacer mucho antes de probarlo. De todos modos, la demostración fue lo bastante convincente como para que me apuntara al programa de formación de cuatro fines de semana del psicólogo Fred Gallo para profesionales de la salud mental que quisieran aprender el método. La formación consistía, en parte, en aplicar el método a nuestros propios problemas. Descubrí, y he seguido descubriendo a lo largo de estas dos últimas décadas, que cualquiera que fuera el reto emocional en el que me centrara –ya fuera mío propio o el de un paciente–, su intensidad se reducía después de un poco de *tapping*, y esto abría un camino hacia un rápido progreso de los retos abordados.

En 2023, el número de ensayos clínicos publicados que demostraban la eficacia del método había pasado de cero a unos 250, incluidos 90 en revistas de habla no inglesa. Como *friki* de la tecnología, me encanta poder demostrar al público asistente a las conferencias cómo se alteran los patrones de ondas cerebrales de una persona cuando ésta se concentra en pensamientos estresantes. A veces trabajo con los especialistas en electroencefalografía Gary Groesbeck y Donna Bach. Ellos son capaces de describir cómo, a medida que avanza la sesión, los cambios en la pantalla se corresponden con una reducción de la angustia, una mejora de la sincronización entre los hemisferios cerebrales izquierdo y derecho, y una optimización general de las proporciones de las ondas cerebrales (*véase* la figura I.1).

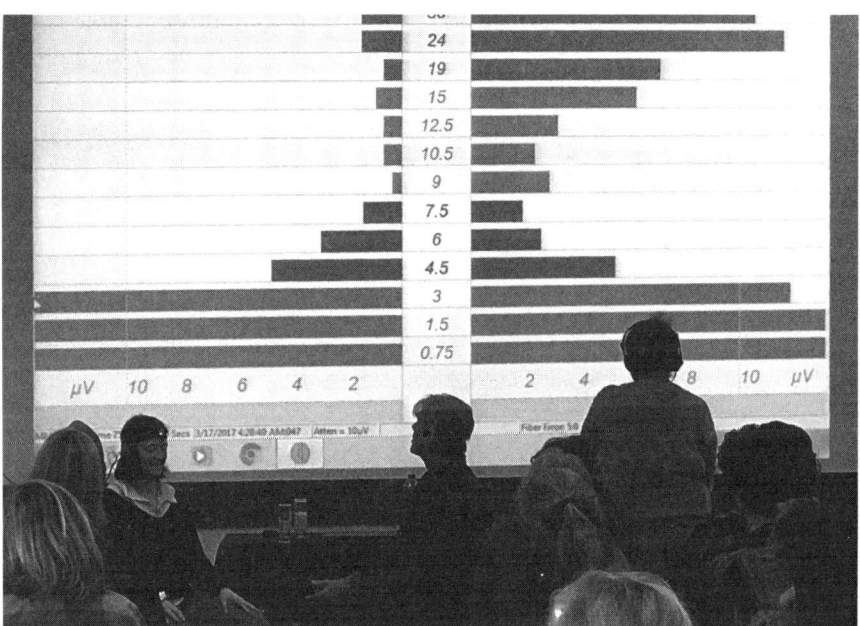

Figura I.1. Sujeto de demostración (izquierda) con sensores electroencefalográficos mientras David (derecha) realiza una sesión de *tapping* con cambios electroencefalográficos en tiempo real proyectados para el público de una conferencia.

Aunque ahora dedico la mayor parte de mi tiempo profesional a la enseñanza, a la investigación y a ayudar a Donna y a dirigir mi organización, sigo trabajando con un número limitado de pacientes. Hace poco terminé de tratar a una mujer a la que acababan de diagnosticar un cáncer. Había concertado conmigo una serie de sesiones de psicología energética, simultáneas a la radioterapia programada para unas masas malignas en los ganglios linfáticos y en la base de la lengua, justo encima de las cuerdas vocales. El diagnóstico fue una sorpresa desagradable, ya que no tenía antecedentes de tabaquismo u otras exposiciones que se sabe que contribuyen a este tipo de cáncer.

Centrándose al principio en sus miedos y el malestar físico provocado por la radioterapia, pronto se dio cuenta de que se estaba culpando a sí misma por haber contraído cáncer. Al preguntarle por ello, no consideraba que ésta fuera una creencia en particular racional, pero aun así la sentía fuertemente. Le pregunté si podía recordar otras ocasiones en las que se sintió injustamente culpada. De inmediato le vino a la mente un grave incidente durante su infancia. A los diez años la culparon de algo terrible, pero no pudo defenderse porque hubiera implicado a otros miembros de su familia. Durante años fue el blanco activo de esta culpa infundada y sentía que tenía que tragarse la verdad.

Cuando el *tapping* eliminó la carga emocional que conllevaban estas experiencias, exploramos un patrón a lo largo de su vida en el que ella no podía expresar sus verdades y lo vinculamos con estas experiencias formativas. Luego, la terapia examinó posibles conexiones entre su expresión verbal reprimida («tragarme mis verdades», «refrenar mi lengua») y el cáncer posterior en la región de la garganta, la lengua y las cuerdas vocales.

Después de cada ronda de *tapping*, le pedí que imaginara lo que estaba sucediendo en la región de la garganta para medir rápidamente los efectos de esa ronda. Después hacía otra ronda de *tapping*, centrándose en las imágenes que en ese momento ella veía en la garganta. Continuaba con el *tapping* y la visualización de imágenes como tarea en casa. Al principio veía alquitrán negro y telarañas. Durante las sesiones me fui dando cuenta de que su autoculpabilidad por haberse «contagiado» el cáncer se iba transformando en autocompasión a medida que reconocía las posibles conexiones entre la situación que vivió durante su infancia y su enfermedad actual.

A medida que las cargas emocionales sobre diversos aspectos de los problemas asociados se fueron disipando durante las dos sesiones de terapia siguientes, las imágenes fueron cambiando hasta que tuvo una sensación de espaciosidad y claridad moviéndose por la región. El alquitrán y las telarañas desaparecieron. Esto se correspondió con mejoras en sus tomografías computarizadas que superaron con creces las expectativas de su oncólogo, sobre todo porque la paciente había suspendido la radioterapia en contra del consejo de su médico por culpa de los extenuantes efectos secundarios de las dos primeras sesiones de radioterapia y porque había rechazado un tratamiento recomendado de quimioterapia. En lugar de aumentar de tamaño, todas las masas se habían reducido, algunas hasta un 50 por 100.

Tres meses después, se sometió a otra sesión de tomografías computarizadas. Cuando su oncólogo le dijo que estaba completamente curada del cáncer, quiso chocar entusiasmada la mano con él, pero él, incómodo, le dijo: «Yo no he hecho nada… No entiendo lo que ha pasado». Pero ella sentía que lo sabía. Creía que el trabajo de *tapping* había sido decisivo. Junto con su mayor capacidad para expresar verdades difíciles en lugar de «tragárselas garganta abajo», su bioquímica había cambiado drásticamente, como se refleja en el diagnóstico de ausencia de cáncer. En el momento de escribir estas líneas, dos años después, su último escáner mostraba que seguía sin tener cáncer.[5] Aunque nunca se debe asumir que el *tapping* por sí solo puede curar una enfermedad física grave, a menudo supone un poderoso complemento de otros tratamientos.

Ahora que hace más de veinte años que utilizo el *tapping* en acupuntos, me siguen sorprendiendo los resultados que se pueden lle-

---

5. Para ver fragmentos de los tratamientos, consulta www.cancercase1.energytapping.com, un extracto de 34 minutos de las tres primeras sesiones de *tapping*, momento en el que el cáncer estaba recidivando claramente (según indicaban las tomografías computarizadas).

gar a obtener. Aunque siempre me ha resultado muy satisfactorio ofrecer servicios de psicoterapia, el *tapping* añade combustible al proceso. Aumenta la capacidad de reducir la intensidad emocional, curar las heridas de la infancia y cambiar los modelos que mantienen a los pacientes atrapados en patrones de vida contraproducentes. Y abre nuevas perspectivas para las opciones creativas y la armonización espiritual.

Reflexiones de Donna

Nunca me he definido como psicoterapeuta, pero a lo largo de décadas he trabajado íntimamente con más de diez mil personas, en sesiones de noventa minutos, sobre sus problemas personales y sus retos emocionales. Aunque siempre me complace compartir mis pensamientos sobre su situación, lo que más me ha ayudado ha sido trabajar con sus energías, que me contaban sobre su historia al menos tanto como sus palabras.

Siempre he sido capaz de ver las energías del cuerpo. Para mí y para mi madre, mi hermano y mi hermana era tan normal como ver el color del cielo. Las energías que rodean a una persona –conocidas en muchas tradiciones como el «aura»– pueden tener muchos colores y matices. Al hablar de lo que mi madre veía, mantenía viva en nosotros esta capacidad, que creo que es un potencial para todos los niños.

Estos colores pueden ser relativamente estables o cambiar con rapidez, y yo veo estos colores no sólo en las energías que envuelven a una persona, sino también en las energías que fluyen dentro de cada uno de nosotros. Las energías que circulan por el hígado tienen un aspecto diferente de las que lo hacen por los riñones. También puedo ver un conflicto cuando las energías de una persona no coinciden con lo que dicen sus palabras o cuando las energías revelan información que la persona ni siquiera conoce. Y puedo trabajar con estas energías recurriendo a varios métodos para ayudar a resolver la confusión interna que puede estar comprometiendo la salud de la persona y provocando estragos en su vida emocional.

Si, por ejemplo, presiono puntos en la frente (llamados «neurovasculares») de una persona que se siente angustiada, la sangre volverá a su cerebro de una forma que interrumpe la respuesta de lucha o huida y le ayuda a pensar con más claridad. Incluso cuando no hay una amenaza física, muchas personas viven casi constantemente en un nivel bajo de lucha o huida. Puedo presionar estos puntos hasta que los sistemas energéticos de la persona dejen de estar en peligro. La intervención física cambia la respuesta emocional.

Cada emoción interactúa con una vía de energía distinta, conocida como meridiano; el trabajo en curso podría desplazarse a otro meridiano, al aura o a los chakras. Los chakras son depósitos de energía que tienen información sobre el pasado de las personas y los temas que determinan sus percepciones y sus elecciones. Cada chakra cuenta una historia. Despejar los bloqueos en estos depósitos y flujos de energía y armonizarlos mejor ayuda a la persona a nivel físico, pero también puede aportar más claridad y equilibrio a sus pensamientos y emociones. Esto a menudo conduce a nuevas percepciones y cambios en sus hábitos y comportamientos, además de mejorar su estado de ánimo y promover su curación física.

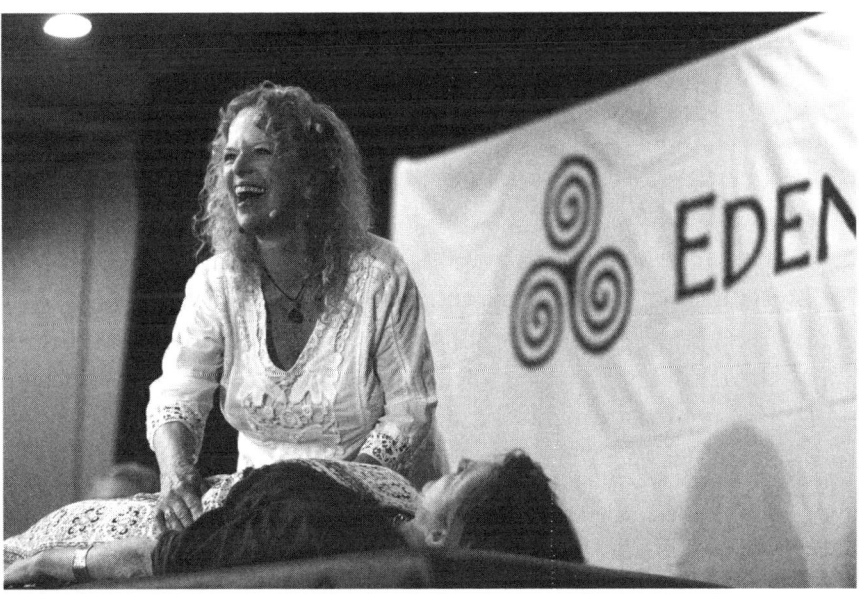

Figura I.2. Donna en una sesión de demostración para una clase.

No todo el mundo está familiarizado con términos como *meridianos* y *chakras*, y algunos ni siquiera están convencidos de que existan. Pero al igual que el cuerpo físico tiene muchos sistemas complejos –circulatorio, respiratorio, inmunitario, reproductor, etc.–, las energías que gobiernan y sostienen esos sistemas son muy reales y tan complejas como la anatomía del cuerpo. En mi especialidad, la medicina energética, trabajamos con nueve sistemas energéticos principales, independientes, pero siempre en interacción, que orquestan las estructuras físicas del cuerpo. Hasta el momento se han publicado más de mil estudios que demuestran que la sanación energética es eficaz para un amplio abanico de problemas.[6]

Cuando David empezó a estudiar psicología energética hace más de dos décadas, yo fui uno de sus primeros pacientes de prácticas. Acostumbrada a trabajar con tantos sistemas energéticos a la vez, me sorprendió ver que la formación de David le enseñaba a trabajar sólo con uno de ellos: los meridianos. Y sólo aprendió una forma de activarlos, que era mediante la estimulación de los puntos de acupuntura que se distribuyen a lo largo de las líneas de los meridianos dando golpecitos en ellos. Ésta es sólo una de las muchas formas en que se pueden estimular los puntos de acupuntura, con otras que incluyen presionarlos ligeramente, masajearlos profundamente o mediante agujas de acupuntura o estimulación eléctrica. Sin embargo, cuando experimenté la gama más limitada de técnicas utilizadas en las sesiones con David, me impresionó la rapidez con la que los problemas en los que me centraba cambiaron de maneras que agradecí.

Descubrí por experiencia propia que algunas palabras, combinadas con el *tapping*, eran profundamente tranquilizadoras. Otras me aportaban energía. Otras agudizaban mi pensamiento y me ayudaban a ver cómo las dificultades del pasado influían en los problemas actuales. Cualquiera que fuera el efecto, las palabras sencillas com-

6. Church, D. *Mind to Matter: The Astonishing Science of How Your Brain Creates Material Reality*, Hay House, Carlsbad, California, 2019. (Trad. cast.: *Mente sobre materia: la asombrosa ciencia de cómo tu cerebro crea la realidad*, Arkano Books, Móstoles, Madrid, 2020).

binadas con el *tapping* producían una experiencia que tenía significado, y ese significado llegaba a lo más profundo de mí. Podía percibirlo como una especie de onda que viajaba por mis meridianos y llegaba a mi cerebro. Esto era nuevo para mí. Normalmente experimento la energía como un flujo o una espiral. Pero el *tapping* creaba una pulsación. En el pasado había utilizado el *tapping* para trabajar el dolor y los hábitos autodestructivos, así que no me resultaba del todo nuevo, pero lo que sí lo era por completo era cómo las pulsaciones que subían hasta mi cerebro afectaban a mis pensamientos y emociones. Todo mi cuerpo estaba conectado en un flujo energético con mi consciencia. Era emocionante experimentar la energía de un modo distinto al habitual.

A medida que veía a David involucrarse cada vez más con el *tapping*, me complacía verle convertirse en un líder dentro de la comunidad profesional de la psicología energética. Como él se centraba en la mente y yo en el cuerpo, nuestras profesiones parecían bastante independientes, pero la «energía» se estaba convirtiendo en un puente. Dado que la medicina energética es el campo más amplio del que se nutre la psicología energética, me invitaron a participar en algunas de las conferencias de psicología energética en las que también intervenía David.

Me fui dando cuenta de que con mi formación en medicina energética, que considera todas las energías del cuerpo, podía ampliar el ámbito de estos psicoterapeutas. Por ejemplo, si una persona está luchando contra una depresión, se puede corregir un patrón particular en las energías mediante una serie de movimientos físicos que son muy diferentes del *tapping*. Si se hace antes esta corrección, el *tapping* producirá mejoras más rápidas y profundas. Este tipo de información fue absorbida con entusiasmo por estos terapeutas tan fervientemente involucrados en ayudar a aliviar el sufrimiento de sus pacientes.

Aunque los protocolos del *tapping* han demostrado que son potentes y eficaces, me enteré de que muchos de estos terapeutas pasaron a estudiar el campo más amplio de la medicina energética. Una encuesta interna a 115 profesionales de la psicología energética llevada a cabo en 2012 por la Asociación de Psicología Energética Integral (ACEP, por sus siglas en inglés) descubrió que, por aquel entonces, el 76 por 100 de los que respondieron a una pregunta sobre los métodos energéticos que utilizaban con más frecuencia respondieron que la medicina energética de Eden, el sistema que yo había desarrollado, era una de sus tres modalidades principales. Esto sorprendió a prácticamente todos, menos a mí, ya que mi enfoque es conocido sobre todo por trabajar con problemas físicos más que psicológicos. Pero reconozco que las energías de la mente y el cuerpo están en una danza exquisita, y creo que la medicina energética puede ser de gran valor para cualquiera que ejerza una profesión curativa, incluidos los especialistas en salud mental.

Lo que aporté en las conferencias sobre psicología energética es el tipo de contribución que aporto en este libro. Aunque David es el autor principal, yo he aportado una perspectiva amplia de los sistemas energéticos del cuerpo, así como ideas basadas en mis experiencias clínicas y en mi capacidad para ver cómo se mueven las energías en relación con los diversos temas tratados en el libro.

Una herramienta para los tiempos que corren

Todos nos enfrentamos a cambios sin precedentes en el mundo que nos rodea: en cómo nos ganamos la vida, en qué hacer en nuestro tiempo libre, en cómo educar a nuestros hijos o nietos, en cómo la tecnología de la información cambia nuestra consciencia y nuestras relaciones, en cómo las múltiples crisis afectan al medio ambiente, en cómo se relacionan las personas de distintas razas y sexos, o incluso en cuál es el significado de «género». A lo largo de la historia de la humanidad, las nuevas necesidades y posibilidades han generado nuevas herramientas. En medio de la vertiginosa diversidad de cambios y retos del mundo actual, la cultura ha desarrollado diferentes formas de ayudar a las personas a sobrellevarlos y a adaptarse. La que destacamos aquí utiliza procedimientos orientados a la energía que pueden aplicarse para la sanación emocional y el crecimiento psicológico. Trazar un mapa de esta posibilidad de forma práctica y convincente es el propósito primordial de este libro.

En su esencia, las intervenciones de psicología energética alinean tu cuerpo con el impulso de tu psique hacia tus mayores potenciales. En tu psique no sólo está codificado el diseño de tus posibilidades más elevadas, sino también la motivación profunda, la llamada, para hacerlas realidad. Los protocolos del *tapping* ayudan a hacer realidad tus potenciales. Estos protocolos tienen dos componentes:

1. Estimulan los puntos de acupuntura seleccionados dando golpecitos sobre ellos.
2. Incluyen el uso simultáneo de palabras o de imágenes.

Hablar, ver, aplicar *tapping*

Como verás a lo largo de este libro, las palabras y las imágenes pueden dibujar nuevas formas de construir los modelos guía profundos que orquestan tu vida. El lenguaje, la imaginación y el *tapping* constituyen una poderosa tríada para orquestar la autosuperación. Tus palabras pueden describir y explorar todos los aspectos de tu vida. Tu imaginación te permite experimentar y moverte a voluntad entre el pasado, el presente y el futuro. Te empodera para practicar lo que nunca has intentado y puede utilizarse para aliviar el estrés, reducir la ansiedad, aumentar la confianza y mejorar el rendimiento. Aplicar el *tapping* sobre los acupuntos activa el sistema nervioso para incrementar el impacto beneficioso de palabras e imágenes cuidadosamente elegidas.

¿Es alternativo o es una realidad?

La psicología energética se basa en diversas técnicas derivadas de antiguas tradiciones espirituales y sanadoras y las combina con métodos contemporáneos para el cambio psicológico. Peta Stapleton, psicóloga de la Universidad de Bond que fue Psicóloga del Año en Australia en 2019 y es una de las principales investigadoras en el campo de la psicología energética, señaló que, si bien las primeras explicaciones se centraban en las energías del cuerpo, investigaciones posteriores demuestran que el enfoque tiene efectos profundos sobre el sistema nervioso, la actividad cerebral, la regulación del ADN y la producción de hormonas del estrés.[7]

Una revisión reciente de más de cien investigaciones publicadas sobre tratamientos con *tapping* sobre acupuntos descubrió que prácticamente todos los estudios mostraban resultados positivos basados en métodos de investigación estándar, a menudo con una rapidez sorprendente y una gran durabilidad en el seguimiento.[8] Las comparaciones con tratamientos establecidos para la ansiedad, la depresión y el trastorno de estrés postraumático, resumidas en dicha revisión, revelaron que las terapias que utilizan el *tapping* sobre acupuntos son más eficaces que los enfoques que se basan sobre todo en la conversación. Desde el punto de vista fisiológico, este enfoque ha mostrado de manera sistemática mejoras estadísticamente significativas en los niveles de cortisol, la expresión génica, las medidas cardiovasculares y los patrones de ondas cerebrales tras una sola sesión.[9]

Popularidad creciente

Aunque los protocolos de *tapping* surgieron en la consulta del psicoterapeuta, su uso como autoayuda se ha hecho muy popular. El tráfico en las cinco principales páginas web de psicología energética se rastreó mediante una herramienta estadística que mostró más de seis millones de visitas durante un mes seleccionado al azar.[10] La

---

7. Stapleton, P. *The Science Behind Tapping: A Proven Stress Management Technique for the Mind and Body,* Hay House, Carlsbad, California, 2019, p. xix.
8. Feinstein, D. «Integrating the Manual Stimulation of Acupuncture Points into Psychotherapy: A Systematic Review with Clinical Recommendations», *Journal of Psychotherapy Integration*, vol. 33, n.º 1, pp. 47-67 (2023).
9. Bach, D., *et al.* «Clinical EFT (Emotional Freedom Techniques) Improves Multiple Physiological Markers of Health», *Journal of Evidence-Based Integrative Medicine*, vol. 24 (2019), doi.org/10.1177/2515690X18823691.
10. Church, D., *et al.* «Empirically Supported Psychological Treatments: The Challenge of Evaluating Clinical Innovations», *Journal of Nervous and Men-*

Cumbre Mundial de Tapping *online* anual ha tenido más de medio millón de personas inscritas cada año durante muchos de los quince años que lleva celebrándose. En un estudio a gran escala que incluyó a 270.461 usuarios de la app, se investigó una sofisticada app para teléfonos inteligentes que guía a los usuarios en la aplicación de protocolos de *tapping* sobre acupuntos.[11] La reducción de los síntomas tras el uso de la app fue lo bastante sólida como para alcanzar el punto de referencia científico de «fuerte significación estadística para la ansiedad y la angustia subjetiva».[12]

El rasgo distintivo del enfoque de la psicología energética utilizado en este libro es la estimulación de los puntos de acupuntura mediante golpecitos. Otras variantes de la psicología energética se enfocan en los sistemas energéticos conocidos en las antiguas disciplinas sanadoras como *chi*, *qi* y *chakras*, o en los círculos científicos como *biocampo*, el equivalente moderno del aura. Dado que el *tapping* en acupuntos es, con diferencia, el enfoque más utilizado dentro de la psicología energética, usamos indistintamente los términos *tapping* y *psicología energética*. El enfoque se basa en un marco neurológico fundamentado científicamente,[13] y su rapidez y eficacia están siendo validadas por un cada vez mayor número de investigaciones.

Introducidos en la década de 1980, los formatos de psicología energética más populares y mejor documentados son las técnicas de liberación emocional (EFT, del inglés Emotional Freedom Techni-

tal Disease, vol. 202, n.º 10, pp. 699-709 (octubre de 2014), doi.org/10.1097/NMD.0000000000000188.

11. Church, D., *et al.* «App-Based Delivery of Clinical Emotional Freedom Techniques: Cross-Sectional Study of App User Self-Ratings», *JMIR mHealth & uHealth*, vol. 8, n.º 10 (octubre de 2020), doi.org/10.2196/18545.

12. La app para teléfonos inteligentes está disponible como «The *Tapping* Solution» o en www.the*tapping*solution.com.

13. Feinstein, D. «Six Empirically-Supported Premises about Energy Psychology: Mounting Evidence for a Controversial Therapy», *Advances in Mind-Body Medicine*, vol. 35, n.º 2, pp. 17-32 (2021), disponible en advancesjournal.com/wp-content/uploads/2021/05/Feinstein.pdf.

ques) y la terapia del campo del pensamiento (TFT, del inglés Thought Field Therapy), que enseñan a los pacientes a estimular los acupuntos mediante golpecitos. A veces, este enfoque se conoce simplemente como *tapping*, el título que hemos elegido para este libro. El manual original de EFT, escrito por Gary Craig en 1995, ha tenido más de un millón de descargas. Desde entonces, se han publicado más de cien libros sobre psicología energética o alguna de sus variantes. ¡Conocer recientemente el alcance de esta abundante producción ha resultado inspirador en el sentido de que hemos sido conscientes de que más valía que el libro que estábamos escribiendo fuera bueno!

Una estimación creíble del psiquiatra de Harvard Eric Leskowitz, publicada en *Medical Acupuncture*, sugiere que «decenas de miles» de psicoterapeutas, que representan una amplia gama de orientaciones teóricas, han incorporado el *tapping* en acupuntos a sus prácticas,[14] sobre todo en la última década, a medida que la popularidad del método se ha ido filtrando entre la comunidad clínica.

¿Qué tiene que ver la *energía* con la psicología energética?

La *psicología energética* es un término genérico para los enfoques de desarrollo personal que combinan procedimientos psicoterapéuticos contemporáneos con técnicas que afirman que tienen una facilidad especial para trabajar con las energías del cuerpo. En el sentido más básico, las partículas atómicas con energías que están cambiando continuamente se encuentran en la base de las reacciones químicas de cada célula del cuerpo. La escritora científica Sally Adee resume lo que está bien establecido sobre las propiedades eléctricas de la célula:

---

14. Leskowitz, E. «Integrative Medicine for PTSD and TBI: Two Innovative Approaches», *Medical Acupuncture*, vol. 28, n.º 4, pp. 181-183 (agosto de 2016).

Cada una de los 40 billones de células del cuerpo es su propia batería con su propio voltaje. […] Cuando un impulso nervioso llega rugiendo por una fibra nerviosa, se abren canales en la neurona e instantáneamente millones de iones son aspirados a través de ellos. […] El campo eléctrico generado por esta migración masiva de carga es de aproximadamente un millón de voltios por metro.[15]

Los campos electromagnéticos rodean a todos los órganos. El sistema nervioso utiliza señales eléctricas para controlar no sólo la respiración, la marcha, el habla, la deglución, la digestión y el sueño, sino también el pensamiento y el aprendizaje. Con aproximadamente 86.000 millones de neuronas en el cerebro humano, cada una de ellas conectada a otras 10.000 neuronas, el sistema nervioso es una red electromagnética y electroquímica incomprensiblemente compleja. Los procedimientos de diagnóstico de la medicina moderna, como las resonancias magnéticas, los electrocardiogramas, los electroencefalogramas y las tomografías por emisión de positrones, se basan en evaluaciones de las actividades electromagnéticas cambiantes del organismo. Los investigadores de las principales universidades están experimentando con maneras de alterar los campos energéticos del cuerpo para tratar problemas médicos y psicológicos.[16]

De hecho, el uso de impulsos eléctricos para mejorar la salud del organismo no es nuevo. Más allá de los conocidos marcapasos, un dispositivo implantado quirúrgicamente que envía señales eléctricas al cerebro ha ayudado a más de 160.000 pacientes con enfermedad de Parkinson avanzada a mejorar la función motora y reducir síntomas tales como temblores, lentitud y rigidez.[17] En la actualidad se está probando el procedimiento para tratar la epilepsia, la ansiedad, los trastornos obsesivo-compulsivos y la obesidad. Unos implantes

---

15. Adee, S. *We Are Electric: Inside the 200-Year Hunt for Our Body's Bioelectric Code, and What the Future Holds,* Hachette, Nueva York, 2023, pp. 8-9.
16. *Ibid*, p. 5.
17. *Ibid*, p. 130.

quirúrgicos del tamaño de un grano de arroz, que emiten diminutas señales eléctricas alrededor de nervios específicos, han ayudado a personas paralizadas a volver a caminar y a personas con depresión grave a levantarse de la cama.[18] La estimulación transcraneal por corriente continua, que envía unos pocos miliamperios de electricidad a través del cerebro, ha producido una serie de beneficios que van desde la reducción de la depresión resistente al tratamiento hasta el aumento de la concentración y la mejora de las capacidades matemáticas. Este último procedimiento utiliza electrodos que se colocan en el cuero cabelludo en lugar de implantes quirúrgicos.[19]

En cada una de estas intervenciones, las señales eléctricas curativas que generan estos dispositivos para mejorar la función cerebral son diminutas en comparación con la salida eléctrica de, por ejemplo, el mando a distancia de tu televisor. ¿Es posible que estas señales tan diminutas sean generadas por la propia electricidad del cuerpo?

¡Esto es precisamente lo que hace la acupuntura! Los estudios de imagen han demostrado que la acupuntura puede producir señales que, por ejemplo, reducen instantáneamente la excitación en los centros emocionales del cerebro y aumentan la excitación en las áreas implicadas en la planificación y la regulación emocional.[20]

De manera deliberada o no, todos los remedios psicológicos inciden en las energías electromagnéticas que literalmente animan al cuerpo físico. Sin embargo, la psicología energética utiliza técnicas para dirigir directamente estas energías, con deliberación y de forma que cambien para un mayor bienestar y una mayor estabilidad emocional. El *tapping* genera una carga eléctrica que puede reducir la actividad en las regiones cerebrales relacionadas con el miedo exce-

18. *Ibid*, p. 3.
19. *Ibid*, p. 3.
20. Feinstein, D. «Six Empirically-Supported Premises about Energy Psychology: Mounting Evidence for a Controversial Therapy», *Advances in Mind-Body Medicine*, vol. 35, n.º 2, pp. 17-32 (2021), disponible en advances-journal.com/wp-content/uploads/2021/05/Feinstein.pdf.

sivo, la ira, los celos u otras emociones problemáticas, y aumentar la actividad en las regiones cerebrales relacionadas con el razonamiento y la creatividad.

La psicología energética también trabaja con las llamadas «energías sutiles»,[21] aquellas que no pueden detectarse con los instrumentos científicos existentes pero que se conocen por sus efectos. Estas energías se reconocen en las tradiciones sanadoras de decenas de culturas de todo el mundo, desde el *qi* en China hasta el *prana* en la India, pasando por el *wakan tanka* de los sioux lakota en las Grandes Llanuras de Estados Unidos.[22] El médico húngaro Albert Szent-Györgyi, premio Nobel de Medicina en 1937, observó lo siguiente: «En todas las culturas y en todas las tradiciones médicas anteriores a la nuestra, la sanación se lograba moviendo energía».[23]

¿Es espiritualidad?

Aunque trabajar con las energías sutiles del cuerpo puede ser un puente hacia lo real de la espiritualidad –hacia un sentido de conexión con fuerzas más grandes que uno mismo–, este libro se centra en los planos más psicológicos de la vida, es decir, las emociones, los pensamientos y el comportamiento. Aunque a menudo ocurre que las sesiones de *tapping* en acupuntos conducen espontáneamente a las personas a un punto de vista más elevado y a niveles de significado más profundos, en este libro nuestro objetivo es proporcionar herramientas para prosperar en el ámbito tangible cotidiano.

21. Feinstein, D. «The Energy of Energy Psychology», *OBM Integrative and Complementary Medicine*, vol. 7, n.º 2 (2022), doi.org/10.21926/obm.icm.2202015.

22. White, J., *et al. Future Science: Life Energies and the Physics of Paranormal Phenomena*, Anchor, Nueva York, 1977.

23. Oschman, J. *Energy Medicine: The Scientific Basis*, 2.ª ed. Elsevier, Nueva York, 2015, p. 41.

Mientras tanto, muchas personas encuentran formas de combinar el *tapping* en acupuntos con prácticas explícitamente más espirituales, como la meditación, la oración o los rituales sagrados. Ambas prácticas pueden complementarse a la perfección, como se demuestra en el libro de Dawson Church *Bliss Brain*, que cuenta con información científica.[24] Incluso el auge reciente en el uso de psicodélicos para la exploración espiritual puede usar el *tapping* para integrar los cambios en la percepción y las implicaciones inspiradoras cuando la persona ha salido de la experiencia.

Informes de los probadores del libro

Aunque llevamos mucho tiempo utilizando los métodos presentados en este libro con nuestros pacientes y en nuestras clases y talleres, para nosotros suponía una experiencia nueva presentar algunos de ellos en un formato de libro, sistema que no permite la interacción. Por eso, al desarrollar el programa, reclutamos a una docena de «probadores» para que revisaran cada capítulo a medida que terminábamos el primer borrador. Estos «probadores» nos han dado su opinión sobre la claridad del capítulo y sobre qué más se necesitaba para que el proceso tuviera más éxito cuando sólo se sigue un libro. Sus experiencias también han servido como material adicional para redactar el siguiente borrador del capítulo. La mayoría de los participantes eran nuevos en el campo de la psicología energética, por lo que podíamos estar seguros de que no necesitaban conocimientos previos sobre el enfoque, pero también reclutamos a algunos profesionales expertos para que sus críticas reflejaran una perspectiva más experimentada. Los nombres y la información de identificación de los probadores y de otras personas descritas en los informes de casos se han modificado para proteger la privacidad.

---

24. Church, D. *Bliss Brain: The Neuroscience of Remodeling Your Brain for Resilience, Creativity, and Joy*, Hay House, Carlsbad, California, 2022.

Una observación interesante de varios de nuestros probadores es que han experimentado mejoras no sólo en los temas tratados en los capítulos, sino también en áreas más amplias de sus vidas. Uno de ellos nos escribió:

Aparte de los temas que utilizo durante las lecturas del libro y las inmersiones profundas, he podido poner en práctica en la vida cotidiana mucho más *tapping* y protocolos del libro, y he conseguido eliminar muchos de los miedos y de las fobias que he sufrido durante décadas.

Por ejemplo, tenía un miedo muy grande a volar, hasta el punto de tenerme que sedar antes de subir a un avión para ir a cualquier parte. Hace poco hice un viaje a Argentina con tres vuelos de ida y tres de vuelta sin ningún miedo, sin sedantes, ni siquiera suplementos de hierbas que me ayudaran a afrontar el vuelo. Aunque pensaba en cosas que podrían salir mal, no me desencadenaron ni me provocaron ningún miedo atenazador como había experimentado en el pasado.

Muchos otros problemas también se han reducido o incluso han llegado a desaparecer gracias a los protocolos que habéis sacado a la luz en el programa.

Otra escribió:

Una vez terminado el capítulo 3, iba conduciendo por una autopista muy transitada, rápido porque tenía prisa para llegar a una cita, cuando de repente me di cuenta de que no me sentía estresada por el tráfico, la hora o la cita en sí. Eso antes no me pasaba nunca.

Unos pocos días después, mientras me preparaba para recibir invitados, me di cuenta de que eso tampoco me estresaba ni me asustaba. Antes siempre me pasaba, todo tenía que estar perfecto. Llevo toda la vida luchando contra estas reacciones, pero nunca con mucho éxito. ¡¡Pero ahora sí!! ¡Ya ni siquiera siento el estrés!

Es como si alguien hubiera cogido un bisturí láser y hubiera grabado la huella de mi madre en alguna capa profunda de mi personalidad, un lugar donde su estilo de estrés y sus preocupaciones quedaron incrustados y reforzados en mi propia expresión hacia el mundo. Estoy asombrada.

A lo largo del libro conocerás más testimonios de los otros probadores.

Cómo utilizar el libro

Tapping está escrito para todo el mundo. Es para todos aquellos que vivimos y navegamos por la experiencia humana en estos tiempos tan exigentes. Enseña los métodos de la psicología energética y cómo aplicarlos a un sinfín de problemas y retos. Se enmarca en la comprensión científica actual de cómo y por qué funciona.[25] Independientemente de que el problema emocional en cuestión esté provocado por el estrés o la ansiedad, los problemas físicos, el envejecimiento, las presiones de la crianza de los hijos, el trabajo o los retos de mantenerse centrado y arraigado en este mundo, ofrecemos un marco y un conjunto de herramientas que te van a ayudar a superarlo lo mejor posible. Un objetivo igualmente importante de este libro es aportar comentarios autorizados y orientación para los psicoterapeutas que utilizan la psicología energética o están considerando utilizarla.

Un enfoque personalizado

Los guiones «válidos para todo el mundo» —el formato principal en los centenares de libros, artículos y sitios web que presentan un enfoque del *tapping* de autoayuda— están muy lejos de lo que creemos que funciona. Cuando utilizas un «guion de *tapping*», haces

---

25. Feinstein, D. «Six Empirically-Supported Premises about Energy Psychology: Mounting Evidence for a Controversial Therapy», *Advances in Mind-Body Medicine*, vol. 35, n.º 2, pp. 17-32 (2021), disponible en advancesjournal.com/wp-content/uploads/2021/05/Feinstein.pdf.

tapping mientras pronuncias en voz alta las palabras que están escritas o repites el texto que se reproduce desde una grabación de audio o de vídeo. Por ejemplo: «Estoy atrayendo todo lo que necesito para tener éxito»; «Mi miedo a las alturas está disminuyendo y se está yendo»; «Me doy cuenta de los agradables momentos que me ofrece el día de hoy». Los guiones de *tapping* pueden estar enfocados en prácticamente cualquier tema imaginable, desde bloqueos para alcanzar el éxito hasta abundancia económica, ansiedad, depresión o trastorno de estrés postraumático.

Aunque estos enfoques «válidos para todo el mundo» aportan el poder del *tapping* al problema en cuestión, no están adaptados a quién eres, a tu historia o a la forma única en que se manifiesta el problema en ti. Cuando se dirigen las mismas palabras a todo el mundo, no se tienen en cuenta las diferencias individuales en el procedimiento. Los guiones de *tapping* no pueden orquestar el trabajo detectivesco que asegura que el procedimiento se adaptará a tu carácter, tu estilo de aprendizaje y tus necesidades más profundas. Rara vez son capaces de curar de raíz problemas de hace tiempo. No obstante, sus resultados pueden llegar a ser impresionantes. Es posible que, después de unos minutos de *tapping*, duermas mejor, te sientas más seguro antes de dar una charla, veas reducida la ansiedad o estés más tranquilo ante una interacción incómoda. No nos oponemos a los guiones de *tapping*, y, de hecho, verás que recurrimos a ellos en las tablas de «Soluciones rápidas» de la parte II del libro. Pero nuestra intención también es ofrecerte herramientas que te lleven mucho más lejos y te enseñen a pensar como un profesional cuando te apliques los métodos a ti mismo.

Esto no quiere decir que este libro sustituya la necesidad de profesionales bien formados. No es así. Además de las grandes habilidades de los profesionales competentes, todos tenemos nuestros talones de Aquiles. Los terapeutas experimentados que utilizan el *tapping* en acupuntos pueden llevarte a lugares a los que no se te ocurriría ir. Pueden ofrecerte apoyo mientras te enfrentas a problemas difíciles. Tienen mucha experiencia con las herramientas que estás aprendiendo a utilizar.

Pero, con ayuda profesional o sin ella, se pueden conseguir muchas cosas con el auto*tapping* si uno se esfuerza por aprender el método. Por supuesto, también hay que tener ciertas precauciones razonables. Si necesitas psicoterapia, trabaja con un terapeuta competente cuando sigas este programa. Adapta los métodos de la manera que te sea más adecuada. Todos estamos en un camino de evolución personal y este libro es el mejor recurso que sabemos elaborar para acompañarte en este viaje.

La técnica y sus aplicaciones

Tapping te lleva a un viaje que cambia tu relación con tu paisaje mental y emocional interior, así como la forma en que te relacionas con tu entorno externo. Las herramientas que ofrece pueden guiarte en la sanación de heridas emocionales o de aprendizajes obsoletos que te limitan y ayudarte a avanzar hacia una vida más sana y feliz.

La parte I («Cómo hacerlo») explica un protocolo básico de *tapping* que puedes aplicar a cualquier tema que quieras. La parte II («Formas de aplicarlo») te guía para enfocar estas herramientas en cuestiones cotidianas como la preocupación, la tristeza, los hábitos, el rendimiento máximo, las relaciones y ante las catástrofes. También instruye a los terapeutas y a sus pacientes sobre cómo aplicar los protocolos del *tapping* en acupuntos con problemas clínicos como la ansiedad, la depresión, las adicciones y el trastorno de estrés postraumático.

Una nota final sobre el uso de estas herramientas es que, aunque tu deseo de resolver rápidamente los problemas emocionales puede ser intenso, por favor, ve a tu ritmo a medida que avanzas en el programa. También verás que las instrucciones te orientan si empiezas a sentirte agobiado.

Trabajo con una pareja

La mayoría de las personas utilizarán el programa de este libro para un viaje en solitario. Así es como está escrito. Sin embargo, puede que te resulte valioso compartir y comentar algunas de tus experiencias con alguien cercano o con un grupo íntimo. Como compartir tus sueños, podrías leer un pasaje del diario que te animaremos a llevar o describir tu experiencia interior con un procedimiento concreto. Incluso tú y un compañero de *tapping* podríais pasar por el proceso al mismo tiempo, sentados el uno al lado del otro. Dos de los probadores, que ya eran amigos, coordinaron su trabajo con el programa para poder compartir sus progresos después de terminar cada capítulo. Descubrieron que estas reflexiones hacían más profundas sus experiencias. Establecer un tiempo regular dedicado al programa y comprometerse mutuamente a completar los ejercicios también les ayudó a no desviarse del tema.

¿Qué pasa si ya he practicado un enfoque psicológico energético diferente?

Si ya conoces y utilizas un conjunto distinto de acupuntos donde aplicar el *tapping*, siéntete libre de utilizarlos en lugar de los que se enseñan en el capítulo 1 y se utilizan en todo el libro. Cualquiera de ellos enviará las señales necesarias a tu cerebro. Cualquiera de los centenares de puntos de acupuntura que hay en el cuerpo podría producir beneficios comparables. Diferentes practicantes e instructores han experimentado e identificado la combinación de puntos que ellos consideran más eficaz. Si eres un practicante experimentado de EFT o de TFT, puedes saltarte los capítulos 2 y 3, y pasar directamente a los capítulos de aplicación de la parte II. De todos modos, tal vez quieras revisar por encima los capítulos 2 y 3. Constituyen la mejor guía que podemos ofrecer para los procedimientos esenciales cuando se utiliza un enfoque de *tapping* en acupuntos, y puedes recurrir a estas instrucciones en cualquier momento a medida que vayas avanzando a lo largo del libro.

Para un resumen rápido

Hay muchas formas de profundizar en un libro como éste. Puedes ir directamente a la parte I y empezar a leer. Puedes empezar por un capítulo cuyo tema te interese especialmente. A algunas personas, en cambio, les gusta empezar con una visión general sobre lo que trata el libro. Si lo hojeas y lees la cita que aparece debajo del título de cada capítulo, te harás una idea breve pero informativa. Queremos decirte de dónde hemos sacado esas citas. Sus autores representan a muchos de los pioneros más influyentes de la psicología energética. Sentimos un inmenso respeto y aprecio por sus contribuciones en el campo de la psicología energética y nos complace poder hacerles un pequeño homenaje en este libro.

Un momento íntimo

Con el libro aún por escribir, hacemos una pausa, cruzamos las miradas, juntamos las manos y abrimos los corazones mientras penetramos profundamente en nuestra intención de que nuestra sabiduría más elevada pueda emerger para crear un recurso que llame a tu sensatez y a tus potenciales más elevados.

PARTE I

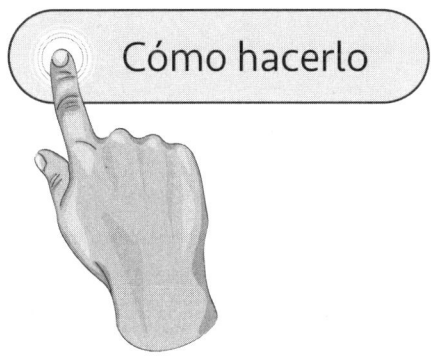

Cómo hacerlo

Los temas centrales de este libro son los modelos rectores internos que dan forma a tus sentimientos, tu motivación y tus elecciones, y cómo la psicología energética puede modificarlos en tu beneficio. El capítulo 1 se centra en ellos.

El capítulo 2 es un tutorial que te enseña un protocolo básico para utilizar el *tapping* con el objetivo de reprogramar los modelos rectores que no te están sirviendo y trabajar otros nuevos que te ayuden a convertirte en la mejor persona posible.

El capítulo 3 te muestra cómo hacer el trabajo detectivesco que te permitirá adaptar el enfoque a tus necesidades y circunstancias particulares si el protocolo básico no produce los beneficios deseados.

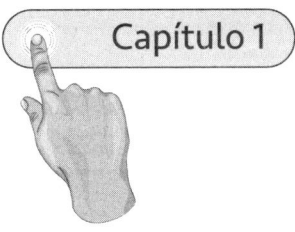

Capítulo 1

Los modelos rectores que te hacen avanzar o te reprimen

La psicología energética es un enfoque innovador para mejorar tus modelos rectores para ayudarte a superar lo que te ha limitado y avanzar más plenamente hacia tus posibilidades máximas.[1]

—DAVID GRUDER, PhD
Presidente fundador de la Asociación de Psicología Energética Integral (ACEP)

El alcance de la mente humana es deslumbrante. De ella han surgido la lógica de Aristóteles, las obras de Shakespeare, la música de Mozart, las esculturas de Miguel Ángel y las acciones revolucionarias no violentas de Mahatma Gandhi y Martin Luther King Jr. Tales logros son posibles gracias a nuestra capacidad de construir modelos internos de la realidad extraordinariamente sofisticados, de confiar en ellos como mapas para navegar por el mundo,

---

1. Adaptado de Gruder, D. «A Framework for Addressing Six Questions Self-Developers Have», DrGruder.com/6qsd, consultado el 2 de agosto de 2023; parafraseado por el Dr. Gruder.

de utilizarlos como trampolines para nuestra imaginación y de actualizarlos una y otra vez.

Como ejemplo de cómo funcionan culturalmente los modelos orientativos, es posible que te hayas dado cuenta de que todos los ejemplos anteriores son hombres. No tan rápido. Se ha esgrimido el argumento convincente de que Emilia Bassano, una poetisa pionera de la época isabelina, escribió las obras de Shakespeare, pero que no recibió el reconocimiento merecido porque las mujeres no podían ser dramaturgas en la Inglaterra del siglo XVII.[2] ¿Cuántas contribuciones extraordinarias de mujeres olvidadas desconocemos? A propósito de este pequeño experimento mental, pasamos a hablar de los modelos de la realidad que tendemos a asumir como precisos y fiables, y de cómo cambiarlos cuando queda demostrado que están obsoletos o son defectuosos.

Los modelos rectores incluyen lecciones del pasado, estrategias para el presente y anticipaciones sobre el futuro. Dan forma a tu manera de ver la vida, de sentir lo que ves y de actuar al respecto. Utilizan tus capacidades de abstracción, de simbolismo y de visión interior para crear una comprensión dinámica de tus circunstancias y expresiones novedosas de quién eres. Y son extraordinariamente flexibles. Una de las fortalezas de tu mente es su capacidad para reflexionar sobre sí misma y llevar a cabo cambios basados en nueva información, así como en fallos que eres capaz de discernir.[3]

Puedes cambiar los modelos rectores de formas tales que tu perro o tu gato no pueden. No es que Fido o Félix no tengan modelos rectores o una lógica interna que sea producto de sus estructuras cerebrales heredadas y modificadas por sus experiencias. Los tienen. Para ilustrarlo con un ejemplo un tanto irónico, el periodista britá-

2. Winkler, E. *Shakespeare Was a Woman and Other Heresies: How Doubting the Bard Became the Biggest Taboo in Literature,* Simon and Schuster, Nueva York, 2023.

3. Doidge, N. *The Brain That Changes Itself: Stories of Personal Triumph from the Frontiers of Brain Science.* Penguin Life, Nueva York, 2007. (Trad. cast.: *El cerebro se cambia a sí mismo,* Aguilar, Barcelona, 2008).

nico Christopher Hitchens, al reflexionar sobre el eterno debate entre perros o gatos, comentó:

> Los dueños de perros se habrán dado cuenta de que si les das comida y agua y techo y cariño, creerán que eres Dios, mientras que los dueños de gatos no tienen más remedio que observar que si les das comida, bebida, techo y afecto, llegan a la conclusión de que *ellos* son Dios.[4]

Fido y Felix viven según sus modelos rectores sin mucho debate interno. No se preguntan si lo que hacen tiene sentido o si lo podrían hacer mejor. No se preguntan si tienen talones de Aquiles. Simplemente actualizan sus realidades internas en función de cómo el mundo les refuerza o castiga por los comportamientos que surgen de sus modelos internos existentes. Nosotros, en cambio, no sólo respondemos al *feedback* ambiental y social, sino que también utilizamos nuestras facultades críticas para modificar de manera intencionada los modelos rectores que rigen nuestras elecciones y nuestra visión del mundo. «Puede que no seamos responsables del mundo que creó nuestra mente, pero podemos responsabilizarnos de la mente con la que creamos nuestro mundo», observó el médico húngaro-canadiense Gabor Maté.[5]

Un único concepto con muchos nombres

Como era de esperar, examinar cómo se desarrollan y funcionan estos modelos orientadores invisibles ha sido de gran interés para los

4. Hitchens, C. *The Portable Atheist: Essential Readings for the Nonbeliever,* Da Capo Press, Boston, 2007, p. xvi. (Trad. cast.: *Dios no existe: lecturas esenciales para el no creyente,* Debate, Barcelona, 2009, pp. 18-19).
5. Maté, G. *Scattered Minds: The Origins and Healing of Attention Deficit Disorder,* Penguin Random House, Nueva York, 1999. (Trad. cast.: *Mentes dispersas: los orígenes y la curación del trastorno por déficit de atención (TDA),* Gaia Ediciones, Móstoles, 2023).

psicólogos.[6] Los modelos rectores se conocen como estructuras cognitivas, esquemas cognitivos, mapas cognitivos, representaciones internas, construcciones privadas, estructuras de conocimiento, guiones vitales, mitologías personales, marcos interpretativos, mentalidades o teorías internas de la realidad. Los distintos psicólogos tienen opiniones diferentes sobre estos modelos y su funcionamiento, pero comparten algunas características comunes:

- Los modelos rectores son representaciones internas de la realidad que proporcionan comprensión y dirección.
- Tu psique los construye basándose en una mezcla de temperamento, cultura y experiencias vitales únicas, normalmente fuera de tu conciencia.
- Dirigen tus pensamientos, tus sentimientos y tu comportamiento.
- Proporcionan el mecanismo por el que se filtra y almacena nueva información.
- Por lo general, son bastante estables, pero pueden revisarse o actualizarse a lo largo de la vida, a veces de forma espontánea y en otras ocasiones de manera deliberada.[7]

A lo largo del libro trabajarás con tus modelos rectores. Dado que los modelos rectores operan en gran medida bajo la superficie de la consciencia, no siempre son fáciles de reconocer. De hecho, puede que no seas capaz de mencionar ni uno solo, ni siquiera uno que desempeñe un papel central en tu vida. Inténtalo ahora. Basándote en lo que has leído hasta aquí, menciona tres modelos rectores que den forma a tus pensamientos, tus sentimientos y tus acciones. A continuación, te ofrecemos seis ejemplos, tres con orientaciones empoderadoras y otros tres que desempoderan:

---

6. Jones N., *et al.* «Mental Models: An Interdisciplinary Synthesis of Theory and Methods», *Ecology and Society*, vol. 16, n.º 1, p. 46 (2011); disponible en ecologyandsociety.org/vol16/iss1/art46/.

7. *Ibid.*

«Me muevo muy bien en situaciones de emergencia».
«Me doblego ante las situaciones de emergencia».

«Mis hijos me respetan por mis normas firmes y justas».
«Mis hijos pasan por encima de mí».

«La gente confía en mí de forma natural».
«La gente desconfía de mí».

Puede ser aleccionador darse cuenta de que a menudo son estos modelos subyacentes los que dirigen el cotarro, incluso cuando crees que estás actuando con libre albedrío.

Cómo la psicología energética puede ayudarte a cambiar los modelos rectores

Nos embarcamos en este viaje autoguiado de evolución personal centrándonos en el poder inherente del *tapping* en acupuntos para transformar modelos rectores obsoletos o dañinos, de tal modo que puedan servirte mejor. Tus modelos rectores son claves para entender lo que los protocolos del *tapping* en acupuntos o cualquier terapia o enfoque de desarrollo personal intentan modificar.

Los modelos rectores trazan un mapa de las complejas realidades que conforman la experiencia humana. Al igual que un GPS, si te equivocas de camino y vas en una dirección distinta a la de tu plan original, tus modelos rectores te ayudan a recalcular para llegar a tu destino desde la ruta inesperada. A veces, sin embargo, encontrarte en un territorio conocido te hace replantearte un modelo rector y reprogramar tu GPS interno. Ahí es donde interviene este libro.

A lo largo del programa irás descubriendo más cosas sobre tus modelos rectores. Son el núcleo de tus experiencias más íntimas contigo mismo. Los protocolos del *tapping* en acupuntos que aplicarás te ayudarán a hacerlos evolucionar. Ilustraremos esto con dos escenarios. Si estás interesado en una explicación más teórica sobre los modelos rectores, puedes encontrarla en la página web en inglés models.energytapping.com.

Transformar un modelo rector

Empezaremos mostrando cómo podría funcionar en tu caso con un ejemplo hipotético (aunque está basado en un caso real). Imagina que eres Paul. Paul trabaja en una empresa mediana y dirige un equipo de ocho empleados. Por supuesto, tus problemas y tus modelos rectores serán distintos de los de Paul, pero el proceso para cambiar un modelo rector tiene elementos comunes. Finalmente, tú (como Paul) te has dado cuenta de que no tienes muchas ganas de ir a trabajar y te has sentido especialmente ansioso por las reuniones de equipo que diriges. Decides hacer una sesión de *tapping* para explorar este malestar.

Empiezas reconociendo y aceptando que algo va mal, aunque desconozcas su causa. Estimulas algunos puntos energéticos mientras reconoces y aceptas la situación actual: «Aunque algo no va bien en el trabajo, estoy reconociendo y aceptando este malestar». A continuación, sintonizas con tu ansiedad y notas que los sentimientos parecen estar relacionados con cierta opresión en la garganta. Puntúas esta opresión con un 6 en la escala USM (unidades subjetivas de malestar) que va de 0 a 10, según el grado de malestar que sientes. Después de una ronda de *tapping* en los acupuntos, este malestar baja a 4. Después de otra ronda, desciende a 1. Pero con la opresión casi desaparecida, te das cuenta de que la constricción estaba reprimiendo sentimientos de tristeza y te estaba impidiendo reconocer que tiene algo que ver con uno de los miembros de tu equipo, Johanna.

Johanna es una empleada muy eficiente. Tiene ganas y buen humor. Le cae bien a todo el mundo. Tú, sin embargo, empiezas a sentir que desafía tu autoridad. Cierras los ojos y buscas en tu interior mientras mantienes activo mentalmente el sentimiento de sentirte desafiado. La opresión en la garganta ya no es perceptible, pero ahora sientes una especie de vacío en el pecho. «¿Cuándo he tenido en el pasado una sensación parecida?», te preguntas. Inmediatamente recuerdas tu primer trabajo. Superabas las expectativas de todo el mundo y te dirigías a un gran ascenso. Pero un empleado que no llevaba allí tanto tiempo como tú consiguió el ascenso que tanto esperabas. Esto resultó doloroso y humillante. Te aplicas *tapping* mientras te concentras en la sensación física, que es la misma sensación de vacío en el pecho que te ha evocado Johanna.

A medida que la sensación de vacío disminuye con el *tapping*, vas recordando que no entendiste la decisión de la empresa de no ascenderte y lo triste y desilusionado que te encontrabas. Recuerdas la verdad básica, pero escurridiza, de que, aunque los sentimientos fluyen a través de ti, son temporales. No te definen. Haces *tapping* sobre la tristeza. A medida que el *tapping* va enviando señales de desactivación a las áreas emocionales de tu cerebro, la tristeza también disminuye. A continuación, te das cuenta de que has estado guardando rencor hacia tu antiguo jefe. Te aplicas *tapping* para reducirlo.

No es que los sentimientos estén mal y haya que erradicarlos. Tus sentimientos son como un radar que te proporciona información vital mientras navegas por entre tus experiencias. Pero una vez que has registrado esa información, quedarte atrapado en viejas reacciones emocionales arraigadas en experiencias dolorosas puede impedirte progresar cuando la vida te plantea nuevos retos. Cuando identificas los desencadenantes emocionales de tu pasado y los desactivas con el *tapping*, evitas que se cuelen en el presente. En este caso, tú (como Paul) has descubierto un modelo rector que te dice que incluso cuando estás teniendo éxito, surgirá de repente una situación inesperada con un compañero de trabajo que te hará descarrilar injustamente. Has estado proyectando ese escenario anticipado en Johanna. Ésta es la percepción que te permite construir un nuevo modelo, uno que no se vea amenazado por el hecho de que otra persona destaque.

Ahora, cuando tú (como Paul) escaneas tu interior, no encuentras nada más que quede emocionalmente sin resolver sobre la pérdida de ese ascenso. Podrías integrar aún más estos cambios haciendo *tapping* mientras afirmas algo como: «Esa vieja traición no predice el futuro». Apenas llevas media hora de sesión y vuelves a centrarte en Johanna. La sensación de amenaza sigue ahí, pero no es tan fuerte. Haces *tapping* sobre esta sensación, primero concentrándote en algunas sensaciones físicas que te quedan en la garganta y el pecho, y luego en tus pensamientos sobre Johanna. Para terminar, imagina que la ves brillar en una reunión y que no sientes ninguna amenaza ni incomodidad, sólo aprecio por cómo está contribuyendo en tu equipo. Haces *tapping* sobre esa respuesta para integrarla en tu sistema nervioso.

Has desmantelado el modelo que espera que serás traicionado en tu trabajo. A la mañana siguiente, te das cuenta de que vuelves a sentir el entusiasmo habitual por ir a trabajar. En lugar de tener la sensación subyacente de que la oficina está repleta de trampas que pueden acabar contigo, sientes confianza en tu papel de líder y en tu próxima reunión de equipo.

Aunque esto pueda parecer un mero cuento de hadas, ilustra con precisión lo transformadora que puede ser la práctica para una preocupación *cotidiana*. También puede aplicarse para transformar patrones autodestructivos *arraigados*. Este libro te proporcionará instrucciones detalladas para provocar cambios en tus modelos rectores que pueden abordar preocupaciones inmediatas, así como problemas que te han estado acompañando muchos años.

Superar una reacción automática arraigada en un modelo rector disfuncional

Paul se dio cuenta por primera vez de que algo iba mal al centrarse en su creciente malestar para ir a trabajar. Muchos problemas emocionales se manifiestan en respuestas viscerales antes de que puedas siquiera pensar en ellos. Los miedos irracionales, la ira y los celos son ejemplos comunes. Si tienes una fobia, por ejemplo, la *experimentas* como una reacción automática que escapa de tu control consciente. Estas experiencias son tan tangibles que puede resultar difícil imaginar que tengan algo que ver con algo tan amorfo como un modelo rector interno. Sin embargo, los modelos antiguos y las respuestas automáticas están íntimamente entrelazados. Consideremos este uso del *tapping* para ayudar a una mujer a superar su miedo crónico a las alturas.

Nancy es enfermera, tiene éxito en su trabajo y está felizmente casada. Cualquiera que la conozca la consideraría equilibrada, incluso próspera. Pero tenía un miedo a las alturas a veces debilitante. La idea de tener que subir un tramo de escaleras para ir a una cita la llenaba de recelo. No podía ir de excursión con sus amigos por las colinas cercanas. Y le resultaba imposible acercarse a la barandilla de un balcón. Sin embargo, tras una sesión de *tapping* de aproximadamente media hora, pudo asomarse con tranquilidad por un balcón del último piso de un hotel de muchas plantas de altura.

El modelo interno que regía el miedo de Nancy a las alturas tenía varios componentes. El más importante en su conciencia era su sensación de pánico cuando se encontraba en una altura o incluso la preveía, y su creencia abrumadora de que se encontraba o se encontraría en grave peligro. Esto iba acompañado de sudoración, mareos, palpitaciones y, a veces, temblores. Su modelo interno sobre las alturas no sólo predecía estas reacciones físicas, sino que también las desencadenaba cuando se encontraba ante situaciones que implicaban alturas o incluso cuando le venían pensamientos sobre alturas.

El modelo rector de Nancy sobre las alturas incluía estrategias para evitar situaciones en las que las alturas estaban implicadas. También ponía en tela de juicio su bien ganado concepto de sí misma como mujer fuerte. Este modelo aparentemente irracional se basaba en una experiencia muy real que vivió durante su adolescencia. Se encontraba de pie al borde de un acantilado cuando un adulto en quien confiaba se acercó por detrás y, para gastarle una broma, la agarró por los hombros y la empujó hacia delante. Aunque, por supuesto, la tenía sujetada para que no se cayera, el incidente le desencadenó un terror a las alturas que, en el momento de la sesión de *tapping*, llevaba más de dos décadas atormentándola. Sin embargo, no era consciente de ello cuando se encontraba en las alturas. Sólo sentía miedo y aversión.

Concluida la primera ronda de *tapping*, Nancy explicó un cambio en sus sensaciones físicas cuando imaginaba que se encontraba en las alturas. Así es como a menudo comienza a cambiar un modelo interno surgido de acontecimientos traumáticos. Después de unas cuantas rondas de *tapping* en las que se centró mentalmente en varios aspectos de su miedo a las alturas, como el mareo y la vergüenza, estaba claro que algo estaba cambiando. Por ejemplo, en la escala USM que va de 0 a 10, en un principio había puntuado su angustia interna y su rabia por haber sido empujada como «un 11».

Después de hacer *tapping* mientras reflexionaba sobre su miedo, se limitó a decir «Eso fue hace mucho tiempo»; no mostró ningún tipo de reacción física o emocional preocupante al volver a recordar que la habían empujado. Al terminar la sesión, Nancy podía imaginar que se encontraba en una altura sin sentir pánico. La sorpresa en su rostro y sus lágrimas de alivio eran palpables cuando sintonizó con sus sentimientos y exclamó con asombro: «¡Se ha ido!». Y entonces lo demostró asomándose con tranquilidad y confianza al balcón de una habitación de hotel de 17 plantas.

Durante una entrevista de seguimiento dos años y medio después de esta sesión, Nancy explicó que su miedo a las alturas no sólo no había reaparecido, sino que además, desde que había sido capaz de superar ese miedo a las alturas, había desarrollado una mayor confianza en sí misma en otras áreas de su vida. Incluso buscaba situaciones que desafiaran su nueva relación con las alturas, como aprovechar que estaba de vacaciones en Irlanda para subir a una pared del castillo de Blarney. Según cuenta la leyenda, una piedra mágica de este muro otorga el poder de la elocuencia a cualquiera que sea lo bastante valiente para besarla. Para lograr esta hazaña, Nancy tuvo que completar una empinada ascensión de 127 peldaños por unas escaleras de caracol, tumbarse bocarriba, agarrarse a una barandilla de hierro para no caerse e inclinarse hacia atrás para besar la piedra, todo ello sin dejar de contemplar el fascinante paisaje desde 25 metros de altura. ¡Todo un reto incluso para alguien que no tenga miedo a las alturas!

Anunciar triunfalmente «Me agaché y besé esa piedra» fue una declaración de cómo su modelo interior sobre las alturas se había transformado por completo. Puedes ver escenas de su tratamiento y la entrevista de seguimiento en inglés en un vídeo de 12 minutos de duración disponible en phobiacase1.energytapping.com.

Raíces en antiguas prácticas sanadoras

La psicología energética es una práctica relativamente nueva dentro de la psicoterapia, pero la estimulación de los puntos de acupuntura para conseguir beneficios para la salud se remonta a miles de años atrás. Los textos basados en los principios de la medicina china clásica ofrecen explicaciones sobre los efectos de cada uno de los puntos de acupuntura que se utilizan en el protocolo de *tapping* que aprenderás en este libro.[8] Al menos hay 361 puntos de acupuntura distribuidos a lo largo de catorce vías energéticas principales, a las que ya nos hemos referido como meridianos (*véase* la figura 1.1). Estos puntos de acupuntura se reconocen por sus propiedades electroquímicas especiales en comparación con las zonas cercanas de la piel.[9] La estimulación de un punto de acupuntura genera una carga eléctrica que se transporta a lo largo del tejido conjuntivo del cuerpo hasta lugares que pueden estar situados a cierta distancia del punto que se está activando.[10]

---

8. Lightbody, S. *The 361 Classical Acupuncture Points: Names, Functions, Descriptions, and Locations,* World Scientific, Hackensack, Nueva Jersey, 2020.

9. Li J., *et al.* «Biophysical Characteristics of Meridians and Acupoints: A Systematic Review», *Evidence-Based Complementary and Alternative Medicine* (2012), doi.org/10.1155/2012/793841.

10. Langevin, H. M., *et al.* «Relationship of Acupuncture Points and Meridians to Connective Tissue Planes», *Anatomical Record*, vol. 269, n.º 6, pp. 257-265 (diciembre de 2002), doi.org/10.1002/ar.10185.

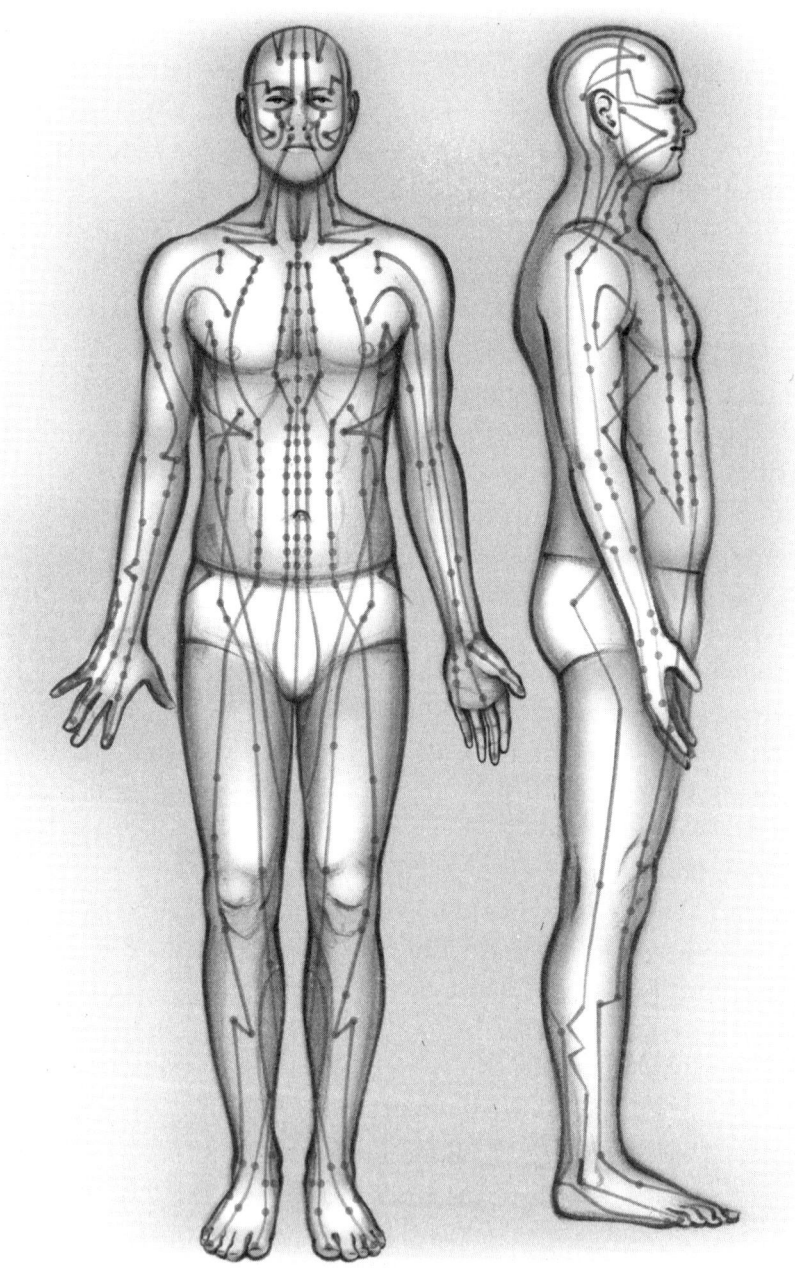

Figura 1.1. Las líneas de los meridianos representan las principales vías energéticas del cuerpo.

La mayoría de los protocolos de psicología energética utilizan entre siete y doce de los puntos de acupuntura. El procedimiento que aprenderás en este libro usa doce puntos, que activan nueve de los catorce meridianos (algunos meridianos están más conectados con cuestiones emocionales que otros). Nuestra selección de puntos es similar, pero no idéntica, a la de *EFT Manual*, que se ha convertido en un estándar en este campo.[11] Muchos practicantes, basándose en sus observaciones y su experiencia, llegan a utilizar un conjunto de puntos algo diferentes de los que aprendieron en su formación original. Nuestra sensación es que el enfoque general permite que varias combinaciones de acupuntos produzcan resultados casi equivalentes. Esto es interesante en sí mismo, aunque, que sepamos, esta cuestión no se ha comprobado con investigaciones que comparen sistemáticamente un protocolo de *tapping* con otro.

La tabla 1 incluye un listado de los doce puntos que aprenderás y algo de información sobre cada uno de ellos. Una ronda de *tapping* aplicada sobre este conjunto de puntos y combinada con una frase corta o una secuencia imaginada requiere alrededor de un minuto. Incluso aunque no pretendas trabajar un problema, si los beneficios previstos de la teoría de la acupuntura mostrados en la Tabla 1 son correctos, puedes ver las ventajas potenciales relacionadas con la salud física y mental. Incluso sin emplear palabras o imágenes, la estimulación de puntos que «reducen el estrés», «mejoran el juicio», «fortalecen la resolución» y «vigorizan las facultades mentales» —entre otros resultados enumerados en la tabla 1— aportará considerables beneficios.

Pero estos beneficios suelen estar en un segundo plano en lugar de ser el núcleo de los protocolos de psicología energética. De hecho, los practicantes de *tapping* no necesitan conocer las funciones que los antiguos médicos chinos atribuían a los puntos específicos. Es la influencia conjunta de los puntos estimulados durante una ronda de *tapping*, quizás a través de algún tipo de resonancia con el

11. Church, D. *The EFT Manual*, 4.ª ed. Energy Psychology Press, Santa Rosa, California, 2018.

cuerpo, lo que capta la atención cuando se observa una sesión.[12] Los cambios en las emociones y la comprensión suceden delante de los ojos, generalmente mucho más rápido que en las terapias orientadas a hablar. No es casualidad que el uso del *tapping* sea la principal diferencia entre la psicoterapia convencional y la mayoría de los protocolos de psicología energética.

Aprender los puntos de *tapping* experimentando con la respiración

Queremos mostrar los puntos de *tapping* que utilizarás a lo largo del libro con una técnica diseñada para ayudar a que tu respiración sea más libre y relajada.[13] La mayoría de las personas de las sociedades industriales desarrolladas no respiran completamente, y todos tendemos a constreñir nuestra respiración cuando estamos estresados o experimentamos una emoción difícil. Cuando la respiración constreñida se convierte en habitual, tendemos a no proporcionarnos la cantidad de oxígeno que necesitamos para funcionar a niveles óptimos, tanto a nivel físico como emocional.

---

12. Feinstein, D. «The Energy of Energy Psychology», *OBM Integrative and Complementary Medicine*, vol. 7, n.º 2 (2022), doi.org/10.21926/obm. icm.2202015.

13. Presentada por Gary Craig como «técnica de respiración constreñida». En muchas clases introductorias de *tapping* en acupuntos se utilizan variaciones del procedimiento como demostraciones. Véase «The EFT Constricted Breathing Technique» en la web de Gary Craig Official EFT Training Centers, consultado el 21 de marzo de 2023, emofree.com/fr/eft-tutorial/*tapping*-basics/breathing.html.

MERIDIANO Y PUNTO	LOCALIZACIÓN	TRADUCCIÓN DEL NOMBRE CHINO	CÓMO AYUDA
Vaso gobernador 20	Parte superior de la cabeza: utiliza tres o cuatro dedos para estar seguro de que lo golpeas	Reunión de los cien espíritus	Recibe influjos celestiales, nutre el cerebro y contrarresta la frustración y la depresión
Vejiga 2	Extremo interior de la ceja	Recolección de bambú	Renueva el cuerpo y la mente, calma el sistema nervioso, libera traumas, promueve la paz y controla el miedo
Vesícula biliar 1	Lateral del ojo	Grieta de la pupila	Mejora la claridad, la visión y la toma de decisiones, libera resentimiento y refuerza las decisiones
Estómago 1	Debajo del ojo	Depósito de las lágrimas	Proporciona conexión a tierra, ayuda a digerir los sentimientos, libera el miedo y promueve la calma y a seguir adelante cuando estás bloqueado
Vaso gobernador 26	Debajo de la nariz	Palacio del fantasma	Calma el espíritu, restaura el equilibrio interior yin/yang y regula las fluctuaciones de las emociones
Vaso de la concepción 24	Debajo del labio	Estanque celestial	Coordina todas las partes del cuerpo y la mente y limpia, baña y lava las impurezas

Tabla 1. Los puntos de *tapping*.

MERIDIANO Y PUNTO	LOCALIZACIÓN	TRADUCCIÓN DEL NOMBRE CHINO	CÓMO AYUDA
Riñón 27	Extremo de la clavícula	Tesoro	Restaura las reservas físicas, mentales y espirituales y promueve la facilidad para seguir adelante
Vaso de la concepción 17	Centro del pecho (chakra del corazón)	Salón central	Aporta apoyo y vitalidad al corazón y los pulmones, y promueve la claridad y la autoaceptación
Bazo 21	Debajo del brazo	Gran envolvente	Aporta cuidado y armonía a todas las energías del cuerpo, y promueve la relajación y la compasión
Vesícula biliar 32	Lado de la pierna	Río central	Promueve la decisión, mejora el juicio y libera la ira
Intestino delgado 3	Lado de la mano	Arroyo del dorso	Vigoriza las facultades mentales, la toma de decisiones y el dejar ir, y contrarresta la inestabilidad emocional
Triple calentador 3	En el dorso de la mano entre los dedos anular y meñique	Islote central	Lucha contra fuerzas destructivas, reduce el estrés, mantiene el equilibrio y la armonía, y libera las preocupaciones

Tabla 1 (cont.). Los puntos de *tapping*.

El experimento

Respira tres veces hondo y despacio, abriendo los pulmones al máximo sin forzarlos. (Si padeces asma o cualquier otro problema respiratorio, ve con cuidado a la hora de proceder con esta técnica). En la tercera respiración, valora la profundidad de tu respiración con un porcentaje, siendo el 100 por 100 la estimación de tu capacidad máxima. Para la mayoría de las personas, esta cifra se sitúa entre el 30 y el 90 por 100. Si la tuya es del 100 por 100, haz de todos modos el ejercicio para ver si se expande más allá de tu estimación. Según nuestra experiencia, esto pasa muy a menudo.

Los puntos de *tapping*

Aplicarás el *tapping* en los doce acupuntos (o pares de acupuntos izquierdo/derecho) mientras dices lo siguiente: «Aunque es posible respirar más profundamente, me acepto tal como soy». Da golpecitos sobre cada punto o sobre cada par de puntos durante el tiempo que tardes en pronunciar en voz alta la afirmación. La mayoría de las personas utilizan las yemas de los dedos índice y corazón para dar los golpecitos (*véase* la figura 1.2). Golpea con firmeza pero sin agresividad, a unos tres golpes por segundo, durante el tiempo que tardes en pronunciar la afirmación.

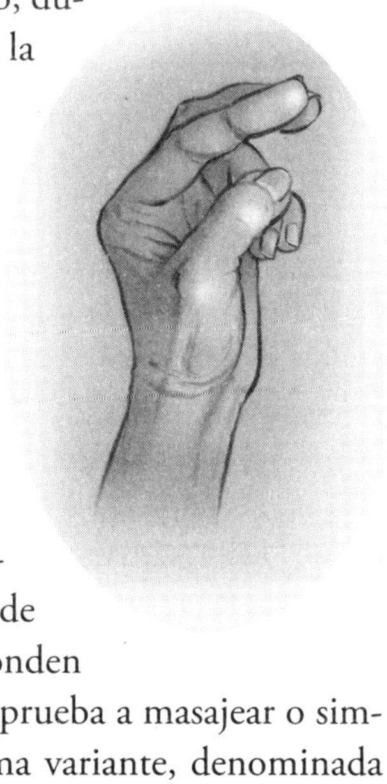

Figura 1.2. Da los golpecitos con firmeza, pero nunca con tanta fuerza como para que te hagas daño.

Aunque dar golpecitos es el método que preferimos y enseñamos para estimular los puntos, un pequeño porcentaje de personas se sienten incómodas o no responden al *tapping* en los acupuntos. Si es tu caso, prueba a masajear o simplemente tocar cada acupunto. Esta última variante, denominada

«Toca y respira»,[14] es la preferida por algunos practicantes como enfoque más meditativo. Hay que pronunciat la afirmación y, a continuación, respirar de manera natural, relajada y moderadamente profunda antes de pasar al siguiente acupunto.

Sea cual sea el método elegido, a continuación comentamos los doce puntos del protocolo que utilizamos. No te preocupes por memorizarlos. Al terminar la parte I de este libro los conocerás de manera automática y dispondrás de una técnica que podrás utilizar siempre que te sientas estresado o experimentes una reacción emocional complicada. Una vez más, para este experimento, mientras aplicas el *tapping* en cada punto, pronuncia en voz alta y clara: «Aunque es posible respirar más profundamente, me acepto tal como soy». En la figura 1.3 se ilustran los puntos aquí descritos:

1. Punto superior de la cabeza (chakra de la coronilla). Golpetea en el centro de la parte superior de la cabeza con cualquiera de las dos manos. Para este punto, si utilizas los cinco dedos, estarás seguro de acertar en el punto correcto.

2. Puntos interiores de las cejas. Los puntos donde terminan las cejas; cerca del puente de la nariz.

3. Puntos laterales de los ojos. Bordes exteriores de las cuencas de los ojos.

4. Puntos debajo de los ojos. Reborde óseo de las cuencas de los ojos centrado debajo de los ojos.

5. Punto debajo de la nariz. Ligeramente más cerca de la parte inferior de la nariz que de la parte superior del labio.

6. Punto debajo del labio. En el centro del surco bajo el labio inferior.

7. Extremo de las clavículas. En el hueco que hay justo debajo de ambas esquinas interiores de las clavículas.

8. Punto del timo. En el centro del pecho, también conocido como el chakra del corazón.

---

14. Desarrollada por el psicólogo John Diepold y descrita en Diepold, J. H., *et al. Evolving Thought Field Therapy: The Clinician's Handbook of Diagnoses, Treatment, and Theory*, W. W. Norton, Nueva York, 2004.

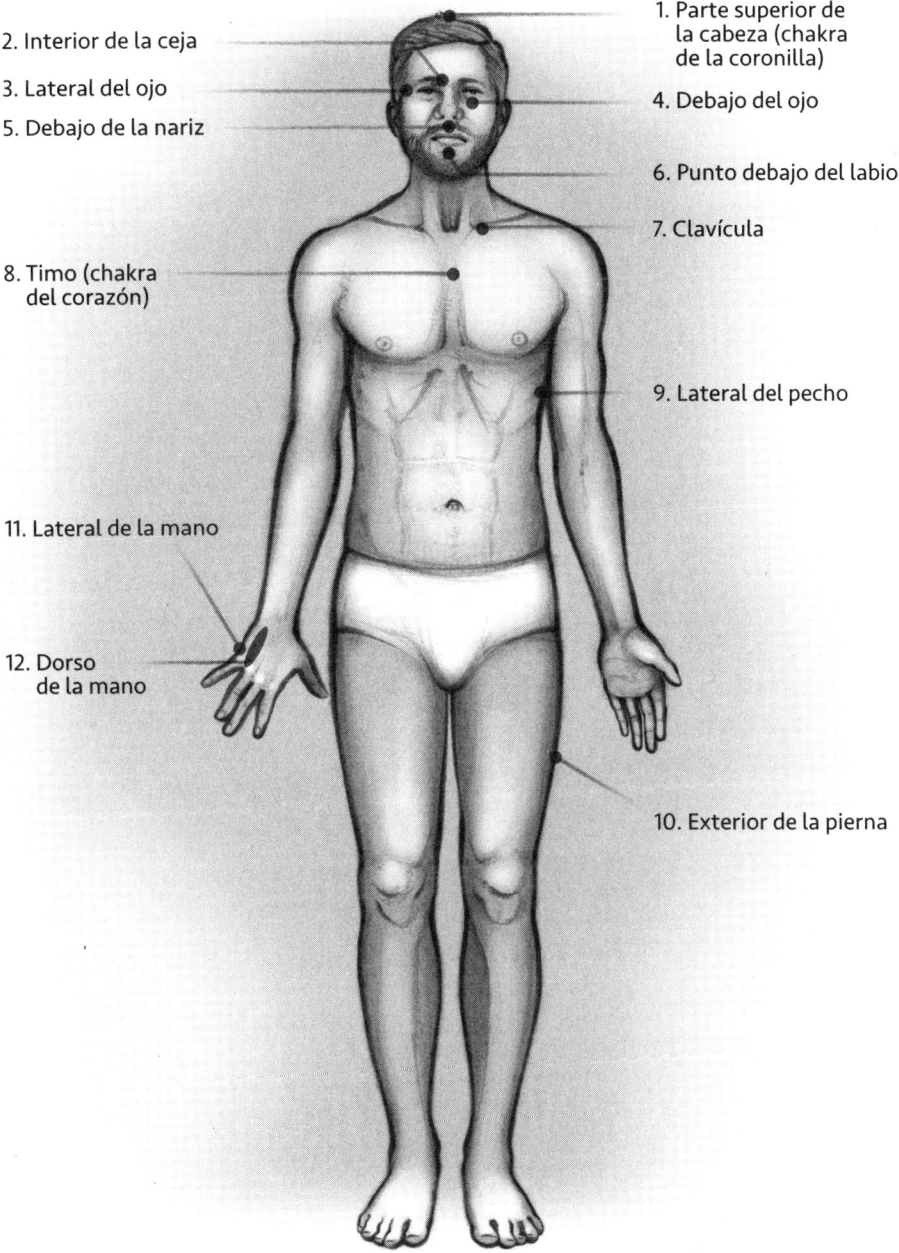

2. Interior de la ceja

3. Lateral del ojo

5. Debajo de la nariz

8. Timo (chakra del corazón)

11. Lateral de la mano

12. Dorso de la mano

1. Parte superior de la cabeza (chakra de la coronilla)

4. Debajo del ojo

6. Punto debajo del labio

7. Clavícula

9. Lateral del pecho

10. Exterior de la pierna

Figura 1.3. Los números indican el orden en el que se suele aplicar el *tapping*. Para los puntos que no se encuentran en el centro del cuerpo (números 2, 3, 4, 7, 9, 10, 11 y 12), aplica el *tapping* en los puntos correspondientes en ambos lados del cuerpo.

9. Puntos en el lado del pecho. A unos diez centímetros por debajo de las axilas, los puntos de «imitar a un mono».
10. Puntos en la parte exterior de las piernas. Entre las caderas y las rodillas, donde estaría la costura de un pantalón; hay que aplicar *tapping* allí donde caería el dedo corazón.
11. Puntos laterales de las manos. Golpetea entre sí los bordes exteriores de las manos (los lados de los meñiques); también se conoce como punto golpe de kárate.
12. Puntos del dorso de las manos. Con dos, tres o cuatro dedos de una mano, golpetea en el dorso de la otra mano en el valle que lleva a la «V» entre los dedos meñique y anular. Es el único par de puntos en el que no se puede aplicar el *tapping* en ambos lados a la vez. También se conoce como punto gama.

Evaluación de los resultados

Después de haber aplicado el *tapping* en cada punto mientras repites «Aunque es posible respirar más profundamente, me acepto tal como soy», vuelve a respirar hondo. Repite la secuencia. Más tarde, valora de nuevo la profundidad de tu respiración con un porcentaje, donde el 100 por 100 es tu estimación de tu capacidad máxima.

Puede que notes una gran mejoría, una ligera mejoría o ninguna mejoría. La mayoría de las personas se sorprenden al experimentar una mejoría perceptible después de hacer una o dos veces esta secuencia de *tapping*.

Si no notas ninguna mejoría después de dos o tres rondas, suele indicar un problema con un recuerdo, una emoción o una creencia relacionados con la respiración. Puedes hacer *tapping* sobre lo que surja. Por ejemplo, si el ejercicio te lleva a darte cuenta de que la opresión es un tema de tu vida, puedes hacer otra ronda de *tapping* mientras dices en voz alta en cada punto: «Aunque mi respiración constreñida refleja otras opresiones en mi vida, me acepto tal y como soy». Si el ejercicio te trae un recuerdo estresante, como una sensación de asfixia o de estar a punto de ahogarte, puedes centrarte en él en el capítulo siguiente.

Una persona, que empezó al 30 por 100 y acabó al 99 por 100, explicó lo siguiente: «Al principio sentía como si mis costillas fueran la prisión de mis pulmones y éstos no pudieran expandirse a través de ellas, como si fueran paredes. Luego, después del *tapping*, he notado la zona del pecho mucho más elástica y flexible». A otra persona, el ejercicio le trajo recuerdos de cuando contenía la respiración siendo niña para intentar parecer «invisible» en situaciones amenazadoras. Hizo *tapping* sobre «Contener la respiración» mientras traía a la mente una de las veces que le había ocurrido esto, y su respiración mejoró en 30 puntos porcentuales. Por otro lado, mientras se centraba en su respiración, recordó cómo su respiración se volvía superficial cuando sus padres discutían y gritaban. Hizo *tapping* sobre «Respiración superficial cuando mamá le gritaba a papá» y pasó del 40 al 75 por 100.

Uso del agradecimiento para «sacar el barco a flote»

Muchos de los procedimientos mostrados a lo largo del libro abordarán un modelo rector específico. Ahora acabas de cuestionar el modelo que rige tu forma de respirar. En el capítulo siguiente, te centrarás en una experiencia que te dejó emociones sin resolver que aún arrastras. Procesarla cambia los modelos rectores relacionados. A medida que avances en los capítulos siguientes, te centrarás en los modelos rectores que sustentan miedos, preocupaciones y ansiedades específicos. También cambiarás otros modelos internos para mejorar tus relaciones y avanzar en objetivos específicos.

Además de estos aspectos específicos, puedes centrarte en patrones de pensamiento que tienen un impacto genérico sobre todos tus modelos rectores. Uno de estos patrones de pensamiento es el grado en el que estás dispuesto a afrontar nuevas experiencias con agradecimiento. Queremos enseñarte cómo «hacer crecer tu agradecimiento» como una forma de introducirte en el uso del *tapping* para cambiar un modelo rector que tendrá una gran influencia en tu vida.

Sintonizar con cierta frecuencia con aquello por lo que se puede estar agradecido ocupa un lugar destacado en la lista de acciones que mejorarán tu perspectiva e impulsarán tu felicidad y bienestar generales.[15] Nuestras mentes están programadas más para resolver problemas que para detenerse en lo que va bien. Si bien todo tipo de enfoques de autoayuda y libros sobre relaciones te animarán a que sientas gratitud, pocos te ayudarán a cambiar la antigua programación que da preferencia a lo que hay que arreglar. Este patrón de pensamiento profundamente arraigado comienza a cambiar con la experiencia de sumirse en un profundo sentimiento de agradecimiento.

Cuanto más utilices el siguiente procedimiento para reconocer tus bendiciones y sumergirte en su brillo emocional, más entrenarás tu mente para que se dirija allí espontáneamente. Guíate por los diez pasos siguientes: lee una instrucción; cierra los ojos y lleva a cabo la instrucción; abre los ojos y lee la siguiente instrucción; continúa con los diez pasos. Probablemente necesitarás entre cinco y diez minutos.

1. Haz una lista mental de algunas cosas que aprecias.
2. Selecciona una de estas cosas.
3. Concéntrate en ese aspecto de tu vida. Descríbelo con unas pocas palabras que puedas recordar fácilmente mientras haces *tapping*, como «Mi cómoda cama», «La sonrisa de mi marido», «Un trabajo que me encanta» o «La buena salud de mi familia». Ésta será tu «frase de agradecimiento».
4. Cuando tengas tu frase de agradecimiento, sumérgete en tu agradecimiento y puntúa, del 0 al 100 por 100, hasta qué punto has entrado de pleno en un estado de agradecimiento. ¿Hasta qué punto te llena la gratitud?
5. Ahora visualiza una célula de tu corazón. Imagínala sintiéndose feliz, pareciendo feliz, siendo feliz por la fuente de tu gratitud.

---

15. Dickens, L. R. «Using Gratitude to Promote Positive Change: A Series of Meta-Analyses Investigating the Effectiveness of Gratitude Interventions», *Basic and Applied Social Psychology*, vol. 39, n.º 4, pp. 193-208 (2017), doi. org/10.1080/01973533.2017.1323638.

6. La felicidad empieza a extenderse a las células que la rodean. Esas células empiezan a vibrar y a brillar. Pronto todo tu corazón palpita de felicidad y gratitud.

7. Mientras respiras en tu corazón, pronuncia tu frase de agradecimiento.

8. Haz *tapping* en el punto de la parte superior de la cabeza mientras vuelves a pronunciar tu frase de agradecimiento.

9. Desplázate por los doce puntos, pronunciando tu frase de agradecimiento en cada uno de ellos. Una vez que hayas interiorizado los doce puntos de *tapping*, esto sólo te llevará un minuto.

10. Repite la misma rutina de *tapping* y la frase de agradecimiento una o más veces, y termina colocando las manos sobre el corazón mientras conectas de nuevo con tu gratitud. Cuando termines, respira hondo, concéntrate en tu agradecimiento y vuelve a valorar de 0 a 100 el grado en que has entrado en un estado de gratitud.

La mayoría de las personas descubren que su gratitud se hace más palpable gracias a la frase de agradecimiento combinada con el *tapping* y la repetición. Para algunos, las imágenes son especialmente vívidas. Por ejemplo, uno de nuestros probadores vio su primera célula cardíaca como si fuera Pillsbury Doughboy[16] contagiando su sonrisa a las demás células cardíacas. Otro vio una luz azul que emanaba de la célula y llenaba su corazón. Otro aplicaba el *tapping* al son del *jingle* «Every little cell in my body is happy; every little cell in my body is well».[17] Además de ofrecerte un procedimiento que puedes utilizar cada vez que desees concentrarte y registrar profundamente aquello que está bien en tu mundo, este ejercicio de *tapping* te ofrece un adelanto de cómo se combinarán las palabras, la visualización y el *tapping* a lo largo del libro.

---

16. Popularmente conocido como Poppy Fresco o Poppin' Fresh, es un muñequito de masa de donut con gorro de cocinero, mascota de la empresa de repostería Pillsbury Company. *(N. del T.)*

17. «Cada célula de mi cuerpo está feliz; cada célula de mi cuerpo está bien». *(N. del. T.)*

Qué sucede en el cerebro

Combinar la estimulación de los puntos de acupuntura con los procedimientos de la psicología convencional potencia ambos enfoques. A continuación, mostramos cinco principios que creemos que explican los cambios cerebrales que tienen lugar tras las sesiones de *tapping* en los acupuntos.[18]

1. Los acupuntos tienen menos resistencia eléctrica. Todos los puntos de la piel pueden conducir la electricidad, pero los acupuntos son mejores conductores que las zonas adyacentes. Tienen menos resistencia eléctrica.[19] La mayoría de los puntos de acupuntura también se encuentran en zonas con una alta densidad de terminaciones nerviosas libres.[20]

2. Aplicar *tapping* en un punto de acupuntura genera electricidad. Determinadas proteínas de gran tamaño dentro de las membranas de las células convierten la presión mecánica en impulsos eléctricos conocidos como «piezoelectricidad» (literalmente, «electricidad provocada por la presión»). El proceso está científicamente demostrado[21] y puede desencadenarse aplicando *tapping* en la zona, masajeándola o clavando una aguja en el acupunto.

---

18. Feinstein, D. «Six Empirically-Supported Premises about Energy Psychology: Mounting Evidence for a Controversial Therapy», *Advances in Mind-Body Medicine*, vol. 35, n.º 2, pp. 17-32 (2021), disponible en advancesjournal.com/wp-content/uploads/2021/05/Feinstein.pdf.

19. Ahn, A. C., *et al.* «Electrical Properties of Acupuncture Points and Meridians: A Systematic Review», *Bioelectromagnetics*, vol. 29, n.º 4, pp. 245-256 (mayo de 2008), doi.org/10.1002/bem.20403.

20. Zhang, Z.-J., *et al.* «Neural Acupuncture Unit: A New Concept for Interpreting Effects and Mechanisms of Acupuncture», *Evidence-Based Complementary and Alternative Medicine* (2012), doi.org/10.1155/2012/429412.

21. Bagriantsev, S. N., *et al.* «Piezo Proteins: Regulators of Mechanosensation and Other Cellular Processes», *Journal of Biological Chemistry*, vol. 289, n.º 46, pp. 31673-31681 (2014), doi.org/10.1074/jbc.R114.612697.

3. Las señales eléctricas pueden llegar casi instantáneamente a cualquier parte del cuerpo. El camino que recorren los impulsos eléctricos producidos por los golpecitos en la piel está rodeado por el tejido conjuntivo del cuerpo.[22] La mayoría de los acupuntos están situados sobre agregados de tejido conjuntivo, compuesto en gran parte por colágeno. Dado que el colágeno conduce la electricidad, las señales pueden llegar rápidamente a zonas específicas del cuerpo con una distorsión mínima, en lugar de tener que viajar de neurona a neurona a través del sistema nervioso.[23]

4. Las palabras y las imágenes que acompañan al *tapping* indican a las señales dónde deben dirigirse. Por ejemplo, si te viene a la mente una situación amenazadora que activa la amígdala cerebral y el córtex prefrontal, las señales eléctricas generadas por el *tapping* se dirigirán a esas zonas del cerebro. En un estudio de imagen en el que se estudiaba el tratamiento de la fobia a volar mediante el *tapping* sobre acupuntos, pensar en volar provocó inicialmente la activación de las áreas cerebrales relacionadas con el miedo, como cabría esperar. Tras el tratamiento de *tapping*, pensar en volar dejó de activar las áreas del miedo, pero en cambio activó las «regiones ejecutivas» del cerebro implicadas en la gestión del miedo.[24]

5. Las señales se orientan hacia el equilibrio. Los puntos de acupuntura pueden aumentar o disminuir la activación de áreas específicas del cerebro o del cuerpo, buscando crear intrínse-

22. Langevin, H. M., *et al.* «Relationship of Acupuncture Points and Meridians to Connective Tissue Planes», *Anatomical Record*, vol. 269, n.º 6, pp. 257-265 (diciembre de 2002), doi.org/10.1002/ar.10185.

23. Oschman, J. *Energy Medicine in Therapeutics and Human Performance*, Elsevier, Nueva York, 2003.

24. Di Rienzo F., *et al.* «Neuropsychological Correlates of an Energy Psychology Intervention on Flight Phobia: A MEG Single-Case Study», *PsyArXiv Preprints* (17 de noviembre de 2019), doi.org/10.31234/osf.io/s3hce.

camente lo que se conoce como un estado de equilibrio u homeostasis.[25]

En resumen, los impulsos eléctricos generados por el *tapping* se dirigirán a una determinada región del cerebro que dependerá de en qué estés pesando cuando aplicas el *tapping*. Algunas de estas señales eléctricas disminuirán las emociones problemáticas; otras incrementarán los pensamientos y los comportamientos adaptativos. El proceso parece seguir una lógica interna orientada hacia el bienestar. Como explica la acupuntora Beth Kearns, trabajar con un punto de acupuntura en un contexto sanador «tiene un mecanismo de seguridad incorporado. El punto hará lo que sea necesario».[26]

Sobre el capítulo 2

Los modelos rectores que hacen que las personas piensen, sientan y actúen una y otra vez de forma contraproducente suelen tener sus raíces en experiencias de la infancia que fueron psicológicamente dañinas. Puedes utilizar protocolos del *tapping* en acupuntos para modificar tus modelos rectores. El siguiente capítulo mostrará cómo aplicar un protocolo básico de psicología energética para sanar una herida emocional del pasado.

---

25. Xu, Y., *et al.* «A New Theory for Acupuncture: Promoting Robust Regulation», *Journal of Acupuncture and Meridian Studies*, vol. 11, n.º 1, pp. 39-43 (febrero de 2018), doi.org/10.1016/j.jams.2017.11.004.
26. Kearns, B. «All About the *Tapping* Points w/ Beth Kearns», *Tapping Q&A*, podcast con Gene Monterastelli (3 de agosto de 2016), audio MP3 (42:14) disponible en www.*tapping*qanda.com/232.

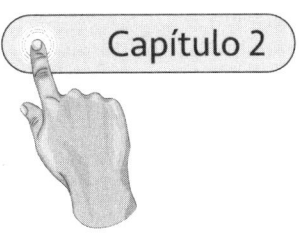

Capítulo 2

Protocolo básico de *tapping*

No hay nada más satisfactorio que ayudar a una adolescente suicida a liberarse de su odio hacia sí misma y de su confusión, y oírla susurrar «Me quiero y me acepto» entre lágrimas.

No hay nada más gratificante que hacer *tapping* a un veterano con cicatrices de guerra mientras se libera de los recuerdos del trastorno de estrés postraumático y ver cómo sus ojos brillan de paz.

No hay nada más provechoso que ayudar a una viuda de luto a superar su dolor insoportable y volver a verla sonreír.[1]

—DAWSON CHURCH, PhD
Entrenador e investigador líder de EFT

Aunque los protocolos de *tapping* como las EFT son en apariencia sencillos, también son sorprendentemente potentes. Se basan en los complejos procesos mediante los cuales el cerebro gestiona las emociones y revisa los modelos internos que guían cada una de tus elecciones. Este capítulo presenta el conjunto de habilidades básicas que utilizarás durante el resto del libro. Te conducirá

---

1. Correo electrónico comercial de Dawson Church para EFT Universe (27 de octubre de 2020).

de un modo sistemático a desarrollar la capacidad de seguir doce pasos que están organizados en torno a las cuatro etapas de una sesión de *tapping*:

- Etapa 1: Preparación.
- Etapa 2: El ciclo de *tapping*.
- Etapa 3: Ajuste del protocolo.
- Etapa 4: Comprobación de los resultados.

Te animamos a que trates este capítulo del mismo modo que lo harías con un programa de entrenamiento a tu propio ritmo pero ambicioso, en lugar de limitarte a leer un libro. Obtendrás más provecho si sigues los pasos y los aplicas a un problema importante a medida que vas leyendo el capítulo. Como todo lo que merece la pena aprender, requerirá que le dediques el tiempo y el esfuerzo necesarios para la transformación interna. Si esto te lleva a una mayor capacidad para desactivar emociones dolorosas y aumentar tu éxito y tu felicidad, como creemos que puede ocurrir, habrá sido una sabia inversión. Antes de conducirte por las cuatro etapas, nos gustaría proporcionarte cierto contexto adicional.

El primer tratamiento de *tapping*

En 1980, el psicólogo clínico Roger Callahan se sintió desconcertado tras utilizar durante más de un año sin éxito diversos métodos psicoterapéuticos para tratar a «Mary» de una fobia grave.[2] Mary, madre de dos hijos y a punto de cumplir los cuarenta, era incapaz de realizar incluso las actividades más básicas si implicaban agua o tener que acercarse a ella. Si llovía, se sentía obligada a retirarse a una habitación interior de su casa. No podía conducir junto a la playa porque la vista del océano la aterrorizaba. No se atrevía a ba-

---

2. Callahan, R. J. *Tapping the Healer Within*, Contemporary Books, Chicago, 2001, pp. 7-10.

ñarse en más de unos centímetros de agua. A pesar de los tratamientos de terapia cognitivo-conductual, su miedo intenso no había cambiado. También seguía teniendo aterradoras pesadillas en las que el agua «la atrapaba».

Sus reacciones corporales al pensar en el agua incluían náuseas. El Dr. Callahan había estudiado los efectos beneficiosos para la salud de la estimulación de determinados puntos de acupuntura y decidió que no tenía nada que perder. Durante una de sus sesiones, mientras Mary sentía náuseas al hablar de su miedo al agua, Callahan le pidió que se diera golpecitos en un punto situado justo debajo de la órbita del ojo, un punto de acupuntura del meridiano del estómago. Esperaba que al menos se redujeran sus náuseas. Aunque en ese momento no pensaba en ello, este punto también está asociado con el miedo y la preocupación obsesivos. Después de darse unos golpecitos, Mary exclamó asombrada: «Se ha ido… Esa horrible sensación en la boca del estómago se ha ido. Ha desaparecido por completo».

El tratamiento tenía lugar en el despacho de Callahan, en cuya casa había una piscina. Callahan cuenta cómo Mary «se levantó de su silla y empezó a correr hacia la piscina… observó brevemente su reflejo, se agachó y se echó agua en la cara». Para asombro de Callahan, no sintió miedo. Esa misma noche, Mary decidió probar su aparente curación conduciendo hasta el océano durante una tormenta y metiéndose en el agua hasta la cintura. El miedo había desaparecido por completo. Esto se mantuvo durante las sesiones de seguimiento y continuó hasta su último informe, más de una década después. Su modelo rector autolimitante, crónico y profundamente arraigado con respecto al agua se había transformado radicalmente en un instante, tanto a nivel psicológico de sus pensamientos y miedos como a nivel de sus respuestas corporales.

Así nació la «terapia del campo del pensamiento» (TFT, por el inglés Thought Field Therapy), la formulación inicial de la psicología energética. Tratando de dar sentido a lo que había pasado, Callahan empezó a hacer que sus pacientes se aplicaran golpecitos en varias combinaciones de acupuntura durante sus sesiones de terapia.

El procedimiento parecía acelerar sus progresos. Callahan desarrolló un conjunto de fórmulas de tratamiento que comprobó que resultaban eficaces para un amplio abanico de problemas. Al cabo de unos años, ya enseñaba su nuevo método a otros psicoterapeutas.

El rápido ascenso de las terapias de *tapping*

La *primera* ola de psicoterapia moderna fue el psicoanálisis de Sigmund Freud a principios del siglo xx. La *segunda* ola fue la terapia conductual, que apareció en la década de 1940 y fue pionera en formas de reorganizar las «contingencias» (recompensas y castigos) para apoyar las conductas deseadas y desincentivar las no deseadas. La *tercera* ola, que surgió en la década de 1960, añadió una dimensión *cognitiva* a la terapia *conductual*. Esta «terapia cognitivo-conductual» (TCC) incorporó la comprensión de que, además de centrarse en cambiar los refuerzos del entorno, centrarse en los patrones de pensamiento también podría cambiar el comportamiento. La cuarta ola de psicoterapia añade componentes somáticos, como el movimiento, la estimulación sensorial o la activación de zonas de la piel, como sucede con el *tapping*. En su libro *The Science Behind Tapping*, la Dra. Peta Stapleton afirma que considera que los protocolos de *tapping* en puntos de acupuntura «son los más prometedoras de las psicoterapias de cuarta generación que he investigado».[3]

Hacia el año 2000, habían surgido más de treinta variaciones de la TFT o enfoques relacionados con la psicoterapia energética, cada uno con su propio nombre, sus procedimientos y sus marcos explicativos. Uno de los primeros alumnos de Callahan, Gary Craig, licenciado en Ingeniería por Stanford, llevaba tiempo interesado en técnicas de mejora personal como la autohipnosis. Craig pensaba que el enfoque de Callahan podía simplificarse, racionalizarse y ponerse en manos de cualquiera, no sólo de los psicoterapeutas. Llamó

---

3. Stapleton, P. *The Science Behind Tapping: A Proven Stress Management Technique for the Mind and Body,* Hay House, Carlsbad, California, 2019, p. xxv.

a su enfoque «técnicas de liberación emocional» (EFT, por el inglés Emotional Freedom Techniques).

Cuando en enero de 2010 Craig anunció que se jubilaba, más de 1,2 millones de personas habían descargado su manual gratuito de EFT, entre 30.000 y 40.000 más lo descargaban cada mes, y las EFT se habían convertido no sólo en la forma más popular de psicología energética, sino posiblemente en el método de autoayuda psicológica más practicado de la historia.

Si bien el *tapping* en los acupuntos es una técnica lo bastante poderosa como para cambiar modelos rectores obstinados, al principio el enfoque parece demasiado simple. Steve Wells y David Lake, dos pioneros de la psicología energética, describen las EFT como «el sencillo proceso de dar golpecitos en los puntos de acupresión del cuerpo mientras te centras en tu asunto o tu problema».[4] Por supuesto, se dan cuenta de que, más allá de este procedimiento básico, hay mucho más. En uno de los programas de certificación del *tapping* mejor considerados (EFTUniverse.com) se enseñan un total de 48 «técnicas básicas». Entre ellas, aparte de intervenciones físicas tales como el *tapping*, se encuentran:

- Técnicas para sintonizar con los problemas esenciales.
- Examen de acontecimientos específicos relacionados con el origen de las dificultades psicológicas.
- Manejo de la intensidad emocional excesiva.
- La diferencia entre trabajar con síntomas físicos y síntomas psicológicos.[5]

Los practicantes de EFT suelen modificar el protocolo en función de sus preferencias personales y profesionales. Lo que no cambia son los dos elementos esenciales subrayados por Wells y Lake:

---

4. Wells, S., *et al. Enjoy Emotional Freedom: Simple Techniques for Living Life to the Full,* Exisle, Woolombi, Australia, 2010, p. 25.
5. Church, D. *The EFT Manual*, 4.ª ed. Energy Psychology Press, Santa Rosa, California, 2018, pp. 367-370.

1. Traen vívidamente a la mente varios aspectos de una dificultad psicológica o de otro cambio deseado, mientras
2. se estimula un grupo de puntos de acupuntura, normalmente haciendo *tapping* sobre ellos.

El protocolo de *tapping* de este libro se basa en *The Promise of Energy Psychology*, un volumen del que fuimos coautores con Gary Craig en 2005.[6] *Tapping* refleja la evolución de nuestro pensamiento y abarca mucho más que el volumen de 2005. También está respaldado por la importante investigación sobre terapias de *tapping* que se ha llevado a cabo en las últimas dos décadas.

Cómo es una sesión de *tapping* con un terapeuta

Este libro te enseña a *autoaplicarte* un protocolo de *tapping*. De todos modos, queremos empezar ofreciendo una idea de cómo es una sesión *guiada por un terapeuta*, ya que los pasos que seguirás son similares.

Rosa empezó a tener problemas para relacionarse con su hija, Carmen, cuando ésta llegó a la adolescencia. El enfado y la impaciencia de Rosa con Carmen le parecían excesivos, incluso para Rosa en sus momentos más reflexivos, y sus reacciones también le parecían fuera de control. Aunque Rosa no pensaba en términos de «modelos rectores», verás que su modelo rector de crianza estaba a punto de ser puesto bajo la lupa.

Tras establecer una buena relación y comentar los motivos por los que buscaba ayuda, el terapeuta le pidió a Rosa que recordara uno de los muchos incidentes complicados que había tenido con Carmen y que puntuara el grado de ira que le había provocado. Esta puntuación inicial de USM fue de 8 sobre 10.

A continuación, Rosa formuló una «frase recordatoria» que apuntara sucintamente al meollo de la cuestión. Su frase recordatoria fue

---

6. Feinstein, D., *et al. The Promise of Energy Psychology: Revolutionary Tools for Dramatic Personal Change,* Tarcher/Penguin, Nueva York, 2005.

simplemente *«Mi enfado con Carmen»*. Esto mantenía a Rosa emocionalmente involucrada con el problema cuando repetía la frase recordatoria mientras hacía *tapping*.

A continuación, hizo una «declaración de aceptación». Las declaraciones de aceptación se basan en la frase recordatoria. Sin embargo, se construyen de manera que apoyen la autoaceptación y una comprensión compasiva y afirmativa de la situación de la persona. La declaración de aceptación inicial de Rosa fue:

«Aunque tengo problemas para controlar mi ira hacia Carmen, igualmente me quiero y me acepto».

Entonces, el terapeuta le enseñó a Rosa cómo estimular determinados puntos energéticos de su cuerpo que potencian los efectos sugestivos de una afirmación repetida. Lo hizo mientras repetía varias veces su afirmación de aceptación.

Entonces empezó el *tapping*, con Rosa repitiendo su frase recordatoria, *«Mi enfado con Carmen»*, mientras se daba golpecitos durante unos segundos en cada uno de los doce acupuntos. Esta secuencia de *tapping* duró menos de un minuto. A continuación, se llevó a cabo un breve conjunto de procedimientos físicos y mentales, el llamado «procedimiento de integración», seguido de otra ronda de golpecitos, de nuevo acompañados de su frase recordatoria.

Rosa volvió a puntuar de 0 a 10 la escena anterior. Bajó a 6. Esto llevó a una conversación que reveló que la ira de Rosa tenía varias capas, que tenían sus raíces en la forma de expresar la ira de su propia madre. Puedes ver cómo se va revelando poco a poco el modelo rector sobre la crianza que Rosa había desarrollado inconscientemente. Llegados a este punto, la declaración de aceptación de Rosa evolucionó hacia otra más exigente:

«Aunque tengo problemas para controlar mi ira hacia Carmen, reconozco que la estoy controlando de una manera que mi propia madre nunca pudo».

Las frases que acompañaban al *tapping* también se ampliaron. Aparte de «*Mi ira hacia Carmen*», las frases que el terapeuta le indicó a Rosa que dijera incluían:

«*Mamá no dejaría que Carmen se saliera con la suya*».
«*El sofoco que siento en la cara cuando Carmen me contesta*».
«*Mamá me abofeteó por llorar cuando murió la abuela*».
«*Esperar que Carmen me respete*».
«*Siento vergüenza de haber dejado que Carmen me contestara*».
«*¡Yo no soy mamá!*».
«*Me siento impotente con Carmen*».

Cada una de estas afirmaciones aborda un *aspecto* de las respuestas de Rosa a la ira hacia Carmen, y cada una de ellas se remonta al modelo rector de Rosa sobre la ira de un niño y cómo responder a ella. Aunque la psicología energética no es en absoluto única en su capacidad de identificar múltiples aspectos de un desafío personal, un punto fuerte especial de la técnica es su capacidad de extraer rápidamente la carga emocional de cada aspecto. Junto con cada una de las afirmaciones, el *tapping* reduce la angustia relacionada con el problema que se trae a la mente. A medida que ocurre esto, se despliegan orgánicamente los cambios en la percepción y la comprensión de la situación y se reestructura el modelo rector.

Durante el *tapping*, se trabajó cada capa de la ira de Rosa hasta que la cantidad de ira o de malestar evocado por ese aspecto se redujo a 0 o casi 0. Después de una docena de ciclos de *tapping* sobre varios aspectos de la situación, Rosa era capaz de recordar vívidamente cada tema sin ninguna carga emocional negativa. En el proceso se estaban desmontando, de uno en uno, los aspectos del modelo rector de Rosa que estaban causando problemas sobre cómo gestionar el comportamiento de Carmen.

Esto abrió el camino a imaginar estrategias más creativas y eficaces para responder a las provocaciones de Carmen, un modelo rector transformado. Rosa aplicó el *tapping* pensando en estos escenarios imaginados para reforzarlos e integrarlos en su modelo rector sobre la crianza de su hija. Después de esta única sesión, Rosa ya no se enfadaba tan fácilmente por lo que ahora reconocía como comportamiento típico de los adolescentes. Rosa había resuelto sentimientos no resueltos hacia su propia madre y había logrado un cambio sustancial en su modelo rector como madre.

Antes de empezar

El protocolo básico de *tapping* que aprenderás en este capítulo es bastante sencillo, pero puede resultar sorprendentemente eficaz. Puede marcar la diferencia cuando pretendas abordar objetivos difíciles de alcanzar, reacciones emocionales exageradas o patrones crónicos que se han resistido al cambio, o superar un problema o un reto específico.

Todos tenemos áreas en las que, sin darnos cuenta, funcionamos con viejas programaciones que nos impiden acceder a más alegría, amor, paz o éxito. Actualizar la comprensión que tienes de ti mismo, de tus relaciones y de tus puntos de vista sobre cómo funciona el mundo puede ser tan desafiante como empoderador. El primer paso es reconocer los modelos rectores que ya no te sirven. El protocolo básico de *tapping* tiende a hacerte tomar conciencia de esos modelos anticuados. Sin embargo, cualquier cambio sustancial en tus modelos rectores puede alterar temporalmente tu equilibrio. Queremos abordar algunos puntos acerca de pasar por el programa.

¿Sustituye el *tapping* a la terapia?

Cualquier enfoque de autoayuda tiene sus limitaciones. Aunque el *tapping* en su versión autodirigida ha demostrado ser una herramienta eficaz para aliviar emociones dolorosas como la ansiedad, la ira y el miedo desproporcionado,[7] así como para cambiar patrones

---

7. Church, D., *et al.* «App-Based Delivery of Clinical Emotional Freedom Techniques: Cross-Sectional Study of App User Self-Ratings», *JMIR mHealth & uHealth*, vol. 8, n.º 10 (octubre de 2020), doi.org/10.2196/18545.

de comportamiento autodestructivos,[8] no sustituye necesariamente la necesidad de terapia. Sobre todo, si

- tienes problemas graves de salud mental o reacciones postraumáticas persistentes
- estás luchando contra una adicción al alcohol, a las drogas o a comportamientos nocivos
- mantienes una relación emocional o físicamente abusiva.

Si en tu caso se aplica alguna de estas situaciones, te recomendamos encarecidamente que busques ayuda y apoyo profesional. De hecho, los métodos que aquí te enseñamos pueden ser un potente complemento de la psicoterapia.

Territorio sensible

Tanto si se utiliza con el apoyo de un profesional o –como probablemente será el caso para la mayoría de los lectores– sólo como autoayuda, el protocolo básico de *tapping* puede tener impacto sobre un amplio abanico de preocupaciones. También está diseñado para ponerte frente a problemas incómodos: traumas no resueltos del pasado, heridas emocionales que necesitan sanación, creencias limitantes o potenciales que languidecen.

Aunque el *tapping* es una de las herramientas de autoayuda más seguras que se pueden encontrar,[9] en algunos casos hacer *tapping* para tratar un tema difícil puede aumentar la intensidad de las emociones relacionadas antes de empezar a reducirla. Esto no es una señal de que el enfoque no esté funcionando o de que esté exacerbando el problema, sino más bien de que está funcionando. El *tapping* proporciona una manera de conectar más plenamente con los

---

8. Feinstein, D. «How Energy Psychology Changes Deep Emotional Learnings», *Neuropsychologist*, n.º 10, pp. 38-49 (2015).
9. Church, D. «Clinical EFT as an Evidence-Based Practice for the Treatment of Psychological and Physiological Conditions», *Psychology*, vol. 4, n.º 8, pp. 645-654 (agosto d 2013), doi.org/10.4236/psych.2013.48092.

procesos internos a nivel emocional. Esto crea un espacio para que salgan a la superficie las emociones reprimidas.

En resumen, acceder a los sentimientos malos no es necesariamente algo malo. Más bien suele significar que has descubierto material emocional importante que puede estar manteniendo modelos rectores obsoletos y ahora tienes la oportunidad de procesarlos de formas nuevas y más eficaces. Según nuestra experiencia, cuando el *tapping* hace que afloren a la conciencia consciente recuerdos dolorosos previamente olvidados, a menudo se trata de experiencias no procesadas que están pidiendo a gritos ser sanadas en un momento de tu vida en el que estás preparado para sanarlas.

Cuando aparecen en tu conciencia, no tienes que rechazarlas. Acógelas con interés. Has de saber que su mera aparición es una invitación a su sanación y has de aceptarlas con esa intención. Trabajar con recuerdos que todavía necesitan ser procesados emocionalmente es a menudo un paso necesario para transformar los modelos rectores que te están limitando.

Si se hace difícil de soportar

El protocolo básico de *tapping* está diseñado para que incluso cuando te encuentres con obstáculos desagradables en lo que estás explorando, los superes de forma consciente y productiva simplemente siguiendo los pasos que se han descrito. Pero cualquier actividad que te empuje a lo más profundo de tu mundo interior puede sacar a la luz material doloroso. Una vez más, no se trata de nada malo. El resultado habitual después de trabajar con estos recuerdos es tener una mayor compasión por tu yo anterior y, en el proceso, cambiar tu relación con esa parte de tu historia. Aplicar *tapping* durante este proceso ayuda a curar viejas heridas emocionales y a actualizar modelos rectores anticuados. De todos modos, cuando la experiencia te resulte demasiado incómoda (algo que sólo tú puedes valorar), por favor, detente. No pasa nada. Te encuentras en medio de un autoexamen importante. Puede pasar en este capítulo o en cualquier momento más adelante.

Si llegas a esa situación, es más importante reequilibrar las energías corporales que continuar con el programa. Te enseñamos cómo hacerlo con algunos sencillos ejercicios en el Apéndice del libro: «Si el programa se desestabiliza». De hecho, por favor búscalo ahora para que tengas presente que está ahí por si lo necesitas.

¿Puedes / debes alejar tus emociones?

Le pedimos a Mai, una mujer muy culta que había tenido que hacer frente a importantes traumas durante sus primeros años, que pasara por el programa como una de nuestras probadoras. Mai planteó una pregunta pertinente para todo el mundo: ¿Deberías «expulsar» a través del *tapping* tus emociones? Esto es lo que escribió:

> He sentido una gran resistencia ante la idea de usar el *tapping* como forma de eliminar la carga emocional que hay detrás de los recuerdos perturbadores. A lo largo de mi infancia y mi juventud, tan tumultuosas, me he enseñado a mí misma a evocar recuerdos dolorosos y angustiosos. Esto me recuerda mi fuerza y mi resiliencia. He sentido escepticismo y resistencia ante la idea de «expulsar» mis sentimientos a través del *tapping*. Creo que es importante validar nuestras emociones como parte necesaria de la experiencia de sanación y no como algo que hay que detectar y luego eliminar.

Lo que le explicamos a Mai es que el *tapping* no elimina el recuerdo de la situación que ha producido la emoción. Puedes «expulsar» a través del *tapping* la reactivación de una respuesta emocional a un trauma pasado sin olvidar lo que pasó, lo que sentiste y cómo lo gestionaste. Esto no significa que la respuesta inicial fuera errónea o que ahora sea malo recordar la emoción. Significa, más bien, que, si acceder al recuerdo sigue haciéndote revivir el dolor y el terror originales, tu psique y tu sistema energético están soportando una carga que interfiere con tu capacidad para sanar del trauma y avanzar libre de las restricciones que te ha impuesto. Con la psicología energética, la eliminación de reacciones emocionales crónicas requiere que antes las reconozcas, te comprometas con ellas y las aceptes.

Sigue tu progreso

Te animamos a que tengas papel y bolígrafo a mano (o utilices un ordenador portátil u otro dispositivo digital) cuando leas este libro, para poder anotar todas tus experiencias e ideas. Esto te ayudará a mantener la concentración mientras realizas los procedimientos y anotas los resultados. También se convertirá en un registro de los modelos rectores que explorarás a lo largo del libro. Un diario te permite reforzar un recurso profundamente arraigado al que las tradiciones espirituales se refieren como «testigo interior». Tu diario también se puede convertir en una especie de «terapeuta sustituto» a medida que vas progresando en el programa, uno que puede ser un oyente exquisitamente paciente y atento a tus experiencias, pensamientos y sentimientos. Describir tus experiencias con las técnicas también te ayudará a anclarlas en la memoria.

Al reflexionar sobre lo que ocurre en tu vida en el santuario de tu diario o de tu portátil, puedes descubrir lo que sucede debajo de la superficie. Y al nombrar estas dinámicas más profundas, incluso aquellos patrones que te han mantenido atrapado empiezan a perder su poder sobre ti.

El inconveniente de llevar un diario es que puede hacer que «pienses demasiado» o que sigas insistiendo en lo que es negativo y doloroso. El *tapping* puede ayudar incluso con esto. En lugar de quedarte atrapado en esos bucles, sencillamente puedes identificar el bucle y hacer *tapping* sobre la emoción que lo impulsa.

Obtén tiempo para el *tapping*

Uno de nuestros probadores, que se había beneficiado en el pasado de la psicoterapia, describió su dilema con el programa:

> Con un trabajo exigente y un tiempo libre limitado, me resultaba difícil dedicar el tiempo necesario para utilizar el programa. Me di cuenta de que precisaba dos horas para profundizar en un capítulo y progresar lo suficiente. Acabé anotando citas en mi agenda y tratándolas como compromisos serios, igual que hacía cuando iba a mi terapeuta. Ahora que he llegado al final del programa, creo que

el esfuerzo ha merecido mucho la pena, pero me llevó un tiempo darme cuenta de cuántas horas tenía que dedicarle y reservármelas.

Cambiar los patrones psicológicos y de comportamiento crónicos que interfieren con tu bienestar y tu realización requiere algo más que una lectura casual de un libro. Así que… ¡lo sentimos!

Involucra a otros para que se impliquen contigo

Aunque las instrucciones están escritas para realizar el programa en solitario, también pueden aplicarse –como ya se menciona en la Introducción– para trabajar con un compañero o en grupo. Entre otras ventajas, esto puede hacer que tu trabajo con cada apartado subsiguiente del libro «se anote en tu agenda», por así decirlo. Cada semana podrías leer en casa un apartado acordado del libro, llevar a cabo los procedimientos y compartir tus experiencias con tu compañero o con el grupo. O puedes leer todo excepto las instrucciones de «Tu turno» para próxima la reunión y hacerlo juntos.

Muchos grupos de hombres, de mujeres, de recuperación de adicciones, de duelo y otros grupos de apoyo ayudan a las personas a afrontar de forma más constructiva los desafíos de la vida. Estos grupos podrían dedicar un número determinado de semanas al programa de este libro. Este enfoque también podría adaptarse para trabajar en colaboración con otra persona o para grupos *online*. Unir fuerzas con un compañero o un grupo puede proporcionar un foro para reflexionar sobre tus experiencias, recurrir al apoyo mutuo y recibir inspiración los unos de los otros.

Otros recursos

Al final del libro se podrían haber incluido recursos adicionales –como por ejemplo cómo encontrar un profesional de *tapping* o un programa de formación–, pero como la información disponible sobre psicología energética se amplía con tanta rapidez, tenemos una lista actualizada a la que puedes acceder siempre que lo desees. Para encontrar un profesional de *tapping*, un programa de formación u otros recursos, visita la web en inglés resources.energytapping.com.

El protocolo básico de *tapping*

El protocolo básico de *tapping* consta de doce pasos. Mientras lo aprendes, te sugerimos que sigas la secuencia tal y como se expone en este capítulo. Cuando te hayas familiarizado con el protocolo, podrás adaptarlo a tu ritmo, a tus preferencias y a la situación a la que te enfrentes. En este capítulo, nos limitaremos a procesar un único recuerdo desagradable. Cuando hayas aprendido el protocolo trabajando con este recuerdo, serás capaz de aplicarlo a un amplio abanico de situaciones: cualquier tipo de problema o de situación que implique respuestas emocionales no deseadas, patrones comportamentales u objetivos no alcanzados.

Los doce pasos están organizados en cuatro etapas. Como se ha mencionado antes, irás dando pasos hacia delante y hacia atrás:

Etapa 1: preparación: cuatro pasos
Etapa 2: ciclo del *tapping*: cinco pasos
Etapa 3: ajuste del protocolo: dos pasos
Etapa 4: comprobación de los resultados: un paso

ETAPA 1. Preparación

El protocolo suele comenzar con una etapa de preparación. Para este capítulo, comenzarás seleccionando un recuerdo incómodo que será tu centro de atención. En esta etapa inicial, seguirás cuatro pasos, cada uno de los cuales te ayudará a desarrollar una habilidad básica:

- Preparación, paso 1: elige tu centro de atención inicial.
- Preparación, paso 2: puntúa la cantidad de malestar que te provoca el recuerdo.
- Preparación, paso 3: crea una frase recordatoria para mantenerlo psicológicamente activo.
- Preparación, paso 4: formula una declaración de aceptación sobre el problema y los sentimientos que desencadena.

Preparación, Paso 1: elige tu centro de atención inicial

Puedes utilizar una sesión de *tapping* para abordar:

- Un reto al que te enfrentas en el momento en que realizas la sesión de *tapping*.
- Un problema crónico en tus relaciones, tu trabajo o en otra área de tu vida.
- Un patrón emocional o de comportamiento que se interpone en tu camino.
- Un objetivo deseado, como dar lo mejor de ti en una próxima competición o en una actuación.

El centro de atención inicial suele definirse en sus propios términos:

«Estoy enfadado con mi vecino».
«No puedo seguir llegando tarde al trabajo».
«Me desconciertan los constantes juicios de mi suegra».
«Quiero batir mi mejor tiempo en la maratón de Boston».

Muy a menudo, el trabajo suele desplazarse rápidamente a experiencias anteriores que dieron forma a los modelos rectores que subyacen al problema actual. Así pues, para esta sesión inicial, empezaremos con un incidente de tu pasado.

Todo el mundo ha pasado por alguna experiencia difícil, y tu primera tarea será seleccionar un recuerdo incómodo. Por ejemplo, podrías recordar cuando:

- Perdiste a una mascota muy querida.
- Tu familia se mudó a otra ciudad y te perdiste al volver a casa después del primer día de colegio.
- Conseguiste un papel importante en la obra de teatro del colegio y olvidaste tu texto la noche del estreno.
- Tu mejor amigo compartió uno de tus secretos mejor guardados en las redes sociales.

- Llevaste a tu jefa y a su marido a cenar, pero olvidaste la tarjeta de crédito en casa.

El recuerdo puede ser de tu infancia o de una época más reciente. El recuerdo que elijas puede evocar emociones fuertes, pero para este primer ciclo, no elijas un recuerdo que implique heridas físicas o cualquier tipo de abuso físico, sexual o emocional. Aunque el *tapping* es uno de los métodos más eficaces para resolver este tipo de traumas, en este momento debes centrarte en aprender el método con un recuerdo que no sea acuciante.

¿Por qué revisar un recuerdo perturbador? Por lo general, los recuerdos que desencadenan una emoción angustiosa en el presente no han sido totalmente procesados. Todos tenemos. Algunos no salen a la luz hasta que uno está preparado. Procesar un recuerdo perturbador implica lo siguiente:

llevarlo a una conciencia *reflexiva* que permite *reconocer* y *calmar* sistemáticamente los componentes sensoriales y emocionales difíciles hasta que *ya no se reactivan* cuando piensa en el recuerdo.

Descubrirás que el protocolo básico de *tapping* va muy bien para ayudarte a conseguir esto.

Trabajar con un recuerdo traumático utilizando el protocolo no lo borrará, pero puede modificar las vías neuronales que hacen que recordarlo resulte traumático y que mantienen modelos rectores autolimitantes que se remontan al incidente original. Esto permite reintegrar el recuerdo para que deje de ser una fuente de dolor. En vez de ello, los recuerdos difíciles que han sido procesados psicológicamente se convierten en una fuente de resiliencia y mayor libertad emocional. Gary Craig se centró en esta posibilidad cuando dio nombre al enfoque de *tapping* que ha ganado mayor popularidad: las técnicas de liberación emocional.

Algunos de los recuerdos que te vienen a la mente cuando piensas en dónde centrar tu atención pueden parecer inadecuados para este ejercicio porque no piensas mucho en ellos, si es que llegas a pensar en ellos. Podrías tener la tentación de descartarlos. Pero mientras las experiencias dolorosas sigan sin resolverse, incluso los recuerdos en los que no piensas pueden afectar a tu equilibrio emocional, como una lenta fuga de energía. También es posible que, sin darte cuenta, estés moldeando tus elecciones, tus acciones y tus comportamientos cotidianos para evitar circunstancias que recrearían el sentimiento original. Por ejemplo, si has vivido la humillante experiencia de olvidarte el texto en la obra de teatro del colegio, puede que sea el motivo subyacente (consciente o inconscientemente) por el que esquives la posibilidad de hacer el brindis inicial en la cena anual de la empresa.

Céntrate en una escena *concreta*. Cuando hayas seleccionado un recuerdo, elige una escena concreta dentro de ese recuerdo para el *tapping*. Si decides centrarte en el día en el que perdiste a tu querida mascota, identificarías un momento concreto (como, por ejemplo, *cuando te enteraste de la pérdida o cuando lloraste hasta quedarte dormido esa noche*) en lugar de pensamientos o temas generales (como una serie de recuerdos sobre tu mascota o el tema de perder aquello a lo que amas). Si tu recuerdo fuera empezar el colegio a mitad de curso por culpa de un cambio de ciudad, un acontecimiento concreto podría ser *el momento en el que entraste en clase y alguien hizo un comentario que provocó que toda la clase se riera de ti.*

Presentación de Emma

La mayoría de los probadores que reclutamos para que siguieran las instrucciones presentadas en este capítulo y en los posteriores no conocían el *tapping*. Uno de estos probadores era Emma, una profesora de secundaria de una zona rural de Texas. En este primer ejercicio, Emma recordó una escena de cuando tenía siete años. Pasó un *casting* como modelo para un programa matinal de televisión en directo. Llevaba un disfraz de cenicienta y tenía que ir cogida de la mano de un niño que iba vestido de príncipe azul. Tenían que ponerse delante de unas cámaras de televisión que parecían gigantes. El director no paraba de decirle que mirara a la cámara. Emma reflexionó: «No podía. Me sentí aterrorizada, humillada, expuesta, sin preparación, y me quedé helada mirando al suelo».

Tu turno para elegir tu centro de atención

Anota en tu diario el recuerdo que has seleccionado y la escena concreta en la que te vas a centrar. Si lo consideras necesario, describe tus sentimientos y tus pensamientos sobre el recuerdo.

Preparación, paso 2: puntúa la cantidad de malestar que te provoca el recuerdo

A continuación, puntuarás tu recuerdo, asignándole una puntuación UMS (unidades subjetivas de malestar). Como ya has visto, las puntuaciones UMS oscilan entre 0, que indica una ausencia total de malestar, y 10, que indica un malestar extremo. La puntuación se basará en lo que sientes ahora en tu mente y/o en tu cuerpo al pensar en el recuerdo (y no en lo que imaginas que sentiste en aquel momento). Antes de hacerlo, te ofrecemos algunos matices sobre la puntuación UMS.

Reduce el nivel si es necesario. Un principio importante que hay que tener en cuenta a lo largo de todo el libro es que basta con «entrar ligeramente» en un recuerdo para que sea neurológicamente activo. Esto basta para darle una puntuación UMS y crear un resultado positivo al hacer *tapping*. No es necesario, ni siquiera deseable, recrear una experiencia traumática pasada con detalles tan intensos que nos inunden emocionalmente. De hecho, uno de los puntos fuertes de la psicología energética es su capacidad para trabajar con experiencias traumáticas sin volver a traumatizar a la persona. Si una emoción se vuelve agobiante, cambia tu centro de atención para que apliques el *tapping* sobre el sentimiento agobiante que está ocurriendo en el momento en lugar de seguir centrándote en el recuerdo o la situación que provocó el sentimiento. Esto envía de inmediato señales tranquilizadoras al sistema límbico.

Para recuerdos o experiencias agobiantes. Durante este paso preliminar, mientras estableces tu puntuación inicial de USM, también puedes contrarrestar el surgimiento de sentimientos agobiantes cambiando *la forma* en que enfocas el recuerdo. Por ejemplo, si te preocupa que los sentimientos provocados por el recuerdo sean demasiado dolorosos o intensos, podrías imaginar que estás viendo la experiencia a través de un túnel o por el extremo equivocado de un telescopio, de modo que la experiencia parezca más lejana. En el caso de un recuerdo especialmente difícil, ni siquiera es necesario traer a la mente los detalles concretos. En vez de ello, puedes preguntarte: «Si tuviera que centrarme en [el incidente recordado] y darle una puntuación USM, ¿cuál sería ese número?». El número que viene a la mente en la técnica «trauma sin lágrimas», como se conoce en EFT, ha demostrado ser un buen punto de referencia a medida que la persona avanza en el protocolo. Este principio de moderar la intensidad de tu experiencia se aplica en cualquier parte del protocolo que consideres necesario. Una vez más, para que el protocolo básico de *tapping* resulte efectivo, no hace falta sumergirse por completo en un recuerdo del todo perturbador; tan sólo mantén el recuerdo ligeramente en tu mente.

Si no consigues ningún sentimiento. A veces, el recuerdo que has seleccionado te parece demasiado lejano y apenas recuerdas nada de la experiencia. O puede que lo recuerdes, pero que no recuerdes las emociones que te evocó esa experiencia. O tal vez recuerdes el incidente, pero no te identifiques con él, como si le hubiera ocurrido a otra persona. Si te cuesta acceder a tus sentimientos o «meterte» de verdad en el recuerdo, puedes recurrir a la imaginación para meterte en la escena de forma intensa. Fantasea con lo que podrías haber visto, oído, olido, saboreado, sentido o pensado durante el incidente y crea una experiencia tan intensa como puedas para revivir el recuerdo. Esta mezcla de biografía y fantasía te llevará a la zona emocional que permitirá que el *tapping* tenga los efectos deseados.

Si la incomodidad o la angustia no se ajustan a la situación. Suele ser posible puntuar la cantidad de incomodidad o de angustia que sientes en tu mente y/o tu cuerpo. Pero puede ser más apropiada otra forma de expresarlo. Lo que estás buscando es una sensación problemática. Por ejemplo, la resistencia a llevar a cabo una tarea puede medirse por el grado de aversión que te produce, en lugar de utilizar un término como *angustia*. Las dificultades con una persona o una situación se pueden medir por la cantidad de aversión que sientes al recordar a esa persona o esa situación. Todo esto puede reducirse aplicando *tapping*. En cualquier punto del libro en el que *incomodidad* o *angustia* no sean las palabras adecuadas, busca la que mejor encaje.

Alternativas a la puntuación numérica. La clasificación USM de 0 a 10 es adecuada para hacer comparaciones en diferentes momentos a medida que vas avanzando en el protocolo, pero no es la única forma de evaluar lo emocionalmente problemático que es el recuerdo o el problema. Según nuestra experiencia, un porcentaje más o menos reducido de personas se sienten incómodas con los números o, por otros motivos, les resulta difícil aplicar una puntuación USM. Si tú eres una de estas personas, servirá cualquier otra forma de registrar tu sensación de malestar sobre el asunto que pueda contrastarse con tu sensación de malestar después de cada ronda de *tapping*. Algunas personas utilizan palabras descriptivas como «intenso», «grande» o «pequeño». Cuando se utiliza el protocolo básico de *tapping* con niños, en lugar de una valoración numérica, se les puede pedir que indiquen la cantidad de malestar que sienten mostrando una distancia entre sus manos, con las palmas hacia delante y los brazos extendidos (lo que significa «así»).

Preparación, paso 3: crea una frase recordatoria para mantenerlo psicológicamente activo

La frase recordatoria es una palabra o una descripción breve del recuerdo o la situación que has identificado en el paso 1. Aunque cambiará a medida que vayas avanzando a lo largo del protocolo, la frase recordatoria inicial te proporcionará una base de referencia. También proporciona las palabras iniciales cuando comienzas a aplicar el *tapping*. El propósito de la frase recordatoria es mantener activa la situación en la que te estás centrando tanto desde el punto de vista psicológico como neurológico. No hace falta que la frase recordatoria sea una descripción completa, sino sólo una breve declaración cuyo significado sea claro para ti. Esto basta para activar las vías neuronales sobre las que incidirá el *tapping*. Si estás procesando aquella vez en la que olvidaste el texto la noche del estreno de la obra escolar, tu frase recordatoria podría ser tan simple como «La obra escolar», «Olvidé mi texto» o «El pánico en la cara de mi coprotagonista». Otras frases relacionadas con los ejemplos anteriores podrían ser:

«Fido murió».

«Mi primer día de clase en Chicago».

«Me humillaron en Facebook».

«El marido de mi jefa se rio de mí».

Frase recordatoria de Emma

«Mi frase recordatoria es "Congelarse delante de la cámara de televisión". Otras reflexiones: sólo tenía siete años. No tenía ni idea de lo aterradoras que serían las enormes cámaras de televisión. Mi madre debería haberme ayudado a sentirme segura. Acababa de mudarme con mi familia más cercana de Oregón a Atlanta, dejando a todos mis parientes. Ojalá me hubieran ayudado a llevarlo mejor, a disfrutarlo, incluso a hacer que mi madre se sintiera orgullosa».

Tu turno

Anota tu frase recordatoria en tu diario. Además, si lo deseas, describe cualquier pensamiento, idea o pregunta que se te ocurra sobre la experiencia original.

Preparación, paso 4: formula una declaración de aceptación sobre el problema y los sentimientos que desencadena

Una de las mayores ironías del cambio autoiniciado es la importancia de la autoaceptación, es decir, de aceptar las partes de uno mismo que se pretenden modificar. Una forma más general de expresarlo es que no aceptar las realidades a las que te enfrentas es uno de los mayores obstáculos para afrontarlas eficazmente.

Carl R. Rogers, uno de los psicólogos más reputados del siglo xx, observó que «paradójicamente, cuando me acepto como soy, puedo modificarme».[10] Se trata de un principio en el que hace hincapié la psicología energética y una actitud que seguiremos destacando a lo largo del libro. No necesitas convertir el «problema» en tu enemigo. Al contrario, aceptar y comprender las fuerzas que provocaron la experiencia difícil te permite procesarla con autocompasión.

El protocolo básico de *tapping* incluye la formulación de una «declaración de aceptación» que refuerza una actitud de aceptación y compasión. Tu declaración de aceptación inicial seguirá una fórmula sencilla que se basa en tu frase recordatoria (por ejemplo, *«Aunque me perdí al volver del colegio y mis padres llamaron a la policía, acepto a esa chiquilla que lo estaba haciendo lo mejor que sabía»*).

La declaración de aceptación empareja la emoción dolorosa o el recuerdo desagradable, el problema o el objetivo no alcanzado que encarnan la frase recordatoria con una frase que la rodea de autoaceptación o de otro sentimiento positivo. Por ejemplo, una frase a la que se recurre a menudo es *«Me quiero y me acepto completamente»*. La que has utilizado en el ejercicio de respiración del capítulo 1 ha sido simplemente *«Me acepto tal como soy»*. No tienes que creerla del todo para que se asocie significativamente con tu frase recordatoria. Una vez establecida esta asociación, cada vez que pienses en el problema estarás activando también tu declaración de aceptación.

Sin embargo, si decir que te quieres o te aceptas a ti mismo es tan exagerado que provoca resistencia, puedes abordar más adelante las cuestiones relacionadas y ajustar la expresión por ahora. Sin demasiada resistencia interna, la mayoría de la gente puede hacer una afirmación del estilo *«Estoy aprendiendo a quererme / aceptarme»*, *«Lo hago lo mejor que sé»* o *«En el fondo sé que soy un ser humano bueno y digno»*.

---

10. Rogers, C. R. *On Becoming a Person: A Therapist's View of Psychotherapy*, Houghton Mifflin, Nueva York, 1961, p. 17. (Trad. cast.: *El proceso de convertirse en persona*, Ediciones Paidós Ibérica, 1964).

Para crear tu declaración de aceptación, entrelaza la frase recordatoria con la frase de aceptación afirmativa. A continuación, comienza con las palabras «Aunque»:

«Aunque [frase recordatoria], me acepto profunda y completamente».

Es posible que tengas que modificar algo la frase recordatoria para adaptarla a este formato. Algunos ejemplos de los escenarios anteriores podrían ser:

«Aunque mi respiración es constreñida, me acepto tal y como soy».
«Aunque mi primer día de clase después de mudarnos fue aterrador, me quiero y me acepto profundamente».
«Aunque el marido de mi jefa se rio de mí, estoy aprendiendo a quererme».
«Aunque todavía tengo toda esta ira hacia Carmen, me quiero y me acepto igualmente».

Si estás familiarizado con el uso de afirmaciones positivas como herramienta de desarrollo personal o si estás capacitado en el uso de la autohipnosis, puede que te extrañe que la declaración de aceptación haga hincapié en lo que está mal. La primera parte de la declaración suele provocar sentimientos no deseados o negativos. «¿Qué clase de afirmación es ésta?», nos han preguntado algunos colegas. «¿No estás reforzando lo que intentas cambiar?». ¡No! La declaración de aceptación asocia una afirmación positiva al recuerdo difícil cada vez que aparece.

Declaración de aceptación de Emma

«Aunque me quedé helada delante de las cámaras de televisión, me quiero y me acepto profundamente». Reflexión: «Esto suena un poco extraño. Haberme derrumbado delante de todos esos adultos es un recuerdo oscuro, así que "me quiero y me acepto profundamente" parece incoherente. Pero también suena reconfortante».

ETAPA 2: el ciclo de *tapping*

La segunda etapa es el núcleo del protocolo básico de *tapping*. Conocido como «el ciclo de *tapping*», incluye cinco pasos:

- Ciclo de *tapping*, paso 1: ancla energéticamente tu declaración de aceptación.
- Ciclo de *tapping*, paso 2: haz *tapping* en los doce acupuntos mientras pronuncias tu frase recordatoria en cada punto (conocido como «ronda de *tapping*»).
- Ciclo de *tapping*, paso 3: «procedimiento de integración».
- Ciclo de *tapping*, paso 4: otra ronda de *tapping* mientras recitas tu frase recordatoria.
- Ciclo de *tapping*, paso 5: una nueva valoración de la USM.

A continuación, detallaremos cada paso.

Ciclo de *tapping*, paso 1: ancla energéticamente tu declaración de aceptación

Primero, algunos antecedentes. Limitarte a colocar los dedos sobre los puntos de acupuntura (conocido como «toque ligero») es la forma más familiar de acupresión. Golpear los puntos, como has estado aprendiendo a hacer, es una variación que creemos que es aún más poderosa para obtener determinados resultados, incluidos los relacionados con problemas psicológicos. Otro procedimiento utilizado en acupresión consiste en masajear firmemente los puntos («roce fuerte»).

El «toque ligero» y el «roce fuerte» se utilizan al anclar la declaración de aceptación. Además, se emplean dos sistemas energéticos diferentes del sistema de acupuntos. Uno tiene que ver con los chakras, centros de energía ubicados en diferentes regiones del cuerpo. Los chakras contienen emociones e información sobre tu historia. Usaremos el chakra del corazón. El otro sistema, conocido como «reflejos neurolinfáticos», está relacionado con el sistema linfático del cuerpo, y cuando se frota con la suficiente fuerza, puede ayudar a optimizar el flujo dentro de este sistema.[11]

Encuentra los «puntos dolorosos del pecho». En el uso cotidiano de nuestros cuerpos, las energías simplemente se congestionan, algo no muy diferente de la forma en que necesitas reiniciar tu ordenador de vez en cuando para limpiarlo de los residuos del uso anterior. Masajear los puntos reflejos neurolinfáticos congestionados equivale a reiniciar el flujo del sistema linfático y las energías asociadas a él.

Cada punto reflejo neurolinfático está conectado a un meridiano específico. Al masajear un punto congestionado, no sólo se reactiva el flujo físico del sistema linfático, sino que también se armonizan las energías del meridiano asociado. Esto repercutirá en todo el cuerpo. Hacerlo mientras pronuncias tu declaración de aceptación ofrece un impulso energético a la declaración, integrándola más profundamente en tu sistema nervioso.

A ambos lados del pecho, cerca de la zona donde se unen los brazos, se encuentra un conjunto de puntos reflejos neurolinfáticos que acumulan un considerable exceso de energía para la mayoría de las personas. Veamos si tienes algún punto doloroso que caiga a lo largo de esta línea curva a cada lado de tu cuerpo (*véase* la figu-

---

11. Eden, D. *Energy Medicine: Balancing Your Body's Energies for Optimal Health, Joy, and Vitality*, Tarcher/Perigree, Nueva York, pp. 109-146, 2008.

ra 2.1). Acércate a esos puntos y frótalos con fuerza con el dedo corazón o con los dedos índice, corazón y anular (pero nunca tan fuerte como para hacerte hematomas). Puede que la sensación sea agradable, incluso vitalizante, o que notes el punto incómodamente doloroso. Si el dolor no se debe a ninguna lesión física, es probable que hayas localizado un punto reflejo neurolinfático obstruido.

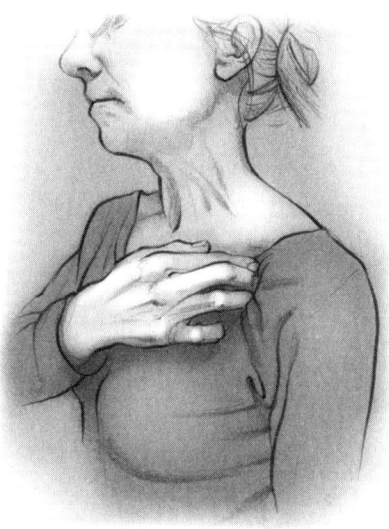

Figura 2.1. Con el dedo corazón (o con los dedos índice, corazón y anular), frota firmemente a lo largo de la línea que une los brazos con el pecho (o busca otros puntos del pecho que te duelan algo al presionarlos).

Si los «puntos dolorosos» no duelen. Si no has podido encontrar ningún punto doloroso, una alternativa es «aplaudir» con los laterales de las manos (los puntos de los laterales de las manos). Esto estimula tres acupuntos que se encuentran en la parte carnosa exterior de cada mano. Los tres se hallan en el meridiano del intestino delgado, relacionado con el discernimiento y la incorporación de información. Tanto si has encontrado puntos dolorosos en el pecho como si no, ya estás preparado para los siguientes pasos del protocolo:

1. Memoriza tu declaración de aceptación.
2. Comprueba si te duelen los puntos allí donde los brazos se unen al pecho (figura 2.1). Son los puntos reflejos neurolinfáticos del meridiano central y suelen acumular un exceso de energía. Frotarlos libera el exceso de energía y estimula una de tus vías energéticas más importantes.
3. Frota firmemente estos puntos (pero no tan fuerte como para que corras el peligro de hacerte daño) mientras pronuncias la primera mitad de tu declaración de aceptación en voz alta, concentrándote: *«Aunque [di aquí una variación de tu frase recordatoria]»*. Por ejemplo: *«Aunque olvidé mi texto durante la obra..»..* Las alternativas, si estos puntos no duelen o si duelen por culpa de una lesión o de un sobreesfuerzo, consisten en encontrar otros puntos en el pecho que sean dolorosos o aplaudir con ambos lados de las manos (*véase* la figura 2.2) mientras pronuncias la primera mitad de tu declaración de aceptación.

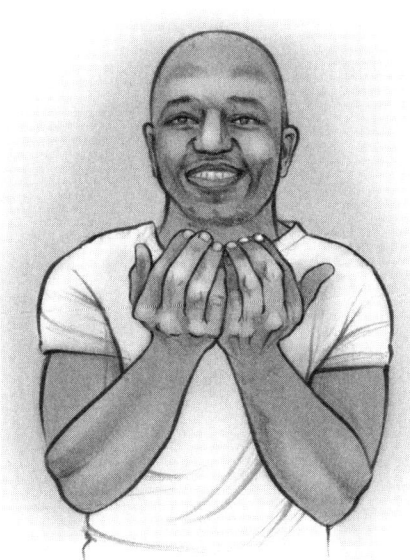

Figura 2.2. Aplaude con los laterales de las manos.

4. A continuación, coloca ambas manos sobre el centro del pecho (el chakra del corazón) y pronuncia la afirmación positiva: «*Me quiero y me acepto profundamente*», «*Me quiero y acepto mis sentimientos*», «*Me acepto tal como soy*», «*Estoy aprendiendo a quererme*», «*Sé que en el fondo soy una persona buena y digna*» o cualquier otra variación que elijas.

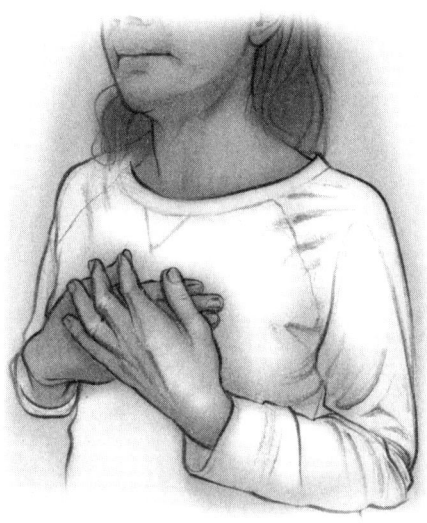

Figura 2.3. Coloca ambas manos en medio del pecho mientras pronuncias tu afirmación.

5. Repite hasta que hayas pronunciado tu declaración de aceptación tres veces mientras masajeas cualquier punto doloroso del pecho o das palmadas con los laterales de las manos durante la parte del «Aunque» y con las manos colocadas sobre el chakra del corazón en la parte de la afirmación positiva. Puedes modificar tu declaración de aceptación en el segundo o el tercer ciclos de *tapping* para que se adapte mejor o para hacerla más completa.

Ciclo de *tapping*, paso 2: primera ronda de *tapping*

Ahora estás preparado para comenzar a hacer *tapping*. No se trata de una habilidad totalmente nueva, ya que has recurrido a ella en el ejercicio de respiración. Harás *tapping* en los mismos doce puntos de acupuntura (o pares izquierdo/derecho de puntos) que aparecen representados en la figura 1.3. Haz *tapping* en cada punto o en cada par de puntos durante el tiempo que tardes en pronunciar la frase recordatoria en voz alta y clara. Sigue las instrucciones proporcionadas durante el ejercicio de respiración del capítulo 1 en lo que respecta a la velocidad y la firmeza de los golpecitos y los dedos que debes utilizar, así como a las alternativas a los golpecitos. Te darás cuenta de que pasar por los distintos puntos de *tapping* se convertirá en algo automático y podrás hacer una ronda de *tapping* en menos de un minuto, suponiendo que utilices la misma breve frase recordatoria en cada punto.

Ciclo de tapping, paso 3: procedimiento de integración

El procedimiento de integración fue utilizado por primera vez por Roger Callahan, creador de la terapia del campo del pensamiento. Él lo denominó «procedimiento de las nueve gamas» por razones que nadie ha sido capaz de explicarnos. Se llame como se llame, es una secuencia rápida, sencilla y eficaz de actividades físicas para equilibrar las energías del cerebro. Se puede hacer independientemente de una sesión de *tapping* y es una buena herramienta para tener siempre a mano. Hemos observado que hacerlo en medio de una sesión de *tapping* ayuda a que se actualicen y reintegren los pensamientos y los sentimientos evocados por la frase recordatoria.

De todos modos, si eres como la mayoría de la gente, puede que al principio encuentres bastante extraño el procedimiento de integración. Aunque estamos de acuerdo, también te animamos a que dejes a un lado cualquier duda inicial o primera impresión desfavorable. Consideramos que es un procedimiento eficaz para activar áreas específicas del cerebro mediante una combinación de *tapping*, movimientos oculares, tarareos y conteo.

El último punto de acupuntura sobre el que has hecho *tapping* durante la primera secuencia de *tapping* han sido los puntos del dorso de la mano, el valle que conduce a la V donde se unen los dedos anular y meñique (*véase* la figura 2.4). sigue haciendo *tapping* en este valle mientras llevas a cabo el procedimiento de integración. Aplica la misma velocidad y presión que hasta ahora: golpecitos firmes a unas tres pulsaciones por segundo. Cambia de mano tantas veces como consideres oportuno.

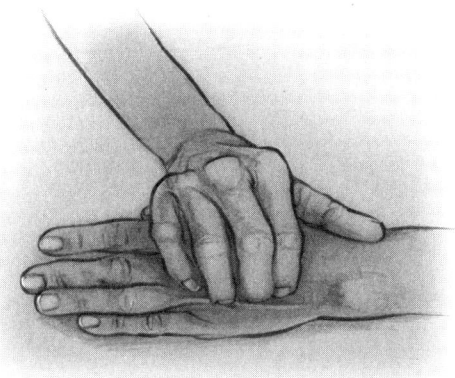

Figura 2.4. Haz *tapping* con dos, tres o cuatro dedos a lo largo de toda la cresta situada bajo la V de los dedos meñique y anular.

A continuación, cierra los ojos y vuelve a abrirlos. Muévelos hacia abajo a la derecha y luego hacia abajo a la izquierda. Ahora, hazlos girar (gira 360 grados en una dirección y luego en la contraria). Tararea los primeros compases de una canción conocida, como «Estrellita, ¿dónde estás?». Cuenta de uno a cinco lenta y pausadamente. Después, vuelve a tararear la canción. Sigue dando golpecitos en el valle que lleva a los dedos anular y meñique mientras ejecutas cada elemento de la secuencia (que se resumen en el siguiente ejercicio de «procedimiento de integración»).

La secuencia termina con lo que se llama el «barrido de ojos». Comienza manteniendo la cara hacia el frente y los ojos mirando hacia abajo. Expulsa de manera consciente la energía implicada en tu problema fuera de los ojos y hacia el suelo. A continuación, manteniendo la cara hacia el frente, desplaza la mirada lenta y pausadamente por el suelo y súbela por la pared hasta techo o el cielo, expulsando una y otra vez las energías implicadas en tu problema fuera de los ojos. Una vez aprendidos los pasos, la secuencia completa puede realizarse en medio minuto. Prueba ahora el procedimiento de integración.

Tu turno: procedimiento de integración

Mientras haces *tapping* en el valle que lleva al punto donde se juntan tus dedos anular y meñique, haz lo siguiente:

1. Cierra los ojos.
2. Abre los ojos.
3. Mueve los ojos hacia abajo a la derecha.
4. Mueve los ojos hacia abajo a la izquierda.
5. Haz rotar los ojos, girándolos 360 grados en un sentido.
6. Haz rotar los ojos 360 grados en el sentido opuesto.
7. Tararea los primeros compases de una canción conocida.
8. Cuenta lenta y pausadamente de uno a cinco.
9. Tararea de nuevo (el final del procedimiento tradicional «de las nueve gamas»).

Termina con el barrido de ojos.

Ciclo de *tapping*, paso 4: otra ronda de *tapping*

Esta siguiente ronda es sencilla. Sigue las breves instrucciones de «tu turno» que te mostramos a continuación.

Tu turno: segunda ronda de *tapping*

Una vez completado el procedimiento de integración, haz otra ronda de *tapping*. Seguirá el mismo patrón que la primera ronda del paso 2. Los mismos puntos. La misma frase recordatoria. El mismo ritmo.

Ciclo de *tapping*, paso 5: una nueva valoración USM

Ahora evalúa de nuevo la USM de tu recuerdo original. Trae a la mente la escena del recuerdo en la que te has centrado antes y percibe la cantidad de malestar, en la escala USM de 0 a 10, que desencadena ahora en tu mente y/o cuerpo. Es posible que puedas asignar rápidamente un número a la intensidad. Por lo general, el número se le ocurre a la gente sin pensárselo mucho.

Si no estás seguro, una forma de poner en marcha el engranaje de la puntuación es preguntarte si te sientes mejor al recordar la escena ahora que antes de la secuencia de *tapping* que acabas de completar, o más o menos igual, o peor. La puntuación USM indicará el grado de cualquier cambio. Aunque no estés seguro, trabaja con cualquier número que te venga a la mente. Si no se te ocurre ningún número, no te preocupes. Simplemente observa si te sientes mejor, más o menos igual o peor.

La nueva USM

La USM de Emma bajó del 6 original al 4. Escribió: «Todavía me sentía avergonzada y confundida, pero no tenía esa sensación de bloqueo».

Tu turno

Aunque hayas seguido cada una de las instrucciones, aplícate de nuevo el procedimiento básico, paso a paso:

1. Declaración de aceptación mientras te frotas los puntos dolorosos del pecho y presionas el chakra del corazón.
2. Primera ronda de *tapping*.
3. Procedimiento de integración.
4. Segunda ronda de *tapping*.
5. Reevaluación de la USM.

Si te vienen a la mente otros recuerdos, pensamientos o sentimientos, anótalos, pero por el momento céntrate en la escena que has seleccionado de tu recuerdo inicial. A continuación, reflexiona sobre la experiencia y especula sobre los motivos por los cuales tu puntuación de USM ha cambiado o ha sido la misma.

ETAPA 3: ajuste del protocolo

Los practicantes de EFT se refieren a la secuencia anterior como «la receta básica». Es una fórmula que puede llevarse a cabo siguiendo los pasos con un mínimo de decisiones o incluso de perspicacia. Sin embargo, funciona. La mayoría de los lectores habrán comprobado que la puntuación USM de su recuerdo ha disminuido al seguir la fórmula.

Si tu USM ha bajado a 0 y tu recuerdo ya no evoca sentimientos de malestar, ese recuerdo ha sido procesado emocionalmente. Las vías neuronales que desencadenaban los sentimientos de malestar se han visto alteradas. Eres capaz de reconocer una herida, una injusticia o una situación peligrosa de tu pasado, pero ya no se activa la respuesta de estrés de tu sistema nervioso autónomo que antes estaba ligada a ese recuerdo.

Sin embargo, normalmente se necesita más de un ciclo de *tapping* para neutralizar un recuerdo perturbador. ¡Si tu USM para el recuerdo ha bajado a 0, es genial! Para continuar con este capítulo, busca otro recuerdo, quizás esta vez con una carga emocional más fuerte, y repite los pasos.

Si, por el contrario, tu nivel de USM no ha bajado a 0 o incluso ha subido (esto suele significar que ha surgido un componente emocional de la situación previamente enterrado, como quedar atrapado dentro de la caja de cartón de un electrodoméstico durante el tratamiento de claustrofobia descrito en la Introducción), la siguiente etapa del protocolo básico de *tapping* se adaptará a lo que es único en ti y a la forma en que tu recuerdo vive dentro de ti. Esto podría incluir el modelo rector que se ha desarrollado a partir de esta experiencia y de otras similares, las emociones que evoca y las reglas para vivir contenidas en este modelo rector. Esta etapa consta de dos pasos básicos que puedes repetir tantas veces como consideres necesario, haciendo cada vez nuevos ajustes:

- **Ajuste del protocolo, paso 1:** modificación de la declaración de aceptación
- **Ajuste del protocolo, paso 2:** abordaje de aspectos específicos de la situación yendo más allá de la frase recordatoria

Ajuste del protocolo, paso 1: modificación de la declaración de aceptación

El primer paso para ajustar el protocolo básico de *tapping* se centra en tu declaración de aceptación. La declaración de aceptación es como una carta que envías para dar instrucciones a tu mente inconsciente: el conjunto de emociones, pensamientos, impulsos y recuerdos que están fuera de tu conciencia pero que dirigen gran parte de tus sentimientos y comportamientos. Los modelos rectores residen en gran medida en esta región inferior de tu psique, el reino siempre misterioso donde también se originan tus sueños nocturnos. Cuando utilizamos el término inconsciente, nos referimos tanto a la mente subconsciente (disponible para tu consciencia al desplazar tu atención) como a los reinos que suelen quedar fuera de tu alcance.

Un objetivo de cualquier programa sofisticado de desarrollo personal consiste en abrir canales de comunicación entre tus intenciones conscientes y este vasto pero sumergido reservorio de tus recuerdos, emociones y motivaciones. Las sesiones de *tapping* siempre están a caballo entre la experiencia consciente y el trabajo creativo de la psique profunda.

Tu declaración de aceptación está formulada para utilizar tu conciencia enfocada al *servicio de influir* sobre tu mente inconsciente. En concreto, rodea con una atmósfera de aceptación y autoafirmación el problema, la reacción emocional o el objetivo no alcanzado que quieres cambiar. Es como si una persona sabia dijera «No hay nada malo en *tener* un patrón profundamente arraigado que necesita tu atención» en el mismo momento en el que estás trabajando para *cambiar* ese patrón. Da un sesgo positivo a tus esfuerzos y allana el camino hacia los resultados deseados.

Tu declaración de aceptación inicial se ha basado en tu frase recordatoria, manteniendo tu recuerdo incómodo emocionalmente activo mientras añadías la afirmación positiva. Dado que la mente inconsciente es bastante literal, si tu nivel de USM ha bajado, aunque sea un poco, querrás que tu declaración de aceptación también sea congruente con el cambio.

Esto es fácil de conseguir añadiendo las palabras «todavía» y «algo», como, por ejemplo: «Aunque **todavía** tengo **algo** de esta mortificación…». Si has progresado un poco pero aún te quedan residuos, la declaración de aceptación modificada lo reconoce con tu formulación. Si es posible, haz también que tu declaración de aceptación modificada mencione la emoción que está incrustada en el recuerdo. No sólo *«Aunque **todavía** tengo **algo** de…»*, sino también *«**mortificación** desde el incidente del engaño»*. Siguiendo con los ejemplos anteriores:

114

*«Aunque **todavía** siento **algo** de **vergüenza** por haber olvidado mi texto en la obra escolar, yo…».*

*«Aunque **todavía** siento **algo** de **terror** al pensar en aquel primer día de colegio, yo…».*

*«Aunque **todavía** siento **algo** de **humillación** por el hecho de que el marido de mi jefa se hubiera reído de mí, yo…».*

Las palabras que siguen a «yo» pueden ser cualquiera de las sugeridas antes:

«Me quiero y me acepto profundamente».
«Me quiero y acepto mis sentimientos».
«Me acepto tal como soy».
«Estoy aprendiendo a quererme».
«Me acepto de todas formas».
«Lo hago lo mejor que sé».
«En el fondo, sé que soy un ser humano bueno y digno».

O pueden ser cualquier variación que se te ocurra que exprese autoaceptación y aceptación de las mismas cualidades o respuestas que estás intentando cambiar.

Declaración de aceptación revisada de Emma

La declaración original de Emma empezaba así: *«Aunque me quedé helada delante de las cámaras de televisión»*. Añadió sensaciones y la modificó: *«Aunque **todavía** siento **algo** de **vergüenza** por haberme quedado helada delante de las cámaras de televisión, me quiero y me acepto profundamente»*. Luego reflexionó: «Sienta bien reconocer este progreso. No sentirme tan bloqueada le da a todo el recuerdo una textura diferente. Seguía sin ser divertido, pero esa sensación de quedarme helada había sido la peor parte».

Ajuste del protocolo, paso 2: abordaje de aspectos específicos de la situación yendo más allá de la frase recordatoria

Al identificar y resolver los aspectos restantes de tu problema es cuando se consigue buena parte del trabajo de transformación durante una sesión de *tapping*. Dado que las habilidades involucradas son tan fundamentales y necesitan ser aplicadas con flexibilidad, seremos más precisos aquí que con los otros pasos.

Recuerda que un modelo rector es una constelación con muchas partes. Los aprendizajes emocionales profundos interactúan con tus disposiciones biológicas para crear modelos internos que incluyen creencias, recuerdos, imágenes, sensaciones, emociones, valores, intenciones, programas para tu comportamiento y filtros que dan forma a tus percepciones. Cualquiera de estas «partes» puede convertirse en el centro de atención del *tapping*.

Por ejemplo, lo que empieza con dificultades para gestionar tus finanzas puede traer a la mente el recuerdo de tus padres discutiendo sobre si pueden permitirse comprarte un saxofón para que ensayes con la banda del instituto. Esto te lleva a recordar una escena de un año después: tus padres asisten orgullosos a tu primera actuación como solista ante un grupo de amigos durante la fiesta de celebración de su vigésimo aniversario de boda. Ellos han tenido que hacer un sacrificio económico, tú has ensayado como un loco, pero te equivocas en varias notas, te pones nervioso y no puedes terminar. Mientras recuerdas todo esto, sientes un nudo en la garganta y se te llenan los ojos de lágrimas por la vergüenza.

A medida que repites estas sensaciones, van disminuyendo, pero ahora te viene a la mente una imagen que ocurrió unos años después de la humillante actuación del aniversario. Ves la cara de decepción de tu padre cuando le dices que vas a dejar la carrera de Empresariales por la de Historia del Arte. Tus padres te han estado pagando la matrícula e intuyes que tu padre duda de que puedas encontrar un trabajo remunerado como historiador del arte. Una vez más, ha tenido que hacer una gran inversión contigo y, al menos a sus ojos, le has defraudado. Y una vez más, sientes que se te llenan los ojos de lágrimas. Después de hacer *tapping* sobre las lágrimas y el recuerdo, tomas conciencia de una creencia que nunca habías expresado con palabras: que no te mereces tener mucho dinero por lo que pasó cuando tus padres depositaron su fe en ti.

Esta creencia ha dado forma a algunas decisiones clave a lo largo de tu vida adulta. Has filtrado de tu consciencia las oportunidades de invertir en tu futuro y, en vez de ello, has tomado decisiones que no te han servido de nada, pero que te han mantenido en una situación financiera complicada. Si te hubieras limitado a hacer *tapping* sobre «gestionar mis finanzas», es probable que estas creencias rectoras te siguieran dominando. Pero después de reducir la opresión en la garganta, las lágrimas, la intensidad de cada uno de los recuerdos y las creencias que han surgido de estas experiencias, comienza a desmoronarse el viejo modelo que te ha estado manteniendo en una situación económica complicada. Veamos cómo podría funcionar esto en una sesión de *tapping* sobre otro problema.

Ilustración de un caso: *tapping* en aspectos previamente ocultos

Un «aspecto» en EFT se refiere a una faceta de un problema mayor que puede requerir atención individual. El siguiente caso ha sido aportado por el Dr. Dawson Church, un amigo muy querido y uno de los profesores e investigadores más destacados en la comunidad de la psicología energética. Describe una sesión de demostración que llevó a cabo durante uno de sus programas de formación:

Una mujer de unos 30 años se ofreció voluntaria como sujeto. Tenía dolor de cuello y un movimiento limitado desde que había sufrido un accidente de tráfico hacía seis años. Podía girar la cabeza hacia la derecha la mayor parte del tiempo, pero sólo tenía unos pocos grados de movimiento hacia la izquierda. El accidente había sido leve y el motivo por el cual seguía sufriendo seis años después era todo un misterio para ella.

Le pedí que observara en qué parte de su cuerpo sentía más intensidad. Al recordar el accidente, dijo que en la parte superior del pecho. Entonces le pregunté por la primera vez que había sentido algo así y me respondió que había sufrido un accidente de tráfico más grave a los ocho años. Su hermana mayor conducía el coche. Trabajamos en cada aspecto del primer accidente. Las dos hermanas chocaron con otro coche en una curva de una carretera local. Un aspecto emocionalmente desencadenante fue el momento en que ella se dio cuenta de que la colisión era inevitable e hicimos *tapping* hasta que eso perdió su fuerza. Hicimos *tapping* en el sonido del choque, otro aspecto. La llevaron a casa de un vecino, sangrando por un corte en la cabeza, e hicimos *tapping* sobre eso. Hicimos *tapping* en un aspecto tras otro. El dolor no disminuyó mucho y la amplitud de movimiento no mejoró.

Entonces lanzó un grito ahogado y dijo: «Acabo de acordarme. Mi hermana sólo tenía 15 años. Era menor de edad. Aquel día la reté a conducir el coche familiar y lo destrozamos». Su sentimiento de culpa resultó ser el aspecto más emotivo. Después de que hiciéramos *tapping* sobre ese aspecto, su dolor desapareció y recuperó toda la amplitud de movimiento del cuello.[12]

Aspectos de problemas mayores

Si el Dr. Church se hubiera centrado sólo en el accidente más reciente o no hubiera descubierto los aspectos relacionados con el accidente anterior, no es probable que la sesión hubiera tenido un resultado

---

12. Church, D. *The EFT Manual*, 4.ª ed. Energy Psychology Press, Santa Rosa, California, 2018, p. 106.

tan espectacular. En tu caso, esta primera vez, tu punto de atención es un recuerdo. Basándonos en los ejemplos anteriores sobre recuerdos, los aspectos que podrían haber necesitado atención incluyen:

Con respecto a haber olvidado tu texto durante la obra escolar:

La sensación de pánico.
No poder recuperar el aliento.
La mente en blanco.
No saber dónde mirar.

Con respecto a perderte de camino a casa después del primer día de clase:

Ver la intersección y no saber hacia dónde girar.
Gritar «¡Mamá!» pero no acudir nadie.
Correr y caerte.
Tu madre y el policía parecen enfadados cuando por fin te encuentran.

Con respecto a que el marido de tu jefa se rio de ti:

La sensación de pánico cuando te das cuenta de que no tienes la tarjeta de crédito.
El sofoco de la vergüenza en tu cara.
El momento en que el marido de tu jefa exclama: «¡Esto explica muchas cosas!».
La sensación de agujero en la boca del estómago.

Los aspectos pueden ser físicos o psicológicos. Los aspectos físicos en los escenarios anteriores incluyen ver que la colisión era inevitable, el ruido del choque, el corte en la cabeza, la incapacidad de recuperar el aliento, la caída, la rodilla magullada, el sofoco de la vergüenza en la cara, la puñalada en el corazón, ver las reacciones de los demás. Los aspectos psicológicos incluyen la culpa, la mente en blanco, no saber dónde mirar, el pánico, que la madre parezca enfadada. Neutralizar los aspectos físicos suele dar lugar a que aparezcan aspectos psicológicos no reconocidos y viceversa, como veremos en el siguiente relato.

Aspectos físicos. Los aspectos físicos que intervienen en un problema no siempre son evidentes, sobre todo cuando llevas poco tiempo haciendo *tapping*. Sin embargo, pueden llegar a ser importantes cuando el *tapping* empieza a reducir la fuerza de tu reacción emocional. Por ejemplo, mientras me sometía a *tapping*, la mujer que estaba siendo tratada por claustrofobia (apartado «Reflexiones de David») recordaba la experiencia de estar en un ascensor. Una vez que su malestar por estar dentro de un ascensor se redujo a 0, se comprobó el resultado haciéndola entrar en un armario del pasillo y cerrando la puerta. Consiguió mantener la calma. Sin embargo, si la oscuridad fuera un aspecto de su fobia, y si la única situación que recordara durante el *tapping* fuera un ascensor bien iluminado, la oscuridad no se habría identificado como relevante y el *tapping* no habría funcionado. En su caso, sin embargo, la experiencia inicial de quedar encerrada dentro de la caja de un electrodoméstico implicaba oscuridad. De hecho, se le aplicó *tapping* específicamente sobre la oscuridad total durante la sesión, por lo que la oscuridad ya no era un problema importante en el momento en que entró en el armario.

Un ejemplo clásico de un aspecto físico, descrito por primera vez por Gary Craig y repetido con frecuencia, es el del miedo de una mujer a los ratones, que veía a menudo en su lugar de trabajo. El *tapping* redujo su miedo a 0. Pero la siguiente vez que vio un ratón, estaba aterrorizada. Cuando investigaron por qué no había funcionado el tratamiento, se dieron cuenta de que la imagen que tenía en su mente mientras hacía *tapping* era la de un ratón inmóvil. No se movía. En cambio, el ratón real que vio después de la sesión se movía muy rápido. El movimiento era el aspecto físico que habían pasado por alto. Después de generar imágenes de un ratón moviéndose, hacer *tapping* sobre ellas y conseguir que la USM se redujera de nuevo a 0, ver pasar un ratón corriendo ya no le provocaba miedo.

Muchos sucesos que tienen un impacto emocional poseen fuertes componentes físicos. Un accidente de tráfico puede incluir ruidos, como el chirrido de los frenos, los gritos de otro pasajero o un choque fuerte. Un encuentro doloroso con un ser querido puede incluir la expresión de la cara, el tono de voz, el olor a alcohol en el aliento del agresor o el dolor de una agresión física.

En algún momento de una sesión de *tapping* a menudo aparecen sensaciones corporales como la falta de aire, la opresión en una zona concreta u otros tipos de malestar. Aunque muchas personas las ignoran y siguen adelante, te animamos a que estés atento y cambies el centro atención de la sesión para abordarlas con el *tapping*: «*El malestar en el estómago*», «*El hormigueo en las manos*», «*La pesadez en el pecho*»... Éstos son los componentes fisiológicos de tus emociones. Abordarlos a este nivel corporal es una potente manera de empezar a cambiar la respuesta emocional.

Aspectos psicológicos. Los aspectos psicológicos a menudo implican incidentes que son precursores del problema actual. Pueden ser recuerdos en los que has pensado a menudo u otros que han estado reprimidos. También pueden incluir reacciones emocionales, pensamientos e impulsos hacia la acción que están conectados a pistas o desencadenantes más que a recuerdos específicos.

Muchos problemas y experiencias dolorosos implican aspectos psicológicos no resueltos que son mucho más profundos que el problema actual. La mujer con claustrofobia rastreó sus miedos irracionales a quedar atrapada en una caja de cartón de un electrodoméstico. El miedo a las alturas de Nancy empezó cuando casi la empujan mientras estaba junto a un acantilado. No es probable que el simple hecho de hacer *tapping* sobre «*Miedo a los espacios cerrados*» o «*Terror a las alturas*» resuelva la fobia de ninguna de las dos mujeres.

Los aspectos psicológicos no resueltos suelen revelarse cuando el tratamiento de *tapping* ha suavizado el borde de un problema, pero no lo está resolviendo. Lo hemos visto cuando la caja de cartón de un electrodoméstico entró en la conciencia de la mujer mientras estaba haciendo *tapping* sobre su miedo a los ascensores. A menudo, un incidente reciente –un accidente, una pérdida, una discusión intensa, una situación embarazosa– desencadena una reacción desproporcionada ante la situación, como ocurrió con la mujer cuyo accidente de tráfico más reciente despertó sentimientos no resueltos y recuerdos corporales del accidente que había sufrido cuando sólo tenía ocho años. También puede convertirse en una fuente de obsesión, con interminables reflexiones o incluso emociones intrusivas tales como miedo, ira, celos, tristeza o síntomas físicos no provocados. La exploración suele revelar que en estas situaciones entra en juego un aspecto psicológico no procesado, concretamente una experiencia anterior. A menudo, estos aspectos entran en la conciencia mientras se neutraliza la carga negativa de la situación original.

Además de las reacciones emocionales que no responden totalmente al *tapping*, los incidentes olvidados de tu pasado pueden ser la causa de, por ejemplo, un repentino miedo a volar que comienza, pongamos, a los 45 años. Después de ver en la televisión imágenes de personas cayendo de un avión durante la evacuación de Afganistán en agosto de 2021, una mujer se ponía a temblar de miedo cuando pensaba que tenía que subir a un avión. Hasta ese momento, siempre se había sentido cómoda volando. Hacer *tapping* en «*Miedo a volar*» redujo un poco su angustia, pero no eliminó totalmente el miedo. Sin embargo, despejó el camino para que le viniera a la mente un recuerdo de haberse caído de un porche cuando era pequeña y haberse hecho daño. Procesar este recuerdo mediante el *tapping* fue un paso necesario antes de superar su recién adquirido miedo a volar. Aunque inconveniente, la aparición de reacciones desproporcionadas ante un suceso reciente es una de las formas que tiene tu psique de «hacer limpieza».

Trabajar con aspectos

Durante el primer ciclo de *tapping*, las instrucciones eran simplemente reafirmar tu frase recordatoria en cada punto de *tapping*. En esta etapa de ajuste, se levanta esta restricción. Aunque puedes seguir utilizando tu frase recordatoria, y repetirla al menos de vez en cuando te seguirá trayendo de vuelta a tu centro de atención inicial, poder modificar las palabras te permite explorar el territorio en todas sus facetas. A continuación, te mostramos algunas cuestiones sobre las que podrías hacerte preguntas a medida que progresa la sesión:

¿Cómo sé si un aspecto no resuelto requiere mi atención? Puedes estar razonablemente seguro de que está en juego un aspecto no resuelto de tu problema si la intensidad de tu malestar no baja a 0 o casi 0, si aumenta o si vuelve a aparecer cuando cambias a otros temas o con el tiempo. Por lo general, una vez que has eliminado la intensidad de un aspecto en una situación que te estaba provocando una reacción, se presentará el siguiente aspecto que necesita atención. Trabajar con aspectos es como pelar las capas de una cebolla. Cuando resuelves los problemas relacionados con una capa, ésta dejará de parecer importante, pero la siguiente aparecerá justo debajo. Sin embargo, a diferencia de las capas de una cebolla, no hay un «orden correcto». Céntrate en lo que te venga a la mente como algo que todavía contribuye a tu malestar con respecto a la situación: *creencias, sensaciones, emociones, comportamientos, valores* o *intenciones*.

¿Cuándo debo buscar los aspectos? Los aspectos que necesitan atención pueden aparecer en cualquier momento durante el *tapping*, pero es más probable que los notes cada vez que hagas una valoración de USM. De hecho, una forma de identificar el siguiente aspecto sobre el que hacer *tapping* consiste en preguntarte cómo sabes que la USM es la que es. Por ejemplo, si estás haciendo *tapping* sobre los celos que sientes hacia tu hermana y ha bajado de 8 a 3, podrías preguntarte: «¿Cómo sé que todavía es de 3? ¿Qué queda todavía?». Busca sensaciones, emociones, creencias o imágenes. Esto te indica dónde poner a continuación el centro de atención.

¿Debo intervenir primero sobre los aspectos físicos o sobre los psicológicos? Una vez más, el orden no importa. Opta por lo que más te llame la atención. Si no estás seguro de en qué centrarte, gravita hacia los aspectos más concretos, que son los físicos. Explora tu cuerpo en busca de sensaciones físicas. O pregúntate: «¿Qué he visto, oído, tocado, olido o saboreado durante el acontecimiento anterior?». Las sensaciones físicas son a menudo los ladrillos de las emociones asociadas a una situación, y hacer *tapping* en ellas puede ser muy clarificador.

¿Deben ser mis palabras muy generales o más bien detalladas? En la mayoría de los casos, la expresión debe ser lo más específica posible. Un dependiente de unos grandes almacenes que se enfrenta a una hipersensibilidad a las críticas podría decir simplemente *«Mi hipersensibilidad a las críticas»*. Pero el *tapping* será más eficaz si identifica incidentes concretos: *«Me sentí criticado cuando mi jefe no puso en práctica la idea que propuse»*, *«Me sentí criticado cuando mi pareja compró un televisor diferente al que yo le recomendé»*, *«Me sentí criticado cuando nadie respondió a mi publicación en Facebook»*. Incluso las sensaciones físicas pueden dividirse en muchos aspectos. Gary Craig señala que un dolor de cabeza puede ser un término general para una combinación de sensaciones, tales como un dolor agudo detrás del ojo izquierdo, una punzada en la sien izquierda o una pesadez en la frente. Haz *tapping* sobre la más intensa. Cuando disminuya, se hará evidente la siguiente en requerir atención.

¿Hay momentos para ser menos específico? Una excepción a la sugerencia de ser lo más específico posible es el trabajo con traumas graves. En el caso de los recuerdos que pueden ser «demasiado difíciles de gestionar», para no correr el riesgo de volver a sufrir un trauma, puedes utilizar expresiones muy generales, como *«Esa cosa terrible que pasó»*, sin nombrar lo que ocurrió ni quién estuvo implicado. O mencionar el lugar, como *«El sótano»*. O el tema, como *«Solo»* o *«Herido»*. Una vez más, no es necesario meterse de lleno en un recuerdo traumático para que sea psicológica y fisiológicamente lo bastante activo como para que el *tapping* resulte eficaz.

¿Tengo que hacer tapping en todos los aspectos de la situación? Si se trata de una experiencia intensa, puede que te sorprenda la cantidad de aspectos que contiene. Sin embargo, también puede sorprenderte la rapidez con la que puedes neutralizarlos haciendo *tapping* en ellos uno a uno. Además, a medida que neutralizas algunos de estos aspectos, la intensidad de otros que aún no has alcanzado puede disminuir simultáneamente. Asimismo, si muchos incidentes tenían un tema similar, como el abuso o el abandono, el procesamiento completo de varios de los recuerdos puede tener un «efecto de generalización», por lo que los otros pierden su carga emocional. Tus puntuaciones de USM te permitirán saber qué es aquello que todavía necesita atención.

¿Tengo que hacer un ciclo completo de *tapping* sobre cada aspecto? En este punto, te sugerimos que hagas un ciclo completo de *tapping*, centrándote en un único aspecto cada vez. De hecho, intenta reducir la USM de ese aspecto a 0 o a casi 0, aunque esto signifique hacer varias rondas de *tapping* sobre dicho aspecto. Sin embargo, si surge otro aspecto, es posible que tengas que cambiar el centro de atención del *tapping* a ese aspecto y más tarde volver al aspecto con el que estabas trabajando al principio. Si observas cómo trabaja un practicante de *tapping* experto, podrás ver cómo cambia la fraseología en cada acupunto durante una única ronda de *tapping*. Las frases pueden abordar el mismo aspecto desde diferentes ángulos o se pueden llegar a abordar múltiples aspectos. Descubrirás que te vuelves mucho más fluido en el uso de las palabras, pero mientras aprendes el protocolo, te sugerimos que tus ciclos de *tapping* se centren en un único aspecto cada vez.

¿Cuál es el aspecto más evidente que puede pasarse por alto? Un problema persistente suele tener sus raíces en una experiencia anterior, aunque es posible que no se te ocurra de manera espontánea. Las experiencias del pasado no procesadas pueden impedir el progreso hasta que sean abordadas. Para llegar a estas experiencias anteriores, puedes dar un paso atrás y preguntarte: «¿Qué me recuerda esta situación [o esta imagen, este sentimiento, este pensamiento o este recuerdo]?». La opresión en el pecho o los sentimientos de ira son aspectos que pueden llevarte de vuelta a un recuerdo fundamental. Si tu USM no baja, puedes seguir el sentimiento o la sensación más fuerte hasta una de las primeras veces que tuviste ese sentimiento o esa sensación. En el capítulo siguiente proporcionaremos más información sobre esta técnica, conocida como «puente afectivo».

Aspectos del recuerdo de Emma

Emma identificó estos aspectos mientras trabajaba con su recuerdo e hizo *tapping* en cada uno de ellos. En este punto, ya estaban en el rango de entre 2 y 4, y cada uno de ellos bajó a 0.

«Las enormes cámaras de televisión».
«Tener que ir cogido de la mano con el chico disfrazado de príncipe azul».
«Sentirme humillada y avergonzada».
«El director impacientándose conmigo».
«El diseño de la alfombra mientras miraba al suelo».
«Sentirme juzgada e insegura».
«Sentirme incompetente».

Emma también identificó otros dos recuerdos que surgieron mientras trabajaba con el estudio de televisión. En uno de ellos, también a los siete años, iba a participar en un festival de ballet, pero había estado enferma de bronquitis y se había perdido la mayoría de los ensayos. En el momento del festival, se encontraba suficientemente bien como para actuar y su madre la obligó a participar. Se sentía asustada, poco preparada y temerosa de cometer errores porque no conocía la rutina de baile. En la otra ocasión, ya tenía nueve años y toda su clase se rio de ella cuando se equivocó en un texto durante una grabación de vídeo. Al día siguiente, la clase vería el vídeo. Se sintió tan avergonzada y asustada por las burlas de sus compañeros que no quiso ir al colegio. Le dijo a su madre que se encontraba enferma. Su madre no se mostró muy comprensiva, pero dejó que se quedara en casa. A medida que surgió cada recuerdo, cambió el centro de atención de su *tapping* hacia ese incidente. Éste fue el camino para conseguir que su recuerdo sobre el estudio de televisión se redujera a 0, sin ninguna carga desagradable desde el punto de vista mental, emocional o físico.

Tu turno

Vuelve a tu recuerdo y puntúalo de nuevo según la escala USM. Suponiendo que todavía tengas alguna carga emocional, céntrate en cualquier aspecto que surja en torno a una USM que no sea de 0. Si no estás seguro, repasa tu cuerpo en busca de sensaciones que puedan estar relacionadas con el recuerdo. O vuelve al recuerdo y pregúntate: «¿Qué vi, oí, toqué, olí o saboreé?». Además de estos aspectos físicos, pueden venirte a la mente recuerdos relacionados, o emociones, creencias o imágenes que no necesariamente parezcan directamente relacionadas con el recuerdo. Haz *tapping* en aquello que surja. Sé paciente mientras haces *tapping* en cada aspecto que puedas identificar. Recuerda que, por regla general, se necesita alrededor de un minuto para cada ronda de *tapping*.

Comprueba si puedes reducir a 0 la puntuación de USM de tu recuerdo inicial abordando todos sus aspectos. Si no es posible, sáltate la siguiente sección, «Comprobación de los resultados», pasa al capítulo siguiente sobre el «trabajo detectivesco» y vuelve a lo que queda de este capítulo cuando tu USM haya descendido a 0.

ETAPA 4: comprobación de los resultados

Si la USM de tu recuerdo ha descendido a 0, genial. Este último paso consiste en verificar que el problema se ha resuelto por completo. Para ello, intensifica mentalmente la escena o el problema.

Cuando lo reproduzcas en tu mente, haz que los colores sean más intensos, los sonidos más nítidos, las interacciones más reales, las apuestas más elevadas... lo que sea que haga que la experiencia sea más vívida. Si después de esto no eres capaz de reproducir ningún indicio de la respuesta emocional inicial, es muy probable que hayas conseguido desactivar la respuesta autónoma de tu sistema nervioso al recuerdo. Pero si no superas esta prueba, simplemente tienes que hacer *tapping* sobre lo que haya aparecido. Es probable que haya algunas idas y venidas entre esta etapa y el trabajo con aspectos en la etapa anterior.

La otra forma de comprobar tus resultados es ver qué ocurre después de la sesión cuando te enfrentas realmente a los retos sobre los que estabas haciendo *tapping* en lugar de imaginártelos. Como has estado trabajando en tu respuesta emocional a un recuerdo, esto no se aplica en este momento. No puedes hacer que la escena se repita. Pero si más adelante en el programa te enfrentas, por ejemplo, a la ansiedad cada vez que hablas con tu jefe o a la ira excesiva cuando tu pareja comete un desastre después de que acabas de limpiar, estas pruebas de la vida real ocurrirán de forma natural. No necesitas fabricarlas. Si no «pasas», no es un fracaso, sino el descubrimiento de otros aspectos que requieren *tapping*.

Si la USM no baja a 0

En algunos casos, sencillamente la USM no desciende a 0. Por ejemplo, si eres un atleta de competición o un artista, sentir un poco de ansiedad antes de un acontecimiento puede ayudarte a sacar lo mejor de ti. O sentir cierta incomodidad en presencia de una persona aparentemente agradable que en el pasado te ha sometido a un comportamiento abusivo puede ser un recordatorio para que permanezcas en guardia. O puede que en realidad te sientas cómodo con cierto malestar en torno a un asunto determinado. A veces, la angustia intensa ha existido durante tanto tiempo que reducirla a 2 o 3 supone un alivio tan grande que te sientes cómodo dejándola así durante un tiempo. Lo que el *tapping* puede hacer en cualquiera de estas situaciones es disminuir tu respuesta al estrés para que puedas afrontar los retos con toda tu atención emocional y toda tu creatividad. Para la mayoría de los problemas, acercar o reducir la USM a 0 es alcanzable y deseable, aunque se necesiten varias rondas de *tapping*.

Prueba de Emma

«Aunque recordaba la escena del estudio de televisión tan intensamente como podía, no sentía tensión en el cuerpo ni en la mente, así que la USM es 0. Lo sabré con seguridad la próxima vez que tenga que actuar o hablar delante de un grupo de personas, porque suelo sentir eso como algo cercano a un ataque de pánico. Si logro mantener la calma, ¡sabré que realmente ha funcionado la neutralización de esos recuerdos de mi infancia! Pero incluso aunque me sienta ansiosa, me tranquiliza saber que puedo utilizar el *tapping* para cambiarlo».

Tu turno

Comprueba tus resultados haciendo que el recuerdo sea lo más vívido posible, metiéndote de lleno en la situación con tu imaginación. Puntúa tu experiencia según la USM. Si es 0, has terminado. Reflexiona sobre los modelos rectores asociados a este recuerdo. ¿Están cambiando junto con tu respuesta al recuerdo? Si la USM no es de 0 después de hacer la prueba, fíjate en lo que te ha surgido y haz *tapping* sobre ello como otro aspecto del recuerdo que requiere tu atención. A continuación, vuelve a hacer la prueba. Si no consigues hacer que baje, en el capítulo siguiente encontrarás herramientas más avanzadas.

Atajos del protocolo básico de *tapping*

Dado que cada ronda de *tapping* dura sólo un minuto como máximo, es posible que te estés preguntando por qué introducimos atajos. Después de todo, ¿por qué necesitamos menos de un minuto? Sin embargo, piensa que para resolver completamente un problema se pueden necesitar muchas rondas de *tapping* a medida que vas avanzando por los diferentes pasos y centras la atención en múltiples aspectos.

Hasta aquí, te hemos animado a seguir todos los pasos del protocolo básico de *tapping*. Esto te ayudará a familiarizarte con los procedimientos y te proporcionará el contexto necesario para introducir atajos. Pero si estás trabajando en temas complejos en los que necesitarás pasar muchas veces por el protocolo, agilizar el proceso tiene ventajas evidentes. Los practicantes de *tapping* más avanzados son capaces de dar brincos de un punto a otro del protocolo, saltándose un paso aquí o deteniéndose en un asunto allá. Esto se consigue con la experiencia y forma parte del arte de la psicología energética, pero a continuación te mostramos cinco atajos concretos que ya puedes empezar a utilizar dependiendo de la situación:

1. Omitir la declaración de aceptación

La declaración de aceptación te recuerda que, sean cuales sean las dificultades causadas por el modelo rector obsoleto que estás intentando cambiar, lo estabas haciendo lo mejor que podías dadas tus circunstancias y tus recursos internos cuando desarrollaste el modelo. Afirmar esto valida tu capacidad para dar los siguientes pasos. Solemos utilizar la declaración de aceptación al principio de cada ciclo de *tapping* porque sólo requiere unos segundos y sirve para buenos propósitos, pero en particular cuando tenemos buena suerte persiguiendo un problema, podríamos pasar por múltiples rondas de *tapping* antes de volver a otra declaración de aceptación.

2. Reducir la secuencia de *tapping*

El *tapping* en los acupuntos especificados para una «ronda» de *tapping* son el ingrediente principal del protocolo básico de *tapping*. Esta secuencia ya es en sí un atajo. De los centenares de acupuntos que hay en el cuerpo, el protocolo básico de *tapping* sólo utiliza doce. Las investigaciones han demostrado que suelen ser suficientes para que el *tapping* resulte efectivo. Sigue siendo una cuestión para investigar el número mínimo de puntos necesarios o los puntos precisos que serán los óptimos. Normalmente usamos los doce puntos, pero, a veces, a medida que avanza la sesión, pasamos a emplear sólo unos pocos acupuntos cuando nos centramos en un tema o un aspecto concreto, pasando rápidamente por los puntos varias veces mientras pronunciamos frases recordatorias. Los cuatro puntos que son útiles para esta situación forman parte de la rutina energética diaria que se explica en el Apéndice. Son los puntos:

1. Debajo de los ojos.
2. En la clavícula.
3. Sobre el chakra del corazón.
4. A ambos lados del pecho (unos 10 o 15 cm por debajo de las axilas).

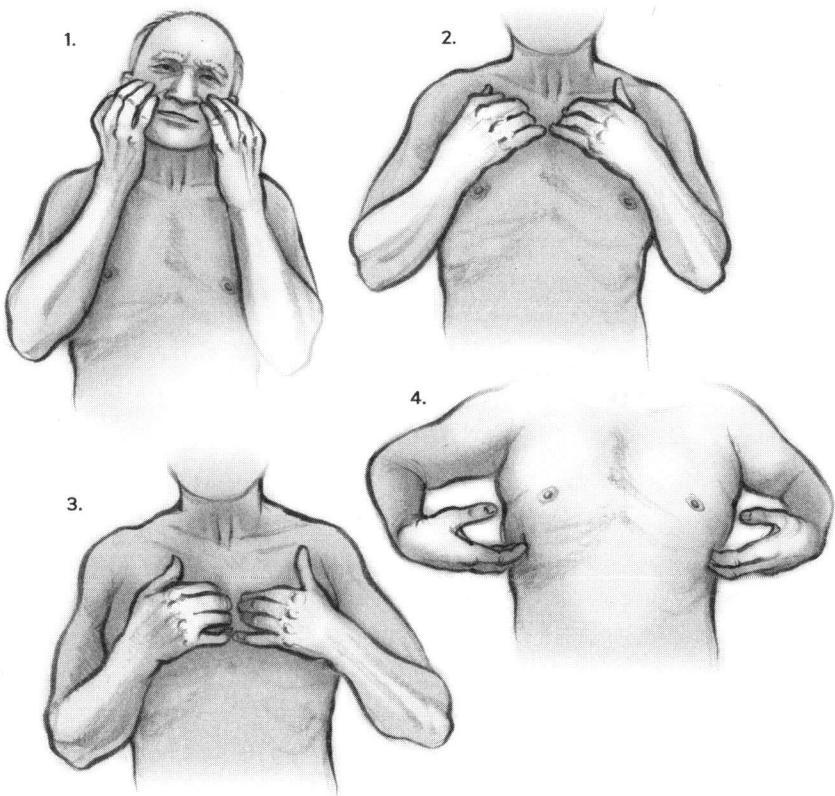

Figura 2.5. Puedes pasar rápidamente por estos puntos varias veces a medida que centras tu atención en un problema, una sensación u otro aspecto concreto.

3. Omitir el procedimiento de integración

El procedimiento de integración permite que el cerebro se tome un descanso del enfoque emocional para procesarlo. Nos parece muy valioso, casi siempre lo utilizamos durante el primer ciclo de *tapping* y rara vez hacemos tres ciclos sin emplearlo. Sin embargo, a veces has ganado impulso en un tema en particular y no quieres interrumpirlo. Cuando estés haciendo el procedimiento de integración periódicamente, déjate llevar por tu propia intuición sobre cuándo saltártelo.

4. Omitir la puntuación USM

Evaluar a menudo cómo estás respondiendo al *tapping* y la expresión que estás utilizando aporta un *feedback* instantáneo que a menudo conduce a cambios en tu centro de atención. Una vez más, sin embargo, no es necesario hacerlo siempre. De hecho, algunas personas descubren que pasar a la mentalidad analítica necesaria para llevar a cabo la evaluación interfiere con el flujo más intuitivo en el que entran cuando hacen *tapping*. Aunque seguir la puntuación USM sigue siendo importante para medir el progreso y encontrar los próximos pasos, busca tu propio equilibrio al respecto.

5. Usar el barrido ocular

El barrido ocular es el último paso del procedimiento de integración. También puede utilizarse en solitario y puede resultar un atajo útil cuando la intensidad de la USM se ha reducido a 2 o menos. Requiere sólo unos seis segundos y, debido a la forma en que estás enviando conscientemente cualquier energía alterada restante fuera de tus ojos a medida que se desplazan siguiendo un movimiento ascendente, hemos observado que el barrido ocular por sí solo es un atajo que a menudo puede hacer descender rápidamente la USM.

Protocolo básico de *tapping* de doce pasos en una página

Etapa 1, etapa de preparación:
- Elige tu centro de atención inicial.
- Valora tu malestar al respecto.
- Crea una frase recordatoria para mantenerlo psicológicamente activo.
- Formula una declaración de aceptación sobre la cuestión y los sentimientos que desencadena.

Etapa 2, ciclo de *tapping*:
- Afirma tu declaración de aceptación.
- Complete la primera ronda de *tapping* (mientras pronuncias tu frase recordatoria).
- Practica el procedimiento de integración.
- Completa la segunda ronda de *tapping* (de nuevo con tu frase recordatoria).
- Haz una nueva valoración de la USM.

Etapa 3, ajuste del protocolo:
- Modifica tu declaración de aceptación.
- Aborda los aspectos de la situación yendo más allá de tu frase recordatoria.

Etapa 4, comprobación de los resultados.

Sobre el capítulo 3

Si tu recuerdo sigue teniendo una carga emocional, llévalo al capítulo 3. Si ya no tiene esta carga, te pediremos que elijas un nuevo asunto mientras aprendes el trabajo detectivesco para resolver problemas difíciles.

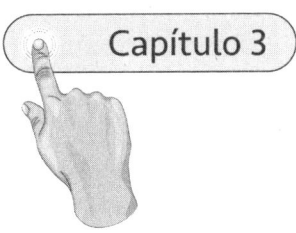

Capítulo 3

El trabajo detectivesco

Dividir un problema en partes más pequeñas y hacer *tapping* individualmente en ellas es la mayor clave para el éxito de las EFT.[1]

—Gary Craig
Fundador de las EFT

S i has aplicado el protocolo básico de *tapping* pero tu problema no se ha resuelto, es probable que no conozcas todas las razones. Este capítulo te enseña cómo llevar a cabo el trabajo detectivesco que puede ayudarte a resolver, o al menos a avanzar significativamente en la mayoría de las cuestiones. El enfoque presentado en el capítulo anterior es sencillo, rápido y fácil de aplicar una vez interiorizados los pasos, y por lo general te conducirá a los resultados esperados. Sin embargo, si no es el caso, es muy probable que sí lo consigas con el camino más complejo por el que discurre este capítulo.

---

1. Craig, G. «Finding aspects within the EFT *Tapping* Process», web de Gary Craig Official EFT Training Centers, consultado el 27 de abril de 2023, emofree.com/eft-tutorial/*tapping*-roots/aspects.html.

Puedes centrarte en lo que no hayas resuelto en el capítulo anterior o en cualquier otra cuestión que elijas. Al final de este capítulo, entenderás algunas de las herramientas más poderosas que ofrece la psicología energética. Puedes avanzar por el capítulo de tres maneras:

- Si tu puntuación de USM en la memoria con la que has trabajado en el capítulo anterior no ha disminuido a tu satisfacción, este capítulo te mostrará los siguientes pasos.
- Es posible que tengas en mente un problema en particular que te gustaría trabajar utilizando este libro. Si es así, puedes aplicarle el protocolo básico de *tapping* repasando el capítulo anterior, pero en lugar de un recuerdo, céntrate en el problema que hayas elegido.
- Puedes saltarte este capítulo por ahora y pasar a la parte II, para volver aquí cada vez que te sientas atascado mientras progresas por el resto del libro.

Elige tu centro de atención

Comienza por decidir si vas a continuar con tu recuerdo del capítulo anterior, seleccionar un nuevo centro de atención o pasar a la parte II. Nuestra probadora para este capítulo, Leah, es una cazatalentos de Nueva York de unos 40 años. Había recibido *coaching* individual de un practicante de *tapping* para aumentar su confianza a la hora de trabajar con famosos, por lo que ya estaba familiarizada con el enfoque.

El enfoque de Leah

Al final del capítulo 2, Leah no había conseguido reducir a 0 la USM de su problemático recuerdo, así que continuó con él. El recuerdo era de cuando tenía siete años y estaba en el colegio. Le daba vergüenza pedir ir al baño durante la clase y, después de intentar «soltar sólo un poco», ocurrió lo inevitable. Muy avergonzada, escribió en su diario: «Mi recuerdo de la sensación de tener los pantalones y los calcetines mojados sigue produciéndome escalofríos (rápidamente se tensan los músculos de la parte superior de los brazos y los hombros). Esta sensación iba acompañada de pensamientos como que soy asquerosa, indeseable y que decepciono a los demás». El nivel de angustia empezó en 10, pero bajó a 3 al final del capítulo 2».

Tu turno

Elige el área en la que deseas centrarte y que puede requerir cierto trabajo detectivesco. Si vas a tratar un tema nuevo, puedes elegir cualquier tipo de asunto que desees: otro recuerdo problemático; algo que desencadene una respuesta emocional no deseada, como la ira, los celos o el miedo; un lugar en el que te sientas bloqueado; una relación difícil... cualquier cosa que te importe. Describe en tu diario tu centro de atención para este capítulo con todos los detalles que desees y asigna una puntuación USM a la cantidad de malestar o angustia que pensar en el problema provoca en tu mente o en tu cuerpo en este momento.

Si te estás enfocando en un asunto nuevo, el primer paso es aplicar todo el protocolo básico de *tapping* del capítulo anterior a este asunto antes de continuar con este capítulo. Pero no necesitas volver a leer el capítulo 2 para aplicar el protocolo básico de *tapping*. En el cuadro «Protocolo básico de *tapping* de doce pasos en una página» encontrarás una lista de los pasos y, si necesitas más detalles, puedes buscar en el capítulo los títulos «Tu turno», que dan instrucciones para cada paso. A estas alturas, el proceso ya debería resultarte familiar, y debería resultarte cada vez más fácil a medida que interiorizas los pasos al avanzar en el libro.

Motivos por los que el protocolo básico de *tapping* puede no ser suficiente

El protocolo básico de *tapping* es el punto de partida para cualquier problema sobre el que se aplique el *tapping*, pero en el caso de problemas crónicos con múltiples capas, a menudo también se necesita cierto trabajo detectivesco. En los cuerpos policiales, el trabajo detectivesco está orientado a encontrar e interpretar pistas para resolver crímenes. En psicología energética, el trabajo detectivesco está orientado a encontrar y resolver aquello que se interpone en el camino para alcanzar con éxito el objetivo del *tapping*. Este proceso implica reconocer y eliminar los bloqueos psicológicos que impiden tu progreso. Suelen presentarse varios tipos de obstáculos, y te enseñaremos cómo superar cada uno de ellos.

Los temas que abarcaremos incluyen:

1. Disarmonía en las energías de tu cuerpo.
2. Objeciones internas no reconocidas para alcanzar tu objetivo.
3. Motivos adicionales para no cambiar.
4. Distorsiones cognitivas y creencias autolimitantes.
5. Profundizar en las raíces del problema.
6. Resolver los conflictos que impiden avanzar.

Y, por último, una vez superados los obstáculos,

7. Instalar un nuevo modelo rector

Los analizaremos uno por uno y proporcionaremos instrucciones para aplicar los principios que rigen cada cuestión al objetivo que hayas escogido. De todos modos, no es necesario que sigas todos los pasos de esta exhaustiva guía, aunque puede que los encuentres interesantes. Además, si después de cualquiera de los pasos, tu USM sobre tu problema inicial ha bajado a 0, puedes pasar directamente al séptimo paso «Instalar un nuevo modelo rector» para reforzar el progreso y volver a los demás cuando tu trabajo con un asunto diferente lo justifique.

I. Disarmonía en las energías de tu cuerpo

Las prácticas físicas saludables repercuten sobre tu salud mental. Ejercicio diario que haga subir tu frecuencia cardíaca, dormir lo suficiente y una dieta saludable influyen positivamente en tu capacidad de pensar, aprender y adaptarte. Por lo general, los protocolos de *tapping* serán útiles tanto si te cuidas físicamente como si no, pero prestar atención a los aspectos básicos de la salud física te servirá de muchas maneras. Aunque te animamos a que desarrolles hábitos físicos saludables, éste no es el propósito de este libro. Sin embargo, hay un área en la que tu estado físico puede interferir de manera significativa en los potenciales beneficiosos del *tapping* en acupuntos: la disarmonía en las energías de tu cuerpo.

Esta disarmonía puede implicar hiperactivación, bloqueos o agotamiento. La *hiperactivación* puede manifestarse como agitación o ansiedad. Los *bloqueos* suelen hacerse patentes como dolor o confusión. El *agotamiento* de energía puede expresarse como cansancio mental o depresión. Aunque el agotamiento de energía puede solventarse con una buena noche de sueño, sentirse agotado no siempre se debe a la falta de descanso, sino que puede tener su origen en desequilibrios en el sistema energético.

Las técnicas energéticas pueden ayudar con cualquiera de estas manifestaciones físicas de desequilibrios energéticos. En lugar de enmascarar los síntomas, como hacen muchos fármacos, las técnicas energéticas tratan los problemas físicos corrigiéndolos en sus cimientos *energéticos*. Del mismo modo, cuando las disarmonías en las energías de tu cuerpo impiden que el *tapping* tenga los efectos psicológicos deseados, aplicar una intervención energética no entierra el problema emocional. Por el contrario, despeja la mente para que puedas abordar el problema de una manera más eficaz. Y retorna la actividad electromagnética de tu cerebro a un estado en el que el *tapping* sobre problemas emocionales volverá a ser efectivo. El simple hecho de hacer *tapping* en los doce puntos de acupuntura, sin palabras y sin centrarte en un problema, es una forma rápida de equilibrar tus energías. La técnica de respiración que has aprendido en el capítulo 1 es otra.

Hace décadas desarrollamos una secuencia de ejercicios que denominamos «rutina energética diaria». Requiere sólo de cinco a siete minutos y está diseñada para establecer «hábitos energéticos» positivos en el cuerpo que fortalezcan el sistema inmunitario y ayuden a superar el estrés cotidiano. De hecho, algunos profesionales de la psicología energética hacen que todos sus pacientes hagan la rutina energética diaria antes de cada sesión de *tapping*. Encontrarás más información sobre esta práctica y sus beneficios en la página web der.energytapping.com, así como en el Apéndice.

Rutina energética de Leah

Leah estuvo experimentando para saber cuáles eran los mejores momentos para utilizar la rutina energética diaria. Descubrió que hacerlo antes de entrenar en el gimnasio era un gran calentamiento que hacía que el entrenamiento fuera más fluido. Sin embargo, se dio cuenta de que el momento que mejor le funcionaba era tomarse unos minutos para hacer la rutina energética diaria antes de reunirse con un cliente; de este modo acudía a las reuniones con la mente despejada, el ánimo positivo y una gran confianza en sí misma.

Tu turno

Cuando el *tapping* no esté teniendo el efecto deseado, una corrección muy poderosa consiste en cambiar tus energías. Puedes utilizar cualquiera de los ejercicios de equilibrio energético del Apéndice. Por ejemplo, si tu USM parece atascada, puedes colocarte una mano en la frente, la otra en la nuca y respirar profundamente cinco veces, inspirando por la nariz y espirando por la boca. A continuación, haz otro ciclo de *tapping*. Comprueba si tu USM ha disminuido. En cualquier momento en que te sientas un poco disperso o desanimado mientras trabajas con este libro, puedes utilizar esta técnica, la rutina energética diaria o cualquier otra técnica de equilibrio energético que mostramos en el Apéndice.

2. Objeciones internas no reconocidas para alcanzar tu objetivo

Aunque el protocolo básico de *tapping* por sí solo puede reducir rápidamente o incluso eliminar el miedo, la ansiedad o la ira, hay muchos problemas que requieren pasos adicionales, algunos de los cuales implican cómo hacer frente a las objeciones que puedes no saber que tienes sobre la resolución de tu problema. Al guiarte en este trabajo adicional, nos comprometemos a mantener nuestras sugerencias coherentes con los mejores conceptos y prácticas disponibles en el campo de la salud mental. Con esto presente, daremos un pequeño rodeo para analizar la terapia cognitivo-conductual (TCC), considerada en muchos entornos clínicos el «tratamiento de elección» para un amplio abanico de afecciones psicológicas.[2] En el capítulo 2, hemos identificado la TCC como la tercera ola de la psicoterapia, y el componente somático de la psicología energética la convierte en un enfoque de la cuarta ola.

Terapia cognitivo-conductual y psicología energética: similitudes y diferencias

La TCC se centra en el hecho de que nuestros pensamientos influyen en nuestros sentimientos y moldean nuestro comportamiento. La terapia está orientada a cambiar los mensajes de nuestro diálogo interno. Esto puede ayudarte a superar muchas dificultades, como la ansiedad y la depresión, y aportar más éxito y felicidad a tu vida. La TCC y los protocolos del *tapping* en acupuntos comparten características importantes. Ambos prestan especial atención a las creencias y los sentimientos; ambos tienen procedimientos para superar el daño emocional provocado por traumas u otros acontecimientos adversos, y cuando se introdujeron por primera vez, ambos recibieron una acogida notablemente fría por parte de la comunidad clíni-

---

2. David, D., *et al.* «Why Cognitive Behavioral Therapy Is the Current Gold Standard of Psychotherapy», *Frontiers in Psychiatry*, vol. 9 (enero de 2018), doi.org/10.3389/fpsyt.2018.00004.

ca.

David B. Burns, psiquiatra de la Facultad de Medicina de Stanford y uno de los profesionales, profesores y defensores más prestigiosos de la TCC, señala que cuando apareció por primera vez, la mayoría de los psiquiatras y psicólogos consideraban la TCC una forma de charlatanería. La TCC ha contrarrestado estas percepciones con, literalmente, miles de ensayos clínicos que demuestran su eficacia. Aunque la TCC sigue considerándose la referencia para el tratamiento de un amplio abanico de trastornos psicológicos, más de 170 ensayos clínicos revisados por pares y publicados en revistas en lengua inglesa (y más de 90 estudios adicionales en revistas en lengua no inglesa, originados principalmente en hospitales, clínicas y universidades) han demostrado ahora que los protocolos de *tapping* son eficaces, duraderos e inusualmente rápidos.[3] En relación con la TCC, hasta la fecha hay diez estudios que han comparado la TCC con protocolos que incluyen el *tapping* en acupuntos[4]. En los diez estudios, los protocolos de *tapping* han dado resultados clínicos al menos equivalentes y varios de los estudios han demostrado ventajas del *tapping* sobre la TCC en cuanto a la velocidad y la estabilidad de los éxitos.

En este capítulo y en los siguientes verás el poder de incorporar el *tapping* en acupuntos al concepto fundamental de la TCC de cambiar tu diálogo interno. Esto implica tanto el diálogo interno del que eres consciente como la charla subliminal que no llega a tu conciencia. Ambas formas de diálogo interno están estrechamente relacionadas con los modelos rectores internos que dan forma a tu vida.

---

3. La Asociación de Psicología Energética Integral mantiene en la web www. energypsych.org una base de datos de estudios publicados en todo el mundo que se actualiza periódicamente.

4. Resumido en Feinstein, D. «Six Empirically-Supported Premises about Energy Psychology: Mounting Evidence for a Controversial Therapy», *Advances in Mind-Body Medicine*, vol. 35, n.º 2, pp.17-32 (2021), disponible en advancesjournal.com/wp-content/uploads/2021/05/Feinstein.pdf.

De todos modos, incluso sin el *tapping*, la TCC puede ser muy eficaz. El libro del Dr. David D. Burns *Sentirse bien,*[5] que enseña a aplicar la TCC a la ansiedad, la depresión y otros problemas de salud mental, ha vendido más de cinco millones de ejemplares. Estudios independientes de la investigación de Burns han demostrado que aproximadamente dos tercios de las personas que lo leyeron mientras estaban en lista de espera para recibir psicoterapia lograron beneficios emocionales tan sustanciales sólo siguiendo el libro que ya no necesitaron tratamiento.

Desconcertado por el tercio que no experimentaba tales beneficios, el Dr. Burns formuló procedimientos que abordan directamente la motivación de la persona. En cierto sentido, la motivación para superar las dificultades psicológicas y de comportamiento no es un problema. Todo el mundo quiere sentirse mejor y tener éxito en aquello que le importa. Todos los terapeutas lo comprenden. Pero todos los terapeutas entienden también que la resistencia consciente a hacer lo necesario para el cambio y la resistencia inconsciente a conseguir lo que uno desea son dos dinámicas centrales en muchos de los problemas que llevan a las personas a pedir ayuda. Dicha resistencia contrarresta nuestras intenciones. Uno de los principales componentes que el Dr. Burns incorporó a la TCC para trabajar con la motivación y la resistencia consiste en aceptarse uno mismo y su resistencia. Tanto el enfoque actualizado de la TCC como los protocolos estándar de la psicología energética abordan directamente la resistencia, pero, una vez más, el *tapping* añade otra dimensión.

Superar la resistencia aceptando lo que es

Aceptarse uno mismo y las dificultades a las que se enfrenta disminuye, paradójicamente, su resistencia a superar esas dificultades. Este cambio de énfasis al principio de los tratamientos de TCC aumentó notablemente la velocidad y mejoró los resultados del tra-

---

5. Burns, D. D. *Feeling Good. The New Mood Therapy,* William Morrow and Company, Nueva York, 1980. (Trad. cast.: *Sentirse bien: una nueva terapia contra las depresiones,* Ediciones Paidós Ibérica, Barcelona, 2013).

tamiento. El enfoque del Dr. Burns reconoce, comprende y acepta dónde te encuentras, así como tu resistencia al cambio. Esto se asemeja a la idea cardinal de Carl R. Rogers, destacada en el capítulo 2, de que aceptar lo que uno quiere cambiar en sí mismo es a menudo un requisito para poder cambiarlo de forma voluntaria y exitosa.[6]

El protocolo básico de *tapping* aborda la motivación y la resistencia de varias maneras. Un componente esencial del protocolo es la declaración de aceptación, por ejemplo: «Aunque [menciona aquí la respuesta emocional, el pensamiento automático o el comportamiento problemático que pretendes cambiar], me acepto tal y como soy». En lugar de movilizar tus energías contra ti mismo, estás construyendo una asociación entre lo que quieres cambiar y la autoaceptación. A continuación, utilizas técnicas energéticas para implantar esta asociación en tu sistema nervioso. Los problemas de motivación y resistencia pueden resolverse aún más explorando y haciendo *tapping* en los aspectos de la preocupación relacionados con la motivación o la resistencia.

Reversos psicológicos

Si el protocolo básico de *tapping* ha dejado de bajar tu USM, otra área a explorar (más allá de aceptar el problema y aportar mejor armonía y equilibrio a las energías de tu cuerpo con procedimientos como la rutina energética diaria) es si es necesario traer un enfoque adicional a la resistencia interna sobre la resolución del problema. En psicología energética se utiliza el término reverso psicológico para describir este territorio.

Está en juego un reverso psicológico cuando la resistencia inconsciente está interfiriendo con un resultado deseado. Es como si una parte de ti quisiera lo contrario de lo que deseas conscientemente o hicieras lo contrario de lo que pretendes. Todas las formas de terapia tienen que hacer frente a la dinámica de los reversos psicoló-

---

6. Rogers, C. R. *On Becoming a Person: A Therapist's View of Psychotherapy*, Houghton Mifflin, Nueva York, 1961, p. 17. (Trad. cast.: *El proceso de convertirse en* persona, Ediciones Paidós Ibérica, 1964).

gicos porque a menudo la decisión de cambiar un patrón de pensamiento, de comportamiento o de emoción entra en conflicto con la parte de la persona que en un principio estableció ese patrón.

Los reversos psicológicos suelen librarse por debajo de la conciencia y a menudo sin resolución. Hay algo que te frena, pero no sabes de qué se trata. Por ejemplo, puede que quieras no «perder los estribos» con tu pareja, pero te das cuenta de que cuanto más decidido te sientes, más reactivo es tu comportamiento. Esto es típico de un reverso psicológico: cuanto más lo intentas, más poderosa es la resistencia.

Los reversos psicológicos pueden ser bastante tangenciales al propósito de tu vida («Si aprendo a coser, esperarán que remiende la ropa de los niños») o centrales («Si le digo a mi pareja lo que necesito, no me querrá»). Reconocer un reverso psicológico enterrado puede ser un paso importante para resolver el problema que estás tratando. Pero algunos reversos psicológicos pueden estar ya en tu conciencia, como cuando el conflicto interno es sobre una ganancia secundaria, como la necesidad de mantener un síntoma para continuar con el seguro de incapacidad o liberarte de determinadas responsabilidades: «Si ya no estoy tan deprimido que apenas puedo hacer nada, esperarán de mí que vuelva a trabajar». No pretendemos insinuar en modo alguno que la mayoría de las personas se aferren a las discapacidades para conservar ganancias secundarias, sólo que es una dinámica posible para explorar cuando no funcionan las intervenciones que deberían ser eficaces. Otros temas de los reversos psicológicos podrían incluir, consciente o inconscientemente: «Si realmente aprendo a relajarme y a no esforzarme tanto, no conseguiré tanto», «Si la entrevista me va bien y consigo este trabajo tan importante, tendré que alejarme de mi familia» o «Si aprendo a cocinar, me pedirán que prepare la cena».

Los reversos psicológicos aparecen a menudo en la práctica clínica. Un colega estaba siguiendo un protocolo de *tapping* con una mujer que buscaba ayuda para superar su miedo a volar. La USM de la paciente bajó de 10 a 5, pero parecía estancada hasta que le preguntó cómo cambiaría su vida si superara su fobia a volar. Dio a conocer que entonces «tendría que ir a esos espantosos viajes de negocios con mi marido». Utilizar el *tapping* para reducir la carga de esa preocupación no hizo que de repente disfrutara de los viajes de negocios, pero sí le permitió afrontar la situación en lugar de esconderse detrás de su fobia. La siguiente sesión de terapia se centró en ser más asertiva con su marido, así como en las experiencias formativas que lo dificultaban. Cuando logró un progreso razonable en este aspecto, la carga restante de su miedo a volar respondió rápidamente al *tapping*.

Identificación de los reversos psicológicos que pueden estar involucrados en tu problema

Los siete tipos más comunes de reversos psicológicos abordados en los programas de capacitación de psicología energética tienen que ver con lo siguiente:

- **Deseabilidad:** un conflicto acerca de *querer* resolver el problema.
- **Plausibilidad:** una creencia de que no es *posible* superar el problema.
- **Seguridad:** un sentimiento de que no es *seguro* superar el problema.
- **Merecimiento:** convicción de no *merecer* superar el problema.
- **Sacrificio:** no querer *renunciar* a algo que sería necesario para superar el problema.
- **Valor y determinación:** no estar dispuesto a *hacer lo necesario* para superar el problema.
- **Identidad:** sensación de que superar el problema no es compatible con lo que uno es.

A continuación, ofrecemos una serie de preguntas que puedes formularte para identificar los reversos psicológicos que podrían estar impidiendo tu progreso con el protocolo básico de *tapping*:

- **Deseabilidad:** ¿realmente *quiero* resolver por completo este problema [o alcanzar este objetivo]?

- **Plausibilidad:** ¿creo que es *posible* resolver por completo este problema [o alcanzar este objetivo]?
- **Seguridad:** ¿creo que es *seguro* resolver por completo este problema [o alcanzar este objetivo]?
- **Merecimiento:** ¿*merezco* resolver por completo este problema [o alcanzar este objetivo]?
- **Sacrificio:** ¿a qué tendría que *renunciar* si quisiera resolver por completo este problema [o alcanzar este objetivo]?
- **Valor y determinación:** ¿estoy dispuesto a *hacer lo necesario* para resolver por completo este problema [o alcanzar este objetivo]?
- **Identidad:** ¿seguiría sintiéndome yo mismo si resolviera por completo este problema [o alcanzar este objetivo]?

Reversos psicológicos de Leah

(Recuerda que Leah estaba abordando un inquietante recuerdo de mojarse los pantalones cuando iba al colegio).

- **¿Realmente quiero resolver por completo este problema?** *Sí.*
- **¿Creo que es posible resolver por completo este problema?** *Probablemente no. Las creencias de que no estoy bien, de que soy desagradable e indeseable, y de que decepciono a los demás están profundamente arraigadas en mi pasado.*
- **¿Creo que es seguro resolver por completo este problema?** *Sí.*
- **¿Merezco resolver por completo este problema?** *Mmm, sesenta por ciento sí.*
- **¿A qué tendría que renunciar si quisiera resolver por completo este problema?** *Tendría que renunciar a la persistente creencia de que algo va mal en mí y de que no me merezco sanar este problema.*

- **¿Estoy dispuesto a hacer lo necesario para resolver por completo este problema?** *Sí. Pero el incidente fue hace tanto tiempo que es un poco desagradable tener que pasar por ello ahora.*
- **¿Seguiría sintiéndome yo misma si resolviera por completo este problema?** *Sí, seguiría sintiéndome yo misma, pero más limpia por dentro.*

Tu turno

Describe en tu diario las respuestas a cualquiera de estas preguntas que te plantee un conflicto interno sobre la resolución de tu problema. El simple hecho de nombrar un reverso psicológico es un paso hacia su superación. Normalmente, incorporar técnicas energéticas breves a lo que has identificado puede hacerte progresar lo suficiente como para que puedas proceder con el protocolo básico de *tapping* sin que el reverso psicológico interfiera en el progreso. En el capítulo 2 («Preparación, paso 4») ya se ha introducido una fórmula aparentemente sencilla pero eficaz, que irás utilizando a lo largo del libro. La siguiente sección te muestra cómo aplicar esta fórmula a los reversos psicológicos.

Reversos con la primera parte de tu declaración de aceptación

Según nuestra experiencia y la de los practicantes de *tapping* con los que hemos hablado, para resolver un reverso psicológico a nivel energético normalmente se puede prescindir de la necesidad de un análisis complicado y a menudo largo de un problema. Puede que sigas sin sentirte del todo seguro de superar tu miedo a las alturas o que sigas sin creer por completo que te mereces tener éxito financiero, pero la técnica hace lo suficiente a nivel energético como para que el *tapping* sobre el problema o el objetivo que se había enquistado vuelva a ser efectivo. En el capítulo 2 has aprendido a ajustar tu declaración de aceptación a medida que ibas pasando de un ciclo de *tapping* a otro, principalmente introduciendo modificadores como «aunque» y «algo de»: *«Aunque todavía tengo algo de este problema…».*

La declaración de aceptación original puede cambiarse completamente en cualquier momento del proceso de *tapping* para enfocarse en una faceta específica del problema que necesita atención, incluyendo cualquier reverso psicológico que esté impidiendo que tu USM disminuya. La estructura básica de la declaración es la misma, pero el contenido de la primera parte de la declaración se enfocará ahora en el reverso psicológico. Por ejemplo, en relación con las preguntas planteadas antes, si has identificado un reverso basado en cualquiera de estas preguntas, la reflexión podría ser:

«Aunque en realidad no quiero resolver por completo este problema [o alcanzar este objetivo]…».

«Aunque no creo que sea posible resolver por completo este problema [o alcanzar este objetivo]…».

«Aunque no sea seguro para mí resolver por completo este problema [o alcanzar este objetivo]…».

«Aunque no merezco resolver por completo este problema [o alcanzar este objetivo]…».

«Aunque no quiero renunciar [al tiempo, al esfuerzo, a la amistad de alguien, etc.] para resolver por completo este problema [o alcanzar este objetivo]…».

«Aunque no tenga el valor o la determinación de hacer lo necesario para resolver por completo este problema [o alcanzar este objetivo]…».

«Aunque seguiría sin ser yo mismo si resolviera por completo este problema [o alcanzado este objetivo]…».

Declaraciones «Aunque» de Leah

Enlazando con los reversos psicológicos que había identificado antes, Leah escribió,

«Aunque no creo que sea posible liberarme al cien por cien de estos sentimientos de humillación y repugnancia...».

«Aunque una parte de mí cree que merezco sufrir y aferrarme a estos sentimientos...».

«Aunque no merezco sanar o ser perdonada...».

«Aunque superar esto es realmente difícil, y hay días que no quiero hacerlo...».

Tu turno

Elabora una frase que capte la esencia de cada uno de los reversos psicológicos que has identificado, comenzando la frase con «A pesar de que...», y anótala en tu diario.

Abordar los cambios psicológicos con la segunda parte de la declaración

La segunda parte de tu declaración revisada puede seguir siendo cualquier versión de *«Me acepto tal como soy»* o puedes sustituirla por completo para centrarte en la *elección* y la *oportunidad*. En cualquier momento una declaración de aceptación puede transformarse en una «declaración de elecciones». Por ejemplo:

*«Aunque no quiero enfrentarme al reto que me plantea mi hijo, **ahora mismo elijo sintonizar con mi amor por él**».*

*«Aunque no me sea posible perder este peso, **elijo quererme y aceptarme tal y como soy**».*

*«Aunque no es seguro que supere mi miedo a las alturas, **elijo darme cuenta de que no correré riesgos innecesarios aunque supere el miedo**».*

150

*«Aunque no me merezca ser feliz cuando otros sufren, **elijo saber que mantener el ánimo alto es una de mis responsabilidades más preciadas conmigo mismo y con los que me importan**».*

*«Aunque no quiero poner en peligro mi amistad con Jake, **elijo saber que nunca volverá a ser sana si no le explico cómo me hizo daño**».*

*«Aunque no me parezca bien aceptar las estúpidas decisiones de mi jefe sin discutir, **elijo mis batallas con criterio**».*

Date cuenta de que, aunque el tono de la redacción sigue apoyando tu aceptación de aquello que estás intentando cambiar, también traza una forma más empoderadora de pensar en la situación. Esto crea una vía para que un pensamiento negativo se convierta en una opción positiva, un vínculo a un nivel profundo entre el reconocimiento de un problema y una forma constructiva de afrontarlo. Este enfoque, conocido como el «método de las elecciones», puede funcionar con cualquier reto emocional u objetivo personal, no sólo con los reversos psicológicos:

*«Aunque estoy tan obcecado por mi trabajo que mi vida está muy desequilibrada, **elijo reconocer que mi valía como persona no depende de mis logros**».*

*«Aunque me siento atrapado en esta relación abusiva, **elijo saber que me merezco tener una pareja cariñosa y que me apoye**».*

*«Aunque me siento privado por no tener esa ración extra, **elijo saber que mi cuerpo ya está completamente nutrido**».*

*«Aunque no me apetezca subirme a ese avión abarrotado de gente, **elijo tener un vuelo descansado y agradable**».*

Por supuesto, hace falta cierta creatividad para dar con una opción empoderadora que aborde de forma significativa la parte *«aunque»* de la afirmación. A continuación, ofrecemos algunas pautas para formular esta redacción.

Orígenes del método de las elecciones

El método de las elecciones fue desarrollado por la psicóloga y pionera de las EFT Patricia Carrington.[7] Se puede adaptar a cualquier situación, desde sentirte triste porque tu hija prefiere salir con sus amigos que ir al cine contigo, hasta aquellos retos que percibes sombríos y sin esperanza. A un hombre deprimido, en su primera sesión de psicoterapia, le ayudó a elaborar esta afirmación: *«Aunque mi vida no tiene remedio, elijo encontrar una ayuda inesperada en esta terapia».*

El método de las elecciones también puede aplicarse cuando una persona se enfrenta a una situación o a una experiencia atroz o desastrosa. Un joven perdió a dos de sus mejores amigos cuando un conductor ebrio chocó con el coche que conducía él. Fue el único superviviente. Desarrolló esta declaración de elección: *«Aunque siento una culpa acuciante por seguir vivo, elijo saber que Sid y Raúl querrían que viviera plenamente la vida de la que ellos se vieron privados».*

Cuando escribió a sus colegas el día después del 11-S sobre cómo ayudar a las personas que tienen que enfrentarse a las secuelas psicológicas de los atentados, la Dra. Carrington sugirió utilizar frases como:

«Aunque me siento aturdido y desconcertado, elijo ser un punto inmóvil en medio del caos».

«Aunque me siento aturdido y desconcertado, elijo aprender de este acontecimiento algo absolutamente esencial para mi propia vida».

«Aunque me siento aturdido y desconcertado, elijo que este terrible acontecimiento abra mi corazón».

Obviamente, encontrar una frase que reconozca una oportunidad a una elección empoderadora requiere algo de ingenio, pero es más fácil de lo que parece. Para empezar, la Dra. Carrington tiene una frase por defecto que sirve para todo y que puedes utilizar en cualquier circunstancia:

---

7. Carrington, P. «Introducing the EFT Choices Method», disponible en wwww.patcarrington.com/introducing-the-choices-method (consultado el 19 de abril de 2019).

152

«Elijo estar tranquilo y confiado».

Puede ir detrás de un amplio abanico de situaciones con *«aunque»*:

*«Aunque estoy nervioso por hacer el examen, **elijo estar tranquilo y confiado».***

*«Aunque estoy furiosa con mi marido, **elijo estar tranquila y confiada».***

*«Aunque no sé cómo ayudar a mi hija con su angustia, **elijo estar tranquila y confiada».***

*«Aunque me siento juzgado, **elijo estar tranquilo y confiado».***

*«Aunque estoy asustado por la representación de esta noche, **elijo estar tranquilo y confiado».***

*«Aunque todo depende de esta entrevista, **elijo estar tranquila y confiada».***

Además de «Elijo estar tranquilo y confiado» como afirmación por defecto, la Dra. Carrington sugiere otras frases que también pueden servir para empezar, como:

*«Aunque [...], **elijo encontrar una forma creativa de...»** .*

*«Aunque [...], **elijo encontrar una forma divertida de...».***

*«Aunque [...], **elijo tener nuevas ideas para...».***

*«Aunque [...], **elijo que me resulte fácil...».***

*«Aunque [...], **elijo sorprenderme a mí mismo con...».***

He aquí una declaración de elecciones de un amigo que solía ponerse agresivo cuando se le llevaba la contraria: *«Aunque tengo miedo de perder la razón, elijo sorprenderme a mí mismo encontrando formas fáciles y divertidas de transmitir mi punto de vista».* Juntar el poder de las autosugestiones bien elaboradas con métodos energéticos es una combinación ganadora. La Dra. Carrington también recomienda insertar palabras que den a tu afirmación más atractivo y, por tanto, mayor fuerza, como cómodo, satisfactorio, encantador, ingenioso, seguro o inesperado.

Declaraciones de elecciones de Leah

Utilizando el método de las elecciones con sus reversos psicológicos, Leah combinó las frases anteriores (primera parte de cada sentencia) con las siguientes declaraciones de elecciones (segunda parte de cada sentencia):

*«Aunque no creo que sea posible liberarme al cien por cien de este recuerdo de humillación y sentimientos de repugnancia, **elijo ser curiosa y estar abierta a cambiar mis creencias**».*

*«Aunque una parte de mí cree que merezco sufrir y seguir aferrada a estos sentimientos, **elijo reconocer que este autocastigo no sirve a nadie**».*

*«Aunque no me merezca sanar o ser perdonada, **elijo recordar que sólo era una niña**».*

*«Aunque superar esto es realmente difícil, y hay días que no quiero hacerlo, **elijo comprometerme a hacer** tapping **en cualquier cosa que me surja**».*

Tu turno

Completa cada una de tus declaraciones de reverso psicológico con una declaración de elecciones. Utiliza el método de las elecciones para formular una posibilidad o una manera de pensar empoderadora con respecto a la situación. Pronuncia cada afirmación en voz alta, frotándote de nuevo los puntos dolorosos del pecho durante la primera frase y manteniendo las manos sobre el chakra del corazón durante la segunda. Aunque puede resultar tentador darte prisa si tienes una lista más o menos larga de declaraciones, tómate tu tiempo. Concéntrate de manera reflexiva en cada frase. Repite este proceso dos o tres veces con cada reverso psicológico. A continuación, vuelve a puntuar, según la escala USM, la angustia que sientes y que provoca tu problema inicial.

Reflexiones

En cualquier momento a lo largo de este trabajo detectivesco es posible que se te ocurran nuevas percepciones que no encajan del todo en la estructura del libro. Dales la bienvenida. Pueden cambiar tu rumbo a medida que vas avanzando. Por ejemplo, Leah escribió en su diario:

He frotado y he aplicado *tapping* sobre cada uno de los enunciados del reverso psicológico y he vuelto a puntuar mi USM. Me ha decepcionado comprobar que, después de todos estos pasos, seguía en un 3. De todos modos, me he dado cuenta de que siempre me incomoda la sensación de humedad entre las piernas y que tiene que ver con la repugnancia relacionada con algunas de mis primeras experiencias sexuales. Esto iba mucho más allá de lo que sucedió en clase cuando tenía siete años. Me he dado cuenta de que la humedad entre las piernas me producía sentimientos de autocrítica y repugnancia. Se me ha ocurrido una nueva declaración de elecciones más general: *«Aunque me da asco la sensación de humedad entre las piernas, elijo saber que es natural y saludable».* Esto ha hecho aflorar todos los sentimientos de las experiencias sexuales anteriores, y después de decirlo mientras me frotaba los puntos dolorosos del pecho y ponía las manos sobre el chakra del corazón, he hecho *tapping* en los doce puntos mientras pronunciaba frases como *«Humedad entre las piernas»*, *«Esto es natural»* o *«Soy una mujer sana».*

Así es como suele desarrollarse el trabajo detectivesco al crear declaraciones de elección. Al descubrir que su sensación corporal estaba relacionada con otro problema, Leah aplicó de forma creativa el protocolo básico de *tapping* para eliminar las emociones desproporcionadas de sus recuerdos. A continuación, continuó abordando su malestar con cualquier humedad entre las piernas, pero ya no lo limitaba a lo que ocurrió en clase. En última instancia, esto tuvo un poderoso efecto sobre el disfrute de su sexualidad, un resultado que no estaba buscando y que nunca esperaba, pero que fue recibido con gran placer.

3. Motivos adicionales para no cambiar

Todos los sistemas complejos se resisten al cambio. Así es como se mantienen intactos. La resistencia es inevitable e inherentemente autoprotectora. Esto también se aplica a cualquier estructura psicológica bien establecida, incluidos tus modelos rectores internos. Los reversos psicológicos son un tipo de resistencia a cambiar un modelo rector, por lo que es posible que ya hayas identificado razones para no cambiar, pero en esta sección puedes descubrir otras que también merece la pena abordar.

Al hablar de la resistencia, el Dr. Burns sugiere a sus colegas que los terapeutas ignoran con demasiada frecuencia la resiliencia de sus pacientes que provoca resistencia. Pregunta:

> ¿Y si los patrones de pensamiento, los sentimientos y los comportamientos negativos que los mantienen bloqueados tienen poderosas ventajas inconscientes que sirven a propósitos vitales, incluso para preservar la vida? […] ¿Y si su resistencia al cambio revela algo en ellos positivo, hermoso e incluso saludable?[8]

El Dr. Burns sugiere que, antes de intentar provocar un cambio, primero «exploremos las muchas buenas razones que puede tener un paciente para no cambiar».[9] Ha descubierto que poner en primer plano la resistencia inconsciente al cambio puede transformarla en el tipo de autocomprensión que permite que el cambio tenga lugar sin impedimentos. En lugar de luchar contra la resistencia, la pauta básica es enfrentarse a ella con curiosidad y encontrar la intención positiva oculta en la resistencia.

Al trabajar con la resistencia, el Dr. Burns aborda las *objeciones no reconocidas a la consecución de un objetivo* para que no impidan el

---

8. Burns, D. «When Helping Doesn't Help: Why Some Clients May Not Want to Change», *Psychotherapy Networker* (marzo-abril de 2017), disponible en psychotherapynetworker.org/article/when-helping-doesnt-help.

9. *Ibid.*

progreso futuro. Por ejemplo, puede replantear la culpa y la vergüenza como pruebas de que tienes una brújula moral bien desarrollada (a pesar de que existen formas mucho más eficaces de mantener una brújula moral). Pueden reconocerse los sentimientos de ineptitud como fruto de la humildad y la autoexigencia. La ira puede mostrar la voluntad de dar un paso adelante con pasión por un buen propósito. La desesperanza puede estar impidiéndote tener expectativas que probablemente te decepcionen, aunque también te esté impidiendo mejorar de manera activa tu situación. Verás cómo aplicar el *tapping* a estas percepciones cuando examinemos por qué no debes cambiar.

Crea una lista de tus motivos para no cambiar

Si tu USM no baja después de reequilibrar las energías de tu cuerpo y abordar cualquier reverso psicológico que hayas identificado, la siguiente área a explorar es si tienes motivos potentes y válidos para no cambiar. Esto no significa necesariamente que, en última instancia, no vayas a perseguir el cambio que estás imaginando, sino que has tenido en consideración los motivos para no cambiar lo suficiente como para que no aparezcan como resistencia inconsciente y saboteen tus esfuerzos.

Un formato sencillo pero útil para hacer *tapping* en estos motivos para no hacer el cambio deseado es *«Si [yo]…, entonces…»*. A continuación, mostramos algunos ejemplos:

«*Si* sigo reconsiderando estos pensamientos oscuros, **entonces** estaré preparado independientemente de las cosas malas que sucedan».

«*Si* soy superestricto en la educación de mi hijo, **entonces** no se convertirá en un delincuente juvenil como mi hermano».

«*Si* mantengo este peso de más, **entonces** los hombres no me agobiarán».

«*Si* sigo enfadada con mi marido, **entonces** le estaré dejando claro que no me vuelva a engañar».

«*Si* oculto mis éxitos, **entonces** mi hermana no tendrá celos y se desquitará conmigo».

«*Si* sigo ansiosa y con miedo, **entonces** me sentiré más seguro porque estaré más alerta».

*«**Si** me permito sentirme feliz y mostrar mi felicidad, **entonces** la gente me verá como alguien superficial y despreocupado por el sufrimiento de los demás».*

*«**Si** sigo juzgándome con dureza, **entonces** seguiré mejorando».*

*«**Si** sigo deprimido, **entonces** la gente tendrá que reconocer todas las cosas malas de mi vida».*

Los motivos de Leah para no cambiar

Leah ya no se centraba en la humillación que vivió en clase, sino en la incomodidad y la repugnancia que le producía la humedad entre las piernas. Hizo la siguiente lista de motivos para no cambiar:

*«**Si [yo]** mantengo la creencia de que la humedad entre las piernas es repugnante...»*

*«... **entonces** nunca tendré que decir que sí al sexo».*

*«... **entonces** me mantendré en un rumbo honesto».*

*«... **entonces** seré más pura, limpia, santa y justa a ojos de Dios».*

Tu turno

Elabora una lista de tus objeciones para superar tu problema o alcanzar tu objetivo. Utiliza el formato *«Si [yo]... entonces...»*. Si tienes dificultades para encontrar alguna objeción a la superación de tu problema, te sugerimos que busques más a fondo. Muchos problemas persisten en parte por culpa de los motivos conscientes o inconscientes para mantenerlos, ya sean racionales o no.

Trabaja con los motivos para no cambiar

Cuando hayas reconocido tus motivos para no cambiar, hay dos pasos que te ayudarán a seguir adelante:

1. Acepta estos motivos en lugar de seguir inconscientemente enredado en ellos.

2. Utiliza el *tapping* para reducir la carga a ambos lados de tus declaraciones: *«Si [yo]... entonces...»*.

Si aceptas que existen estos motivos, puedes tomar una decisión más informada sobre si seguir adelante con tus esfuerzos para hacer ese cambio. Si después de abordar así cada una de tus objeciones sigues queriendo hacer el cambio, habrás conseguido que tus acciones posteriores tengan más probabilidades de provocar el cambio que deseas.

Leah aborda sus motivos para no cambiar

Leah dibujó una tabla para seguir su progreso con el *tapping*. El número USM representa la fuerza subjetiva del motivo para no cambiar.

USM ANTES DEL *TAPPING*	SI [YO]	ENTONCES	USM DESPUÉS DEL *TAPPING*
8	... mantengo la creencia de que la humedad entre mis piernas es repugnante	... nunca tendré que decir que sí al sexo.	0
6	... mantengo la creencia de que la humedad entre mis piernas es repugnante	... me mantendré en un rumbo honesto.	3
6	... mantengo la creencia de que la humedad entre mis piernas es repugnante	... seré más pura, limpia, santa y justa a ojos de Dios.	3

Leah escribió mucho en su diario después de hacer *tapping* en cada asunto:

Después de hacer tapping *en el primer motivo («Nunca tendré que decir sí al sexo»), ha surgido un recuerdo que he mantenido alejado durante años. Estaba en una fiesta y un chico que no me caía especial-*

mente bien me encerró en una habitación oscura. Empezó a tocarme en lugares íntimos y me gustó, así que le dejé continuar. Alguien entró y encendió las luces, poniendo fin abruptamente a la situación, pero mi sentimiento de culpa fue enorme.

He hecho tapping en esta culpa. Me ha respondido rápidamente. Me ha resultado fácil perdonarme a mí misma por ser joven y estar confundida, y la USM ha bajado a 0 después de unas pocas rondas. Entonces he vuelto a hacer tapping en «Si mantengo la creencia de que la humedad entre mis piernas es repugnante, nunca tendré que decir que sí al sexo». Lo que ha pasado no ha sido sólo una aceptación de que la creencia me ha servido de alguna manera, sino también una afirmación de que está bien decir que no al sexo, y que nunca tengo que decir que sí. No necesito sentir repugnancia para decir que no.

He tenido una sensación de libertad al reconocer que puedo elegir si quiero tener intimidad sexual o no. Mi malestar en torno a esta declaración ha bajado a 0 cuando he reconocido el impacto de los primeros mensajes religiosos que recibí sobre el sexo y la pecaminosidad. El pastor de la iglesia a la que iba de pequeña recalcaba que el pecado es tan vil, aborrecible y repugnante que literalmente pone enfermo a Dios. Escuchar este mensaje me causó una impresión significativa y duradera. Creía que estaba condenada a pasar la eternidad en el infierno.

Las creencias subyacentes de que no soy pura, limpia, santa o justa y que le doy asco a Dios habían arraigado profundamente con el tiempo. Aunque mi marco espiritual actual ha evolucionado, la programación temprana que recibí tiende a aparecer cuando rasco la superficie de un patrón emocional actual. Mi yo adulto sabe que el sexo consentido es una elección que puedo hacer libremente. La antigua programación ni siquiera debería aplicarse a mi vida actual, pero parece que sigue funcionando en segundo plano. Mi malestar después de hacer tapping sigue ahí, pero ha bajado a 3.

160

Tu turno

Aquí, el propósito es aumentar tu aceptación de que cada motivo para no cambiar tiene cierta validez. Aunque decidas ignorarlo, lo estás reconociendo. Repasa tus motivos para no cambiar y puntúa cada uno de ellos con una USM según lo fuerte que los sientas. Empieza por el motivo para no cambiar que consideres más fuerte. Utilizando la frase «*Si [yo]... entonces...*», haz una ronda pasando por los doce acupuntos, haciendo *tapping* durante la frase «*Si [yo]...*» en un punto y durante la frase «*entonces...*» en el siguiente. Sigue rotando entre las frases mientras aplicas el *tapping*. Ve introduciendo frases adicionales a medida que se te ocurran nuevas expresiones. Esto puede ser razonadamente espontáneo o puedes quedarte con las frases iniciales. Cuando percibas que ya hayas hecho un buen trabajo, haz otra valoración de la USM sobre el control que tiene este motivo para que no cambies. Si sigue teniendo importancia, fíjate en aquellos aspectos que aún deben abordarse y haz *tapping* sobre ellos.

Cuando hayas bajado la USM tanto como has podido, pasa a los motivos adicionales para no cambiar que en este momento parecen principales. Completa este proceso para cada uno de ellos. Haz de vez en cuando el procedimiento de integración. Cuando hayas hecho todo lo que has podido o hayas decidido hacer, asigna otra puntuación USM a tu problema inicial.

Como has visto en el caso de Leah, trabajar tus motivos para no cambiar puede llevarte a un viaje que tendrá consecuencias positivas en asuntos que son diferentes de tu centro de atención inicial. Como también has visto en el caso de Leah, es posible que los pasos hasta este punto no hayan resuelto por completo todos los problemas relacionados con su preocupación original. De lo contrario, puede que una distorsión cognitiva esté impidiendo que se resuelva el problema.

4. Distorsiones cognitivas y creencias autolimitantes

Caitlin tenía una larga lista de motivos para no enfrentarse a su hijo, Colm, por los errores que ella creía que estaba cometiendo en la crianza de su hija, Mona. Entre los motivos que tenía para quedarse callada estaba que, si Caitlin hablaba, Colm se sentiría enfadado y traicionado porque ella no lo apoyaba cuando intentaba ser un buen padre. Cuanto más insistía en declaraciones del tipo *«Si le digo la verdad a Colm, se sentirá traicionado por mí»*, más aconsejable parecía permanecer en silencio. Pero la situación no lo exigía. Aunque sentía alivio al pensar que no tendría que entablar una interacción desagradable con su hijo, también quería ayudarle a ser mejor padre.

Lo que rompió el atolladero para ella fue reconocer que el modelo rector sobre sí misma como madre de Colm era el siguiente: «Mi principal trabajo en este momento de la vida de Colm es hacerle feliz». Caitlin había sido capaz de establecer límites razonables mientras él crecía, pero ahora que era adulto, resultaba impensable para ella hacer algo que realmente lo disgustara. Su hijo ya tenía bastantes problemas como para que una abuela cariñosa se sumara a su carga. Sin embargo, gracias al daño que le hacía a su nieta, se dio cuenta de que su aversión a herir a Colm la había vuelto ineficaz como la anciana de la familia en relación con su nieta.

Para abordar el dilema, se le ocurrió esta declaración de elecciones: *«Aunque creo que mi trabajo es hacer feliz a Colm, **elijo reconocer que esto me impide ser eficaz o incluso sincera con Mona**»*. Mientras trabajaba con este conocimiento, pudo reconocer el pensamiento erróneo sobre su papel como madre de Colm, lo que en TCC se conoce como «contrarrestar pensamientos distorsionados».

Cómo la TCC contrarresta los pensamientos y las creencias distorsionados

La TCC reconoce que muchos de los problemas que llevan a las personas a psicoterapia tienen su origen en maneras erróneas de pensar, y el enfoque está diseñado para refutarlas. En la tabla siguiente se resumen los tipos de distorsiones cognitivas que con frecuencia se abordan en la TCC (así como en la psicología energética).

Tabla de distorsiones cognitivas

DISTORSIÓN COGNITIVA	DINÁMICA	EJEMPLOS
Pensamiento de todo o nada	No ver los tonos grises	«Soy una mala persona». «La situación es desesperada».
Sobregeneralización	Convertir unas pocas experiencias en una regla o expectativa	«Las relaciones son peligrosas». «La terapia no funciona».
Orientación negativa	Filtrar lo positivo y quedarse con lo negativo	«He fracasado como padre». «La vida no es más que tristeza».
Expectativas poco realistas	No reconocer las dificultades de una situación	«Lo tendré hecho para mañana». «El matrimonio será fácil».
Conclusiones irracionales	Hacer juicios basados en emociones o en hechos insuficientes	«Nadie me entenderá nunca». «Robaron las elecciones».
Visión catastrofista	Obcecarse por los peores resultados posibles	«El avión se estrellará». «El paracaídas no se abrirá».
Culpabilización	Centrarse en buscar culpables en uno mismo o en los demás	«Es culpa mía que muriera». «Él hizo que fracasara».
Magnificación	Exagerar la importancia de acontecimientos insignificantes	«Mi conferencia ha sido un desastre: tres personas se han ido antes de que acabara».
Minimización	Descartar pruebas de peligro o de éxito	«No se atrevería a volver a hacerme daño». «He tenido suerte».

Las distorsiones suelen estar en la base de los trastornos de ansiedad, la depresión, las dificultades matrimoniales y laborales, los fracasos en la crianza de los hijos y otros problemas importantes de la vida. Los profesionales de la TCC han desarrollado un enfoque de terapia conversacional denominado «reestructuración cognitiva» para ayudar a los pacientes a reconocer y modificar patrones de pensamiento erróneos. El objetivo es interrumpir las formas de pensar destructivas o contraproducentes cuando aparecen y sustituirlas por pensamientos más constructivos y que afirmen la vida.

La reestructuración cognitiva utiliza el análisis lógico para contrarrestar los pensamientos irracionales. Consiste en cuestionar las suposiciones y creencias básicas, reunir evidencias sobre si son correctas, realizar evaluaciones de costo y beneficio sobre las consecuencias de aferrarse a determinadas formas de pensar e inculcar alternativas a los patrones de pensamiento autodestructivos. Las técnicas activas utilizadas en la reestructuración cognitiva incluyen llevar un registro de los pensamientos negativos, recopilar información preguntando a otras personas sobre las percepciones que tienen, formular alternativas positivas al pensamiento negativo y utilizar esas alternativas positivas hasta que se conviertan en habituales. Es laborioso, pero para muchas personas resulta eficaz.

Cómo contrarrestan los protocolos de *tapping* los pensamientos y creencias distorsionados

Si se aplica el protocolo básico de *tapping* a la reestructuración cognitiva, se obtiene un enfoque elegante que es a la vez menos laborioso y más potente. Por ejemplo, se puede crear una declaración de elecciones para abordar directamente una distorsión cognitiva:

«Aunque creo que siempre saldré herido cuando me acerque a alguien, **elijo reconocer que estoy mejorando mucho a la hora de evaluar a otras personas»**.

La segunda parte no sólo supone un desafío lógico a la predicción de la primera, sino que la estimulación simultánea de los acupuntos envía señales al sistema nervioso que –de un modo que aún no se comprende del todo– debilitan la influencia de la declaración negativa y refuerzan el impacto de la declaración positiva.

El *tapping* en los acupuntos sobre la distorsión cognitiva suele influir más en la superación de la creencia negativa que la lógica por sí sola. Puedes hacer *tapping* mientras expones una creencia antigua, como «*Una parte de mí cree que siempre me harán daño cuando me acerque a alguien*». Esto reduce aún más el poder emocional de la creencia. Si se pueden identificar los acontecimientos que han dado forma a la creencia, hacer *tapping* sobre ellos junto con los pasos anteriores a menudo puede eliminar el poder de la creencia con menos esfuerzo que un enfoque puramente cognitivo.

Reencuadre positivo

Una forma de unirlo todo es el «reencuadre», el procedimiento básico utilizado en la TCC para formular una declaración que presente una nueva perspectiva del problema. Un reencuadre eficaz cambia la interpretación de la propia historia y hacer *tapping* en ella la incorpora a nuevas vías neuronales. Por ejemplo, las personas que han tenido una infancia difícil o incluso traumática suelen pensar que son «productos dañados». Pero también han sobrevivido y han aprendido muchas cosas sobre la vida que nunca han tenido que aprender aquellos que han crecido en circunstancias más cómodas. Utilizar un reencuadre del tipo: «*Soy un superviviente y sé más que la mayoría de la gente sobre cómo salir airoso de los retos difíciles*» resultará acertado y empoderador.

El *timing* en el que se realiza el reencuadre es importante para que tenga el efecto deseado. Los reencuadres suelen aparecer de forma natural a medida que avanza el *tapping*, y el *tapping* mejora sustancialmente la forma en que se incorpora el reencuadre. Además de los reencuadres espontáneos, es posible que desees formularlos de manera activa. Por lo general, no deberías introducir un reencuadre que no haya aparecido de manera espontánea hasta que la puntuación USM de la fuerza emocional de la creencia nuclear haya bajado a 3 o menos. De lo contrario, la mente tendrá dificultades para aceptarlo como una posibilidad. Volveremos a hablar de los reencuadres –que, en relación con los modelos rectores, pueden llevar a «cambios de imagen» completos– más adelante, en la sección «Instalar un nuevo modelo rector».

Creencias nucleares y modelos rectores

La mayoría de los modelos rectores han estado contigo durante mucho tiempo, te instruyen de mil maneras y te resultan útiles. Pero cuando un modelo rector se forma en torno a una distorsión cognitiva o una creencia nuclear que se ha quedado obsoleta, inevitablemente surgen problemas. Por eso, tanto la TCC como la psicología energética prestan tanta atención a las distorsiones cognitivas. Como ya hemos enfatizado, el protocolo básico de *tapping* cambia orgánicamente las creencias nucleares. Pero sobre todo cuando un problema no se resuelve con facilidad, examinar tus creencias nucleares puede ser un paso necesario.

En su libro *La energía de la creencia*, las terapeutas del *tapping* Sheila Sidney Bender y Mary Sise muestran cómo las creencias nucleares profundamente arraigadas pueden transmitirse de generación en generación. Describen a Jackson, padre de tres niños pequeños, y cómo sus dificultades con sus hijos se remontan a una creencia nuclear que su propio padre le inculcó:

El padre de Jackson era un veterano de Vietnam y, como les ocurrió a muchos veteranos, vio cómo mataban a muchos de sus amigos en emboscadas y en horribles batallas. Cuando regresó de la guerra, se casó, y su esposa y él tuvieron seis hijos. Jamás pudo soportar el ruido y el caos que había en casa, ya que le recordaba, inconscientemente, la guerra. Cada vez que Jackson y sus hermanos estaban nerviosos y juguetones, su padre respondía con agitación y violencia. Sin poder evitarlo, siempre le pegaba a alguien, a veces con violencia. La madre de Jackson siempre intentaba que sus hijos no hicieran ruido y que la casa estuviera limpia, para que su marido no se enfadara. Nadie entendía el concepto de los desencadenantes emocionales, o que la conmoción y el caos podían desencadenar la agitación y la ira en el padre de Jackson porque, inconscientemente, eso le recordaba las ocasiones en que había perdido a sus amigos en la batalla. Jackson y sus hermanos crecieron creyendo que había algo malo en el hecho de estar nerviosos y juguetones y que algo malo ocurriría si ellos se divertían.

En la actualidad, Jackson está casado y tiene tres hijos pequeños, y experimenta su propia agitación y miedo intensos cuando los niños hacen ruido y se están divirtiendo. «Siento que algo está mal y tengo que silenciarlos». Para Jackson, el ruido es un desencadenante de su propia infancia aterradora, y siempre que intenta relajarse y divertirse teme que algo malo le ocurra (como sucedía cuando era un niño pequeño).[10]

Cuando las creencias nucleares disfuncionales de un progenitor afectan a un hijo, éste puede desarrollar creencias que imiten las del progenitor (como ocurrió con Jackson). Por otro lado, un niño puede reaccionar contra las creencias nucleares erróneas de su progenitor de forma que se convierta en un punto fuerte, como cuando un progenitor deprimido y pesimista cría a un hijo que desarrolla una visión de la vida marcadamente positiva y esperanzada. Por supuesto, esto también se puede llevar demasiado lejos, como cuando el niño se convierte en un experto en la negación de la realidad y adopta una actitud panglosiana. Reflexionar sobre las creencias nucleares de tus padres o de otras personas que influyeron durante tu infancia puede arrojar nueva luz sobre creencias profundas que has estado dando por sentadas.

---

10. Bender, S. S.., *et al. The Energy of Belief*, Energy Psychology Press, Fulton, California, 2007, p. 163. (Trad. cast.: *La energía de la creencia*. Ediciones Obelisco, Barcelona, 2011).

Examinar las distorsiones cognitivas y las creencias limitantes

Las creencias nucleares que se basan en distorsiones cognitivas no vienen con la etiqueta «Precaución: creencia incorrecta, no confíes en mí». Se llaman creencias porque nos las creemos. Pero cuando han provocado suficiente daño en tu vida como para que, en un programa como éste, hayas elegido centrarte en una dificultad que han creado, están preparadas para ser expuestas, retadas y transformadas.

Para identificar una distorsión o una creencia incorrecta, haz otra evaluación USM de tu problema original. Fíjate en qué es lo que mantiene la puntuación en un nivel más alto del que deseas. Si se trata de una sensación o una emoción, haz *tapping* sobre ella —mencionando la emoción o la sensación, o centrándote cenestésicamente en ella— hasta que la hayas neutralizado tanto como hayas podido. A continuación, vuelve a puntuar.

Si un pensamiento o una creencia está manteniendo la USM en un nivel más alto, vuelve a revisar los ejemplos anteriores de distorsiones cognitivas para ver si se aplica alguno. Si eres capaz de identificar una distorsión cognitiva en tu modelo mental, habrás dado un gran paso para corregirla.

Creencias limitantes de Leah

Leah identificó tres creencias basadas en distorsiones cognitivas que le impedían resolver su problema. La primera implicaba un *pensamiento de todo o nada*: «Soy una mala persona y no me merezco el perdón», que puntuó con un 4 en credibilidad. La segunda implicaba una *orientación negativa*: «Soy vil y repugnante a ojos de Dios», que puntuó con un 6. La tercera implicaba una *visión catastrofista*: «Soy pecadora por naturaleza y estoy condenada a pasar la eternidad en el infierno», que puntuó con un 2.

Elaborar contraargumentos

A continuación, elabora una declaración que contrarreste la distorsión cognitiva o la creencia irreal y ponla en el formato ya conocido de «Aunque una parte de mí cree [la creencia o la distorsión como si fuera cierta]» seguido de «elijo [una afirmación que cuestione la creencia]». Por ejemplo:

*«Aunque una parte de mí cree que mi valía como persona se mide por mis logros, **elijo descubrir cómo eso es sólo una pequeña parte de la historia**».*

*«Aunque una parte de mí cree que los hombres siempre me harán daño, **elijo reconocer lo mucho más fuerte que me he hecho**».*

*«Aunque una parte de mí cree que siempre seré pobre y pasaré por dificultades, **elijo estar alerta ante las oportunidades que me ayudarán a prosperar**».*

La tabla siguiente corresponde a las formas más comunes de distorsión cognitiva.

Tabla de distorsiones cognitivas y ejemplos de correcciones

DISTORSIÓN COGNITIVA	«AUNQUE UNA PARTE DE MÍ CREE QUE...	ELIJO...
Pensamiento de todo o nada	soy una mala persona,	ver la bondad de mis intenciones».
Sobregeneralización	todas las relaciones son peligrosas,	reconocer que mis fracasos me están enseñando a crear una colaboración divertida».
Orientación negativa	he fallado como padre,	recordar todas las formas en que he proporcionado a Noah lo que necesita».
Expectativas poco realistas	el matrimonio será fácil,	esperar retos y estar preparado para ellos».
Conclusiones irracionales	voy a fracasar por completo,	descubrir habilidades que desconozco que tengo para estar a la altura de las circunstancias».
Visión catastrofista	el avión se estrellará,	pensar en los cuatro mil millones de pasajeros que vuelan sin problemas cada año».
Culpabilización	me hizo fracasar,	aprender de mis errores y no repetirlos».
Magnificación	mi conferencia ha sido un desastre, ya que tres personas se han ido antes de tiempo,	Quedarme con los elogios que ha recibido de la mayoría que sí la ha disfrutado».
Minimización	no me volverá a hacer daño,	mantenerme alerta basándome en patrones del pasado».

Estos contraargumentos no tienen por qué contrarrestar la distorsión cognitiva con una lógica aplastante, siempre y cuando la refutación parezca válida. Y si no se te ocurre un contraargumento contundente, siempre puedes utilizar esta opción por defecto: *«Aunque una parte de mí cree [la creencia], elijo saber que esta creencia no me sirve»*.

Tu declaración también puede recurrir al humor en lugar de una de las expresiones más habituales, como en este ejemplo de nuestras colegas Ann Adams y Karin Davidson:

> «Aunque en primero ya sabía que las relaciones no funcionan, es de vital importancia que siga creyendo en los consejos de un niño de seis años sobre relaciones, porque todo el mundo sabe que los niños de seis años son expertos en relaciones adultas».[11]

Contraargumentos de Leah a sus creencias limitantes

Basándose en sus creencias limitantes mencionadas antes, Leah formuló las siguientes declaraciones de elecciones:

*«Aunque una parte de mí cree que soy una mala persona y que no me merezco el perdón, **elijo perdonarme por aceptar ciegamente las creencias y la programación de mi infancia**».*

*«Aunque una parte de mí crea que soy vil y repugnante a ojos de Dios, **elijo hacer una pausa y experimentar asombro al advertir la perfección de la naturaleza y ser consciente de que formo parte de ella**».*

*«Aunque una parte de mí cree que soy pecadora por naturaleza y estoy condenada a pasar la eternidad en el infierno, **elijo notar cómo me siento al empaparme de la energía del amor, que creo que es la verdadera esencia de Dios**».*

---

11. Adams, A., *et al. EFT Level 2 Comprehensive Training Resource*, Energy Psychology Press, Fulton, California, 2011, p. 92.

Tu turno

Da una puntuación USM al poder que cada distorsión cognitiva que has identificado tiene sobre ti. Tomándolas por separado, crea una declaración de elecciones en forma de: *«Aunque una parte de mí cree..., elijo...»*, y anótala en tu diario. Mientras lees cada declaración, frótate los puntos dolorosos del pecho al pronunciar la primera frase y mantén las manos sobre el chakra del corazón con la segunda. Repítelo tres veces para cada distorsión cognitiva. El siguiente procedimiento irá más allá en la desactivación de estas distorsiones.

El *tapping* de Leah sobre sus distorsiones cognitivas y creencias limitantes

Leah preparó una tabla que resumía todo este proceso:

DISTORSIÓN COGNITIVA	«AUNQUE UNA PARTE DE MÍ CREE QUE...	ELIJO...	USM ANTES DEL *TAPPING*	USM DESPUÉS DEL *TAPPING*
Pensamiento de todo o nada	soy una mala persona y no me merezco el perdón	perdonarme por aceptar ciegamente las creencias y la programación de mi infancia».	4	0
Orientación negativa	soy vil y repugnante a ojos de Dios,	hacer una pausa y experimentar asombro al notar la perfección de la naturaleza y darme cuenta de que formo parte de ella».	6	2
Visión catastrofista	soy pecadora por naturaleza y estoy condenada a pasar la eternidad en el infierno	notar cómo me siento al empaparme de la energía del amor, que creo que es la verdadera esencia de Dios».	2	0

Tu turno: eliminar las distorsiones cognitivas

Para cada distorsión cognitiva:

- Repasa otro ciclo de *tapping*: 1) Declaración de elecciones, 2) los doce acupuntos que indican la distorsión cognitiva («Una parte de mí cree...») en cada punto, 3) el procedimiento de integración, y 4) otro recorrido por los doce puntos.
- Puntúa de nuevo la USM en función de lo creíble que te parezca ahora la distorsión cognitiva.
- Puede que te preguntes si poner palabras a la distorsión que quieres cambiar sirve para reforzarla. El *tapping* envía señales al cerebro que reducen el control neurológico que la creencia tiene sobre ti.
- Mantente alerta a las sensaciones o las emociones que están impidiendo que tu nivel de USM baje y da un rodeo para hacer *tapping* en cualquiera que notes. A continuación, vuelve a la creencia errónea o a la distorsión cognitiva.
- Repite el proceso hasta que la USM empiece a bajar para tu distorsión cognitiva.
- Cuando la USM empiece a bajar, alterna entre pronunciar la distorsión cognitiva y el contraargumento (la declaración «elijo...»), de modo que en un punto de *tapping* digas una cosa y en el siguiente digas la otra.

Transcurridas tres rondas de *tapping* alternando estas declaraciones, otorga otra puntuación USM a tu problema original. Si surge un recuerdo cargado negativamente de un acontecimiento que fue un factor en la formación de la distorsión cognitiva o de la creencia limitante, anótalo. Se tratará en las secciones siguientes.

Resumen del capítulo hasta este punto

Sabemos que este capítulo es muy exigente. Pero recuerda que no hace falta repasar todas las técnicas. Intentamos abarcar todas las áreas en las que se puede necesitar el trabajo detectivesco para avanzar ante un tema difícil. Esto te guiará a la hora de buscar un cambio profundo y permanente para un problema crónico. Creemos que merece la pena considerar cada tema, pero puedes elegir el que prefieras. Recuerda también que si te sientes agobiado en algún momento, puedes pasar a las técnicas energéticas (la rutina energética diaria o el Apéndice) o incluso dejar el libro a un lado durante un día o dos y permitir que tu mente inconsciente haga parte del trabajo. A menudo descubrirás que, cuando retornes al programa, se habrán disuelto algunos bloqueos o habrán aparecido nuevas percepciones. En cualquier caso, hagamos balance de dónde nos encontramos en el proceso:

1. Te has centrado en una experiencia no resuelta o en otra preocupación que te importa.
2. Has tomado medidas para:
   a) Equilibrar tus energías.
   b) Superar los reveses psicológicos.
   c) Abordar otras objeciones internas para cambiar la situación.
   d) Sustituir las distorsiones cognitivas y las creencias erróneas por declaraciones de elecciones.
3. Si sientes que tu problema original está totalmente resuelto (USM de 0), ¡maravilloso! Pasa a la sección «Instalar un nuevo modelo rector». Si, por el contrario, tu problema sigue sin estar resuelto como desearías, continúa aquí para profundizar.

5. Profundizar en las raíces del problema

Si la USM de tu problema original todavía se encuentra por encima de 0 o por encima de un número bajo que consideres aceptable, es posible que necesites profundizar en las experiencias formativas que te prepararon para el problema actual. Las experiencias difíciles de la infancia suelen encontrarse en la raíz de las creencias nucleares y los modelos rectores autolimitantes. Estas experiencias también pueden poner en marcha patrones de comportamiento autodestructivos que aparecen sin pensarlo mucho. Algunos de ellos pueden haber surgido y haber sido abordados en las secciones anteriores, como has visto en el caso de Leah. Pero otros necesitan un enfoque especial. Por ejemplo, a menos que se haya resuelto el material no procesado del pasado, una persona que ha sufrido abusos puede abusar reflexivamente de otras, como has visto en el caso de Jackson, o puede volverse de manera habitual temerosa y retraída.

Aunque puede ser revelador reflexionar sobre cómo tu pasado puede estar interfiriendo en tu progreso, un enfoque más sistemático es el llamado «puente afectivo».[12] Tal y como se aplica en psicología energética, te centras en un sentimiento o en una sensación que te viene a la mente cuando puntúas la USM y «retrocedes» en el tiempo hasta una experiencia anterior. Puedes volver a:

... una de las primeras veces que sentí miedo de alguien.
... una de las primeras veces que me rechazaron.
... una de las primeras veces que exploté de rabia.
... una de las primeras veces que sentí opresión en el corazón.
... una de las primeras veces que no podía recuperar el aliento.

Puede que te sorprenda lo rápido que te viene a la mente una experiencia paralela de tu pasado y lo claramente que se relaciona

---

12. Watkins, J. G. «The Affect Bridge: A Hypnoanalytic Technique», *International Journal of Clinical and Experimental Hypnosis*, vol. 19, n.º 1, pp. 21-27 (1971), doi.org/10.1080/00207147108407148.

con la situación actual, sobre todo cuando el «puente» es un sentimiento o una sensación. Algunas personas que utilizan esta técnica han tenido la sensación de retroceder en el tiempo a través de un puente real. Otras han experimentado cómo se deslizan por una corriente hacia su pasado. Muchas simplemente ven o perciben una imagen que enlaza con el recuerdo.

Si identificas un recuerdo que desempeñó un papel fundamental en la preocupación que está sobre la mesa, trátalo como una cuestión separada para el protocolo básico de *tapping*. Asígnale su propia puntuación USM, su frase recordatoria, sus declaraciones de aceptación y de elecciones, y procede con el resto del protocolo.

El puente afectivo de Leah

Cuando Leah hizo otra valoración de la USM sobre la declaración *«Una parte de mí cree que soy vil y repugnante a ojos de Dios»*, la intensidad había vuelto a subir, de 3 a 5. Este tipo de fluctuación no es inusual en un problema crónico complejo relacionado con la propia identidad. Al reflexionar sobre un sermón que escuchó durante su infancia, describió haber sentido «una sensación de desesperanza que me invadía». Utilizó este sentimiento de desesperanza para su puente afectivo, retrocediendo en el tiempo. Continuó en su diario:

Este sentimiento iba acompañado de sensaciones como pesadez en el pecho, opresión en la garganta, presión detrás de los ojos cuando me saltaban las lágrimas y un nudo en el estómago. El miedo a pasar la eternidad en el infierno ya lo tenía arraigado antes de esa experiencia, pero era la primera vez que recordaba haberme sentido desesperanzada ante la posibilidad de ir al cielo. También me habían enseñado que Dios me amaba y quería pasar la eternidad conmigo en el cielo (Juan 3:16: «Tanto amó Dios al mundo...»). Sin embargo, en ese momento he sabido que no importaba lo que hiciera o cuánto me esforzara, nunca llegaría al cielo. Yo era una «pecadora tibia» y disgustaba a Dios.

He hecho tapping en el recuerdo del predicador diciendo: «¡Eres tibia!» y «¡Dios te vomitará de su boca!» y me han invadido sentimientos de pánico y una profunda sensación de vergüenza. El nivel de USM ha subido a 9. Como he notado que me sentía inundada y abrumada, he cambiado mi enfoque para mantenerme enraizada y encarnada. He hecho una pausa y una rutina energética, y luego he vuelto al tapping. He mantenido los ojos abiertos y he hecho tapping en la frase: «Aunque el predicador dijo: "Eres tibia y Dios te vomitará de su boca", en este momento estás a salvo». Me resultaba más reconfortante hablarme a mí misma en tercera persona, como si estuviera hablando con la parte de mí que creía que le daba asco a Dios. Después de varias rondas de tapping, el nivel de SUD ha bajado a 2, pero todavía tenía cierta carga.

Ha surgido otra distorsión cognitiva y recuerdos relacionados con la sensación de desesperanza y desesperación. Ha aparecido la distorsión: «Todo es culpa mía, y yo podría haber evitado que ocurriera». Estaba vinculada a múltiples recuerdos y acontecimientos (puntuación USM de 6). He añadido la declaración de elecciones: «Elijo reconocer que respondí de la mejor manera que sabía en ese momento».

He hecho tapping a través de la sensación de desesperanza que estaba conectada al pensamiento «Todo es culpa mía», al nudo que sentía en el estómago y a los sentimientos de culpa y de vergüenza. Cada vez que volvía a la declaración de elecciones (abreviada como «lo hice lo mejor que pude en ese momento»), experimentaba un desahogo emocional a base de lágrimas. El pensamiento «Todo es culpa mía; podría haber evitado que ocurriera» bajó hasta una USM de 3.

De todos nuestros probadores, el viaje de Leah a través de este capítulo ha sido uno de los más complejos. Empezó con un incidente humillante que le ocurrió en tercero de primaria y acabó trabajando cuestiones fundamentales relacionadas con su identidad, su seguridad, su sexualidad y su relación con Dios. Fue meticulosa a la hora de abordar y anotar cada aspecto que fue surgiendo. Puede que tu trabajo detectivesco no se aleje tanto de tu problema original, pero si lo hace, el relato de Leah supone un gran modelo informativo.

Tu turno: puente afectivo

Éstos son los pasos para tu puente afectivo:

- Vuelve a valorar tu USM sobre el estado actual del problema en el que te has centrado en este capítulo.
- Identifica un sentimiento, una sensación o un pensamiento que tenga que ver con el número de la USM.
- Retrocede en el tiempo hasta una de las primeras veces en que tuviste este sentimiento o esta sensación.
- Aplica el protocolo básico de *tapping* a este recuerdo (como has hecho en el capítulo anterior).
- Cuando tengas este recuerdo y cualquier otro que pueda llamar tu atención en el valor más bajo que puedas, dale otra USM a tu problema original en este capítulo.

Recuerda que una ronda de *tapping* sólo dura aproximadamente un minuto, por lo que, una vez que hayas practicado un poco con los métodos, los pasos reales para estas cinco primeras maneras de bajar una USM resistente pueden completarse en menos tiempo del que has necesitado para leer las instrucciones.

6. Resolver los conflictos que impiden avanzar

El Dr. Burns ha señalado que aunque estemos sufriendo y queramos cambiar desesperadamente, puede haber poderosas fuerzas en conflicto que nos mantengan bloqueados. Si tu USM sigue siendo superior a 0 después de seguir todos estos pasos, es posible que exista un conflicto interno que no se haya resuelto con las técnicas utilizadas hasta ahora y que requiera más atención antes de que el problema se resuelva por completo. Los conflictos internos son una parte normal y natural de la vida. Del mismo modo que un modelo rector tiene muchas partes, tu psique tiene muchos modelos rectores. Siempre están en una interacción dinámica, trabajando los unos con los otros, llegando a compromisos y, a veces, enfrentándose los unos con los otros. La parte de ti que teme ser rechazada puede entrar en conflicto con la parte de ti que anhela mantener una relación profundamente comprometida. La parte de ti que quiere relajarse y ser cuidada puede estar pidiendo a la parte de ti que se siente empujada a asumir tareas desafiantes y darlo todo.

La mayoría de estas negociaciones internas tienen lugar fuera de tu conciencia. A pesar de los inevitables conflictos, la psique suele ser capaz de mantener un equilibrio razonable. A veces, sin embargo, los conflictos internos alteran ese equilibrio hasta el punto de alterar tu estado de ánimo, tu capacidad para perseguir con eficacia lo que realmente te importa y tu sensación general de bienestar. La mayoría de las formas de psicoterapia tienen formas de tratar estas partes conflictivas. Por ejemplo:

- Carl Jung (1875-1961), el legendario psiquiatra suizo, introdujo la «imaginación activa» hacia 1915 como una técnica en la que los contenidos de la mente inconsciente se traducían en imágenes y se personificaban como entidades separadas que crearían narraciones y se comunicarían entre sí.
- Por esa misma época, el psiquiatra rumano-estadounidense Jacob Moreno (1889-1974) introdujo el «psicodrama», una técnica en la que las personas utilizaban técnicas de dramatización para representar partes internas o experiencias no resueltas.
- El psiquiatra de origen alemán Fritz Perls (1893-1970), fundador de la terapia Gestalt, adaptó los métodos psicodramáticos en su «técnica de las dos sillas», también conocida como «trabajo de partes», en la que se da voz y postura a una parte que establece un diálogo con la otra parte (para Perls, a menudo era entre lo que él llamaba el «perro de arriba» y el «perro de abajo»).
- El psiquiatra de origen canadiense Eric Berne (1910-1970), fundador del análisis transaccional, se centró en tres «partes» internas o «estados del yo»: el padre, el niño y el adulto.
- El terapeuta familiar estadounidense Richard Schwartz considera y trabaja con las partes internas como una «familia» en su popular modelo de sistemas familiares internos.

- La TCC también utiliza el diálogo. De hecho, David B. Burns ha calificado su técnica de «exteriorización de las voces» –en la que se establece un diálogo entre los pensamientos negativos y los positivos de una persona– como tal vez la más poderosa de todas las técnicas de la TCC.

Cada uno de estos enfoques supone una forma creativa de abordar la misma cuestión: todos tenemos partes fragmentarias que deben comunicarse y armonizarse para que funcionemos lo mejor posible. Por ejemplo, tu niño interior puede estar diciendo: «Quiero jugar»; tu padre interior: «Tienes que trabajar» y tu adulto interior puede estar negociando entre los dos. Dar voz, postura e interacción a estas partes internas es una forma poderosa de conseguir una mayor cooperación entre ellas. Puede que no te sorprenda oír que la psicología energética incorpora el *tapping* en los acupuntos a este tipo de diálogo interno. Maggie Adkins, practicante y profesora de EFT de gran prestigio en Australia, explica que el propósito de los diálogos internos que utilizan el *tapping* es «hacer amigos –para crear una relación nueva y mejor– con cualquier parte de nosotros que esté presentando un problema».[13] Además de los diálogos entre estas partes, distingue otras categorías para dichos diálogos:

- Diálogos con tu niño interior.
- Diálogos con una sensación física o una parte del cuerpo.
- Diálogos entre tú y todo tu cuerpo.

Mientras dialogas, haces *tapping*. Aplica *tapping* en un acupunto mientras habla una parte. A continuación, pasa al siguiente punto de la secuencia de doce puntos cuando hable la otra parte. Pasa a los siguientes puntos a medida que se suceden los intercambios. Algunas personas incluso cambian de asiento, o al menos de postura y de expresión facial, cuando interpretan cada parte.

---

13. Adkins, M. «Inner Dialogues with EFT», en Bruner, P., *et al.* (eds.): *EFT and Beyond: Cutting Edge Techniques for Personal Transformation*, Energy Publications, Essex, Inglaterra, 2009, p. 78.

Puede ser un proceso maravillosamente creativo, pero varía tanto de una persona y de una situación a otra que no podemos ofrecer una serie de directrices sobre cómo llevar a cabo el diálogo. De todos modos, lo básico es que cada parte diga lo que necesita, escuche respetuosamente lo que la otra parte precisa y acepte hacer lo que pueda y esté dispuesta a hacer para satisfacer las necesidades de la otra parte.

Puedes imaginarte cómo pudo desarrollarse el diálogo interno de Jackson (apartado «Creencias nucleares y modelos rectores») después de que el puente afectivo le evocara un incidente que sucedió cuando tenía diez años:

Jackson a los diez años: *Nos lo estábamos pasando muy bien, y entonces ha llegado a casa y nos ha gritado. Esta vez he sido yo el que ha recibido la bofetada. Siento el escozor en la cara. No sé qué he hecho mal. Sólo sé que soy un chico malo.* [Mientras hace *tapping*].

Voz adulta de Jackson: *Eso debe ser muy confuso. Y muy doloroso.* [Mientras hace *tapping*].

Jackson a los diez años: [Con lágrimas en los ojos]. *¡Lo es! Realmente lo es. Intento ser bueno. Intento no hacer ruido. Intento no ensuciar. Pero a veces se me olvida.* [Mientras hace *tapping*].

Adulto: *Sí, sé cuánto te esfuerzas. Y tus lágrimas me dicen lo injusto que te parece. Puedo ver que realmente quieres hacer lo que tu papá espera de ti.* [Mientras hace *tapping*].

Jackson a los diez años: *Es verdad. Pero siempre meto la pata. Soy muy malo.* [Mientras hace *tapping*].

Adulto: *Sé que crees eso. Pero quiero decirte algo, Jackson. Tu papá no es como la mayoría de los papás. ¿Lo sabías?* [Mientras hace *tapping*].

Jackson a los diez años: *No sé lo que quieres decir. Es el único papá que tengo.* [Mientras hace *tapping*].

Adulto: *Sí, ¿cómo lo sabes? Pero a la mayoría de los padres les gusta ver jugar a sus hijos. A la mayoría de los padres les gusta ver a sus hijos divertirse.* [Mientras hace *tapping*].

Jackson a los diez años: *Mi papá no. Él tiene normas. Y si rompemos las normas, somos malos.* [Mientras hace *tapping*].

Adulto: *Lo que quiero que entiendas es que son las normas las que son malas, no tú.* [Mientras hace *tapping*].

Jackson a los diez años: *No entiendo lo que quieres decir.* [Mientras hace *tapping*].

Adulto: *¿Sabes cómo te ha dolido la cara cuando te ha pegado una bofetada?* [Mientras hace *tapping*].

Jackson a los 10 años: *Sí, me ha dolido mucho. Todavía me duele.* [Mientras hace *tapping*].

Adulto: *A tu papá le hicieron daño hace mucho tiempo, así que cuando hay ruido o la habitación está desordenada, le duele. Más o menos como te duele la cara. Es un tipo diferente de dolor, pero es real.* [Mientras hace *tapping*].

Jackson a los 10 años: *No lo entiendo.* [Mientras hace *tapping*].

Adulto: *Te sigue doliendo la cara aunque no te esté pegando. Si yo no supiera que te ha pegado, no sabría que te duele la cara. Es más o menos así. No puedes ver su dolor y no sabes qué lo ha provocado. Pero tiene mucho dolor en su interior. Y cuando haces ruido, empeora su dolor. Y por eso se enfada.* [Mientras hace *tapping*].

Jackson a los 10 años: *Porque fui malo.* [Mientras hace *tapping*].

Adulto: *Lo que estoy tratando de mostrarte es que tú no eres malo. Tu papá tiene algo mal. Algo está roto dentro de él.* [Mientras hace *tapping*].

Jackson a los 10 años: *¿Por qué no puede arreglarlo?* [Mientras hace *tapping*].

Adulto: *Porque no puede.* [Mientras hace *tapping*].

Jackson a los 10 años: *¿Puedo arreglarlo por él?* [Mientras hace *tapping*].

Adulto: *No, tú tampoco puedes arreglarlo.* [Mientras hace *tapping*].

Jackson a los 10 años: *¿Entonces qué hago?* [Mientras hace *tapping*].

Adulto: *Es complicado. Te encuentras en una situación difícil. Si haces ruido o desordenas algo, te castigará. Así que tienes que intentar seguir sus normas cuando él esté cerca.* [Mientras hace *tapping*].

Jackson a los 10 años: *¡Eso ya lo sé!* [Mientras hace *tapping*].

Adulto: *Pero ésta es la cuestión. Cuando te castiga, no es porque seas un niño malo. Sí, tienes que seguir sus reglas lo mejor que puedas. Pero* *también tienes que ser capaz de jugar y hacer ruido cuando él no esté.* [Mientras hace *tapping*].

Jackson a los 10 años: *Pero siempre me da miedo hacer ruido o divertirme, esté él cerca o no.* [Mientras hace *tapping*].

Adulto: *Lo sé. Ya veo lo que te pasa cuando eres mayor. Has aprendido tan bien que no es seguro hacer ruido o ser desordenado, que el ruido y el desorden te molestan como le molesta a tu papá.* [Mientras hace *tapping*].

Jackson a los 10 años: *¿Cómo sabes eso?* [Mientras hace *tapping*.]

Adulto: *Soy de tu futuro, vuelvo a visitarte. Quiero que sepas que eres un buen chico. Quiero que sepas que te encuentras en una situación difícil y antinatural. Lo veo, ¡y lo siento mucho!* [Mientras hace *tapping*].

Jackson a los 10 años: *Gracias.* [Mientras hace *tapping*].

Adulto: *Pero estoy a punto de decirte algo que te sorprenderá. Ahora mismo tienes diez años. Pero yo soy el tú de tu futuro. Ya no estoy en la situación de cuando tenía diez años.* [Mientras hace *tapping*].

Jackson a los 10 años: *¡Esto suena muy raro!* [Mientras hace *tapping*].

Adulto: *Sí. Y aquí está la parte difícil. Ahora mismo estás aquí en el futuro conmigo. Y aunque sigas teniendo diez años después de todos estos años, ahora soy un adulto. Y puedo ayudarte a que seas consciente de que las normas de tu papá no son las normas del mundo. La parte de ti que cree que eres malo y que cree que el ruido y el desorden son peligrosos puede empezar a sanar.* [Mientras hace *tapping*].

Jackson a los 10 años: *Me siento seguro aquí hablando contigo. ¿Puedo dejar de tener tanto miedo?* [Mientras hace *tapping*].

Adulto: *Esto es lo que tengo pensado para los dos. Verás, yo ya soy mayor. Tengo mis propios hijos, como tú. Y me enfado con ellos por los mismos motivos que tu padre se enfadaba contigo. Si puedes sentirte seguro conmigo, ambos podremos sanar de la época en que era tan peligroso para ti, de pequeño, ser natural.* [Mientras hace *tapping*].

Diálogo interno de Leah

Leah también llevó a cabo un largo diálogo interno, aunque para nuestro ejemplo, nos quedaremos con el de Jackson. Después del diálogo de Leah, volvió a hacer *tapping* en la distorsión cognitiva que había sido de 2: «Le provoco asco a Dios y soy una persona asquerosa». Había bajado a 0, al igual que el recuerdo original de tercero.

Tu turno

Tu diálogo interno puede adoptar muchas formas. Por ejemplo, en lugar de viajar en el tiempo para dialogar con tu «niño interior», como acabas de ver en el caso de Jackson, podrías crear un diálogo que diera voz a una sensación física como una pesadez en el corazón, en una parte del cuerpo como el corazón o los pulmones, o en el cuerpo entero. Al generar señales que mantienen el equilibrio en el sistema energético de tu cuerpo, el *tapping* impulsa el diálogo hacia un espacio de sanación.

Ya sea con una sensación, con una parte del cuerpo, con el cuerpo entero o con dos vertientes de tu personalidad, crea un diálogo que aborde un conflicto interno que pueda estar impidiendo avanzar en la resolución de tu problema. Si has vuelto a un recuerdo anterior durante el puente afectivo, tu diálogo podría ser contigo mismo a la edad que tenías durante el recuerdo. ¿Qué necesitabas? ¿Cómo te hicieron daño? Descríbelo con todo lujo de detalles. Habla desde el corazón. No hace falta que sea tan dramático como el diálogo de Jackson, sólo que sea fiel a tu experiencia. ¿Qué es lo que todavía necesita ser sanado? Escucha bien.

Desde tu «estado de yo adulto», ¿qué consejos puedes dar a este niño? Juega con la capacidad que te permite este formato de viajar en el tiempo o de personificar partes. Expresa tu amor, tu cariño y tu apoyo. No dejes de hacer *tapping* durante el diálogo hasta que ambas partes hayan alcanzado el máximo entendimiento y cooperación posibles. Al final, vuelve a puntuar la USM de tu problema original.

¿Terminará esto alguna vez?

Mientras estemos en la Tierra, siempre nos enfrentaremos a nuevos desafíos, desde los vínculos afectivos durante la infancia hasta los ajustes necesarios en la vejez. Para afrontarlos de manera eficaz, seguimos revisando y actualizando nuestros modelos rectores, consciente o inconscientemente. Aunque va bien procesar los pensamientos y las emociones que se interponen en el camino de tu salud, tu felicidad y tu eficacia, te advertimos que evites obsesionarte con intentar tenerlo todo «limpio». Sé indulgente contigo mismo, como lo sería un terapeuta cariñoso y eficaz. Dawson Church pone así la situación en perspectiva:

> Una de las preguntas que la gente se hace con frecuencia es: «¿Llegaré alguna vez al final de mi proceso emocional?». Es como la pregunta que le hicieron a una famosa cortesana francesa: «¿Disminuye su apetito sexual a medida que envejece?». «¿Cómo voy a saberlo? ¡Sólo tengo 85 años!», respondió.[14]

7. Instalar un nuevo modelo rector

Hemos visto seis tipos diferentes de trabajo detectivesco para identificar y superar los obstáculos que impiden alcanzar tu objetivo original. En algún punto del camino, tu puntuación de la cantidad de malestar interno al pensar en tu problema original puede haber bajado a 0. Pero incluso aunque todavía esté en 3 o menos, puedes hacer un replanteamiento del modelo rector que ha estado interfiriendo con los cambios que deseas instituir. Y puedes utilizar el *tapping* para «instalar» ese modelo rector revisado en tu sistema nervioso.

Si tu USM sigue en el rango medio (entre 4 y 6), puedes repetir algunas de las técnicas de este capítulo o buscar otros aspectos del problema para bajarlo a 3 o menos. Si tu USM sigue estando en un 7

---

14. Church, D. *The EFT Manual*, 4.ª ed. Energy Psychology Press, Santa Rosa, California, 2018, p. 241.

o más después de pasar por todos estos procedimientos, todavía te queda otra opción eficaz. Todos tenemos problemas que podrían verse beneficiados de una orientación externa, y te has encontrado con un reto que en algún momento querrás abordar con la ayuda de un practicante de *tapping* experimentado o de otra fuente de apoyo profesional. Además, aunque no hayas avanzado mucho, has estado desarrollando habilidades que podrás aplicar a otras preocupaciones.

Si tu USM está en 3 o menos, en tu psique ya se está produciendo el reencuadre, y puedes acelerarlo con un procedimiento final que traduce activamente los cambios en tu psique en cambios en tu vida. El primer paso consiste en imaginar cómo será tu vida cuando este problema ya no suponga una preocupación para ti. A continuación, debes convertir esta visión en una declaración. Si el problema era una desconfianza exagerada hacia los demás, la declaración podría ser *«Estoy aprendiendo a ver lo bueno en las personas y en sus intenciones»*. Si el problema era el miedo a las multitudes, la declaración podría ser *«Empiezo a disfrutar cuando la gente se reúne en grandes grupos»*. Si el problema era que nunca encuentras tiempo para disfrutar de tu familia, la declaración podría ser *«Me gusta cuando percibo mi ternura, y eso ocurre cada vez más cuando estoy con mi familia»*.

Crear una afirmación

Es posible que reconozcas que estas frases son afirmaciones, declaraciones que tú quieres que sean verdad, aunque la realidad de esa verdad todavía esté en proceso. Las afirmaciones son útiles para instalar un nuevo modelo rector. Para que una afirmación sea eficaz, debe:

- Estar en primera persona, en tiempo presente.
- Ser breve, sencilla y directa.
- Afirmar lo que *quieres* en lugar de lo que *no quieres*.
- Afirmar tus *deseos* en vez de tus *obligaciones*.
- Afirmar un objetivo que consideres realista y posible de alcanzar.
- Afirmar un objetivo que también sea «exagerado», es decir, lo bastante ambicioso como para ser emocionante.

Tu afirmación debe estar equilibrada entre una posibilidad que crees que puedes alcanzar y una posibilidad que te transportaría a otro nivel. La ambición estimula el entusiasmo y la motivación. El objetivo de aumentar tus ingresos anuales de 50.000 a 51.000 dólares no te entusiasmará. En cambio, la perspectiva de alcanzar los 80.000 o 100.000 dólares sí puede hacerlo, y este principio es válido tanto si el objetivo tiene que ver con más dinero como con menos peso, mejores relaciones, una salud más fuerte o más éxitos.

Por otro lado, las afirmaciones no funcionan muy bien si:

- Reflejan lo que tú crees que deberías querer en lugar de lo que realmente quieres.
- Exigen un paso demasiado grande o cambios que van mucho más allá de lo que tú crees que es posible.
- Están redactadas de una forma que no despierta tu entusiasmo.
- Se repiten sin sentido.

A continuación, te mostramos algunos ejemplos de afirmaciones bien redactadas:

«Veo la oportunidad en cada reto que presenta mi hijo».

«Me siento a gusto con gente nueva y estoy deseando conocerla».

«Sigo pensando con el corazón y con los pies en el suelo a pesar de las críticas de mi marido».

«Estoy terminando mi libro con facilidad, alegría y brillantez».

«Disfruto de mi programa de ejercicios y cada día me siento atraída por él».

«Me atraen los alimentos y hábitos alimentarios saludables».

«Encuentro formas de aportar cada vez más juego a mi día».

«Me estoy recuperando completamente de manera rápida, fácil y divertida».

«Soy rico» (o, para que resulte más creíble, *«me estoy haciendo rico»*)... o sano, feliz en mi matrimonio, etc.

«Aprecio cada momento» (o *«Estoy aprendiendo a apreciar cada momento»*).

Aunque muchos programas de autoayuda que utilizan afirmaciones se detienen una vez enunciadas éstas, los pasos siguientes –neutralizar los «sí, pero», concretar las afirmaciones y estimular los puntos energéticos– les añadirán fuerza.

Identificación de los «sí, pero»

Un «sí, pero» (o «terminación condicionada») es una forma específica de reverso psicológico. Los reversos psicológicos se pueden formar en torno a cualquier objeción interna a la consecución de un objetivo. Puede tratarse de la conveniencia final del objetivo, de los sacrificios que tendrías que hacer para alcanzarlo, de la plausibilidad de conseguirlo, de si sería seguro lograrlo o de cuestiones relacionadas con tu autoestima o tu identidad. Un «sí, pero» es un reverso psicológico basado en la creencia interna de que el objetivo no es posible o no es deseable. Gary Craig llamó *tail-ender* («sí, pero») a este tipo de reverso psicológico que se añade de forma invisible (inconsciente) al final de una afirmación. Por ejemplo, la afirmación *«Mantengo el equilibrio y la armonía entre mi carrera y mi vida personal..».* podría tener como «sí, pero»:

«pero, por supuesto, mis responsabilidades laborales siempre son lo primero».

Si la afirmación es *«Como y hago ejercicio para mantener mi peso ideal»*, los posibles «sí, pero» podrían ser: *«pero si estoy en mi peso ideal…*

> *… los hombres se me insinuarán y esperarán sexo de mí».*
>
> *… pesaré menos que mamá, y se pondrá celosa y se enfadará».*
>
> *… me sentiré emocionalmente vulnerable».*
>
> *… tendré que renunciar a la comodidad y el placer de comer lo que quiero».*
>
> *… no sabré si un hombre me quiere por como soy o por mi cuerpo».*

Los «sí, pero» de Leah

La afirmación de Leah parecía bastante sencilla: «Me acerco a mí misma de manera coherente con compasión y perdón». Pero las frases invisibles que su psique colocó al final fueron «a menos que tenga que ver con el placer» y «a menos que decepcione a alguien».

Tu turno

Para identificar cualquier «sí, pero» que tu psique haya añadido de forma invisible a tu afirmación, observa qué pasa cuando intentas completar estas declaraciones en tu diario:

- Lo que hay en mí que hace que me resulte imposible alcanzar este objetivo es…
- Si hubiera un motivo emocional para no alcanzar este objetivo, sería…
- Para alcanzar este objetivo, tendría que…
- Lo que realmente quiero, más que este objetivo, es…
- Pensar en este objetivo me recuerda…
- Estaría más dispuesto a alcanzar este objetivo si antes…

Si alguna de las afirmaciones anteriores hace aparecer un «sí, pero», anótalo en tu diario.

Neutralizar los «sí, pero»

El protocolo básico de *tapping* puede utilizarse para neutralizar los «sí, pero».

Sigue estos pasos básicos:

1. Reduce el «sí, pero» a una docena de palabras o menos para que te sirva como frase recordatoria.
2. Puntúa la USM de 0 a 10 en función de cuán obstáculo parece suponer el «sí, pero».
3. Elabora una declaración de aceptación o de elecciones, como *«Aunque me sentiré emocionalmente vulnerable si pierdo peso, me quiero y me acepto profundamente»* o *«… elijo seguir construyendo mejores límites»*.
4. Haz otro ciclo, repitiendo el «sí, pero» en cada uno de los doce acupuntos, haciendo el procedimiento de integración y recorriendo de nuevo los puntos de *tapping*.
5. Vuelve a dar una puntuación USM a cuán obstáculo parece suponer el «sí, pero».
6. Sigue trabajando con aspectos y cualquiera de las técnicas de este capítulo para neutralizar tanto como puedas cada «sí, pero».

Cómo Leah derrotó su «sí, pero»

«Mi primer "sí, pero" sólo obtuvo un 3, así que repasando la secuencia de *tapping* lo bajé rápidamente a 0 e hice *tapping* en "Aceptar el placer". ¡Estoy disfrutando de esta nueva forma de ver el placer, sobre todo apreciando la mayor sensación de libertad en torno a mi sexualidad! Mi segundo "sí, pero" sobre decepcionar a alguien empezó en 7 y tuve que rememorar un momento de mi infancia para bajarlo a 2. A partir de ahí, me resultó relativamente fácil bajarlo a un 0 haciendo *tapping* en "Elijo saber que lo hago lo mejor que puedo y que lo mejor que puedo está bastante bien"».

Concretar la afirmación

Hasta ahora, la afirmación ha sido probablemente una declaración más o menos general. Ahora la concretarás imaginando una situación relacionada con el problema original en la que supondría un reto poner en práctica tu afirmación. El proceso se ha descrito antes como «probar tus resultados», pero ahora lo llevarás un paso más allá, no sólo probando si la USM se reduce a 0, sino también dando una puntuación de lo creíble que es para ti que puedas responder de la nueva forma.

Después de que la USM de Rosa sobre su enfado con su hija se redujera a 0 (capítulo 2), se le pidió que imaginara una situación en la que le resultara difícil «mantener la calma». Rosa sólo tuvo que pensar en la noche anterior, cuando le dijo a Carmen que estuviera en casa a las nueve de la noche. Carmen se mostró beligerantemente desafiante, acercándose a centímetros de la cara de Rosa mientras le gritaba. No retrocedía.

La terapeuta le pidió a Rosa que se visualizara respondiendo exactamente de la manera en que le gustaría interpretar este guion. Rosa se vio diciéndole con calma a Carmen que se apartara y, cuando Carmen no lo hacía, mencionando con calma una consecuencia que le importaba a Carmen. En este caso, Carmen ganaba puntos por hacer alguna tarea, y podía cambiar estos puntos por cosas como maquillaje y ropa. Rosa se vio a sí misma diciéndole a Carmen que continuara la conversación con respeto o perdería veinte puntos. Rosa puntuó la *credibilidad* de su capacidad para llevar esto a cabo como relativamente fuerte.

Para esta técnica, la puntuación no es en USM (unidades subjetivas de malestar), sino en USC (unidades subjetivas de credibilidad). Al medir la USM, lo que se pretende es hacer bajar el número a 0 o casi 0. En cambio, al medir la USC, lo que se pretende es aumentarla a 10. La puntuación USC de Rosa era de 6, lo que mostraba un buen grado de confianza, y pudo subirla a 8 con otro ciclo de *tapping*.

La escena desafiante de Leah

Para concretar su afirmación, Leah se imaginó disgustando a alguien. En su escena, se presentaba a una cita con un cliente sin haber podido entregarle el porfolio que había producido con el tiempo adecuado. La decepción del cliente era evidente. Su suposición de que podía afrontar esta situación con autoestima, autocompasión, autoindulgencia y habilidad estaba en 5 (en la escala USC), que, como verás, aumentó con la siguiente técnica.

Tu turno

Ya has elaborado una afirmación que describe un cambio deseable y has neutralizado los «sí, pero». Ahora lo pondrás a prueba. Imagina una escena en la que, como la de Rosa y Leah, supondría todo un reto tener las respuestas emocionales y conductuales que deseas. Visualiza la escena como una película. En esta película, tu respuesta al desafío es la que consideras ideal. Puntúa la escena entre 0 (nada creíble) y 10 (totalmente creíble).

Integrar la afirmación en el sistema nervioso

Una vez que hayas (1) redactado correctamente una afirmación para un objetivo que consideres valioso y realista, (2) neutralizado los «sí, pero» y (3) juntado con imágenes intensas tener la respuesta deseada ante una situación desafiante, el último paso, aplicar el protocolo básico de *tapping*, hará que sea un enfoque tan de fiar como el que hemos visto para cambiar las vías neuronales para apoyar un objetivo.

Sólo se necesitan dos ajustes al protocolo para hacerlo. Además de decir tu afirmación en cada punto de *tapping*, también visualizas tu éxito en la situación desafiante. Y formula la primera parte de tu declaración de aceptación o de elecciones de la siguiente manera:

«Aunque sólo creo [di tu afirmación] en un [tu puntuación USC], me quiero y me acepto tal y como soy».

En el caso de Rosa, después de unos cuantos ciclos de *tapping* pronunciando su afirmación y visualizándose manteniendo la calma ante las provocaciones de Carmen, Rosa subió a un USC de 9. Si el USC asciende a 8 o más, suele ser una señal prometedora de que tendrás éxito a la hora de trasladar la afirmación a tu vida. A menudo no se puede conseguir un 10 en credibilidad hasta que has experimentado la nueva respuesta en una situación real.

La visión empoderadora de Leah

La declaración revisada de Leah fue «Aunque sólo tengo un cincuenta por ciento de confianza en que me acercaré a mí misma con compasión y perdón, me quiero y me acepto tal como soy». De nuevo trajo a su mente la escena con su cliente mientras hacía *tapping* y se imaginaba a sí misma explicándole, con total autoaceptación, que el porfolio tampoco cumplía con sus estándares, admitiendo que no tuvo suficiente tiempo y diciéndole con total confianza que la próxima vez que se reunieran, el porfolio sería al menos tan bueno como las muestras que hicieron que el cliente la contratara antes que a nadie. Este proceso tuvo lugar en su imaginación, con los ojos cerrados, mientras hacía *tapping* y se imaginaba a sí misma en un espacio de autoestima, autocompasión y autoperdón. La credibilidad subió a un 8.

Tu turno

Haz *tapping* en tu afirmación, combinada con la visión de llevarla a cabo con éxito ante una situación desafiante:

1. Comienza con una puntuación USC sobre la probabilidad de que respondas como esperas a la situación desafiante.
2. Haz *tapping* en los doce acupuntos mientras visualizas, articulas o sientes cómo llevas a cabo la respuesta deseada.
3. Realiza el procedimiento de integración.
4. Vuelve a hacer *tapping* en los puntos.
5. Puntúa la USC de nuevo.
6. Identifica aspectos o «sí, peros» mientras haces la valoración.
7. Haz *tapping*.
8. Continúa el proceso hasta que la USC sea 8 o superior.

A veces, mientras llevas a cabo estos pasos, verás motivos para modificar su afirmación. Hazlo si lo consideras oportuno. Reflexiona en tu diario sobre todo el proceso de instalar un nuevo modelo rector.

Enrólate a la vida de tus sueños

Incluso mientras conscientemente estás siguiendo los pasos de este capítulo para llevar a cabo mejoras en un área específica de tu vida, una parte subconsciente de ti está trabajando activamente en tu desarrollo personal. Tus sueños te proporcionan una visión de ese funcionamiento interno inconsciente y te permiten interactuar con él. El psicólogo Steven Ungerleider señaló que «inventores, científicos y escritores han atribuido algunos de sus logros a ideas que les llegaron a través de los sueños».[15]

El Dr. Robert Hoss, investigador de los sueños y director de la Sociedad para el Estudio de los Sueños, ha sido pionero, junto con su esposa, la psicoterapeuta Lynne Hoss, en la aplicación del *tapping* en acupuntos para trabajar con los sueños.[16] Su poderoso modelo, al que llaman «Dream to Fredom» («Soñar para liberarse»), puede aplicarse si: (1) tienes un sueño mientras trabajas con cualquiera de los temas de este libro, o (2) te sientes bloqueado y quieres incubar un sueño para pedir ayuda en esa área al sentido común de tu mente inconsciente. En la página web dreams.energytapping.com encontrarás un manual básico sobre cómo utilizar su técnica con estos propósitos.

Recapitulación

Formular las palabras que acompañan al *tapping* es el arte de aplicar un enfoque de psicología energética, pero también sigue los principios expuestos en este capítulo y en el anterior. A medida que una sesión progresa, suele seguir este patrón: las etapas de apertura identifican, reconocen y aceptan el problema o la cuestión; el enfoque pasa entonces a reconocer los obstáculos para cambiar y a hacer *tapping* en los componentes emocionales de esos obstáculos, y termina con declaraciones de elecciones que enfatizan e instalan el resultado deseado.

15. Ungerleider, S. *Mental Training for Peak Performance: Top Athletes Reveal the Mind Exercises They Use to Excel.* Rodale, Emmaus, Pensilvania, 2005, p. 70. (trad. cast.: *Entrenamiento mental para optimizar el rendimiento. Atletas de élite revelan las claves de su triunfo.* Ediciones Desnivel, Madrid, 2007).
16. Hoss, R. *Dream to Freedom: A Handbook for Integrating Dreamwork and Energy Psychology,* Energy Psychology Press, Santa Rosa, California, 2013.

Aunque este capítulo es más complejo que cualquier otro del libro, enseña muchos de los procedimientos y de las habilidades más importantes que ofrece la psicología energética. El principio clave es que, si dejas de progresar en un asunto que te importa, puedes dar pasos bien definidos de trabajo detectivesco para descubrir qué es lo siguiente que hay que resolver y utilizar los procedimientos que se enseñan en este capítulo para resolverlo. Puedes volver a este capítulo en cualquier momento en el que necesites un empujón.

Aunque no es esencial, David ha escrito un artículo, «Words to Tap By», que puedes encontrar en *tapping*-words.energytapping.com y que puede ser un complemento útil a los procedimientos de este capítulo. Otro artículo de David, una síntesis de más de 800 entrevistas y encuestas de profesionales y pacientes, aporta una visión de las percepciones de un amplio abanico de personas que utilizan la psicología energética y resume las directrices para el uso del enfoque; lo puedes encontrar en 800surveys.energytapping.com.

Resumen del capítulo 3

Éstos son los pasos básicos:

1. Equilibra tus energías.
2. Identifica, acepta y neutraliza cualquier reverso psicológico.
3. Identifica, acepta y difumina cualquier otro motivo para no cambiar.
4. Identifica y transforma las distorsiones cognitivas y las creencias autolimitantes, sustituyéndolas por un discurso interior positivo.
5. Encuentra las raíces del problema en tu pasado y resuelve los problemas persistentes.
6. Resuelve otros conflictos que impiden el progreso.
7. Instala conscientemente el nuevo modelo rector.

PARTE II

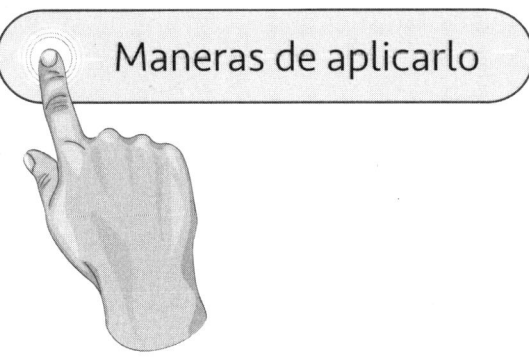

Maneras de aplicarlo

Las razones más frecuentes por las que la gente busca ayuda de un terapeuta son los temas de los seis primeros capítulos de la parte II. Entre ellos se incluyen:

- Capítulo 4: Preocupaciones, ansiedad y trastorno de estrés postraumático.
- Capítulo 5: Tristeza y depresión.
- Capítulo 6: Hábitos y adicciones.
- Capítulo 7: Rendimiento máximo.
- Capítulo 8: Relaciones.
- Capítulo 9: Cuando ocurre una catástrofe.

Todo el mundo se enfrenta en algún momento de su vida a la preocupación, la tristeza, los hábitos autodestructivos, las dificultades en las relaciones y el deseo de rendir al máximo. Los capítulos 4 a 8 te guiarán en la aplicación del protocolo básico de *tapping* en cada una de estas áreas. El capítulo 9 se centra en los usos de la psicología energética en comunidades en las que ha ocurrido una catástrofe. Por último, el capítulo 10 amplía el alcance a las implicaciones sociales de la psicología energética.

Los capítulos 4 a 8 comienzan con un recuadro de «Solución rápida» y luego profundizan mucho más en las cuestiones relacionadas con el tema. Los capítulos 4, 5 y 6 también abordan sus temas ofreciendo:

- Ejemplos de casos que demuestran cómo el trastorno de estrés postraumático, la depresión y las adicciones han sido problemas tratados eficazmente utilizando un enfoque de *tapping* en acupuntos.
- Una visión general de las mejores prácticas en el campo de la salud mental para trabajar con estos problemas.
- Un análisis de cómo los psicoterapeutas o las personas que trabajan en psicoterapia pueden adaptar un enfoque de *tapping* para construir sobre estas mejores prácticas.

Cada capítulo de esta sección asume una comprensión básica del material dado en los capítulos 2 y 3. Con eso, puedes progresar por estos capítulos en cualquier orden, según te reclamen sus temas.

Es posible que cualquiera de estos capítulos te suponga un viaje profundo y polifacético, ya que cada uno de ellos es ambicioso y sustancial. Así que, por favor, dedícale el tiempo necesario con compasión y paciencia.

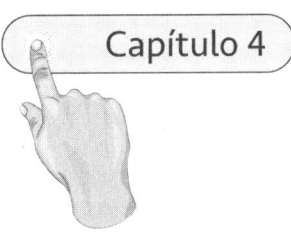

Capítulo 4

Preocupaciones, ansiedad y trastorno de estrés postraumático

El *tapping* tiene tanto éxito para frenar las fobias, la ansiedad, el trastorno de estrés postraumático y otros problemas [porque] no sólo detiene la respuesta al estrés […] sino que también reeduca el sistema límbico.[1]

—NICK ORTNER
Fundador de The *Tapping* Solution

Tu sistema nervioso puede ser secuestrado por experiencias adversas, provocando que trabaje en tu contra.[2] Para empezar con un ejemplo desgarrador, una docena de años después del genocidio de 1994 en Ruanda, cincuenta niños del orfanato El Shaddai en Kigali todavía sufrían graves síntomas de trastorno de estrés postraumático (TEPT), incluyendo ansiedad, depresión, *flashbacks*, pesadillas e

---

1. Ortner, N. *The Tapping Solution: A Revolutionary System for Stress-Free Living*, Hay House, Carlsbad, California, 2013, p. 7.
2. Hughes, K., *et al.* «The Effect of Multiple Adverse Childhood Experiences on Health: A Systematic Review and Meta-Analysis», *Lancet Public Health*, vol. 2, n.º 8, pp. e356-e366 (2017), doi.org/10.1016/S2468-2667(17)30118-4.

insomnio. Muchos de estos niños, ahora adolescentes, habían presenciado el asesinato de sus padres. Tres de nuestros colegas llevaron la terapia del campo del pensamiento (TFT) al orfanato. Los resultados del tratamiento se midieron utilizando una lista de comprobación de los síntomas del TEPT completada por los cuidadores de los huérfanos antes y después de los tratamientos de una sesión.

Las mejoras superaron con creces las de cualquier estudio previo revisado por pares sobre un tratamiento del TEPT en términos de velocidad, grado de eficacia y porcentaje de sujetos que recibieron ayuda.[3] Tras una única sesión de *tapping* (con la ayuda de traductores), 47 de los 50 huérfanos ya no se encontraban en el rango de TEPT en la evaluación estandarizada. Sorprendentemente, los beneficios se mantuvieron en la misma medida en un seguimiento de un año sin tratamientos adicionales. Una de las investigadoras, la psicóloga Caroline Sakai, describió la experiencia de una niña de quince años que tenía tres en el momento del genocidio de 1994:

> Se había escondido con su familia y otros habitantes de la aldea en el interior de la iglesia local. La iglesia fue asaltada por hombres con machetes, que iniciaron una masacre. El padre de la niña les dijo a ella y a otros niños que corrieran y que no miraran atrás bajo ningún concepto. Ella obedeció y corría tan rápido como podía, pero entonces oyó a su padre «gritar como un loco». Recordó lo que su padre había dicho, pero sus gritos eran tan convincentes que se volvió y, horrorizada, vio cómo un grupo de hombres lo asesinaban con machetes.
>
> En los doce años siguientes no pasó un solo día sin que tuviera recuerdos de aquella escena. Su sueño estaba plagado de pesadillas relacionadas con ese recuerdo. En la sesión de tratamiento, le pedí que recordara los *flashbacks* y que me imitara mientras yo hacía *tapping* en una serie de puntos de acupuntura seleccionados y ella

---

3. Sakai, C. E., *et al.* «Treatment of PTSD in Rwandan Genocide Survivors Using Thought Field Therapy», *International Journal of Emergency Mental Health*, vol. 12, n.º 1, pp. 41-50 (2010).

contaba la historia de los *flashbacks*. Al cabo de unos minutos, sus sollozos conmovedores y su afecto depresivo se transformaron de repente en sonrisas. Cuando le pregunté qué había pasado, me dijo que había accedido a buenos recuerdos. Por primera vez, recordaba a su padre y a su familia jugando juntos. Dijo que hasta ese momento no había tenido recuerdos de su infancia anteriores al genocidio.

Podríamos habernos quedado ahí, pero en su lugar la hice volver a lo que había pasado en la iglesia. La intérprete me lanzó una mirada, como preguntándome: «¿Por qué vuelves a sacar el tema cuando ella se encontraba bien?». Pero yo iba a por un tratamiento completo. La chica se puso a llorar de nuevo. Contó que había visto cómo mataban a otras personas. Reflexionó que estaba viva gracias a la rapidez mental de su padre, que distrajo la atención de los hombres mientras decía a los niños que huyeran corriendo.

La chica volvió a llorar cuando revivió los horrores que presenció mientras se escondía en el exterior con otro niño pequeño. Los dos fueron los únicos supervivientes de todo su pueblo. De nuevo, el *tapping* le permitió tener el recuerdo sin revivir el terror de la experiencia.

Después de unos 15 o 20 minutos abordando una escena tras otra, la chica sonrió y empezó a hablar de su familia. Su madre no dejaba que los niños comieran frutas dulces porque no eran buenas para los dientes, pero su padre se las llevaba a casa a escondidas en los bolsillos y, cuando su madre no miraba, se las daba a los niños. Se reía a carcajadas, y la traductora y yo nos reíamos con ella.

En los días siguientes me contó que, por primera vez, no tenía recuerdos ni pesadillas, y que podía dormir bien. Parecía alegre y me contó lo contenta que estaba de tener recuerdos felices de su familia. Sus puntuaciones en las pruebas habían pasado de estar muy por encima del umbral de TEPT a estar muy por debajo después de esta única sesión de tratamiento, y seguían así en la evaluación de seguimiento un año después.[4]

---

4. En la página web www.rwanda.energytapping.com se puede acceder a un vídeo de ocho minutos en el que la Dra. Sakai describe este caso.

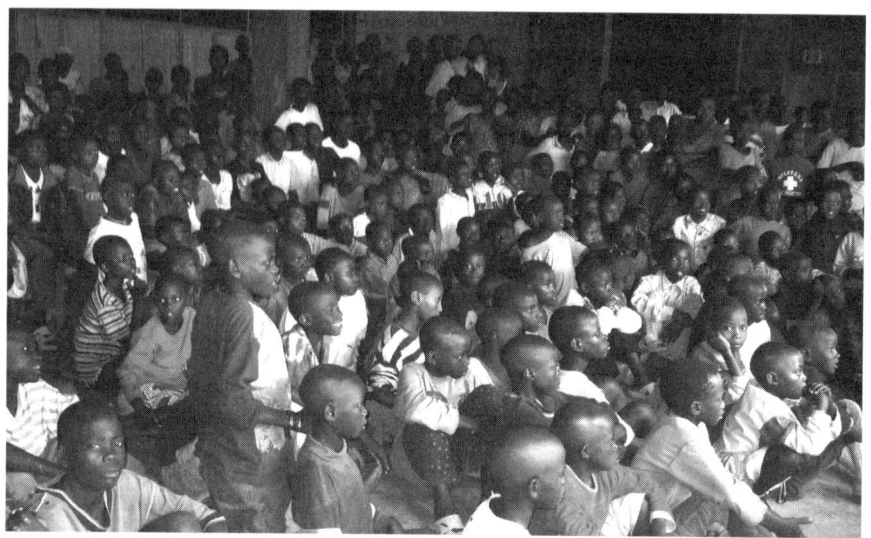

Figura 4.1. Niños y adolescentes ruandeses huérfanos a los que la Dra. Caroline Sakai y su equipo enseñaron un protocolo básico de *tapping*.

El poderoso impacto de una sola sesión de *tapping* en 47 de los 50 adolescentes sorprendió a todos, incluidos los investigadores. Al hablar con nosotros, tuvieron cuidado de no dar a entender que una sola sesión es suficiente para tratar el TEPT. Algunas personas, por ejemplo, pueden estar neurológicamente preparadas para un gran avance. Aun así, el número de sesiones que se han necesitado para el éxito del tratamiento con protocolos de *tapping* en acupuntos ha sido relativamente bajo en comparación con otros métodos.[5] En un estudio a gran escala en el que participaron 1722 personas tratadas por 287 profesionales, incluso una sola sesión de *tapping* redujo el estrés subjetivo y la ansiedad de un USM medio de 7,7 a 2,5.[6]

---

5. Feinstein, D. «Uses of Energy Psychology Following Catastrophic Events», *Frontiers in Psychology*, vol. 13 (abril de 2022), doi.org/10.3389/fpsyg.2022.856209.

6. Hamne, G., *et al.* «Evaluation of a Brief Trauma *Tapping* Training and Single Session Application», *International Journal of Healing and Caring*, vol. 23, n.º 3, pp. 22-28 (septiembre de 2023), doi.10.78717/ijhc.202323322.

El hilo conductor entre la preocupación, la ansiedad y el TEPT

La preocupación, la ansiedad y el TEPT se sitúan en un continuo que va de la angustia leve a la extrema. Todos ellos están conectados por el miedo. William James, director del Departamento de Psicología de la Universidad de Harvard entre 1875 y 1907, señaló que el gran reto de la educación psicológica es «hacer de nuestro sistema nervioso nuestro aliado en lugar de nuestro enemigo».[7] Éste es el tema de este capítulo.

El miedo aparece muy pronto en la cadena evolutiva. Los ratones, nuestros parientes mamíferos más lejanos, tienen circuitos cerebrales muy específicos para el miedo, y la evolución ha mantenido esta disposición en el cerebro humano.[8] Estos circuitos activan estrategias automáticas para salvar la vida –lucha, huida o parálisis– ante un peligro real y presente. Son respuestas preprogramadas a una sensación de amenaza inmediata. La ansiedad, por el contrario, es la anticipación por parte del cuerpo y la mente de que algo terrible va a ocurrir. La ansiedad puede persistir en el tiempo y no siempre está relacionada con un peligro evidente.

Sin embargo, recientes investigaciones sobre el cerebro han revelado un sorprendente hallazgo sobre la relación entre el miedo y la ansiedad. Aunque cada uno de ellos es un estado emocional distinto, ambos utilizan los mismos circuitos neuronales.[9] El TEPT se considera un trastorno de ansiedad porque, del mismo modo que ocurre con otros trastornos de ansiedad, los síntomas aparecen a pesar de no existir una amenaza inmediata. Pero el TEPT lleva la ansiedad a otra dimensión, implicando daños graves (aunque rever-

7. James, W. *Habit*, University of Michigan Library, Ann Arbor, Míchigan, 1890, p. 31.
8. Adolphs, R. «The Biology of Fear», *Current Biology*, vol. 23, n.º 2, pp. R79-R93 (enero de 2013), doi.org/10.1016/j.cub.2012.11.055.
9. Heidt, A. «Brain Circuitry for Fear and Anxiety Is the Same on fMRI», *The Scientist* (21 de septiembre de 2020).

sibles) en el sistema nervioso. Tanto la ansiedad como el TEPT incluyen componentes fisiológicos y subjetivos. Entre los elementos fisiológicos se pueden incluir palpitaciones, hiperventilación, sudoración, temblores, opresión estomacal o náuseas. Los elementos subjetivos pueden incluir sentimientos de temor, nerviosismo, pánico, peligro inminente o muerte. Las dificultades para conciliar el sueño y la concentración también son frecuentes en ambos casos.

La preocupación, que es otro estado mental, tiende a activar primero las regiones del cerebro dedicadas a la resolución de problemas. La ansiedad puede basarse en la preocupación, pero implica componentes fisiológicos y subjetivos adicionales. Con la complejidad de la vida moderna, en la que nuestros principales factores de estrés son sociales o psicológicos, nuestras preocupaciones y ansiedades se relacionan con situaciones reales o imaginarias que no tienen nada que ver con el peligro físico. Sin embargo, se activa la misma química de lucha-huida-parálisis y están bien documentados los costes para la salud y la serenidad de esa angustia cuando es persistente.[10]

Además de la lucha-huida-parálisis, otra respuesta al trauma infantil puede desembocar en tendencias complacientes con los demás. Esto puede llegar a ser un problema en todas las relaciones posteriores. Por ejemplo, es uno de los motivos por los que algunas personas siguen viviendo con una pareja maltratadora.

Un enfoque de *tapping* puede ayudar a frenar la preocupación excesiva, contrarrestar el miedo y la ansiedad injustificados, superar las tendencias a «complacer y apaciguar», y sanar las manifestaciones extremas del trauma, como el TEPT u otros cambios en el sistema nervioso provocados por una angustia acuciante. Empezaremos por la preocupación.

---

10. Goldstein, D. S. «Adrenal Responses to Stress», *Cellular and Molecular Neurobiology*, vol. 30, n.º 8 pp. 1433-1440 (2010), doi.org/10.1007/s10571-010-9606-9.

Preocupaciones del día a día

Todo el mundo experimenta preocupaciones y todos tenemos muchas cosas por las que preocuparnos: la salud, las finanzas, la crianza de los hijos, los seres queridos, el trabajo, el atractivo, el estatus, las próximas actuaciones, el envejecimiento. A un nivel más global, nos vemos obligados a presenciar subidas del nivel del mar, incendios forestales descontrolados y tormentas devastadoras. Todos nos preguntamos si alguno de estos fenómenos nos afectará a nosotros mismos o a nuestra familia. ¿Se hundirá la economía? ¿Va a haber crimen, terrorismo o guerra nuclear o biológica en nuestro futuro? ¿Están en peligro nuestras libertades y nuestro modo de vida?

Las preocupaciones dirigen tu atención. Pueden hacerlo para bien o para mal. Te ayudan a anticipar lo que puede ir mal y te preparan para estar listo en caso de que ocurra. Te ayudan a centrar tu capacidad de resolución de problemas para evitar lo que puede evitarse. Pero las preocupaciones, que pueden dar lugar a estrategias creativas que te empoderen para afrontar o prevenir problemas, también pueden convertirse en un estado implacable que se agrave hasta convertirse en ansiedad y miedo obsesivo. Pueden actuar como una camisa de fuerza psicológica que reduce tus perspectivas y obstaculiza tus respuestas más creativas ante los retos a los que te enfrentas.

Mientras que la ansiedad se extiende por el cuerpo, las preocupaciones comienzan en gran medida en la mente. Un proverbio chino resume el modo en que las preocupaciones pueden convertirse en ansiedad con una vívida metáfora: «No puedes evitar que los pájaros de la preocupación y la inquietud vuelen sobre tu cabeza. Pero puedes impedir que aniden en tus cabellos».

Superar las preocupaciones excesivas

Las preocupaciones pueden progresar desde la forma en que tu mente se centra en aquello que necesita tu atención hasta rumiar todas las cosas que podrían salir mal u obsesionarte con cosas que no puedes controlar. Adentrarse en estos territorios malgasta tu energía creativa y drena tu fuerza vital. Las páginas web que aconsejan cómo vencer las preocupaciones o el miedo obsesivo sugieren que se entrene el cerebro para detener la respuesta del miedo (uno de los sitios que hemos encontrado aconseja «Di no al miedo»), pero sus instrucciones sobre cómo hacerlo son escasas. Sin embargo, si se añade el *tapping* a las medidas de sentido común, se logra un enfoque eficaz.

El *tapping* puede hacer que estrategias como «acepta lo que no puedes cambiar» y «entrena tu cerebro para que desconecte los miedos irracionales» resulten efectivas al enviar señales de desactivación a las áreas cerebrales implicadas con la ansiedad y el miedo, a la vez que envía señales de activación a las áreas implicadas en la gestión del miedo. Aunque no se entiende muy bien cómo el cuerpo sabe enviar las señales de activación y desactivación a los lugares adecuados, tanto la experiencia clínica como varios estudios de imagen sugieren que actúa así.[11]

Antes de empezar

Antes de pasar a las formas de aplicar el protocolo básico de *tapping* a las preocupaciones, hemos creado el tipo de «guion de *tapping*» al que nos hemos referido en la Introducción. El cuadro de «Solución rápida» te da una idea de cómo se puede aplicar el *tapping* a las preocupaciones excesivas. Aunque no personaliza el enfoque como lo hacen las instrucciones posteriores del capítulo, es probable que produzca algún beneficio y, en cualquier caso, te preparará para el siguiente enfoque, más completo.

---

11. En el capítulo 9 se resumen los estudios de imagen cerebral que demuestran que el *tapping* activa áreas cerebrales específicas relacionadas con síntomas psicológicos y desactiva otras.

Solución rápida: preocupación

Puedes aplicar este guion de *tapping* «Solución rápida» a una preocupación que consideres desproporcionada. Piensa en tu preocupación y puntúala de 0 a 10 USM. Pronuncia en voz alta la primera declaración mientras haces *tapping* en el punto parte superior de la cabeza. A continuación, pronuncia la siguiente declaración mientras practicas *tapping* en el siguiente punto. Recorre los doce puntos de *tapping* yendo de una declaración a la siguiente. Sáltate cualquier declaración que consideras que no encaja con tu persona.[12]

«Aunque me siento preocupado por [menciona la preocupación],
me quiero y acepto completamente que tengo esta preocupación.
Aunque esta preocupación me está agotando y es muy fuerte,
elijo saber que puedo liberarla.
Aunque no sé cómo dejar ir esta preocupación,
estoy dispuesto a seguir adelante.
Siento esta preocupación en [menciona la parte del cuerpo].
Sé que me está dejando sin fuerzas.
Hago tapping *para reducir esta sensación.*
Y elijo empezar a dejarla ir y encontrar mayor paz.
Aunque a veces parece más seguro estar preocupado que dejar ir,
estoy dispuesto a considerar sentirme bien sin esta preocupación.
No necesito llevar más encima
este pesado sentimiento.
Elijo liberarme de esta preocupación y
sentirme más ligero.
Inspiro relajación
y espiro la preocupación.

---

12. Las frases de los seis recuadros de «Soluciones rápidas» del libro se han elaborado en colaboración con Carol Look, a quien consideramos una maestra en la aplicación de los beneficios del *tapping* a grandes grupos. Puedes buscar más información en su página web www.carollook.com.

Aunque me sentía agobiado
por esta preocupación,
elijo dejar que empiece a desvanecerse y
y seguir adelante con confianza.
Elijo centrarme en aquello que puedo
controlar.
Elijo hacer lo que pueda para liberarme de
esta preocupación.
Elijo dejar que el universo me guíe
hacia el camino correcto.
Encontraré fuentes de apoyo
que me ayuden a superarlo.
Estoy tranquilo y confiado cuando permito
que esta preocupación se desvanezca».

Tras pasar por esta secuencia dos o tres veces, es probable que descubras que la preocupación ya se está suavizando. Valora tu preocupación con otra puntuación USM. Incluso aunque la preocupación todavía te parezca excesiva, estarás preparado para superarla aplicando a continuación el protocolo básico de *tapping*, como te mostramos en este capítulo.

La preocupación es un estado fisiológico y psicológico

Aunque la ansiedad activa sobre todo los centros del miedo del cerebro, una simple preocupación afecta a todo el cuerpo. Tu respuesta fisiológica ante una preocupación revela cómo evalúa la situación tu cerebro primitivo o tu programación temprana. Reprimir esta respuesta con técnicas energéticas te permite activar tus facultades avanzadas para la resolución de problemas sin las restricciones que suponen los instintos evolutivos que eran más útiles en el entorno de tus antepasados lejanos o las primeras dificultades de tu propia vida que no han sido procesadas completamente.

La preocupación excesiva como estado psicológico suele tener su origen en un modelo rector de orientación pesimista. Por ejemplo, puedes sobrestimar la posibilidad de que las cosas salgan mal, imaginar inmediatamente los peores escenarios o tratar cada pensamiento de nerviosismo como un hecho. Esto puede ser producto de tus primeras experiencias, pero también es una tendencia que todos hemos heredado. Nuestros antepasados necesitaban anticiparse a hambrunas, depredadores, invasores y otras amenazas existenciales. Estar alerta ante la proximidad de un león hambriento tenía más importancia para la supervivencia que encontrar las frutas más dulces, por lo que permanecían atentos a los numerosos peligros físicos que acechaban en la naturaleza.

Como descendiente lejano de estos supervivientes, sigues estando predispuesto a dar más importancia y atención a los problemas que a los placeres. Esta orientación pesimista de la psique humana se conoce a veces como «sesgo de negatividad».[13] El neuropsicólogo Rick Hanson resumió muy bien esta disposición: «tu mente […] es como el velcro para las experiencias negativas y como el teflón para las positivas».[14] Pero las respuestas que son esenciales ante el peligro físico suelen ser contraproducentes cuando las desencadenan los estresores psicológicos de hoy en día.

---

13. Vaish, A., *et al.* «Not All Emotions Are Created Equal: The Negativity Bias in Social-Emotional Development», *Psychological Bulletin*, vol. 134, n.º 3, pp. 383-403 (2008), doi.org/10.1037/0033-2909.134.3.383.

14. Hanson, R. *Buddha's Brain,* New Harbinger, Oakland, California, 2009, p. 41. (Trad. cast.: *El cerebro de Buda.* Milrazones, Santander, 2011).

Cómo aplicar el protocolo básico de *tapping* a una preocupación excesiva

Estamos a punto de guiarte por el protocolo básico de *tapping* adaptado para abordar una preocupación que consideres excesiva. Eliminar una preocupación de este tipo no significa negar los problemas que conlleva; más bien significa reducir el control emocional que la preocupación ejerce sobre ti. Describiremos brevemente cada uno de los doce pasos del protocolo presentado en el capítulo 2 y ofreceremos comentarios sobre la aplicación de ese paso a la preocupación. Si bien los doce pasos pueden parecer intimidantes, es probable que puedas ocuparte de ellos en unos 20 o 30 minutos (a menos que destapen problemas más profundos que decidas abordar aquí).

1. Etapa de preparación

Muchas preocupaciones operan de forma provechosa en una «zona constructiva», enfocando aquellos problemas que requieren tu atención. Algunas, en cambio, se convierten en parte del problema que te preocupa o le añaden nuevas dimensiones. Cuando la preocupación distorsiona los hechos de una situación, ésta se vuelve más difícil de gestionar. Por ejemplo, te preocupa cómo decirle a tu hija mayor que no quieres reunirte con su familia el día de Acción de Gracias. No te atreves a decírselo y te pones enfermo el día antes del acontecimiento.

Preparación, paso 1: elige tu centro de atención

Identifica una preocupación excesiva o que agote tu espíritu. Algunas personas tienen docenas de preocupaciones. Si es tu caso, elige sólo una por ahora. Si lo deseas, más adelante podrás aplicar el mismo enfoque a las otras. Si no se te ocurre nada, imagina algo malo que pudiera suceder. No hace falta que te aterrorices con las peores cosas que puedas evocar. Sencillamente piensa en algo que podrías perder o una circunstancia que podría cambiar a peor.

Como en los capítulos 2 y 3, nuestros probadores nos han proporcionado sus anotaciones en su diario a medida que iban progresando a lo largo del capítulo. Incluiremos los informes de dos de ellos. Robert es un ejecutivo bancario felizmente casado y padre de dos hijos que nacieron después de que su primer hijo muriera de un tumor cerebral a los tres años. Robert no tenía experiencia previa con el *tapping*. Ava es una terapeuta de 49 años con experiencia en *tapping* que trabaja en una clínica de salud mental, de la cual también es gerente.

La preocupación de Robert

«Cada día me preocupa que uno de nuestros otros hijos se ponga enfermo de algo terrible».

La preocupación de Ava

«Estoy preocupada por un posible ascenso que me obligara a tener responsabilidades adicionales sin autoridad para tomar decisiones o influir en el cambio. Mi supervisor tiende a microgestionar, oculta información sobre planes e iniciativas, y cambia de rumbo sin avisar. Cuando tomo decisiones, me preocupa que me critiquen, me echen las culpas, me reprendan y no me apoyen. Me preocupa acabar siendo el chivo expiatorio de todo lo que salga mal y que me "arrojen a los pies de los caballos"».

Tu turno

Describe brevemente en tu diario la preocupación que has escogido. No tiene por qué ser tan traumática como la de Robert ni tan importante para tu vida como la de Ava, pero elige algo que te importe. Si tu preocupación es más bien un pensamiento de fondo, puedes trabajar con ella utilizando frases como: «A una parte de mí le preocupa que...».

Etapa de preparación, paso 2: valora tu malestar al respecto

Céntrate en tu preocupación y puntúa la USM de 0 a 10. Estás puntuando el malestar que sientes en tu mente y/o en tu cuerpo cuando conectas con la preocupación. Aquí tu énfasis reside en la forma en que la preocupación está agotando tu espíritu. Anota el número en tu diario junto con la descripción de tu preocupación.

USM inicial de Robert

Las sensaciones que Robert identificó incluían una intensa presión en el pecho, que le subía por la garganta y se quedaba detrás de los ojos como si intentara dirigir las lágrimas a través de ellos. Su miedo a perder a sus hijos era enorme. Su USM era de 10.

USM inicial de Ava

Cuando conectaba con su preocupación, Ava seguía viendo a su supervisor y pensando en su poca imparcialidad. También notaba una sensación incómoda en el lado derecho, debajo de la caja torácica. Puntuó su preocupación con un 8.

Tu turno

Fíjate en los pensamientos y las sensaciones que te vienen a la mente cuando piensas en tu preocupación. Puntúa de 0 a 10 la intensidad de tu preocupación basándote en estas sensaciones y en tu sensación de angustia.

Etapa de preparación, paso 3: crea una frase recordatoria

Tu frase recordatoria mantiene tu preocupación psicológicamente activa mientras haces *tapping*. No hace falta que describas por completo la situación, sólo lo suficiente para que sepas qué significa.

Etapa de preparación, paso 4: formula una declaración de aceptación

Tu declaración de aceptación es simplemente una descripción de tu problema, seguida de aceptarte a ti mismo y/o aceptarte por tener este problema.

2. El ciclo de *tapping*

El núcleo de una sesión de psicología energética consiste en anclar tu declaración de aceptación, hacer *tapping* mientras repites tu frase recordatoria, practicar el procedimiento de integración, volver a hacer *tapping* y puntuar de nuevo la USM. A continuación te explicamos cada uno de los pasos.

Ciclo de *tapping*, paso 1: ancla tu declaración de aceptación

Encuentra los puntos dolorosos de tu pecho y masajéalos mientras pronuncias la primera parte de tu declaración de aceptación. Coloca las manos sobre el chakra del corazón en el centro del pecho mientras pronuncias la segunda parte. Repítelo dos veces. Hazlo ahora.

Ciclo de *tapping*, pasos 2-4: haz *tapping*, integra, haz tapping

Ahora haz una ronda de *tapping* mientras pronuncias tu frase recordatoria en cada acupunto (paso 2). Sigue con el procedimiento de integración (paso 3) y otra ronda de *tapping* junto con tu frase recordatoria (paso 4). Recuerda pronunciar tu frase recordatoria con suficiente énfasis y sentimiento para que no se convierta en algo repetitivo.

Tardarás menos de tres minutos en hacer estos tres pasos. Queremos insistir en que no estás integrando más profundamente la preocupación en su psique, aunque pueda parecerlo al principio. Más bien, el *tapping* envía señales de desactivación a los centros del miedo y la amenaza del cerebro desencadenados por la preocupación.

Ciclo de tapping, paso 5: reevaluación de la USM

Después de la primera ronda de *tapping*, el procedimiento de integración y otra ronda de *tapping* (como arriba), vuelve a valorar la USM. Repite este proceso hasta que tu USM no siga bajando.

Nueva valoración de la USM de Robert

Por supuesto, Robert estaba trabajando con un problema extremadamente complicado y difícil. Bajó a 8 cuando notó que «ya no tenía esa sensación de ahogo», pero se quedó en 8 después de dos rondas más de *tapping*.

Nueva valoración de la USM de Ava

Ava escribió en su diario: «Después de tres rondas de *tapping* en las sensaciones incómodas debajo de mis costillas, la sensación ha desaparecido (la USM ha bajado a 0), pero he notado opresión en la garganta, que he puntuado con un 8. Mientras hacía *tapping* en esta sensación, la he asociado con una incapacidad para hablar o ser escuchada. He hecho *tapping* en ella mientras pensaba en no ser escuchada. Después de dos rondas de *tapping*, he empezado a bostezar. La opresión en mi garganta ha disminuido y mi preocupación por responsabilidades adicionales sin autoridad se ha situado en un 4».

Tu turno

Mientras piensas en tu preocupación original, puntúa la USM entre 0 y 10 según el grado de malestar que evoca en tu mente y/o cuerpo en este momento. Anota el número en tu diario. Repite los pasos 2-5 del ciclo de *tapping*, manteniendo la misma frase recordatoria. Si tu número de USM no ha cambiado después de haber hecho dos veces los pasos 2-5, pasa a la siguiente sección, «Ajustar el protocolo». En cambio, si tu USM ha bajado, sigue repitiendo los pasos 2-5 hasta que deje de hacerlo. En este momento, o en cualquier otro en el que la cifra aumente (lo que suele significar que ha surgido otro aspecto de la preocupación), pasa también a la siguiente sección.

3. Ajustar el protocolo

Una vez terminado un ciclo inicial del protocolo, puedes hacer ajustes para que la expresión siga estando en sintonía con quién eres y cómo estás progresando.

Ajustar el protocolo, paso 1: convierte tu declaración de aceptación en una declaración de elecciones

Revisa tu declaración de aceptación inicial. Modificarás un poco la primera parte simplemente reconociendo que parte de la carga puede seguir ahí incluso después del *tapping*. Una vez más, el motivo de esto es que la mente inconsciente es muy literal, por lo que hacer estos pequeños ajustes te mantiene mejor conectado con lo que se ha desplegado. Por ejemplo, *«Aunque una parte de mí teme que esto sea un contratiempo…»* se convierte en *«Aunque una parte de mí todavía teme algo que esto sea un contratiempo…».*

Puedes quedarte con esta declaración de aceptación ligeramente revisada, utilizándola antes de las siguientes rondas de *tapping*. Sin embargo, cuando el USM disminuye, llega un momento en el que es útil transformar la declaración de aceptación en una afirmación de elecciones (*véase* «Orígenes del método de las elecciones» en el capítulo 3). El motivo por el que no solemos introducir la declaración de elecciones hasta que la USM ha disminuido sustancialmente es que la declaración de elecciones puede introducir una solución antes de que estés preparado para aceptar esa solución. Pero cuando estés preparado, la segunda parte de tu declaración (la que sigue a la parte «Aunque») podría ser algo así como:

«Elijo estar tranquilo y confiado».
«Elijo aprender de esta situación algo absolutamente esencial para mi propia vida».
«Elijo que esta preocupación me abra el corazón».
«Elijo que este reto tan difícil me haga más fuerte».
«Elijo descubrir nuevos recursos dentro de mí».

«Elijo aceptar el hecho de que no puedo controlar aquello que no puedo controlar».

El formato de la declaración de elecciones ya te resulta *familiar:* *«Aunque me preocupa que [describe tu preocupación], elijo [describe la elección]».* Si no se te ocurre una declaración de elecciones creíble para contrarrestar la primera frase, sigue utilizando la declaración de aceptación.

Declaración de elecciones de Robert
«Aunque todavía tengo gran parte de este miedo acuciante de que Mason u Oliver puedan tener cáncer, elijo tener buenos recuerdos del legado de Bobby».

Y:

«Elijo vivir agradecido por mis dos hijos sanos en lugar de tener miedo de algo extremadamente improbable».

Declaración de elecciones de Robert
«Aunque todavía tengo algo de esa preocupación de que me echarán la culpa de todo lo que vaya mal en el trabajo si acepto este ascenso, elijo aceptar lo que pase y seguir adelante con confianza».

Tu turno
Escribe en tu diario una declaración de elecciones basada en estas instrucciones, procurando que aparezcan las palabras «todavía» y «algo» en la primera frase. Como antes, afiánzala pronunciándola tres veces, frotándote los puntos dolorosos del pecho durante la primera frase y manteniendo las manos sobre el chakra del corazón durante la segunda.

Ajustar el protocolo, paso 2: aborda los aspectos de la situación yendo más allá de tu frase recordatoria

El seguimiento de los aspectos físicos y psicológicos de tu preocupación es un viaje interior que puede ir en varias direcciones. En el caso de muchas personas y muchas preocupaciones, los pasos que has dado hasta este punto reducirán considerablemente la intensidad y la persistencia de la preocupación. De todos modos, es posible que todavía encuentres algunos aspectos que, si los atiendes, pueden reducirla aún más. Al introducir ciertos aspectos también pueden surgir cuestiones adicionales, que puedes tratar por separado con el protocolo básico de *tapping*. Parte del poder del *tapping* en acupuntos es lo rápido que puedes resolver un problema y pasar al siguiente.

Al examinar los aspectos de tu preocupación, puede que te des cuenta de que un aspecto parece oponerse a otro. Por ejemplo, un aspecto pueden ser los sentimientos relacionados con una experiencia difícil, como sentirse triste y herido. Otro aspecto puede ser una parte de ti que intenta protegerse para no revivir esos sentimientos negativos, por ejemplo, evitando situaciones que puedan evocarlos. Limítate a trabajar con lo que te venga a la mente y sigue la corriente si, después de hacer *tapping* en un aspecto (por ejemplo, «*Me permito sentir mis sentimientos*»), surge otro (por ejemplo, la tristeza y el dolor que el primer aspecto te protegía de experimentar). Del mismo modo, después de eliminar una preocupación, puede surgir otra. Uno de los puntos fuertes del *tapping* es que puedes tomar conciencia de cada aspecto que surge en el momento presente y resolverlo. Describiremos las experiencias tanto de Robert como de Ava cuando se centraron en los aspectos que surgieron.

Aspectos adicionales de la preocupación de Robert

Para Robert, el aspecto no resuelto de su preocupación –la experiencia de la dolorosa enfermedad y la muerte de Bobby– era enorme. Lo inundaron los recuerdos de esa época cuando exploró por qué su puntuación de USM parecía estancada en un 8. Lo que comenzó con un protocolo que es eficaz para reducir la mayoría de las preocupaciones, evolucionó para ayudar a sanar el acontecimiento más trágico de su vida.

Robert y su esposa habían hablado con una psicoterapeuta especializada en duelo en los meses posteriores a la muerte de Bobby y también participaron en un grupo de apoyo de ocho semanas para padres que habían perdido un hijo. Todo ello les resultó útil, pero aún les quedaban océanos de dolor. Robert consiguió reprimir gran parte de este dolor con el paso del tiempo y reanudó sus actividades y responsabilidades cotidianas. Sin embargo, su dolor se negaba a permanecer enterrado por la persistente preocupación de que uno de sus otros hijos enfermara.

Este obstinado recuerdo de que la enfermedad le había golpeado como un rayo y podía volver a hacerlo, había levantado una inmensa nube negra sobre la vida de Robert. Le dificultaba su capacidad para disfrutar plenamente de unas circunstancias muy afortunadas desde cualquier punto de vista: un buen matrimonio, dos hijos encantadores y sanos, un trabajo que le gustaba y un estilo de vida cómodo. Un año después del fallecimiento de Bobby, en una visita de seguimiento con su psicoterapeuta especializada en duelo, Robert describió su implacable tristeza. Mencionó por casualidad la oportunidad de ser probador del libro que en este momento estás leyendo. Aunque la psicoterapeuta no estaba formada en psicología energética, conocía el método y animó a Robert a que lo aplicara a sus recuerdos del período comprendido entre el diagnóstico de la enfermedad de Bobby y su muerte. Robert lo hizo de forma sistemática, siguiendo los pasos del protocolo básico de *tapping*.

Tenía decenas de recuerdos a su disposición. Hizo *tapping* en el momento en el que se dio cuenta de que los síntomas de Bobby eran preocupantes; la visita a la consulta en la que el médico anunció que los dolores de cabeza de Bobby se debían a un tumor cerebral; la primera vez que intentó explicarle a Bobby la situación médica; varios momentos en los que el dolor de Bobby por la presión causada por el tumor era difícil de consolar; la desesperación y la impotencia que sintió al elaborar estrategias con su mujer sobre cómo tratar la enfermedad de Bobby; momentos de reconocimiento del deterioro de Bobby; la muerte de Bobby y ver a Bobby en el ataúd. Abordó estos recuerdos de uno en uno, la mayoría de ellos en sesiones de 15 a 20 minutos cada una. Sin embargo, algunos recuerdos requirieron más de una sesión. Llevó a cabo todos los pasos del protocolo básico de *tapping*, incluido el *tapping* sobre aquellos aspectos que fueran aflorando a medida que realizara posteriores valoraciones de la USM.

Cada uno de los recuerdos de Robert comenzaba con una puntuación muy alta de USM, es decir, una sensación extrema de angustia en su cuerpo y su mente cuando recordaba la experiencia. El *tapping* no hizo que los recuerdos fueran menos horribles, pero permitió a Robert recordar la experiencia sin revivir su agonía. Llegó a un punto en el que entró en escena el «efecto de generalización» ya comentado, de modo que dejaron de necesitar más atención otros recuerdos que en un principio había identificado.

Aunque le resultaba doloroso revisitar estos recuerdos con muchos detalles, el alivio era tan palpable que se sentía motivado para retomar el proceso para abordar el siguiente recuerdo. En aproximadamente una semana, hizo una o dos sesiones diarias de cada uno de los recuerdos que había enumerado inicialmente o que fueron surgiendo durante el *tapping*.

Tras este arduo proceso, volvió a puntuar la preocupación de que sus hijos se pusieran enfermos y le dio una nueva USM. Había bajado de 8 a 4. Luego pasó al capítulo 3, que está diseñado para hacerte progresar más si el protocolo básico de *tapping* no está dando el resultado completo que deseas. Sus energías se veían afectadas cada vez que se metía de lleno con una preocupación, por lo que llevar a cabo una sencilla técnica energética lo aliviaba de inmediato.

Robert también identificó fácilmente un reverso psicológico: «Si dejo de preocuparme, sucederá». En un nivel profundo, creía que no era seguro dejar de preocuparse. Esto respondió a las técnicas para trabajar con reversos psicológicos y distorsiones cognitivas. El procedimiento más poderoso fue el diálogo interno. Robert se dio cuenta de que quería decirle algunas cosas a Bobby y se imaginó que Bobby se encontraba allí mismo junto a él escuchando –mientras hacía *tapping* con lágrimas en los ojos– cómo le explicaba lo mucho que le quería, lo mucho que le echaba de menos y, por último, cómo había llegado el momento de superar la abrumadora pena que llevaba arrastrando desde su muerte.

Tras tomar estas medidas, la USM de Robert con respecto a su preocupación bajó a 2, lo que le pareció bien, casi como un homenaje a lo mucho que quería a su primer hijo y un reconocimiento de que algunas cosas escapan de su control. Aunque bajar la USM a 0 es lo ideal, una vez más, bajarlo a 1 o 2 puede ser perfecto en muchas situaciones, como la de Robert, o cuando un viejo y tenaz modelo está siendo gradualmente desmantelado, o cuando un atleta o un artista descubre que un poco de ansiedad le ayuda a dar lo mejor de sí mismo. Los pasos que Robert tuvo que dar para afrontar su preocupación le obligaron a hacer frente y procesar una herida emocional indescriptiblemente dolorosa, dando un paso de gigante hacia su sanación.

Hemos escogido su historia porque queríamos ilustrar la maraña de problemas que pueden enredarse en torno a una única preocupación y mostrar que el *tapping* puede abordar de manera eficaz cualquier problema vinculado a una preocupación arraigada en una experiencia, por devastadora que ésta sea. Sin embargo, muchas preocupaciones resultarán menos intrusivas después de trabajar las sensaciones corporales que evocan. La mayoría de las preocupaciones se reconfigurarán en un modelo rector más fundamentado tras practicar los pasos básicos descritos antes. Aunque no tan traumática como la de Robert, la preocupación de Ava también la empujó a algunos momentos del todo desafiantes.

Aspectos adicionales de la preocupación de Ava

Ava comenzó con la declaración de aceptación modificada y la frase recordatoria, «Arrojada a los pies de los caballos». Mientras hacía *tapping*, había pensado: «No lo has hecho bien. Así no es como lo hacemos aquí». Lo siguiente se ha extraído de su diario:

He continuado practicando *tapping*, haciendo caso a mi voz interior. Me he dado cuenta de que la voz sonaba como mi supervisor, que también parecía a mi madre. He pensado en una ocasión anterior en la que había tenido esa misma sensación o en la que había oído a alguien decir «No lo has hecho bien», y he llegado a un hecho de cuando tenía unos ocho años en el que me riñeron por no haber limpiado mi habitación suficientemente bien. Me sentía orgullosa de lo bien que había limpiado mi habitación y llamé a mi madre para que lo viera. En lugar de felicitarme, mi madre pasó el dedo por el marco de la puerta para mostrarme el polvo que había acumulado y me dijo: «Parece que te has dejado algún rincón». Me sentí abatida, avergonzada y enfadada. He hecho *tapping* en la declaración *«Aunque mi madre encontró polvo en el marco de la puerta y me sienta como si me hubieran dado una patada en las tripas, elijo reconocer que se trataba de mi madre, no de mí»*. Pero la USM seguía siendo de 9.

Aspectos:

- *Ver a mi madre en el marco de la puerta, levantando el dedo para mostrar el polvo.*
- *Oír a mi madre decir «Parece que te has dejado algún rincón».*
- *Me sienta como una patada en las tripas.*
- *Sentir vergüenza por no limpiar suficientemente bien.*
- *Pensar «He hecho un mal trabajo».*
- *Decidir que, por mucho que me esfuerce, no será suficiente.*

Frase recordatoria: *«Te has dejado un rincón».*

Me han saltado las lágrimas al hacer *tapping* en la frase: «*Te has dejado un rincón*». He seguido haciendo *tapping* y he añadido la integración (ojos, tararear, contar). Después de tres rondas, mi SUD ha bajado a 7.

He seguido haciendo *tapping* a través de los aspectos mientras lloraba, recordando que cuando era niña tenía miedo de llorar por temor a ser castigada. Me he balanceado hacia delante y hacia atrás mientras presionaba los puntos de relajación energética. Me he imaginado a mi yo actual sosteniendo a mi yo más joven y exclamando «*Eso fue verdaderamente cruel*» mientras lloraba. Cuando parecía más tranquila, le he señalado algunas de las cosas que había hecho bien (organizar los libros en la estantería, ordenar las cosas en el armario, limpiar debajo de la cama, pasar la aspiradora, etc.). No me ha respondido, pero me he dejado que me acercara y la consolara mientras lloraba.

Mi USM se ha quedado en 7 en la declaración «*Te has dejado un rincón*».

He notado lo que parecía un nudo en el diafragma y me he fijado en él unos instantes para percibir sus cualidades. El nudo se sentía denso, oscuro y apretado, como el núcleo interno de una pelota de béisbol. He hecho *tapping* en la sensación, el color y la densidad de la energía del diafragma. El nudo se ha aflojado algo y ha subido hacia el pecho y la garganta. He eructado varias veces y he seguido haciendo *tapping*. La sensación del nudo ha bajado a 5. He vuelto a comprobar «*Te has dejado un rincón*» y la USM ha bajado de 7 a 3.

Volviendo al recuerdo original, he oído a mi madre decir «*Te has dejado un rincón*», pero su voz parecía más juguetona, como si estuviera haciendo una broma. (Como mi habitación estaba tan limpia, tuvo que rebuscar alguna cosa fuera de lugar o algún rincón sucio, y era imposible que yo hubiera llegado a la parte de arriba del marco de la puerta).

He cerrado los ojos y he vuelto a situar a mi yo adulto en la escena en el momento en el que mi madre salía de la habitación. En lugar de enfadarme, mi yo de ocho años me ha pedido que lo levantara para llegar al marco de la puerta y quitar el polvo. Después de limpiar el polvo, me he quedado allí y le he propuesto leer juntas. Me he quedado a su lado mientras mi yo pequeño me enseñaba sus libros y me hablaba de las cosas que le gustaba hacer. Hemos decidido ir a nadar juntas.

Mi nivel de USM en «*Te has dejado un rincón*» se ha reducido a 0.

He vuelto a examinar mi declaración de elecciones: «*Aunque todavía tengo algo de miedo de que me echen la culpa de todo lo que vaya mal en el trabajo si acepto este ascenso, elijo aceptar que, aunque eso pueda ocurrir, puedo seguir adelante con alegría y confianza*».

La USM se ha reducido a 0. Me he dado cuenta de que «ése es su problema» cuando me imaginaba a mi supervisor culpándome de que las cosas fueran mal.

Tu turno

Muchas de tus preocupaciones responderán al protocolo básico de *tapping* sin los elaborados pasos ilustrados por las experiencias de Robert y Ava. Mientras sigues trabajando en tu preocupación, fíjate en qué posibilidades se te ocurren para centrarte en sus aspectos o explorar tu pasado.

Etapa 4: comprobación de los resultados

Este último paso del protocolo básico de *tapping*, «Comprobación de los resultados», se lleva a cabo cuando ya has realizado el resto del trabajo sobre el problema. Aquí te imaginarás una situación que ponga a prueba si la nueva puntuación USM es estable. Ten en cuenta que la situación imaginada *no* es que estés preocupado por lo que ha ocurrido, sino una situación que desencadene tu preocupación de que *pueda* ocurrir. Si a medida que avanza tu vida la situación se produce, estarás psicológicamente más preparado para afrontarla si has separado la preocupación de las respuestas fisiológicas y emocionales inútiles, y has hecho que su orientación sea lo más constructiva posible. Para Robert, no habría tenido sentido poner a prueba sus resultados mientras la USM seguía siendo 8. Pero cuando bajó a 2, lo que le parecía apropiado teniendo en cuenta los antecedentes estaba preparado para imaginar una situación que pusiera a prueba la estabilidad de sus logros.

El reto de Robert

Robert evocó la imagen de un buen amigo que acababa de enterarse de que a su hija le habían diagnosticado diabetes. Robert fue capaz de imaginarse a sí mismo consolando y aconsejando al amigo sin verse sumido en el terror por sus propios hijos. Fue un alivio, y en parte una sorpresa, que demostró que los progresos que había hecho con su aterradora preocupación eran sustanciales y estables.

El reto de Ava

«He representado una escena imaginaria de mí misma en el nuevo puesto de supervisora. Mi jefe ha entrado en mi despacho y ha empezado a enfrentarse a mí por una decisión que había tomado. Lo he escuchado y le he dado mi opinión, pero no he sentido que me activara ni que me pusiera a la defensiva. Mi USM se ha mantenido en 0».

Tu turno

Imagina una situación que ponga a prueba tu progreso. Representa mentalmente la situación. Si tus mejoras resultan estables, habrás hecho todo lo posible para mantener esta preocupación concreta en una zona constructiva. Si la USM vuelve a subir, fíjate en las sensaciones o en los pensamientos que han hecho que suba. Tal vez quieras hacer *tapping* sobre ellos o repetir algunos de los pasos anteriores. Si se trata de un área importante de descontento que no está respondiendo a las técnicas presentadas en este capítulo, y tú estás decidido a resolverla ahora, el capítulo 3 ofrece una poderosa guía.

Superar la ansiedad

Pasando ahora de la preocupación a la ansiedad, ésta ha alcanzado proporciones epidémicas en todo el mundo, afectando a más de 40 millones de personas sólo en Estados Unidos, incluidos muchos niños y adultos jóvenes. Aunque algunas formas de ansiedad, como el trastorno obsesivo-compulsivo (TOC), son muy difíciles de tratar, existen tratamientos. Sin embargo, sólo un tercio de las personas que padecen ansiedad aguda en Estados Unidos recibe tratamiento, y las consecuencias de no recibir la ayuda adecuada para la ansiedad crónica pueden ser considerables. Si no se trata, la ansiedad se considera un trastorno «puerta de entrada» que a menudo conduce a enfermedades físicas, depresión o abuso de drogas y alcohol.[15] Incluso la ansiedad leve puede tener efectos graves a largo plazo. Un estudio llevado a cabo con 68.222 adultos demostró que el mero hecho de padecer ansiedad crónica de nivel bajo conllevaba un riesgo un 20 por 100 mayor de morir durante los ocho años que duró la investigación, además de otros problemas físicos y emocionales.[16]

Investigación sobre el *tapping* para superar la ansiedad

Los estudios clínicos demuestran que los protocolos de *tapping* en acupuntos son muy eficaces para tratar la ansiedad. Un análisis estadístico de 2016 evaluó los 14 ensayos clínicos revisados por pares que se habían llevado a cabo hasta la fecha del estudio.[17] Publicado en el prestigioso *Journal of Nervous and Mental Disease*, un total de

15. Pearse, W. «The Anxiety Epidemic», *Inomics* (31 de mayo de 2021), disponible en inomics.com/blog/the-anxiety-epidemic-1377345.

16. Russ T. C., *et al.* «Association Between Psychological Distress and Mortality: Individual Participant Pooled Analysis of 10 Prospective Cohort Studies», *BMJ*, vol. 345, p. e4933 (2012), doi.org/10.1136/bmj.e4933.

17. Clond, M. «Emotional Freedom Techniques for Anxiety: A Systematic Review with Meta-Analysis», *Journal of Nervous and Mental Disease*, vol. 204, n.º 5, pp. 388-395 (mayo de 2016), doi.org/10.1097/NMD.0000000000000483.

658 personas que recibieron tratamiento mostraron que el *tapping* en acupuntos tuvo un fuerte impacto en la reducción del trastorno. He aquí algunos ejemplos de los estudios individuales citados en este análisis:

- El nivel de ansiedad de las mujeres que iban a someterse a una intervención quirúrgica disminuyó un 74 por 100 tras una única sesión de *tapping*.
- La ansiedad entre los veteranos de guerra disminuyó un 42 por 100 tras seis sesiones de EFT.
- Las personas con miedo a hablar en público lograron mejoras estadísticamente significativas tras una sesión de *tapping* de 45 minutos.
- Los estudiantes de secundaria con ansiedad ante los exámenes de acceso a la universidad experimentaron un descenso del 37 por 100 en sus niveles de ansiedad tras un breve programa de *tapping*.

Estos cambios no fueron sólo subjetivos. El cortisol es una hormona del estrés producida por el organismo. Aunque es esencial para controlar el estrés, un exceso de cortisol puede provocar ansiedad y activar la respuesta de lucha o huida sin ninguna causa externa.[18] Se ha demostrado que una sola sesión de *tapping* reduce significativamente los niveles de cortisol[19] y facilita cambios positivos en

---

18. En ocasiones nos referimos a la respuesta de «lucha-huida-parálisis» y otras veces simplemente a la respuesta de «lucha o huida». Luchar, huir o quedarse paralizado son las tres respuestas a la amenaza que han evolucionado a lo largo del tiempo. La amígdala cerebral inicia la lucha o la huida. La parálisis la inicia el nervio vago. Cuando hablamos de «lucha o huida», nos referimos a las respuestas iniciadas por la amígdala cerebral.

19. Stapleton, P., *et al.* «Reexamining the Effect of Emotional Freedom Techniques on Stress Biochemistry: A Randomized Controlled Trial», *Psychological Trauma: Theory, Research, Practice, and Policy*, vol. 12, n.º 8, pp. 869-877 (2020), doi.org/10.1037/tra0000563.

la expresión génica.[20] El impacto del *tapping* en las hormonas, la expresión génica y otros estados fisiológicos[21] son dinámicas subyacentes en su eficacia con los trastornos psicológicos.

Caso clínico: tratamiento de un trastorno de ansiedad

Emily tenía unos veinte años cuando programó una sesión con David por unas ansiedades que hacía muchos años que estaban obstaculizando su vida. Eran particularmente fuertes cuando tenía que estar rodeada de otras personas o incluso si tenía que plantearse estar en una situación social. Le aterrorizaba decir o hacer algo y que se rieran de ella. Trabajar de dependienta en unos grandes almacenes era un tormento diario. Decía lo mínimo posible sin dejar de ser educada con los compradores. También evitaba las amistades y nunca aceptaba las invitaciones a salir que de vez en cuando le hacía algún cliente interesado. Cuando se le preguntó cuándo creía que habían empezado esos sentimientos, describió un incidente que ocurrió poco después de empezar la universidad. Estaba comiendo con varias amigas nuevas y mencionó lo atraída que se sentía por un héroe futbolístico del campus. Una de las chicas le dijo: «¡Se congelará el infierno antes de que salga contigo!». Las demás se rieron a carcajadas. Emily nunca volvió a la universidad.

Aunque conmovido por el sobrecogimiento de esta historia, David intuyó que el miedo de Emily a ser juzgada se remontaba mucho más atrás. Guiada a través del puente afectivo (sección «Profundizar en las raíces del problema»), Emily recordó un incidente olvidado que sucedió en el recreo de la guardería. Era un día muy ventoso. Emily corría detrás de una niña que le había quitado una muñeca

---

20. Maharaj, M. E. «Differential Gene Expression after Emotional Freedom Techniques (EFT) Treatment: A Novel Pilot Protocol for Salivary mRNA Assessment», *Energy Psychology: Theory, Research, and Treatment*, vol. 8, n.º 1, pp. 17-32 (2016), doi.org/10.9769/EPJ.2016.8.1.MM.

21. Bach, D., *et al.* «Clinical EFT (Emotional Freedom Techniques) Improves Multiple Physiological Markers of Health», *Journal of Evidence-Based Integrative Medicine*, vol. 24 (2019), doi.org/10.1177/2515690X18823691.

con la que estaba jugando. El viento levantó la falda de Emily y todo el mundo pudo ver su ropa interior. Pero ese día, Emily se había olvidado de ponerse ropa interior. Como suele ocurrir con los niños de preescolar, no se habló de otra cosa durante el resto del día.

Emily se sentía más que humillada y el *tapping* tuvo que abordar los numerosos aspectos de este incidente, como el momento en el que se dio cuenta de que los demás la miraban y eran conscientes de lo que estaban viendo, el rubor de la vergüenza en su pecho y en su cara, las risas de otros niños burlándose de ella, su enfado consigo misma por haberse olvidado de ponerse las bragas o la sensación de querer desaparecer. Una vez neutralizados todos los aspectos que podía identificar, con la USM reducida a 0, el incidente del colegio también se redujo a 0. Todo esto fue durante la primera sesión.

En la siguiente sesión, se centraron en las situaciones que desencadenaban su ansiedad. Su temor para ir a trabajar era notorio, y más después de determinados incidentes que le ocurrieron en el trabajo, como cuando tuvo que ayudar a un grupo ruidoso y muy unido de mujeres que habían entrado a la tienda esa semana. El *tapping* se centró no sólo en recuerdos lejanos y recientes, sino también en las sensaciones físicas relacionadas, que en el caso de Emily incluían sentir que se le aceleraba el corazón, sudoraciones y malestar estomacal. Finalmente, con los recuerdos, los desencadenantes y las sensaciones físicas relativamente neutralizados, la tercera sesión abordó su modelo rector de que estar rodeada de gente era un camino seguro hacia el ridículo. Hizo *tapping* mientras imaginaba situaciones futuras en las que estaba rodeada de otras personas sin sentir ansiedad.

En la cuarta y última sesión en la que abordó su ansiedad, Emily explicó que había aceptado una invitación a cenar de uno de sus clientes y había pasado una velada maravillosa. Un par de años más tarde, Emily concertó otra sesión sobre sus problemas con un nuevo novio. La sesión comenzó con ella reflejando cómo, tras nuestro breve trabajo juntos, había dejado de esquivar las situaciones sociales, y con ello, el viejo modelo rector que la mantenía aterrorizada por tener que hacer algo embarazoso se había desvanecido en un recuerdo lejano.

Aplicación del *tapping* a la ansiedad

Muchos de los pasos para abordar una preocupación también se aplican al trabajo con la ansiedad, por lo que no te guiaremos a través de otro proceso como hemos hecho con las preocupaciones, pero sí hablaremos de algunas áreas adicionales en las que centrarte si estás utilizando el libro para abordar la ansiedad. Estos puntos están resumidos, pero expresan los principios esenciales.

- Nunca insistiremos lo suficiente en la importancia de prestar atención al cuerpo cuando se trabaja con la ansiedad. Mantente bien alimentado e hidratado. Utiliza técnicas de medicina energética como la rutina energética diaria (der.energytapping. com) para tranquilizarte cuando sea necesario y para establecer un estándar de calma mediante su uso habitual.
- Cuando aparezca la ansiedad, busca las sensaciones que la acompañan. Sintoniza con ellas y haz *tapping* periódicamente sobre ellas utilizando el protocolo básico de *tapping*.
- Identifica, examina y haz *tapping* sobre las experiencias precoces que fueron formativas en la aparición de tu ansiedad. Utiliza el puente afectivo (sección «Profundizar en las raíces del problema») para encontrar incidentes que pueden no ser evidentes a simple vista.
- Describe en tu diario el modelo rector que perpetúa tu ansiedad y sigue rastreándolo. Observa cómo cambia a medida que procesas emociones no resueltas de experiencias anteriores. Desafía cualquier distorsión cognitiva o creencia autodestructiva, como has aprendido a hacer en el capítulo 3.
- Identifica los desencadenantes que provocan tu ansiedad y utiliza el *tapping* para neutralizarlos individualmente.
- Sé meticuloso en la etapa de «Comprobación de los resultados», imaginando situaciones que te habrían provocado ansiedad antes del trabajo de *tapping*.
- Si tu USM sube con el procedimiento «Comprobación de los resultados», recíbelo como información útil. Un siguiente paso evidente consistiría en hacer *tapping* en el escenario que estás

232

imaginando. Otro sería buscar aspectos adicionales que impidan que la USM baje. Si no estás seguro y quieres llevarlo a un nivel más profundo, continúa con el trabajo detectivesco presentado en el capítulo 3.

Como siempre, dispones de recursos externos si has llegado tan lejos como has podido con las herramientas de autoayuda y deseas una resolución más completa de la preocupación excesiva, la ansiedad o los problemas relacionados. En casi todas las grandes ciudades se pueden encontrar profesionales de la salud mental titulados y formados en *tapping*, así como *coaches* personales especializados en el método.[22] Las sesiones de vídeo a distancia también están demostrando ser una forma eficaz de recibir sesiones dirigidas de *tapping*.

Ataques de pánico

Un ataque de pánico implica una ansiedad extrema condensada en unos cuantos minutos que parecen interminables. Los componentes físicos pueden incluir respiración rápida o dificultad para respirar, dolor en el pecho o en el estómago, sudoración, temblores y taquicardias o palpitaciones. La mente puede experimentar miedo intenso, ansiedad o una sensación vívida de fatalidad o muerte inminentes. No se puede evitar un ataque de pánico hablando, pero se pueden tomar medidas físicas y energéticas sencillas para detenerlo. He aquí un ejemplo conmovedor.

Hacer tapping durante un ataque de pánico

Un amigo nuestro, profesor universitario de historia que había estado aprendiendo EFT, compartió con nosotros este relato de cómo recurrió al *tapping* durante un ataque de pánico. Es de las reflexiones de su diario, editadas para facilitar la lectura:

---

22. Véase directorio en recursos en la página web www.energytapping.com

Mi esposa estaba fuera de la ciudad y una noche comencé a pensar en todas las cosas terribles que podrían pasar, desde la muerte de un ser querido hasta perderlo todo en un incendio, quedar enterrado vivo en un terremoto, una enfermedad dolorosa o la tortura real. A menudo me meto en estos espacios tan horripilantes, y no es por elección. Conozco demasiado bien la historia como para negar que este tipo de cosas puedan ocurrir y ocurran. Cuando me meto en esos espacios, parecen irrumpir en mi mente imágenes terribles. No sé por qué. Tal vez tenga la retorcida y profunda lógica de que imaginar estos escenarios me ayuda a prepararme por si me encuentro sumido en uno de ellos o incluso impiden de alguna misteriosa manera que sucedan. Sé que no es así como funciona, pero sigo cayendo en estos oscuros agujeros.

Esta vez, sin embargo, las horripilantes ensoñaciones se convirtieron en algo más que mi habitual *tour* del terror sobre lo que puede salir mal. Empecé a caer en una reacción física que no podía controlar: el corazón me latía con fuerza, respiraba entrecortadamente, temblaba y quería comenzar a correr, pero no sabía hacia dónde ni cómo. Pensé para mis adentros: «¡Estoy teniendo un ataque de pánico!».

Nunca había tenido un ataque de pánico, pero como sabe cualquiera que lo haya sufrido, la acuciante sensación de pánico es horrible. Y no hay final, lo que lo hace inconmensurablemente peor. El salto a mi yo observador, al mencionar lo que estaba ocurriendo como un ataque de pánico, podría haberme dado la suficiente distancia de estar totalmente inmerso en la ansiedad como para darme cuenta de que sólo era temporal. Pero, de repente, justo cuando este pensamiento empezaba a reconfortarme, apareció otro: «Todo lo terrible que temes es una posibilidad. Estás viendo las cosas como realmente son. Tu negación habitual no te sacará de ésta. ¡El "ataque de pánico" que estás teniendo ahora es para siempre!».

Me sentía atrapado y el pánico no remitía. Aunque no pensaba con mucha claridad, al nombrarlo ataque de pánico me di cuenta de inmediato de que el *tapping* puede ayudar con la ansiedad. Así que empecé a hacer *tapping* en los puntos de EFT. Mis primeras palabras fueron: «Aunque estoy teniendo un ataque de pánico, acepto lo que está pasando». No sabía si esto ayudaría, pero noté que después de la primera vez que pronuncié esta frase, inhalé profundamente. A la tercera vez, ya estaba lo bastante calmado como para examinar lo que estaba pasando; había salido del ataque de pánico. Mi respiración y mi ritmo cardíaco volvían a la normalidad, pero mi mente seguía a tope de ansiedad.

Me absorbió la cruda verdad de que los seres humanos somos totalmente vulnerables. Nuestras vidas y las de nuestros seres queridos pueden apagarse en un instante. En cualquier caso, es probable que el dolor y el sufrimiento formen parte de nuestro futuro. Son realidades a las que solemos hacer frente tratando de ocultarlas lo más lejos posible en los recovecos de nuestra mente para poder seguir adelante con nuestras vidas. Pero a mí me atraparon imágenes vívidas de cómo podrían desarrollarse estas cosas terribles, así que eran el foco de atención, y no había interruptor de «apagado».

Después de explorar todos los ángulos que se me ocurrieron para salir de esta pesadilla real, me di cuenta a regañadientes de que la única salida eficaz es rendirse. La pérdida y la muerte van a llegar con o sin mi consentimiento. Hacer *tapping* para aceptarlo en lugar de obsesionarme con desear cambiar lo que no se puede cambiar me tranquilizó aún más. No hay nada que pueda hacer para detener la muerte, la actividad de la naturaleza o el colapso social. Hice *tapping* en «No queda bajo mi responsabilidad prevenir lo que no puedo prevenir». Con eso, anoche pude acostarme.

Hoy me siento tranquilo cuando reflexiono sobre la experiencia de anoche desde un espacio centrado. Puedo saborear que tengo una buena vida y dejar que eso me fortalezca. Puedo afrontar cualquier cosa que me ocurra en lugar de torturarme pensando en lo que podría ocurrir.

Cuatro pasos para frenar un ataque de pánico

Como acabas de ver con nuestro amigo, reconocer que estás sufriendo un ataque de pánico es el primer paso para tomar el control inmediato de la situación. Nadie necesita pasar por esta experiencia.

No es como un buen llanto que te deja purificado y renovado. Más bien el pánico te deja con miedo, sacude tu confianza y hace que te preocupes de que pueda volver a pasar y que quieras evitar el tipo de situaciones en las que sucedió.

Si alguna vez has sufrido un ataque de pánico, que suele ser traumatizante, haz *tapping* en el recuerdo de tu primer ataque o del peor, como has hecho con un recuerdo difícil en el capítulo 2. Esto sirve para dispersar los residuos emocionales de tus experiencias pasadas. A continuación, practica estos cuatro sencillos pasos para interiorizarlos, de modo que los tengas a mano cuando los necesites.

1. Reconoce lo que está pasando y **recuérdate a ti mismo que, a pesar de cómo te sientas, pasará** y no te provocará ningún daño físico. Si en tu caso los ataques de pánico suponen un problema recurrente, ensaya estas palabras para tenerlas interiorizadas si las necesitas: «*Estoy teniendo un ataque de pánico y puedo* devolver la calma a mi cuerpo ahora mismo». De todos modos, también debes informarte sobre cómo reconocer la diferencia entre un infarto y un ataque de pánico, porque en ese momento puede ser una información vital.[23] Las personas que tienen un ataque de pánico a menudo creen que están sufriendo un infarto porque ambas condiciones comparten algunos síntomas comunes, como dolores en el pecho y respiración alterada.

2. A continuación, **aférrate al aquí y ahora.** Mírate los pies. Mírate las manos. Sujeta la base del dedo anular de una mano con el pulgar y el índice de la otra. Además de conectarte al momento presente, también activa los puntos del dedo anular que mitigan la respuesta de lucha o huida. Probablemente notarás que tu respiración empieza a regularse.

---

23. Véase «How to Tell the Difference Between a Panic Attack and a Heart Attack», *Cleveland Clinic* (2 de abril de 2021), disponible en health.clevelandclinic.org /the-difference-between-panic-attacks-and-heart-attacks.

3. Continúa centrándote en regular la respiración mientras te **colocas una mano abierta sobre la frente y la otra en la nuca,** justo por encima del cuello. Una de nuestras colegas, la psicóloga Tara Cousineau, lo denomina el «abrazo cerebral». Activa puntos que calman el cuerpo y reducen la angustia.

4. Cuando sientas que el pánico disminuye, continúa con la misma respiración mientras te colocas una mano sobre el pecho y, con los cuatro dedos de la otra mano, haces *tapping* en la cresta que hay debajo del cuarto y quinto dedos en el dorso de la mano que está sobre el pecho (*véase* la figura 2.4, p. 109). Estos puntos ya los conoces del protocolo básico de *tapping* y desactivan la respuesta de lucha o huida. Si funciona, imagínate en un lugar cómodo. Durante un momento de tranquilidad, es posible que desees cultivar una imagen de un «lugar seguro» que puedas volver a visitar cuando lo necesites.

Si estás en pleno ataque de pánico y aplicas este proceso, probablemente te habrás guiado a ti mismo a un espacio mucho más tranquilo. Sin embargo, el residuo físico de un ataque de pánico puede incluir tensión en el cuerpo. Una técnica conocida como «relajación muscular progresiva» puede liberar esta tensión (al igual que un paseo a paso ligero, correr, nadar, darse un baño o cualquier otra cosa que te relaje). La relajación muscular progresiva consiste en recorrer cada grupo muscular del cuerpo (por ejemplo, las manos, los brazos, los pies, las piernas, el abdomen, el pecho, la ingle, el cuello, la cara), tensando todos los músculos de esa zona durante seis segundos mientras aguantas la respiración. A continuación, di o piensa «Relájate» mientras sueltas los músculos al tiempo que dejas salir lentamente el aire por la boca. Después, pasa al siguiente grupo muscular.

Cuando el estrés físico de la experiencia se haya aligerado, es posible que quieras prestar atención a cualquier pensamiento problemático relacionado con el ataque de pánico o a los desencadenantes que puedan haberlo precedido y generado. Puedes abordarlos utilizando el protocolo básico de *tapping*.

Superar la angustia postraumática

Si sufres síntomas psicológicos moderados o graves de trauma, abuso o lesiones físicas, puedes experimentar una serie de síntomas como *flashbacks*, pesadillas, dificultades para dormir, problemas de concentración, reacciones de sobresalto extremas, elecciones auto-destructivas (por ejemplo, abuso de sustancias o asunción de riesgos innecesarios), ataques de ira, culpa abrumadora, vergüenza, tristeza, impotencia o negación del acontecimiento traumático. Es posible que evites lugares, actividades o personas que te recuerden la situación traumática.

Debemos hacer hincapié en que ningún libro puede prometer facilitar el nivel de curación que puedes llegar a alcanzar. Aunque es posible superar el TEPT con autoayuda, recomendamos enca-recidamente que busques tratamiento con un profesional cualifi-cado y que utilices este capítulo junto con esa persona.

Esta sección está escrita para profesionales de la salud mental interesados en utilizar el *tapping* con pacientes que padecen tras-tornos traumáticos graves y para esos pacientes. No estamos reve-lando secretos que deban ser ocultados a personas que han sufrido traumas. De hecho, esta discusión puede ser de gran interés para aquellas personas que reciben tratamiento para este tipo de tras-tornos, así como para sus familiares y amigos.

Aunque pueden aplicarse las directrices anteriores de este capí-tulo para abordar la preocupación, el miedo excesivo, la ansiedad y el pánico, si se abren heridas emocionales profundas como parte del proceso de sanación no hay nada que sustituya a estar con un guía afectuoso, conocedor y experto. Nuestro objetivo es identificar las «mejores prácticas» reconocidas, en particular de la bibliografía clínica sobre el TEPT,[24] y presentar formas de in-

---

24. El Instituto Nacional para la Aplicación Clínica de Medicina Conductual (NICABM, National Institute for the Clinical Application of Behavioral Medicine) ofrece una serie de cursos *online* impartidos por algunos de los psicólogos, psiquiatras y otros expertos en traumas más destacados del mun-

corporarlas en un enfoque de *tapping* en acupuntos asistido por un terapeuta.

¿Qué es el TEPT?

El TEPT se considera un «trastorno de ansiedad» cuyos síntomas y alteraciones de la vida se sitúan en el extremo de los problemas de ansiedad, entre los que también se incluyen las fobias, el trastorno de ansiedad generalizada, los ataques de pánico y los trastornos obsesivo-compulsivos. Entre las causas más comunes del TEPT se encuentran presenciar o verse implicado directamente en actos violentos; ser víctima de abusos sexuales o físicos, ya sea de adulto o durante la infancia, y verse implicado en accidentes graves o catástrofes naturales como tornados, huracanes, inundaciones, tsunamis o incendios forestales. La angustia traumática aparece cuando la persona se encuentra en una situación de peligro que no puede controlar y sus mecanismos de afrontamiento se ven desbordados.

El cuerpo lleva la cuenta. *The Body Keeps the Score,*[25] el libro de Bessel van der Kolk y un artículo anterior homónimo, pregonaron un cambio en la comprensión del trauma y su tratamiento en el campo de la salud mental. El libro se mantuvo en el número uno de la lista de libros de bolsillo de no ficción del *The New York Times* durante 27 de las 232 semanas que permaneció en ella. Tuvimos el honor de presentar enfoques energéticos para el tratamiento del trauma en su prestigiosa Conferencia Internacional sobre el Trauma en 2015 (la 26.ª reunión anual; sigue organizando la conferencia cada año y nos ha invitado a volver a asistir). Consideramos al Dr. van der Kolk un querido amigo y colega. Ha identifi-

---

do, entre los que destaca el Dr. Bessel van der Kolk. Estos cursos han sido una fuente importante para identificar las mejores prácticas que el campo de la salud mental ha desarrollado para tratar el TEPT y las afecciones relacionadas (más información en www.nicabm.com).

25. Kolk, B. van der. *The Body Keeps the Score: Brain, Mind, and Body in the Healing of Trauma.* Penguin Random House, Nueva York, 2015. (Trad. cast.: *El cuerpo lleva la cuenta,* Eleftheria, Barcelona, 2105).

cado tres formas fundamentales en las que el TEPT cambia el cerebro:

1. La amígdala cerebral, la parte primitiva del cerebro implicada en la identificación de amenazas, *amplifica cualquier señal de peligro*.
2. El tálamo, que participa en la orquestación de la información sensorial, *pierde su capacidad de filtrar la información irrelevante*, lo que provoca agobio y confusión incluso en situaciones ordinarias.
3. El sistema neurológico implicado en la generación del sentido del yo, que discurre por las estructuras de la línea media del cerebro, se insensibiliza, lo que provoca *respuestas atenuadas al placer, la excitación, la sensación y la conexión*.

El Dr. Abram Kardiner, uno de los pioneros más destacados en la comprensión y el tratamiento del TEPT, subrayó su núcleo fisiológico.[26] Los centros de amenaza del cerebro reviven experiencias del pasado o interpretan experiencias ordinarias como cargadas de peligro. Una psicoterapia eficaz puede modificar este patrón neurológico, invirtiendo cada uno de los tres cambios cerebrales identificados por el Dr. van der Kolk.

El TEPT y el sistema nervioso. Tu sistema nervioso responde ante las amenazas con la conocida respuesta de lucha-huida-parálisis. El prototipo de esta estrategia se encuentra en los primeros organismos pluricelulares y sigue siendo un mecanismo de defensa central en todos los mamíferos. Las reacciones de lucha o huida se inician en la amígdala cerebral. El ritmo cardíaco y la respiración aumentan a medida que el combustible en forma de glucosa es bombeado por todo el organismo para prepararse para luchar o huir. La parálisis es una respuesta aún más primitiva. Se utiliza en el reino animal cuando «hacerse el muerto» o intentar pasar desapercibido son las únicas estrategias de defensa posibles. Un niño puede

---

26. Kardiner, A. *The Traumatic Neuroses of War,* Hoeber, Nueva York, 1941.

experimentarla cuando, por ejemplo, es pillado y un adulto lo riñe. La respuesta de parálisis está gobernada por el nervio vago, el nervio más largo del cuerpo, que se extiende desde el tronco encefálico hasta el vientre, atravesando muchos órganos.

Al igual que la amígdala cerebral, y a menudo en colaboración con ella, el nervio vago evalúa la seguridad o el peligro, el amigo o el enemigo, antes de que seamos conscientes de estas evaluaciones.[27] Si se ha identificado el peligro, se ponen en marcha las respuestas primitivas de lucha-huida-parálisis. Cuando se ha restablecido la seguridad, el nervio vago desactiva estas respuestas y, según la provocadora teoría polivagal del psicólogo Stephen W. Porges, activa su «sistema de conexión social», un desarrollo evolutivo más avanzado.[28] Dado que el TEPT mantiene a la persona en una respuesta de amenaza incluso cuando el peligro no está presente, las terapias que pueden estimular el sistema de conexión social del nervio vago suponen un antídoto contra el TEPT.

El psicólogo Robert Schwarz ha descrito cómo los tratamientos de *tapping* en acupuntos pueden mantener por defecto el sistema de conexión social del nervio vago, en lugar de la respuesta de amenaza más primitiva.[29] Cuando una persona con TEPT piensa en un suceso traumático central o en cualquier hecho relacionado emocionalmente con ese suceso, el nervio vago hace que el cuerpo reaccione

27. Frausto Peña, D., *et al.* «Vagus Nerve Stimulation Enhances Extinction of Conditioned Fear and Modulates Plasticity in the Pathway from the Ventromedial Prefrontal Cortex to the Amygdala», *Frontiers in Behavioral Neuroscience*, vol. 8, p. 327 (2014), doi.org/10.3389/fnbeh.2014.00327.

28. Porges, S. W. *The Polyvagal Theory: Neurophysiological Foundations of Emotions, Attachment, Communication, and Self-Regulation.* Norton, Nueva York, 2011. (Trad. cast.: *La teoría polivagal: fundamentos neurofisiológicos de las emociones, el apego, la comunicación y la autorregulación,* Ediciones Pléyades, Madrid, 2016).

29. Schwarz, R. «Energy Psychology, Polyvagal Theory, and the Treatment of Trauma», en Porges, S. W., *et al.* (eds.) *Clinical Applications of the Polyvagal Theory: The Emergence of Polyvagal-Informed Therapies*, Norton, Nueva York, 2018, pp. 270-284.

de manera automática como si la persona no estuviera segura. Es extremadamente difícil disuadirse para salir de esta respuesta. El *tapping* en acupuntos parece enviar señales de desactivación al nervio vago cuando éste inicia una alarma. La alarma se interrumpe y la experiencia cambia por completo. Ahora el cuerpo permanece en calma cuando la persona piensa en el suceso, y el sistema de conexión social puede ponerse en funcionamiento.

Es de suponer que funciona en conjunción con las señales de desactivación que el *tapping* en acupuntos envía a la amígdala cerebral. A medida que estos cambios se van estableciendo con el *tapping*, las personas que han sufrido TEPT pueden reconstruir sus vidas de forma más creativa, sin el peso de revivir continuamente los peores traumas de sus vidas. No obstante, el TEPT es bastante difícil de tratar de manera eficaz. La TCC y sus variantes siguen considerándose los estándares de atención para el tratamiento del TEPT en muchos entornos convencionales de tratamiento,[30] aunque dos tercios de los miembros del servicio y veteranos que completaron un curso de terapia cognitiva en los estudios revisados por pares publicados en los 35 años que transcurrieron entre 1980 y 2015 seguían cumpliendo los criterios de diagnóstico de TEPT después del tratamiento.[31] Las elevadas tasas de abandono también han supuesto un problema en los tratamientos de TEPT mediante TCC;[32] en cambio, los protocolos de *tapping* en acupuntos están demostrando una eficacia muy alta.

---

30. American Psychological Association *Clinical Practice Guideline for the Treatment of Posttraumatic Stress Disorder (PTSD) in Adults* (febrero de 2017), disponible en apa.org/ptsd-guideline/ptsd.pdf.

31. Steenkamp, M. M., *et al.* «Psychotherapy for Military-Related PTSD: A Review of Randomized Clinical Trials», *JAMA*, vol. 314, n.º 5, pp. 489-500 (2015), doi.org/10.1001/jama.2015.8370.

32. Najavits, L. M. «The Problem of Dropout from "Gold Standard" PTSD Therapies», *F1000 Prime Reports*, vol. 7, p. 43 (2015), doi.org/10.12703/P7-43.

La investigación sobre el uso del *tapping* con TEPT

El primer estudio controlado de calidad sobre psicología energética para veteranos con TEPT tuvo un índice bajo de abandonos y demostró que el 86 por 100 de los 49 veteranos tratados ya no se encontraban dentro del rango de TEPT tras seis sesiones de *tapping* de una hora de duración (*véase* la figura 4.2).[33] El estudio se ha repetido[34] e investigaciones posteriores han aportado pruebas sólidas que respaldan estos hallazgos.[35]

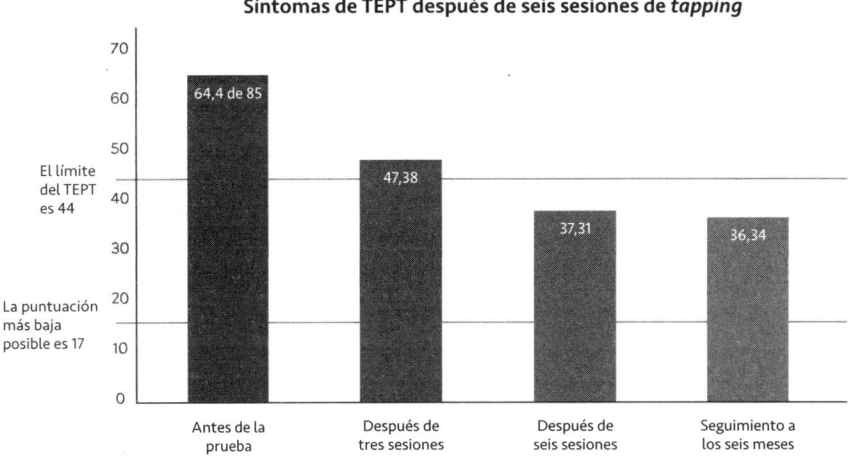

Figura 4.2. Los investigadores utilizaron la versión militar de la «lista de verificación del TEPT» estandarizado (PCL-M) antes y después de los tratamientos con *tapping*.

---

33. Church, D., *et al.* «Psychological Trauma in Veterans Using EFT (Emotional Freedom Techniques): A Randomized Controlled Trial», *Journal of Nervous and Mental Disease*, vol. 201, n.º 2, pp. 153-160 (2013), doi.org/10.1097/NMD.0b013e31827f6351.

34. Geronilla, L., *et al.* «EFT (Emotional Freedom Techniques) Remediates PTSD and Psychological Symptoms in Veterans: A Randomized Controlled Replication Trial», *Energy Psychology: Theory, Research, and Treatment*, vol. 8, n.º 2, pp. 29-41 (2016), doi.org/10.9769/EPJ.2016.8.2.LG.

35. Stapleton P., *et al.* «Emotional Freedom Techniques for Treating Post Traumatic Stress Disorder: An Updated Systematic Review and Meta-Analysis», *Frontiers in Psychology*, vol. 14 (2023), doi.org/10.3389/fpsyg.2023.1195286.

Un análisis de los datos de siete estudios independientes examinó los resultados de 247 pacientes que recibieron tratamientos de *tapping* para el TEPT. El estudio encontró elevados «tamaños del efecto», una medida estadística del impacto que indica importantes mejoras.[36] Una de estas investigaciones examinó el uso del *tapping* para tratar el TEPT en un centro sanitario público de Escocia.[37] Se permitió a los pacientes recibir hasta ocho sesiones de tratamiento. Sin embargo, la finalización voluntaria del tratamiento se produjo tras una media de 3,8 sesiones y se notificaron grandes mejoras en las medidas posteriores al tratamiento.

En un estudio sobre el tratamiento en grupo de 218 veteranos y sus parejas, el 83 por 100 de los veteranos y el 29 por 100 de las parejas dieron inicialmente positivo en las pruebas de TEPT (en el caso de las parejas, a menudo se produce una dinámica conocida como «TEPT vicario»).[38] Tras un retiro residencial de una semana que incluía cuatro días de EFT y otras técnicas de psicología energética, los síntomas habían disminuido drásticamente. A las seis semanas de seguimiento, sólo el 28 por 100 de los veteranos (frente al 83 por 100) y el 4 por 100 de los cónyuges (frente al 29 por 100) presentaban síntomas de TEPT.

En un análisis comparativo de 36 estudios sobre diversos tratamientos para ayudar a niños traumatizados por catástrofes naturales

36. Sebastian, B., *et al.* «The Effectiveness of Emotional Freedom Techniques in the Treatment of Posttraumatic Stress Disorder: A Meta-Analysis», *Explore: The Journal of Science and Healing*, vol. 13, n.º 1, pp. 16-25 (2017), doi.org/10.1016/j.explore.2016.10.001.

37. Karatzias, T., *et al.* «A Controlled Comparison of the Effectiveness and Efficiency of Two Psychological Therapies for Posttraumatic Stress Disorder: Eye Movement Desensitization and Reprocessing vs. Emotional Freedom Techniques», *Journal of Nervous and Mental Disease*, vol. 199, n.º 6, pp. 372-378 (junio de 2011), doi.org/10.1097/NMD.0b013e31821cd262.

38. Church, D., *et al.* «CAM and Energy Psychology Techniques Remediate PTSD Symptoms in Veterans and Spouses», *Explore: The Journal of Science and Healing*, vol. 10, n.º 1, pp. 24-33 (enero-febrero de 2014), doi.org/10.1016/j.explore.2013.10.006.

o provocadas por el ser humano, sólo uno de los estudios utilizó un enfoque de psicología energética.[39] Otros utilizaron tratamientos más convencionales como la TCC o la terapia de exposición narrativa. La terapia de *tapping* tuvo el mayor tamaño del efecto de los 36 estudios. Dado que sólo se incluyó una aplicación de *tapping* en este estudio comparativo, es posible que no fuera representativo. De todos modos, un análisis posterior llevado a cabo por diferentes investigadores, en el que se compararon 17 intervenciones diferentes para tratar a jóvenes traumatizados, respaldó este hallazgo.[40] En ese estudio, la EFT fue una de las dos terapias más eficaces para reducir los síntomas de TEPT en el final del tratamiento y la más eficaz de las 17 intervenciones para conservar la mejoría de los síntomas de TEPT en el seguimiento. En términos de sesgo potencial, en ninguno de los estudios los investigadores fueron defensores de un enfoque de *tapping*. De hecho, sus informes no prestaban atención a las terapias de *tapping* más allá de enumerar sus elevados tamaños del efecto.

En www.vetcases.com se puede ver un vídeo de diez minutos en el que se muestran extractos del empleo de un enfoque de *tapping* en acupuntos en el tratamiento rápido de cuatro veteranos de combate que padecían TEPT.[41]

---

39. Brown, R. C., *et al.* «Psychosocial Interventions for Children and Adolescents after Man-Made and Natural Disasters: A Meta-Analysis and Systematic Review», *Psychological Medicine*, vol. 47, n.º 11, pp. 1893-1905 (abril de 2017), doi.org/10.1017/s0033291717000496.

40. Mavranezouli, I., *et al.* «Research Review: Psychological and Psychosocial Treatments for Children and Young People with Post-Traumatic Stress Disorder: A Network Meta-Analysis», *Journal of Child Psychology and Psychiatry*, vol. 61, n.º 1, pp. 18-29 (enero de 2020), doi.org/10.1111/jcpp.13094.

41. En el vídeo se puede ver que Gary Craig comienza a hacer *tapping* a uno de los veteranos que ha entrado en una tensión extrema. Hacer *tapping* sobre otra persona puede ser tan eficaz como hacerlo sobre uno mismo, pero en general se prefiere hacer *tapping* sobre uno mismo porque empodera saber que has provocado el alivio y también te enseña a utilizar el método siempre que lo necesites.

Tapping en el tratamiento del TEPT

Tras conocer el primer estudio que mostraba una tasa de éxito del 86 por 100 con 49 veteranos tras seis sesiones de *tapping*,[42] David se puso en contacto con el investigador principal del estudio y le preguntó si podía entrevistar a algunos de los terapeutas implicados. Una de ellas, Ingrid Dinter, le describió su trabajo con Keith, un soldado de infantería que había servido en el delta del Mekong durante la guerra de Vietnam. En su sesión inicial había contado que había visto «muchas bajas en ambos bandos». Más de tres décadas después, seguía atormentado por pesadillas y *flashbacks*. «A veces creo ver soldados del Viet Cong escondidos detrás de arbustos y árboles», explicó. Su insomnio grave, complicado por las pesadillas, lo dejaba agotado y le impedía funcionar con normalidad durante el día. Le habían diagnosticado un TEPT, pero ni la terapia individual ni la de grupo que recibió del Departamento de Asuntos de los Veteranos de Estados Unidos le había ayudado a aliviar los síntomas.

Durante las seis sesiones que Keith mantuvo con Ingrid, hizo *tapping* en acupuntos mientras se centraba en recuerdos traumáticos de la guerra y otros factores de estrés psicológico. En la primera sesión, Keith explicó que, desde el final de la guerra, apenas dormía más de una o dos horas seguidas y tenía una media de dos pesadillas cada noche. Al final de las seis sesiones, dormía entre siete y ocho horas seguidas y no sufría pesadillas. Además, explicó que otros síntomas, como los recuerdos intrusivos, las reacciones de sobresalto o la culpa incontenible, también habían disminuido. Una entrevista de seguimiento a los seis meses y más pruebas mostraron que las mejoras se mantenían. En resumen, el núcleo de su tratamiento consistió en hacer *tapping* en los recuerdos traumáticos y en los desencadenantes de su vida actual que provocaban síntomas de TEPT.

---

42. Church, D., *et al.* «Psychological Trauma in Veterans Using EFT (Emotional Freedom Techniques): A Randomized Controlled Trial», *Journal of Nervous and Mental Disease*, vol. 201, n.º 2, pp. 153-160 (2013), doi.org/10.1097/NMD.0b013e31827f6351.

Uso del *tapping* para alcanzar los objetivos de las mejores prácticas para el tratamiento del TEPT. El folleto de una de las capacitaciones profesionales del Dr. van der Kolk promete a los terapeutas que, tras pasar por el programa, tendrán «los conocimientos necesarios para proporcionar a sus pacientes»:

- Una manera de encontrar palabras que describan los efectos profundos y dolorosos del trauma.
- Herramientas para regular sus emociones, incluso cuando se desencadenan inesperadamente.
- La capacidad de confiar en otros seres humanos tras los vergonzosos y horribles detalles de su trauma.
- La posibilidad de estar plenamente vivos en el presente, no atrapados en el pasado.

Aunque este libro no puede replicar un programa de formación exhaustivo como el del Dr. van der Kolk, el protocolo básico de *tapping* puede abordar y, tal vez en un grado sorprendente, llevar lejos a los pacientes en la consecución de cada uno de estos objetivos. Considera las herramientas que ya has adquirido en los capítulos 2 y 3 (cada punto se corresponde con uno de los objetivos enumerados en los programas de formación del Dr. van der Kolk):

- Has aprendido a moverte entre las experiencias actuales y las angustias o los traumas anteriores reduciendo el dolor emocional de cada uno, un proceso mediante el cual eres capaz, paso a paso (de una lectura de USM a la siguiente), de «encontrar palabras que describan los efectos profundos y dolorosos del trauma».
- Te hemos proporcionado potentes herramientas para enviar señales desactivadoras a los centros emocionales de tu cerebro, que con celeridad «regulan tus emociones, incluso cuando se desencadenan inesperadamente».
- Puedes poner en contexto experiencias destructivas anteriores neutralizando el daño emocional que han provocado, abriendo

el camino para «confiar en otros seres humanos» a pesar de las horribles traiciones que pueden haber estado implicadas en tu trauma.

• Puedes limpiar las secuelas emocionales de experiencias traumáticas o de otras experiencias angustiosas, haciendo posible que «estés plenamente vivo en el presente, no atrapado en el pasado».

Consideraciones para el uso del *tapping* con el TEPT

Aunque queda fuera de nuestro alcance ofrecer aquí un manual de instrucciones completo para los profesionales que aplican el *tapping* en acupuntos al TEPT y a otros traumas, esto es lo que podemos ofrecer. Las siguientes subsecciones están organizadas según los problemas que suelen aparecer incluso cuando se aplican las mejores prácticas terapéuticas para tratar los traumas, y muestran dónde aplicar el *tapping*. Los problemas que abordamos aquí incluyen:

1. Establecimiento de la confianza.
2. Prevención de la retraumatización, los *flashbacks* y las pesadillas.
3. Desesperanza.
4. Disociación.
5. Culpa y vergüenza.
6. Ira y perdón.
7. Parálisis.
8. Depresión.
9. Crecimiento postraumático.

Explicaremos algunas de las dinámicas fundamentales para cada uno de estos temas y luego mostraremos cómo aplicar el protocolo básico de *tapping* formulando declaraciones de aceptación y/o de elecciones que aborden los temas destacados. Enunciar estas frases en voz alta mientras se utiliza la técnica «puntos dolorosos / chakra del corazón» y el *tapping* será un buen comienzo en cada área. A continuación, aplica, siempre que sea necesario, el protocolo básico de *tapping* (capítulo 2) y trabaja aspectos, conflictos internos, reversos psicológicos y distorsiones cognitivas (capítulo 3) a medida que se desarrolla el tratamiento. Por supuesto, no todas las cuestiones surgirán en todas las personas, variará el orden en que surjan y puede haber, en primer plano, varias cuestiones a la vez. Aun así, un terapeuta eficaz está preparado para reconocer y abordar estos problemas cuando se presenten.

1. Establecimiento de la confianza. La mayoría de las personas traumatizadas arrastran heridas profundas en las zonas más sensibles de su psique. A menos que sus experiencias traumáticas se hayan procesado y sanado en gran medida, que se les pida que describan con detalle lo ocurrido antes de que se haya establecido una relación y una confianza sustanciales puede interpretarse como una señal de que la persona que pregunta no está en sintonía con la vida interior de la persona traumatizada. Aunque sin éxito, los cerebros traumatizados suelen dedicarse a no revivir el trauma.

Después de los preliminares, se puede introducir el *tapping* para tratar un tema que no esté directamente relacionado con el suceso traumático, como aliviar un área leve de preocupación o de angustia, aportar cierto alivio a un síntoma físico o simplemente reducir la inquietud de entrar en terapia. Experimentar la eficacia del *tapping* en acupuntos es una de las maneras más rápidas de establecer confianza en la terapia y en el terapeuta. Cuando esto ocurra, tú y la persona podéis empezar a abordar la historia traumática de forma más directa.

Los profesionales de la EFT han desarrollado lo que denominan «enfoques suaves», como la técnica «trauma sin lágrimas» y «aproximarse sigilosamente al problema».[43] El reencuadre positivo también puede tender puentes con rapidez. Por ejemplo, una forma de empezar a explorar los acontecimientos traumáticos con un veterano de guerra podría comenzar con la siguiente declaración de aceptación, que proporciona un marco a medida que avanza la terapia:

---

43. Church, D. *The EFT Manual*, 4.ª ed. Energy Psychology Press, Santa Rosa, California, 2018.

«Aunque he pasado por más cosas de las que tú podrías comprender, me acepto y reconozco que mis experiencias habrían ido más allá de la capacidad de afrontamiento de cualquier persona normal».[44]

Como la técnica «puntos dolorosos / chakra del corazón» y el *tapping* reducen la desconfianza, la ira o el resentimiento, revisar la segunda parte la convierte en una declaración de elecciones empoderadora:

«Aunque he pasado por más cosas de las que tú podrías comprender, elijo estar sorprendentemente en paz con eso y descubrir lo que tienes que ofrecerme».

¿Cuándo se pasa de una declaración de aceptación a una declaración de elecciones? No antes de que la persona esté preparada. La declaración de elecciones puede ser la agenda del terapeuta antes de ser la agenda del paciente, por lo que requiere una sintonización sensible por parte del terapeuta para no llevar a la persona adonde no está preparada para ir. Con cada uno de los siguientes problemas, empezarías con la técnica del «punto doloroso / chakra del corazón» (frotando los puntos dolorosos del pecho con la primera frase y colocando las manos del paciente sobre el chakra del corazón con la segunda). Luego procede, siempre que sea necesario, con el protocolo básico de *tapping*, seguido del trabajo detectivesco.

2. Prevención de la retraumatización, los *flashbacks* y las pesadillas. Una de las cuestiones más delicadas a la hora de tratar a personas que han sufrido traumas es evitar que la terapia les haga revivir vívidamente el trauma. Ya lo reviven de manera bastante es-

---

44. El fundador de las EFT, Gary Craig, escribió en 2009 *EFT for PTSD* (Energy Psychology Press, Santa Rosa, California) con secciones encargadas a diversos practicantes destacados. Algunas de las declaraciones de aceptación o de las declaraciones de elecciones de esta sección están tomadas o modificadas de dicho libro. En concreto, ésta la explicó Ingrid Dinter.

pontánea y cada vez que lo hacen se profundizan los patrones cerebrales disfuncionales que forman parte del TEPT, lo que refuerza la impotencia y la desesperanza. El terapeuta debe mantener la seguridad para que la persona pueda revisitar el pasado sin reactivar todo el trauma emocional de la experiencia original. Aquí es donde se aplica el concepto clínico de «ventana de tolerancia», en la que la emoción debe ser suficientemente activa como para procesarla, pero no tan intensa como para agobiar.

En el momento en que un paciente parece sentir un miedo, un dolor o una ira considerables por el suceso desencadenante, el *tapping* puede centrarse en la emoción o las sensaciones físicas que la persona está experimentando en ese momento. A través de esta reducción inmediata de los síntomas, se entrena al sistema límbico para que mantenga la calma incluso cuando le provocan recuerdos o fantasías difíciles. Cuando se calman las emociones y las sensaciones físicas, el *tapping* puede proceder hacia la cuestión crítica de la seguridad, empezando con una declaración del tipo «Me acepto a mí mismo», que pasa a una declaración de elecciones empoderadora, como, por ejemplo:

«Aunque pensaba que iba a morir, elijo reconocer que fue hace mucho tiempo y que ahora estoy seguro».

Los sucesos traumáticos pueden encapsularse en el cerebro y reexperimentarse en bucles interminables durante la vigilia (*flashbacks*) o el sueño (pesadillas). Los *flashbacks* intrusivos se presentan de dos formas que atrincheran en gran medida el daño causado por el trauma en el cerebro emocional. En la forma más leve, la persona es consciente de quién es y dónde está. Puede experimentar el terror del incidente original, pero es consciente del aquí y ahora. En cambio, en la forma más extrema, la persona experimenta las emociones como si el suceso estuviera ocurriendo. Puede que ni siquiera recuerde el suceso original (gran parte del cerebro se desconecta durante estos episodios), pero las emociones y las reacciones corporales son vívidas y a menudo incontenibles.

Pero los *flashbacks* también sirven para algo. Como mantienen a la fuerza la herida no resuelta en la conciencia de la persona, los *flashbacks* y las pesadillas pueden ser recordatorios de dónde se necesita sanación. Una vez que se han establecido la confianza y la seguridad, es posible utilizar el *tapping* para que la persona pueda recordar lo sucedido, incluso con gran detalle, sin revivir la experiencia. Éste es un marcador en el camino hacia la superación del trauma en curso del TEPT. A medida que esto ocurre, los recuerdos intrusivos tienden a detenerse y se recupera el sueño tranquilo. Escuchar atentamente las descripciones de los *flashbacks* y las pesadillas de la persona traumatizada puede establecer parte de la agenda para el *tapping*. A medida que el *tapping* reduce la USM, la declaración inicial *«Me acepto a mí mismo»* podría dar paso a una declaración de elecciones empoderadora del tipo:

«Aunque este recuerdo me ha perseguido durante años, elijo saber que estoy tomando medidas para reprimirlo».

3. Desesperanza. Es probable que una persona que lleva años luchando contra el TEPT –quizás incluso varios intentos de superar los síntomas mediante psicoterapia, medicación u otros medios– no espere mucho de esta última ocasión de encontrar alivio. En ese caso, hay que abordar la resistencia en una etapa relativamente temprana del tratamiento. A medida que el *tapping* reduzca la USM, la declaración inicial *«Me acepto a mí mismo»* podría dar paso a una declaración de elecciones empoderadora del tipo:

«Aunque parezca que nunca volveré a experimentar el éxito, la felicidad o el amor, elijo estar abierto a un nivel de curación que no espero».

4. Disociación. En la disociación, los pensamientos, las emociones, los recuerdos, el entorno y la identidad se compartimentan y se rompe la continuidad normal entre ellos. La persona puede sentirse separada de su cuerpo o desconectada del mundo. La disociación suele originarse como una técnica autoprotectora en la que la psique de un niño maltratado o gravemente abandonado crea una realidad alternativa para escapar de experimentar plenamente situaciones insoportables. El tipo de *flashback* en el que la persona no reconoce dónde está o qué está pasando implica disociación. También pueden aparecer características adicionales de la disociación, como la despersonalización (sensación de que el yo está separado del cuerpo o ni siquiera es real) y la desrealización (sensación de que el mundo está lejos o ni siquiera es real).

Si una persona se disocia durante una sesión –pierde la orientación temporal y espacial–, el primer paso es restablecer el contacto con el terapeuta y el entorno. Esto puede implicar instrucciones para centrar la atención en objetos de la habitación, en la voz del terapeuta o en la respiración del paciente, seguidas de *tapping* con frases como *«Ahora estoy seguro»*, *«Estoy aquí con [nombre del terapeuta]»* o *«Mi cuerpo se está tranquilizando y centrando»*. A medida que avanza la terapia, un objetivo clave que contrarresta la disociación es que la historia traumática se integre en una historia coherente sobre la vida de la persona. Las técnicas para conseguirlo incluyen diálogos entre las «partes» internas, tal y como se muestra en el capítulo 3. A medida que disminuye la USM gracias al *tapping*, la declaración *«Me acepto a mí mismo»* podría pasar a una declaración de elecciones empoderadora que se centre en los conflictos entre dos partes internas o en la acción de una de las partes, como, por ejemplo:

«Aunque una parte de mí se distancie cuando me recuerdan lo que pasó, elijo recurrir al tapping *hasta que pueda mirar ese recuerdo a la cara sin inmutarme».*

5. **Culpa y vergüenza.** La culpa tiene sus raíces en un juicio negativo sobre algo que has hecho, mientras que la vergüenza tiene sus raíces en un juicio negativo sobre quién eres, como si algo en ti fuera fundamentalmente defectuoso. Una o ambas formas de autocrítica suelen ser dinámicas en el TEPT. La culpa del superviviente por seguir vivo después de una catástrofe en la que otros perecieron o la culpa por no haber evitado un accidente u otra tragedia o por las acciones

cometidas durante una guerra pueden atormentar a una persona de por vida. Sufrir abusos de niño o ser violado de adulto puede llevar a sentir vergüenza por haber sido tratado así porque se lo merecía.

La culpa puede pesar sobre el espíritu, pero su función positiva es que se pueden revisar los errores del pasado para que no se repitan. La vergüenza pesa sobre el espíritu sin ningún propósito psicológico constructivo que hayamos podido identificar. Abordar la culpa o la vergüenza suele ser un componente importante en el tratamiento del TEPT. Ambas responden bien al protocolo básico de *tapping*, con especial énfasis en la autoaceptación. Una declaración de aceptación para empezar podría ser ésta: «*Aunque el accidente fue culpa mía, acepto profundamente mi tristeza por lo ocurrido*». Una declaración de elecciones podría hacer hincapié en las formas de seguir adelante: «*Aunque el accidente fue culpa mía, elijo aprender de lo ocurrido, enmendar lo que pueda y seguir adelante como una persona más sabia*».

6. Ira y perdón. La ira y la culpa hacia el agresor o hacia otro causante de daño y sufrimiento son respuestas naturales. La ira tiene una base neurológica en la parte de «lucha» de la respuesta de «lucha o huida» ante el peligro del sistema límbico. Una función de la ira que persiste tras un acontecimiento traumático protege contra la repetición del maltrato por la misma parte. Los arrebatos de ira también pueden servir como recordatorios de la necesidad de liberar energías reprimidas que ya no cumplen una función útil. Sin embargo, perdonar a alguien responsable de crueldades o atrocidades puede parecer impensable. Podría parecer como condonar el comportamiento o incluso como conspirar con la persona para que cometa actos violentos en el futuro.

Por otro lado, la ira, la culpa y el odio mantienen a la persona maltratada conectada emocional y energéticamente con el maltratador. Desmond Tutu, galardonado con el premio Nobel de la Paz por su papel al frente de la Comisión de la Verdad y la Reconciliación en Sudáfrica tras décadas de opresión, tortura y otros horribles malos tratos, lo expresó así ante la audiencia de la BBC: «Aferrarse al resentimiento significa encerrarse en el victimismo y permitir que el agresor controle nuestra vida. Cuando perdonas, sueltas, te liberas».[45] A menudo, afrontar la ira acumulada y la cuestión del perdón suele ser una parte importante del proceso de sanación cuando se trabaja el TEPT. Una vez más, puede ser útil el protocolo básico de *tapping*. Cuando el *tapping* haya reducido la USM, la declaración *«Me acepto a mí mismo»* podría pasar a declaraciones de elecciones como:

«Aunque lo que me hicieron pasar es imperdonable, elijo llegar a la paz interior a pesar de lo sucedido».
«Aunque mi rabia hacia él no tiene fondo, elijo considerar cómo podría ser el perdón».

7. **Parálisis.** Cuando una persona se encuentra en una situación traumática en la que no es posible resistirse o escapar, se activa la parte de «parálisis» de la respuesta de lucha-huida-parálisis. La vergüenza por haber quedado paralizada al ser dominada por un violador puede tener que abordarse como parte de la sanación, como se ha aludido antes. Pero el sistema nervioso puede permanecer bloqueado en la respuesta de parálisis mucho tiempo después del suceso traumático. Provocado por el miedo o por recuerdos aterradores, el nervio vago, encargado de controlar la respuesta de parálisis, puede ralentizar el corazón, dilatar los vasos sanguíneos y privar al cerebro de oxígeno. Cuando una persona entra en estado de parálisis durante una sesión de terapia, casi cualquier forma activa de compromiso por parte del terapeuta puede parecer intrusiva. Reconocerlo y aceptarlo con tranquilidad permite que la respuesta de parálisis empiece a disminuir. A veces, la persona estará tan paralizada que será incapaz de hacer *tapping*.

Incentivar movimientos sencillos es un buen comienzo para ayudar a que el paciente salga de la parálisis. Por lo general podrá mover los ojos o mover ligeramente la cabeza. Mover los ojos de un lado a otro puede ayudar a desconectar la rama del nervio vago que inicia el bloqueo y activar la rama relacionada con la conexión social. El

---

45. Citado en «Core Issues of Abuse: Forgiveness», *Into the Light*, consultado el 30 de abril de 2023, intothelight.org.uk/core-issues-abuse-forgiveness.

siguiente paso puede consistir en utilizar una declaración de elecciones, incluso sin hacer *tapping*. Simplemente pide que el paciente la repita después de ti (o sólo que la piense si es incapaz de pronunciarla): *«Aunque me siento completamente aislado, elijo saber que puedo comunicar "sí" o "no" moviendo la cabeza».* Cuando esté preparado para frotarse los puntos dolorosos del pecho, presionar su chakra del corazón y hacer *tapping* con las palabras, una declaración de elecciones empoderadora podría ser:

«Aunque a veces me quede inmovilizado, elijo saber que esto forma parte de mi sanación».

8. Depresión. El TEPT y la depresión clínica comparten algunos síntomas comunes: episodios de tristeza incontenible, dificultades para dormir (demasiado o muy poco) y pérdida de interés por actividades que habían sido placenteras. Aunque la depresión y el TEPT son trastornos distintos con diferentes bases neurológicas, aproximadamente la mitad de las personas diagnosticadas de TEPT también cumplen los criterios diagnósticos de la depresión. Cuando depresión y TEPT coexisten, es necesario prestar atención a cada uno de ellos. En el capítulo siguiente profundizaremos en la depresión clínica, pero, para empezar, una declaración de aceptación podría pasar a una declaración de elecciones como la siguiente:

«Aunque esté triste y deprimido, elijo saber que estoy dando pasos para encontrar la salida de este lugar oscuro».

9. Crecimiento postraumático. Las personas gravemente traumatizadas e incapacitadas pueden reconstruir mejor sus vidas, y, de hecho, lo hacen. Casi la mitad de los supervivientes de traumas muestran un «crecimiento postraumático» tras curarse del TEPT.[46]

---

46. Wu X., *et al.* «The Prevalence of Moderate-to-High Posttraumatic Growth: A Systematic Review and Meta-Analysis», *Journal of Affective Disorders*, vol. 243, pp. 408-415 (enero de 2019), doi.org/10.1016/j.jad.2018.09.023.

Las tres formas en que el TEPT modifica el cerebro descritas antes –amplificación de las señales de peligro, incapacidad para filtrar la información y embotamiento del sentido de uno mismo– pueden revertirse. Se recupera la fortaleza personal. Se restablece el aprecio por la vida. La imaginación se vuelve más constructiva. Se recupera la capacidad de hacer planes. Cesa la compulsión a repetir versiones simbólicas del trauma para contrarrestar la capacidad mermada de experimentar la emoción y las sensaciones de la vida ordinaria. Se pueden reparar las relaciones dañadas, reanudar el trabajo productivo, descubrir nuevas iniciativas creativas y recuperar el gozo por la vida. El Dr. Peter Levine, creador de la experiencia somática, uno de los enfoques más utilizados para tratar el trauma, ha observado que «si bien el trauma puede representar el infierno en la Tierra, el trauma resuelto es un don de los dioses».[47] Para empezar:

«Aunque [menciona el trauma] ha interferido en mi vida de muchas maneras, elijo reconocer cómo también me ha hecho más sabio y fuerte».

Trabajar con veteranos de guerra

Dado que muchos de los que han combatido para proteger a su país y a sus seres queridos vuelven con TEPT, queremos cerrar este capítulo centrándonos en las consideraciones especiales que hay que tener en cuenta al tratar a veteranos de guerra. Le pedimos a Ingrid Dinter –que había tratado a Keith en el relato anterior– que compartiera sus conocimientos sobre la diferencia entre trabajar con personas que han servido en el ejército de un país y otras que padecen TEPT. Comenzó explicando cómo se entrena a los veteranos para proteger a su país. Juran que están dispuestos a sacrificar sus vidas para proteger a su pueblo y la Constitución de su nación. Esto lleva a una mentalidad diferente de la de alguien que ha sido violado o ha sufrido un accidente o cualquier otra situación en la que el

---

47. Levine, P. A., *et al. Waking the Tiger: Healing Trauma*, North Atlantic Books, Berkeley, California, 1997, p. 12. (Trad. cast.: *Curar el trauma*. Ediciones Urano, Madrid, 1999).

trauma ha sido inesperado y su sentido de la seguridad se ha eliminado de raíz sin previo aviso.

Como consecuencia de ello, muchos veteranos no se sienten víctimas de la misma manera que casi cualquier otra persona que experimenta un TEPT. En su lugar, tienden a aceptar que «sólo estaba haciendo mi trabajo». En cambio, son más frecuentes la culpa, la vergüenza y la rabia debidas a un amplio abanico de dinámicas persuasivas, desde la participación en algo que parece equivocado, resultados trágicos debidos a una cadena de mando débil, la muerte de un compañero, actos personales inmorales, la traición del Gobierno de uno, o una forma pasiva o incluso despectiva de ser recibido al regresar a casa. Cualquiera de estas situaciones puede desencadenar sentimientos de culpa, vergüenza o rabia. Por otro lado, el vínculo entre hermanos y hermanas de armas y el orgullo por su servicio son fuertes y duran toda la vida. Para muchos, se trata de una bendición continua tras soportar los horrores de la guerra.

Aunque la mayoría de los veteranos preferirían hablar de sus experiencias de guerra con un compañero que con un terapeuta, Dinter comprende que ella no forma parte de esa comunidad. En su lugar, adopta la postura de representar a la comunidad que el veterano juró defender. Ofrece su sincera gratitud, honor y respeto por su servicio, y defiende que forme parte de la comunidad en la que se está reintegrando. Considera que este enfoque es la base para crear un «vínculo sagrado», para convertirse en un compañero que cubre las espaldas del veterano cuando éste regresa mentalmente a la zona de guerra con fines terapéuticos. Deja muy claro que no juzga, aprueba ni excusa nada de lo ocurrido. Su trabajo únicamente consiste en ayudar al veterano a liberarse del peso emocional de los recuerdos y los desencadenantes. Esto abre la puerta a una sanación más profunda y a encontrar un nuevo significado y propósito en sus vidas.

Aunque Ingrid pensaba que las directrices anteriores eran válidas para los veteranos, nos pidió que destacáramos algunas otras consideraciones. Más que «establecer la confianza» (nuestra primera consideración), destacó la importancia de reconocer completa y profundamente la experiencia de la persona y su comprensión. Pide más aclaraciones, como «Cuéntame más. Yo no estaba allí. Ayúdame a entenderlo». Respeta por completo que, sean cuales sean las respuestas, se trata de la experiencia de la persona. No se trata de cuestionarla, rebatirla o juzgarla. Ejemplifica la aceptación y procede a ofrecer o suscitar frases que acepten cada aspecto de los acontecimientos, los pensamientos y las emociones relacionados, y hace que la persona haga *tapping* en cada uno de ellos. Está abierta a la posibilidad de que cambie la comprensión de la experiencia por parte de la persona, pero no intenta cambiarla. Al contrario, al utilizar el *tapping* para reducir la carga de la experiencia, sabe que la comprensión cambiará orgánicamente.

Dinter suele hacer que la persona cuente una historia sobre cualquier cosa que surja, una historia con un principio, un nudo y un desenlace. Puede ser un recuerdo, un *flashback* o incluso una pesadilla. Cuando se aplica esta técnica, denominada «Contar la historia» en EFT, se le indica a la persona que comience a contar su historia como pueda, pero que se detenga y haga *tapping* en cuanto sienta que surge una emoción. En las secuencias de *tapping*, Dinter sustituye frases como *«Me quiero y me acepto»* por frases que reflejan mejor los valores militares, como «Me honro y me respeto». También destacó que, según su experiencia –tras identificar cada suceso, cada emoción y cada recuerdo por separado y hacer *tapping* en cada uno de ellos–, el riesgo de *flashbacks* y retraumatización puede reducirse de una manera considerable. Con el tiempo, la historia finalmente pierde su poder de hacer que la persona reviva el trauma.

Sobre el capítulo 5

Este capítulo te ha llevado en un viaje desde (1) la selección y el abordaje de un área de preocupación personal; a (2) la comprensión de las dimensiones fisiológicas y psicológicas adicionales que intervienen cuando una preocupación ha progresado hasta convertirse en ansiedad; a (3) los pasos para controlar un ataque de pánico, y a

(4) la aplicación del *tapping* a las mejores prácticas que utilizan los psicoterapeutas para trabajar con el TEPT. Reconocemos que para algunas personas, el contenido de este capítulo supondrá un reto, y también somos conscientes de que el siguiente capítulo se centra en otra faceta difícil de la experiencia humana: la tristeza y la depresión. Aunque se puede conseguir mucho abordando directamente estos temas, tal y como permiten los protocolos de *tapping* en acupuntos, recordamos una vez más que vayas a tu ritmo, te tomes descansos y utilices ejercicios energéticos u otras formas de autocuidado emocional o apoyo externo a medida que vayas avanzando en este material.

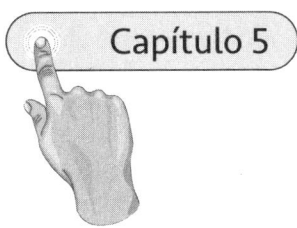

Capítulo 5

Tristeza y depresión

La terapia conversacional puede proporcionar empatía, apoyo y sugerencias prácticas para abordar la depresión. Sin embargo, el *tapping* en acupuntos puede provocar cambios rápidos en las raíces fisiológicas del trastorno.[1]

—ROBERT SCHWARZ, psiquiatra
Director ejecutivo de la Asociación de Psicología Energética
Integral

El poeta anónimo canadiense que utiliza el seudónimo de Atticus ofrece una poderosa metáfora al afirmar que estar deprimido es como ser daltónico y, aun así, estar hablando continuamente de los maravillosos colores del mundo.[2] La tristeza y la depresión se encuentran en el mismo continuo, pero la depresión está más profundamente arraigada en la química del cuerpo. La psicología energética ha sido eficaz en el tratamiento de ambas. Empezaremos por la tristeza.

---

1. Adaptado de Schwarz R. *Tools for Transforming Trauma*, Routledge, Nueva York, 2002.
2. Atticus *Love Her Wild: Poems,* Atria, Nueva York, 2017, p. 195.

Aplicación del *tapping* a la tristeza desgarradora

Margaret era una camarera de 48 años que vivía sola desde su divorcio tres años antes. Sus dos hijas adultas, con sus tres nietos pequeños, se habían trasladado a otros estados para seguir el trabajo de sus maridos. Margaret veía a cada familia unos días unas dos veces al año. Estas visitas eran la parte más gratificante de su vida, pero las familias estaban tan ocupadas que no iban a verla, y ella no podía permitirse ausentarse del trabajo para estar con ellas tanto como le gustaría.

El marido de Margaret le había dicho que la dejaba por otra mujer dos días antes de cumplir 45 años. Ella no lo vio venir. Sus cumpleaños se convirtieron en un período de inmensa tristeza, que parecía intensificarse y alargarse cada año. Margaret tenía algunas amigas íntimas a las que conocía desde hacía décadas. Una de ellas iba a terapia con una trabajadora social que estaba aprendiendo EFT y necesitaba pacientes para practicar. Cuando se acercaba el 48 cumpleaños de Margaret y su tristeza aumentaba, su amiga la animó a concertar una sesión.

Después de escuchar atentamente la descripción que Margaret hacía del divorcio y de su tristeza por ello, la terapeuta le pidió que sintiera su tristeza y la imaginara como un color. Era una masa informe oscura, pesada y cargada de humo en el pecho y el cuello. Margaret puntuó su intensidad con un 10. Tenía la respiración limitada y opresión en la garganta. La guiaron por el mismo protocolo que has estudiado: «*Aunque tengo esta masa pesada y cargada de humo en el pecho, me acepto a mí misma y a mis sentimientos*». A continuación, aplicó *tapping* en los doce puntos de acupuntura, utilizando frases como «*Esta tristeza*», «*Esta opresión en la garganta*» y «*Este bulto cargado de humo en el pecho*»; entonces aplicó el procedimiento de integración seguido de más *tapping*.

Con esto, la USM bajó a 7, pero cuando entró a valorarla, le invadió la rabia hacia su exmarido. Era un 10 alto. La principal conclusión que había sacado del divorcio era que ella no era suficientemente buena. Que había fallado a su exmarido. Que la había dejado por su culpa. Sus hijas se habían enfadado mucho con su padre por haberla abandonado, pero en el fondo de su corazón, Margaret se sentía culpable. De repente y de forma inesperada, la rabia reprimida durante tres años salió a la superficie y la abrumó.

La sesión se centró entonces en ayudarla a aceptar la ira. Respondió bien a una serie de afirmaciones como «¡*Aunque podría matar a ese malnacido, me acepto a mí misma y a mis sentimientos!*». La sesión pasó entonces a un diálogo imaginario (sección «Resolver los conflictos que impiden avanzar») en el que expresó su auténtica ira a su exmarido mientras hacía *tapping*. Al final de la primera sesión, sus imágenes de tristeza ya no eran tan oscuras y pesadas, y las puntuó con un 5.

Esa noche tuvo un sueño sobre su padre, que abandonó a la familia cuando Margaret tenía cuatro años. En el sueño, Margaret era juzgada y la consideraban culpable de ser responsable de que su padre abandonara a la familia. Margaret estuvo reflexionando durante el resto de la semana, hasta que pudo abordarlo en la segunda sesión. Al final de la sesión, el *tapping* había reducido en gran medida la culpa que había estado cargando toda su vida por la ruptura de su familia, y había establecido una conexión entre eso y cómo había estado cargando con la culpa de la ruptura de su propio matrimonio. El resultado fue una tremenda liberación de energía. Estaba casi eufórica por haberse quitado un enorme peso de encima.

Cuando llegó su cumpleaños, quiso celebrarlo por primera vez desde el divorcio. Le pidió a la amiga que la había remitido al terapeuta si podían salir a celebrar juntas su cumpleaños.

Honrar la tristeza

Aunque no puedes evitar los episodios de tristeza, puedes afrontarlos de forma constructiva e incluso empoderadora. También puedes utilizar tu tristeza como puerta de entrada a experiencias no resueltas de tu pasado, como hemos visto en el caso de Margaret. La tristeza parece tener un propósito reorientador dentro de la psique.

Durante los períodos de tristeza, aumenta la comunicación entre las partes del cerebro relacionadas con las emociones y la memoria.[3] Cuando estamos tristes, también tendemos a estar más motivados para emprender tareas difíciles para mejorar nuestras vidas.

Sin embargo, sean cuales sean los beneficios de un estado triste, nadie quiere pasar por ello. De todos modos, para dominar tus estados internos, tienes que empezar por aceptar que sientes lo que sientes. Aunque negar o desviar la atención de los sentimientos tristes puede hacer que no seas consciente de ellos, este aplazamiento temporal les permite crecer en tu subconsciente. Cuando esto ocurre, los sentimientos reprimidos seguirán teniendo impacto, y probablemente peor. Reprimir la tristeza también te impide conseguir los beneficios de la tristeza como forma de reorientarte.

En lugar de huir de los sentimientos de tristeza, puedes respetarlos dejando que se expresen, incluso alentándolos con actividades reflexivas como escribir un diario, escuchar blues, ver una película enternecedora, expresar tu tristeza a través de actividades artísticas, hablar de ello con un amigo o llorar. Puedes utilizar la información que la tristeza te transmite. Los temas que pueden surgir pueden incluir recuerdos que empujan a un nuevo nivel de resolución emocional, cambios que necesitas hacer en tu vida, cambios que han ocurrido a lo largo de tu vida a los que necesitas adaptarte, pensamientos negativos que necesitan ser contrarrestados o emociones que reclaman tu atención. El *tapping* puede ayudarte con cualquiera de estos temas. Para empezar, comienza con la siguiente «solución rápida».

3. Kirkby, L. A., *et al.* «An Amygdala-Hippocampus Subnetwork That Encodes Variation in Human Mood», *Cell*, vol. 175, n.º 6, pp. 1688-1700.e14 (2018), doi.org/10.1016/j.cell.2018.10.005.

Solución rápida: tristeza

Piensa en una pérdida o en otra fuente de tristeza que te gustaría procesar para retener sus mensajes importantes, pero sin seguir cargando con su peso emocional. Da una puntuación USM a la cantidad de angustia que sientes mental o físicamente cuando piensas en esta tristeza. Pronuncia en voz alta la primera declaración mientras haces *tapping* en el punto superior de la cabeza. A continuación, pronuncia la siguiente declaración mientras haces *tapping* en el siguiente punto. Recorre los doce puntos de *tapping* yendo de una declaración a la siguiente. Sáltate cualquier declaración que creas que no encaja contigo.

«Aunque ahora mismo me siento muy triste por [menciona el motivo], acepto completamente que estoy triste.

Aunque este sentimiento me está agobiando y chupando mis energías, me permito reconocerlo y sentirlo.

Aunque no tengo muy claro cómo dejar ir esta tristeza, elijo verme sin ella.

Siento esta tristeza en mi [menciona dónde].

Mientras hago tapping *para reducir esta tristeza, puedo empezar a relajarme.*

Puedo dejar ir esta tristeza sin olvidar las lecciones que contiene.

Mi tristeza me está enseñando a [di lo que te venga a la mente].

Elijo ser amable y paciente conmigo mismo mientras supero mi tristeza.

Aunque una parte de mí pueda sentirse culpable o desleal si dejo ir esta tristeza, sé que dejarla ir es lo mejor para mi bienestar.

Aunque me he estado aferrando a esta tristeza, elijo confiar en mi intuición y hacer lo que es mejor para mí.

Estoy preparado para liberar parte de esta tristeza y abrirme a nuevas fuentes de consuelo y alegría.

Aunque no sé lo que me depara el futuro, elijo confiar en que hay un camino hacia una mayor paz.

Sé que soy capaz de crear un futuro más positivo para mí.
Elijo dejar que esta tristeza comience a desvanecerse.
Elijo abrazar sentimientos de paz, claridad y felicidad».

Después de pasar por esta secuencia dos o tres veces, es probable que te des cuenta de que la textura de la tristeza ya se está suavizando. Valóralo con otra puntuación USM de tu tristeza. Incluso aunque te sientas demasiado triste, estarás preparado para profundizar en la superación de la tristeza aplicando a continuación el protocolo básico de *tapping*, como se explica en este capítulo.

Descubre lo que tu tristeza tiene que enseñarte

Si te sientes un poco triste, o muy triste, tal vez quieras utilizar el protocolo básico de *tapping*, ajustado en este capítulo para la tristeza, para extraer de esa tristeza piedras preciosas ocultas: ideas que puedes utilizar para cultivar una vida más feliz y satisfactoria. Si en este período de tu vida no te sientes triste ni deprimido, siéntete libre de pasar a otro capítulo. Piensa que siempre tendrás este capítulo a tu disposición por si lo necesitas en otra época de tu vida.

Cómo empezar

El proceso recuerda mucho al protocolo básico de *tapping*, pero pone mayor énfasis en la declaración de elecciones. Aquí te presentamos a Noah, de 38 años, uno de los probadores del programa sin experiencia previa con la psicología energética.

**USM inicial, frase recordatoria y declaración
de aceptación de Noah**

Noah todavía estaba muy afligido porque hacía dos años que se había divorciado. Puntuó su tristeza con un 10. Su frase recordatoria era *«Tristeza incontenible»*. La declaración de aceptación que construyó a partir de ella fue: *«Aunque todavía estoy muy afligido por el divorcio, acepto profunda y completamente esta tristeza incontenible»*.

Tu turno

Describe tu tristeza en tu diario y puntúala según la escala USM. Crea una frase recordatoria y una declaración de aceptación que, como siempre, incorpore la frase recordatoria. Luego procede de la siguiente manera:

Rondas iniciales de *tapping*

Aplica el resto del protocolo básico de *tapping* a tu tristeza:

1. Pronuncia tu declaración de aceptación en voz alta tres veces, frotando en los puntos dolorosos del pecho con la primera frase y colocando las manos sobre el chakra del corazón con la segunda.
2. Recorre los doce puntos de *tapping* mientras pronuncias tu frase recordatoria en cada punto.
3. Haz el procedimiento de integración.
4. Vuelve a hacer *tapping* a través de los puntos, pronunciando en cada punto tu frase recordatoria.
5. Haz una respiración profunda y vuelve a puntuar la tristeza mental y física que sientes según la escala USM.
6. Repite este proceso, comenzando cada vez con tu declaración de aceptación y luego con el *tapping*, hasta que tu USM baje a 4 o menos.

Si tu USM es más alta de 4 y ha dejado de bajar después de dos ciclos de *tapping* con la misma frase recordatoria, es el momento de hacer un cambio. Identifica un aspecto de la situación que requiera atención. Trabaja con él como se describe en el apartado «Ir más allá de la frase recordatoria». Luego vuelve a tu tristeza inicial. Si aun así no baja de 4, procede con el otro trabajo detectivesco descrito en el capítulo 3.

Rondas iniciales de *tapping* de Noah

A Noah le costó cierto trabajo bajar a 4 la USM de su tristeza. El protocolo básico de *tapping* lo bajó del 10 inicial a 8, pero no se movió de ahí después de tres ciclos más de *tapping*. Buscando aspectos, identificó una sensación punzante alrededor de su corazón. Después de hacer *tapping* en «Punzadas en el corazón», su tristeza bajó a 6. Entonces surgieron algunas oleadas de rabia hacia su ex. No se sentía preparado para afrontarlo, así que dejó unos días el programa a un lado. Cuando lo volvió a retomar, pudo acceder con facilidad a la ira. Hizo *tapping* en varios recuerdos por los que estaba enfadado y, uno tras otro, redujo la carga de cada uno. Después volvió a la tristeza y, tras un par de ciclos más, la carga había bajado a 3.

Tu turno

Sigue los pasos anteriores hasta que tu USM descienda a 4 o menos. Sé tan persistente como haga falta, abordando los aspectos y los reversos psicológicos a medida que vayan surgiendo. Describe el proceso en tu diario.

Una nueva frase recordatoria relacionada con la función de tu tristeza

A continuación, mostramos cinco posibles funciones que puede tener tu tristeza:

1. Me hace estar más motivado para hacer cosas que mejoren mi calidad de vida.
2. Me informa de algo que requiere atención.
3. Revela distorsiones cognitivas y pensamientos negativos (sección «Distorsiones cognitivas y creencias autolimitantes»).
4. Activa algo inconcluso de mi pasado que necesita otra capa de resolución.
5. Me pide que me ponga en modo «reset» sobre algo que es importante para mí, como el trabajo, las relaciones o el uso del tiempo.

Cuando la intensidad de tu tristeza haya bajado a 4 o menos, estarás preparado para formular una nueva frase recordatoria y una declaración de elecciones que no sólo te ayudarán a aliviar aún más tu tristeza, sino que también te permitirán descubrir los beneficios de cualquiera de estas funciones que ha estado cumpliendo tu tristeza. He aquí algunos ejemplos relacionados con la lista anterior:

1. Necesidad de estar motivado: *«Sigo sin hacer ejercicio»*.
2. Necesidad de prestar atención: *«El comportamiento agresivo de mi hijo»*.
3. Necesidad de corregir distorsiones cognitivas: *«Siempre fracaso»*.
4. Necesidad de resolución: *«El trauma cuando tenía ocho años»*.
5. Necesidad de reinicio: *«Estoy agotado al terminar el día»*.

Funciones de la tristeza de Noah y su nueva frase recordatoria
Al reflexionar sobre las posibles funciones de la intensa tristeza que sentía por culpa de su divorcio, Noah se dio cuenta de que había dejado su vida en modo pausa. Su frase recordatoria estaba relacionada con su necesidad de un reinicio importante: *«Sigo inconteniblemente triste por mi divorcio después de todo este tiempo»*.

Formular una declaración de elecciones

Cuando tu tristeza haya bajado a una USM de 4, el siguiente paso consiste en vincular una función de tu tristeza a una declaración de elecciones que señale hacia una acción constructiva. Seleccionarás la función que consideres más importante. He aquí algunos ejemplos relacionados con la lista anterior:

1. Necesidad de estar motivado: *«Aunque todavía no he empezado a hacer ejercicio, elijo reafirmarme en que el ejercicio valdrá la pena y en crear un hábito de ejercicio regular».*
2. Necesidad de prestar atención: *«Aunque no quiero pensar en el comportamiento agresivo de mi hijo, elijo programar una reunión con su orientador y desarrollar un plan».*
3. Necesidad de corregir distorsiones cognitivas: *«Aunque creo que volveré a fracasar, elijo hablar de mi desánimo con [mi mejor amigo]».*
4. Necesidad de resolución: *«Aunque he llorado muchísimas veces la muerte de mi madre cuando tenía ocho años, elijo reconocer que ahora se inmiscuye en mi consciencia cada día y le prestaré la atención que me reclama».*
5. Necesidad de reinicio: *«Aunque doy por sentado que me siento agotado al final de cada día, elijo tomarme en serio lo de hacer cambios antes de derrumbarme física o mentalmente».*

Naturaleza de la depresión

Todo el mundo pasa por estados de ánimo tristes, pero si tu tristeza persiste durante mucho tiempo, es posible que hayas caído en una depresión. La depresión es un estado mental fisiológica y energéti-camente más arraigado que la tristeza. Para establecer un marco de empleo del *tapping* para la depresión, abordaremos brevemente la naturaleza del trastorno, la prevalencia, los síntomas, las causas y los enfoques convencionales de tratamiento.

Aunque las instrucciones anteriores para tratar la tristeza pueden ir bien, por lo general se necesita algo más para recuperar una actitud más positiva si se está deprimido. La tristeza puede desempeñar fun-ciones positivas –como enfocar tus capacidades mentales en cuestiones que requieren tu atención–, pero cuando la tristeza se convierte en depresión, la situación cambia desde el punto de vista energético, químico y cognitivo. Puede robarte la energía necesaria para abordar con eficacia lo que haya aflorado. La depresión también puede dar un giro negativo y desalentador a problemas que exigen lo mejor de tu creatividad.

A las personas que nunca han sufrido un episodio de depresión grave les cuesta mucho comprenderlo. Basándose en su experiencia personal con este trastorno, Martha Manning describió en un artículo extraordinariamente perspicaz publicado en *Psychotherapy Networker* cómo su grave depresión recurrente

> progresa y te destroza. Amenaza tu salud, tu mente, tu alma. Te convierte en un extraño para las personas que siempre has tenido a tu lado. Te hace ver con buenos ojos la muerte como una salida misericordiosa a un dolor difícil de describir. No sólo olvidas quién eras, sino que te horroriza la persona en la que te has convertido. Y no hay promesas de que esta vez salgas intacto o vivo. […] La gente no podía entender mi sufrimiento, y yo era totalmente incapaz de explicarlo.[4]

Prevalencia

Aproximadamente 280 millones de personas en todo el mundo padecen algún tipo de depresión.[5] En Estados Unidos, se calcula que 21 millones de adultos (según las proyecciones de las encuestas), es decir, el 8,4 por 100 de la población, sufrieron un episodio de depresión mayor en 2020.[6] En el caso de las mujeres, el porcentaje fue

---

4. Manning, M. «A Journey Through Fire: Surviving When Your Self Is in Ashes», *Psychotherapy Networker* (julio / agosto de 2018), disponible en psychotherapynetworker.org/article/journey-through-fire.

5. World Health Organization «Depressive Disorder (Depression)» (31 de marzo de 2023), disponible en who.int/news-room/fact-sheets/detail/depression.

6. US National Institute of Mental Health «Major Depression» (última actualización enero de 2022), disponible en nimh.nih.gov/health/statistics/major-depression.

del 10,5 por 100, frente al 6,2 por 100 de los hombres. La prevalencia fue mayor entre las personas de 12 a 17 años (el 17 por 100) y de nuevo entre las de 18 a 25 años (también el 17 por 100). De todos modos, es posible que no se sepa si una persona está deprimida. De hecho, en el caso de la depresión leve crónica, las sensaciones pueden resultar tan familiares que es posible que no te des cuenta de que estás deprimido.

Síntomas

La definición formal de un episodio de «depresión grave» es que durante un mínimo de dos semanas hayan persistido al menos cinco de los ocho síntomas siguientes y afecten al funcionamiento cotidiano:

- Estado de ánimo depresivo que dura la mayor parte del día, casi todos los días, con signos evidentes de desesperanza y tristeza (en el caso de los niños y adolescentes, también puede tratarse de un «estado de ánimo irritable» o ataques de ira).
- Alteración del apetito o aumento o pérdida de peso significativo y no intencionado (en el caso de los niños, puede tratarse de no alcanzar el aumento de peso esperado).
- Disminución del interés o pérdida de placer en casi todas las actividades.
- Insomnio o aumento de las horas de sueño que afectan a los horarios normales.
- Fatiga o falta de energía.
- Sentimientos de ineptitud o culpa excesiva en el día a día.
- Incapacidad para concentrarse o tomar decisiones.
- Pensamientos recurrentes de muerte o suicidio, o intentos de suicidio.[7]

---

7. American Psychiatric Association *Diagnostic and Statistical Manual of Mental Disorders*, 5.ª ed. American Psychiatric Association Publishing, Washington, DC, 2013. (Trad. cast.: *Manual diagnóstico y estadístico de los trastornos mentales* (DSM-5®). 5.ª ed. Editorial Médica Panamericana, Madrid, 2014).

Para la depresión crónica (denominada oficialmente «trastorno depresivo persistente»), deben haber persistido cinco o más de estos síntomas durante al menos dos años. La depresión crónica puede clasificarse en dos categorías: «depresión persistente leve» y «depresión mayor crónica», más intensa. En el extremo menos grave del espectro depresivo, un episodio depresivo «menor» implica la persistencia de tres o cuatro de estos síntomas durante al menos dos semanas. La «depresión breve recurrente» implica más de seis episodios en un año con cinco síntomas o más, cada uno de los cuales dura al menos cinco días.

Causas

Como muchos trastornos psicológicos, la depresión puede deberse a una combinación de factores. Las personas con antecedentes familiares de depresión son más vulnerables, lo que sugiere un componente genético. Algunas depresiones van acompañadas de cambios hormonales, como la depresión posparto, la menopausia, los ciclos premenstruales o los cambios hormonales de la adolescencia. La depresión también puede desencadenarse por una circunstancia vital complicada, como una pérdida, la muerte de un ser querido, una enfermedad, un trauma o una gran decepción. Los pensamientos negativos y la depresión pueden formar un «bucle depresivo» en el que los pensamientos negativos mantienen la depresión y la depresión fomenta más pensamientos negativos.

Genética. Se sabe que la depresión es hereditaria. Mientras que al menos el 10 por 100 de la población general sufrirá un episodio depresivo grave a lo largo de su vida, las probabilidades aumentan hasta el 20 o el 30 por 100 cuando uno de los padres o hermanos padece depresión mayor. Sin embargo, esto no prueba por sí solo que la depresión sea hereditaria. La forma en que se educa, se disciplina, se recompensa y se castiga a los niños puede influir en la depresión, y un padre deprimido también puede enseñar inadvertidamente formas de pensar que fomenten la depresión. De todos modos, los estudios con gemelos, que permiten aislar muchas variables, sugieren que al menos un tercio de la probabilidad de padecer un trastorno depresivo mayor se debe a factores genéticos,[8] si bien no está claro qué genes intervienen. Parecen estar implicados aquellos que controlan el neurotransmisor serotonina, pero se han identificado docenas de combinaciones de genes que pueden contribuir al trastorno.[9]

Inicio. El término «experiencias adversas en la infancia» describe un amplio abanico de circunstancias, acontecimientos o condiciones difíciles, como el abandono, el maltrato, la disfunción familiar, la exposición al abuso de sustancias, los problemas de salud mental, la adversidad económica extrema, el acoso escolar y la violencia familiar o comunitaria.[10] Cuanto mayor es el número y la gravedad de las experiencias adversas en la infancia, mayor es la probabilidad de padecer trastornos de salud y de salud mental, incluida la depresión[11].

Estructuras cerebrales. La depresión se correlaciona con una menor actividad del nervio vago, el hipocampo, el córtex prefrontal y el tálamo. El nervio vago está relacionado con la regulación emocional y la sensibilidad al estrés. El hipocampo está vinculado con el aprendizaje y la memoria, y conecta con otras partes del cerebro que controlan las emociones, en particular la amígdala cerebral. El córtex prefrontal desempeña un papel central en la planificación y el pensamiento complejo. El tálamo es el centro de coordinación del procesamiento de aquello que captan los sentidos. La actividad re-

---

8. Boardman, J. D., *et al.* «Stressful Life Events and Depression among Adolescent Twin Pairs», *Biodemography and Social Biology*, vol. 57, n.º 1, pp. 53-66 (2011), doi.org/10.1080/19485565.2011.574565.

9. Wray, N. R., *et al.* «Genome-Wide Association Analyses Identify 44 Risk Variants and Refine the Genetic Architecture of Major Depression», *Nature Genetics*, vol. 50, n.º 5, pp. 668-681 (mayo de 2018), doi.org/10.1038/s41588-018-0090-3.

10. Feinstein, D. «Using Energy Psychology to Remediate Emotional Wounds Rooted in Childhood Trauma: Preliminary Clinical Guidelines», *Frontiers in Psychology*, vol. 14 (18 de octubre de 2023), doi.org/10.3389/fpsyg.2023.1277555.

11. Tsehay, M., *et al.* «The Role of Adverse Childhood Experience on Depression Symptom, Prevalence, and Severity among School Going Adolescents», *Depression Research and Treatment* (2020), doi.org/10.1155/2020/5951792.

ducida de estas estructuras cerebrales ayuda a explicar algunos de los síntomas de la depresión, tales como las dificultades para pensar con claridad, los problemas de memoria, los sentimientos de desesperanza y la pérdida de motivación. Sin embargo, aún no se ha podido determinar con exactitud cómo influyen los cambios en la actividad cerebral sobre la depresión.[12]

Mensajeros químicos. Los neurotransmisores son sustancias químicas que el sistema nervioso central utiliza para transportar señales entre las células nerviosas del cerebro y el cuerpo. La serotonina, la dopamina y la noradrenalina son tres neurotransmisores relacionados con la depresión. La serotonina es un regulador del estado de ánimo asociado a la felicidad y la sensación de tranquilidad. Niveles bajos de serotonina pueden provocar un estado de ánimo depresivo, pérdida de placer y sensación de ineptitud. La dopamina, conocida como la sustancia química del «sentirse bien», asocia actividades o experiencias específicas con el placer. Niveles bajos de dopamina pueden provocar apatía y pérdida de motivación. La noradrenalina ayuda al cuerpo a procesar la adrenalina y está implicada en las respuestas involuntarias a situaciones peligrosas o estresantes. Niveles bajos de noradrenalina pueden provocar fatiga, dificultades de concentración, menor interés por las actividades placenteras y disminución de la motivación y la atención.

Inflamación cerebral. Se ha demostrado que la inflamación del cerebro es un factor potencial en el desarrollo de la depresión y también puede inhibir la eficacia de la medicación antidepresiva.[13] Los cambios en la dieta o la introducción de antiinflamatorios pueden ser un componente en el tratamiento de la depresión.

Distorsiones cognitivas. Los modelos de pensamiento negativo pueden ser el resultado de la depresión o de perpetuarla. Por ejemplo,

---

12. Zhang, F.-F., *et al.* «Brain Structure Alterations in Depression: Psychoradiological Evidence», *CNS Neuroscience & Therapeutics*, vol. 24, n.º 11, pp. 994-1003 (noviembre de 2018), doi.org/10.1111/cns.12835.

13. Miller, A. H., *et al.*:«The Role of Inflammation in Depression: From Evolutionary Imperative to Modern Treatment Target», *Nature Reviews Immunology*, vol. 16, n.º 1, pp. 22-34 (enero de 2016), doi.org/10.1038/nri.2015.5.

un modelo rector en el que los desafíos cotidianos se afrontan con una sensación predeterminada de que se va a fracasar engendra depresión. La autocrítica grave genera depresión. Las creencias autolimitantes generan depresión. La depresión socava aún más tu capacidad de utilizar tus recursos para ayudarte a superar lo que la vida te presente.

Alteraciones energéticas. Una premisa central de la psicología energética es que las alteraciones energéticas se corresponden con problemas tanto físicos como mentales. Por ese motivo, las disfunciones en la señalización química del cerebro pueden corregirse no sólo mediante intervenciones biológicas (como medicación antidepresiva o dispositivos de estimulación del nervio vago), sino también trabajando los sistemas energéticos del cuerpo. Además, como hemos visto a lo largo de este libro, las vías neuronales que sustentan las distorsiones cognitivas y los modelos rectores obsoletos responden muy bien a las intervenciones de la psicología energética. Corregir las distorsiones cognitivas y los modelos rectores obsoletos utilizando protocolos de *tapping* en acupuntos puede ser una poderosa herramienta para ayudar a superar la depresión.

Tapping para la depresión

Los estudios de los protocolos de *tapping* en el tratamiento de la depresión han sido alentadores. Un análisis estadístico de los datos de los doce primeros ensayos clínicos que utilizaron EFT para el tratamiento de la depresión mostró importantes mejoras generales en los 398 participantes.[14]

El psicólogo Fred P. Gallo acuñó el término «psicología energética» en su libro de 1998 homónimo (también fue el primer profesor de

---

14. Nelm, J. A., *et al.* «A Systematic Review and Meta-Analysis of Randomized and Non-Randomized Trials of Clinical Emotional Freedom Techniques (EFT) for the Treatment of Depression», *Explore: The Journal of Science and Healing*, vol. 12, n.º 6, pp. 416-426 (noviembre-diciembre de 2016), doi.org/10.1016/j.explore.2016.08.001.

David del método en 2002).[15] Una de las pacientes del Dr. Gallo era Jennifer, una estudiante de secundaria que llevaba dos años saliendo con Chris. Chris era tres años mayor que Jennifer. Chris desarrolló una grave afección respiratoria que se deterioró rápidamente y acabó falleciendo. Jennifer sufrió mucho y pronto cayó en una depresión clínica. Se sentía perdida sin Chris y le atormentaban los recuerdos de su sufrimiento. La visitaba un médico que le recetó antidepresivos. También acudía a un terapeuta que la animaba a hablar de su dolor y a repasar muchos de los acontecimientos ocurridos durante la enfermedad de Chris, así como los recuerdos positivos que tenía de él antes de que enfermara. Por desgracia, nada de esto ayudaba y Jennifer estaba cada vez más deprimida. Como se le diagnosticó un trastorno depresivo mayor que hasta entonces no había respondido al tratamiento, se consideró la posibilidad de hospitalizarla. Jennifer fue remitida por su médico al Dr. Gallo para una segunda opinión y un posible tratamiento. Éste es el relato que el Dr. Gallo hizo del caso:

Tras reunirme con Jennifer y establecer una buena relación, hablamos del tratamiento que podía ofrecerle. Le pregunté si estaría de acuerdo con el tratamiento si no le causaba malestar. Me preguntó si realmente era posible y, tras asegurarle yo que sí, sonrió y aceptó esa opción sin reservas. Con el *tapping*, Jennifer no tendría que verse envuelta en emociones y recuerdos angustiosos. La guie para que conectara brevemente con las imágenes que estaban contribuyendo a los síntomas depresivos de insomnio, pérdida de placer, llanto, falta de apetito, etc. Puntuó su malestar en ese momento con un 10 según la escala de USM que va de 0 a 10. Sin embargo, su imagen más angustiosa era la del sufrimiento de Chris cuando tenía dificultades para respirar incluso tumbado en el sofá. La sometí a un tratamiento de *tapping* y, en cuestión de diez minutos, esa imagen, aunque seguía siendo trágica, ya no le provocaba la agonizante agitación interior.

---

15. Gallo, F. P. *Energy Psychology: Explorations at the Interface of Energy, Cognition, Behavior, and Health,* CRC Press, Boca Raton, Florida, 1998.

A continuación, nos centramos en cualquier sentimiento residual de depresión. Para entonces, la fuerza de su depresión había disminuido significativamente hasta 4. Llegados a ese punto, le hice hacer *tapping* mientras se centraba en las sensaciones y la emoción de la depresión, que ella describió como «centrada en mi corazón». A medida que el sentimiento de depresión disminuía, continuamos con el *tapping*, observando atentamente las sensaciones de la depresión. A los pocos minutos, Jennifer ya no se sentía deprimida en absoluto. «¡Esto es una locura! Es extraño, ¡pero va bien!», exclamó varias veces a lo largo de la sesión.

Cuando Jennifer acudió a la consulta la semana siguiente, indicó que llevaba tres días sin sentirse deprimida tras el tratamiento inicial. Aunque el recuerdo de Chris en el sofá ya no le causaba angustia, aparecían otros recuerdos que desencadenaban sentimientos depresivos. Si bien le había aconsejado a Jennifer que no se dejara llevar por pensamientos sobre Chris, resultaba más fácil decirlo que hacerlo. Así que, durante esta segunda sesión, se «neutralizaron» otros recuerdos y el tratamiento se orientó hacia un mayor alivio de los sentimientos depresivos.

En total, sólo fueron necesarias unas pocas visitas para ayudar a Jennifer. Su estado de ánimo mejoró enormemente. Le resultaba mucho más fácil concentrarse. Dormía y comía mejor, y recuperó el interés por la vida y por las actividades propias de la adolescencia. Hice un seguimiento durante unos meses para asegurarme de que le iba bien y no volvió a tener ningún otro episodio de depresión. Volvió a participar en actividades sociales con amigos y varios meses después empezó a salir de nuevo. La depresión no volvió.

Manual básico de aplicación del *tapping* para superar la depresión

Más de un siglo de intervenciones psicoterapéuticas con personas que viven con depresión, así como miles de estudios científicos, han revelado algunas dinámicas que suelen compartir todas las formas de depresión. Comprender estas dinámicas es vital para alinear un enfoque energético con las mejores prácticas disponibles en la actualidad para tratar la depresión. En lugar de intentar analizar esta amplia bibliografía, hemos seguido la orientación de dieciséis de los principales expertos mundiales en trabajar la depresión, tal y como se presentó en un simposio definitivo sobre las mejores prácticas en el campo de la salud mental.[16]

La guía que se ofrece en el resto del capítulo está orientada tanto a los terapeutas que tratan la depresión como a las personas que desean superarla. Recomendamos encarecidamente que, si te estás enfrentando a una depresión, utilices estas técnicas en colaboración con un profesional de salud mental cualificado. Las personas deprimidas a menudo se sienten desesperadas y no creen realmente que se les pueda ayudar. Combinar un terapeuta cualificado con el *tapping* autoaplicado es una poderosa y prometedora combinación.

Al igual que con la orientación para trabajar con el TEPT ofrecida en el capítulo anterior, lo que sigue no pretende llevarte paso a paso a través de un programa de terapia para la depresión. Lo que ofrecemos es orientación para abordar siete áreas que son vitales para superar el problema. Para cada una de estas áreas, sugerimos frases recordatorias, declaraciones de aceptación y declaraciones de elecciones en las que puedes basarte para comenzar a aplicar el protocolo básico de *tapping* en esa área. Las áreas cubiertas incluyen:

---

16. «How to Work with the Patterns That Sustain Depression» («Cómo trabajar con los patrones que mantienen la depresión») fue organizado por la Dra. Ruth Buczynski y reunió a destacados expertos en el trabajo con la depresión. Los dieciséis profesores, ordenados alfabéticamente, fueron Joan Borysenko, Rick Hanson, Shelly Harrell, Marsha Linehan, Lynn Lyons, Kelly McGonigal, Pat Ogden, Bill O'Hanlon, Christine vPadesky, Terry Real, Richard Schwartz, Dan Siegel, Ron Siegel, Stan Tatkin, Bessel van der Kolk y Michael Yapko. Fue patrocinado por el NICABM en 2018 (www.nicabm.com).

1. Encontrar la esperanza de que tus esfuerzos pueden marcar la diferencia.
2. Técnicas sencillas para generar la energía necesaria para superar la depresión.
3. Pensamientos y creencias negativos.
4. Experiencias formativas.
5. Exposición positiva.
6. Conexión social.
7. Prevención de recaídas.

1. Encontrar la esperanza de que tus esfuerzos pueden marcar la diferencia

El letargo y el desánimo que definen la depresión son los primeros obstáculos para superarla. Las personas deprimidas no sólo carecen de la energía física necesaria para emprender acciones positivas, sino que además no suelen creer que nada vaya a resultar eficaz. Por ejemplo, aunque hay innumerables estudios que demuestran que el ejercicio físico combate la depresión, encontrar la motivación para mantener un programa de ejercicio regular por sus beneficios en la salud ya resulta bastante difícil si no se está deprimido. Es exponencialmente más difícil si se está deprimido.

Cuando las personas que se enfrentan a lo que se conoce como «indefensión aprendida» creen que no tienen ningún control sobre lo que les ocurre, empiezan a pensar, sentir y actuar como si estuvieran indefensas.[17] La indefensión aprendida es una dinámica central en la depresión. Cuando las personas intentan todo lo que se les ocurre y siguen deprimidas, empiezan a sentirse desesperanzadas.

Por dónde empezar. La etapa de preparación del protocolo básico de *tapping* que has aprendido en el capítulo 2 incluye la elaboración de una declaración de aceptación. Por culpa del pesimismo que casi siempre acompaña a la depresión, aceptar tu depresión ya plantea algunos desafíos especiales. Si un estado de ánimo depresivo

---

17. Peterson, C., *et al. Learned Helplessness: A Theory for the Age of Personal Control,* Oxford University Press, Nueva York, 1993.

eclipsa todo lo demás en tu vida, ¿por dónde empiezas? Puede parecer una distracción o incluso un paso atrás centrarse en los problemas estresantes de la vida, los acontecimientos de la infancia que pueden haberte predispuesto a la depresión o los «pensamientos negativos» que te parecen realistas. Tu única preocupación es buscar alivio para la depresión, y cualquier otro enfoque puede parecerte fuera de lugar.

Aunque para muchos problemas es mejor ser lo más específico posible, en el caso de la depresión, la propia experiencia de la depresión puede ser tu enfoque inicial. Puedes darle un nombre (una frase recordatoria como *«Mi depresión»*, *«Oscuridad»* o *«Todo es sombrío»*) y una puntuación USM, especificando la intensidad de tu depresión en el momento en el que la estás puntuando. Las demás cuestiones mencionadas pueden surgir más adelante, cuando estés identificando los aspectos que debes abordar para seguir reduciendo la depresión.

Aceptar tu pesimismo. Este paso es especialmente importante cuando en realidad no crees que esforzarte por superar la depresión vaya a dar sus frutos. Aceptar conscientemente esta creencia en lugar de luchar contra ella indica a tu psique que estás prestando atención a los obstáculos que te vas encontrando por el camino. Por supuesto, lo más probable es que no quieras seguir deprimido, pero es posible que no creas que haya una salida. Así que por ahí es por donde empiezas, con cualquiera de las siguientes, en cualquier combinación, o cualquier otra cosa que pueda encajar mejor contigo:

«Aunque nada ha ayudado a mi depresión…
«Aunque sé que esto no funcionará…
«Aunque aplicar *tapping* parezca estúpido…
«Aunque no quiero hacer esto…
«Aunque no tenga energías para hacerlo…
«Aunque no tenga tiempo para esto…
«Aunque siempre estaré deprimido…

… acepto profunda y completamente que éstos son mis sentimientos».

Una vez más, di en voz alta la primera parte mientras te masajeas los puntos dolorosos del pecho y la segunda parte con las manos sobre el chakra del corazón. Repite tres veces cada declaración que te convenga. Puedes modificar la segunda parte como desees.

2. Técnicas sencillas para generar la energía necesaria para superar la depresión

Centrarse en las energías físicas es un paso vital. El Dr. van der Kolk sugiere en el programa de buenas prácticas mencionado anteriormente que si las personas están demasiado cerradas en banda como para beneficiarse de la terapia, llevar a cabo actividades en las que muevan el cuerpo es un paso importante en el camino hacia un tratamiento eficaz. Unos sencillos ejercicios energéticos pueden empezar a estimular rápidamente el cuerpo haciendo que sus energías fluyan mejor. Pero cuando uno está deprimido, supone todo un reto motivarse lo suficiente incluso para hacer los ejercicios más sencillos. El *tapping* puede ayudar. Una vez aceptada la realidad de tu depresión con una declaración de aceptación que te cale, mantén la primera parte de tu declaración, pero cambia la segunda parte para convertirla en una declaración de elecciones, como, por ejemplo:

«… Estoy dispuesto a ver si algunas técnicas sencillas pueden hacerme sentir mejor».

Una vez más, repítela en voz alta tres veces, masajeando los puntos dolorosos del pecho con la primera frase y presionando el chakra del corazón con la segunda. Tu frase de *tapping* puede ser entonces del tipo: *«Ejercicios sencillos para ayudarme con mi depresión»* o, simplemente, *«Dispuesto a sorprenderme»*.

Un reto en esta etapa es que las personas deprimidas no suelen percibir los pequeños avances. Así pues, aunque las técnicas energéticas hagan su trabajo, es posible que no notes cambios relativamente sutiles. De todos modos, saber que unas técnicas sencillas pueden producir cambios en una dirección favorable, aunque sean pequeños, empieza a generar confianza en que puedes influir sobre tu depresión tomando medidas que están a tu alcance.

Los programas de autoayuda para tratar la depresión, como el enfoque explicado en el libro *El control de tu estado de ánimo* (Ediciones Paidós Ibérica, Barcelona, 2016), de Dennis Greenberger y Christine A. Padesky,[18] entrenan a las personas para que registren incluso mejoras mínimas y aprovechen los pequeños subidones que proporciona la vida. Identifican un amplio abanico de experiencias en las que se pueden producir mejoras: dormir mejor, conversar más con los demás, sentirse más relajado, sonreír más a menudo, llevar a cabo el trabajo con más eficacia, gestionar mejor los desacuerdos, perder los nervios menos a menudo, oír a los demás decir que uno parece estar mejor, sentirse más seguro de sí mismo, no dejarse pisotear, ver esperanza en el futuro, disfrutar más del día a día, sentir aprecio y gratitud, y ver mejoras en las relaciones.[19] Sea cual sea la terapia, será valioso anotar las mejoras. Un cambio difícil de negar es el aumento de la capacidad respiratoria tras un sencillo ejercicio de *tapping*. Quizá quieras volver al apartado «El experimento» (p. 67) y repetir ese ejercicio.

Lo que podríamos llamar la «firma energética de la depresión» incluye:

A. Movimiento muy lento en meridianos y chakras.
B. Energías que no se cruzan para apoyar la integración de los hemisferios derecho e izquierdo del cerebro.
C. Bloqueos energéticos allí donde se ha acumulado el estrés.
D. Agotamiento de energías en áreas vitales.
E. Alteraciones energéticas que provocan pensamientos confusos.

Las técnicas sencillas siguientes pueden aportar un impulso en cada una de estas áreas.

18. Greenberger D., *et al. Mind Over Mood: Change How You Feel by Changing the Way You Think*, 2.ª ed. Guilford, Nueva York, 2015.
19. *Ibid.*

A. Movimiento muy lento en meridianos y chakras: los cuatro golpes. Ya has estado utilizando estos puntos. Para este subconjunto, no los combinarás con palabras. Simplemente aplicarás *tapping* y darás golpecitos en cada uno de ellos durante dos o tres respiraciones profundas (inspirando por la nariz y exhalando por la boca). Aplica el *tapping* con firmeza (pero nunca tan fuerte como para hacerte daño o magullarte) en cada uno de ellos. Combinados, abordan la primera parte de la firma energética de la depresión, dando un impulso al movimiento muy lento en meridianos y chakras.

- **Estómago-1.** Aplicar *tapping* en los pómulos, debajo de los ojos (el primer par de puntos de acupuntura del meridiano del estómago) envía la energía hacia abajo, hacia la planta de los pies, de manera que se funde con las energías de la tierra y las arrastra hacia arriba, lo que sirve para sustentar, nutrir y arraigar.
- **Riñón-27.** Cuando estás agotado, las energías de tu cuerpo invierten literalmente la dirección de su flujo con el propósito de que te detengas y descanses. Pero si esto se vuelve habitual, se convierte en una fuerza que te mantiene deprimido. Hacer *tapping* en los puntos de debajo de la clavícula (el 27.º par de acupuntos del meridiano del riñón) invierte las energías para que se muevan en la dirección correcta.
- **Chakra del corazón.** El *tapping* en el chakra del corazón, en el centro del pecho, activa las energías del chakra, y todos los demás chakras rebosan de esta poderosa fuerza. Mientras tanto, este *tapping* también vigoriza las energías en la sangre, estimulando todo el cuerpo a medida que la sangre recién vivificada fluye a través de él.
- **Bazo-21.** Hacer *tapping* en el 21.º par de acupuntos del meridiano del bazo (debajo de los brazos) ayuda a desmontar y procesar, a nivel energético, los pensamientos negativos que conlleva la depresión, lo que conduce a una sensación de mayor paz y seguridad.

Puedes hacer los cuatro golpes varias veces al día. Sólo necesitas un minuto y puedes practicarlo mientras llevas a cabo otras actividades, como ver la televisión, ducharte o dar un paseo.

B. Energías que no se cruzan para apoyar la integración de los hemisferios derecho e izquierdo del cerebro: el tirón cruzado del hombro. En este procedimiento, el movimiento cruzado redefine las energías que deberían pasar de un lado del cuerpo al otro, pero que no lo hacen. Cuando estás deprimido, las energías de tu cuerpo no cruzan del lado izquierdo al derecho ni del lado derecho al izquierdo. Conocido como «patrón homolateral», este trastorno no sólo limita la libre circulación de los movimientos físicos, sino que también afecta a la comunicación entre los hemisferios cerebrales izquierdo y derecho, lo que dificulta pensar con cierta claridad.

Donna ha observado un patrón homolateral en las energías de todas las personas deprimidas con las que ha trabajado. Para corregir este patrón, coloca una mano sobre el hombro opuesto a esa mano, clava ligeramente los dedos en la parte posterior de ese hombro y los arrastra ejerciendo cierta presión sobre la parte superior del hombro. A continuación, tira con suavidad con la mano abierta hacia abajo y a través del cuerpo en diagonal hasta la cadera opuesta. Repite en el otro lado. Hazlo varias veces. Es una forma rápida de conseguir que las energías de los lados opuestos del cuerpo y del cerebro fluyan en armonía.

La repetición es importante para modificar hábitos energéticos arraigados. Si haces los cuatro golpes varias veces al día, como hemos sugerido antes, puedes seguir a continuación con el tirón cruzado del hombro. Requiere menos de un minuto.

C. Bloqueos energéticos allí donde se ha acumulado el estrés: el *hook-up*. Esta sencilla técnica ayuda al cuerpo a procesar el estrés allí donde se acumula creando un circuito entre el meridiano que sube por la parte delantera central del cuerpo (meridiano central, también conocido como vaso de la concepción) y el meridiano que asciende por la parte trasera (meridiano gobernador, también conocido como vaso gobernador). El circuito reforzado irradia energía por todo el cuerpo, que rompe los paquetes de estrés acumulado.

Para hacer el *hook-up*, coloca el dedo corazón de una mano en el «tercer ojo» (entre las cejas, por encima del puente de la nariz) y el dedo corazón de la otra mano en el ombligo. Presiona suavemente ambos dedos hacia dentro, tira de ellos hacia arriba y mantenlos así durante al menos tres respiraciones completas y profundas.

D. Agotamiento de energías en áreas vitales: el batido triple calentador. El triple calentador es un sistema energético que gobierna la respuesta del organismo ante los invasores internos (el sistema inmunitario), así como ante los peligros externos (la respuesta de lucha o huida). Cuando detecta una amenaza, es capaz de «reunir» energías de todos los meridianos (excepto el meridiano del corazón). Una amenaza o una percepción de amenaza prolongada mantiene al triple calentador en un estado de alerta máxima, agotando las energías de otras partes del cuerpo. Muchos problemas psicológicos implican una sensación interna sostenida de peligro. En el caso de la depresión, puede ser tan persistente que el peligro imaginado ni siquiera se registra de manera consciente, pero puede mantener al triple calentador en estado de alerta. Cuando esto ocurre, el triple calentador sigue recogiendo energías de los meridianos. Si no las utiliza para luchar o huir, se acumulan, lo que provoca una sensación general de pesadez en el cuerpo y el agotamiento de las energías en las zonas vitales, dos factores que contribuyen a la depresión. Al calmar el triple calentador, las energías reclutadas de otros meridianos retornan a estas zonas.

Una de las formas más sencillas pero poderosas de calmar el triple calentador es el batido triple calentador. Coloca los dedos corazón de ambas manos sobre los párpados cerrados. Inspira profundamente. Mientras exhalas, desliza los dedos hacia las sienes. A continuación, con otra inspiración profunda, desliza los dedos alrededor de las orejas, baja por el cuello y mantén los dedos en los hombros. Con la siguiente inspiración profunda, arrastra los dedos hacia el centro del pecho. Coloca las manos abiertas sobre el chakra del corazón. Mantén la posición durante tres respiraciones profundas, inspirando por la nariz y exhalando por la boca.

E. Alteraciones energéticas que provocan pensamientos confusos: la postura de Wayne Cook. Como veremos más a fondo en el siguiente punto, el pensamiento negativo y las creencias autolimitantes son características distintivas de la depresión. Aunque parte de esto puede deberse a distorsiones cognitivas que pueden corregirse con un análisis lógico o haciendo *tapping* en las contradicciones internas, las distorsiones cognitivas también pueden ser alimentadas y mantenidas por alteraciones energéticas. La mejor técnica que conocemos para solucionar este tipo de alteración energética se llama «postura de Wayne Cook». Al igual que el tirón cruzado del hombro y el *hook-up* ya explicados, tiene muchos usos y se demuestra en el vídeo de YouTube de Donna de la rutina energética diaria (der.energytapping.com).

3. Pensamientos y creencias negativos

Cualesquiera que sean los componentes físicos y energéticos de la depresión, los pensamientos y creencias negativos generan un estado de ánimo depresivo. Reflexionar continuamente sobre lo que va mal puede colapsar tus niveles de energía. Al mismo tiempo, la depresión intensifica los pensamientos y creencias negativos. Es una relación circular poderosa pero inmovilizadora.

El pensamiento negativo mantiene tu atención en las limitaciones en vez de en las posibilidades. Distorsiona tus percepciones y experiencias de una forma que te desempodera. Mantiene patrones de comportamiento contraproducentes. Los pensamientos y creencias negativos resuenan energéticamente con la depresión, y la depresión coincide energéticamente con los pensamientos y creencias negativos.

Cuestionar los pensamientos negativos es una de las claves para superar la depresión. Aunque no podemos abordar aquí todos los pensamientos negativos posibles, podemos identificar tres de los problemas más comunes que conducen al pensamiento negativo y proporcionar algunos métodos para contrarrestar cada uno de ellos con el *tapping* en acupuntos. Incluyen:

A. Disminución de la autoestima.
B. Sacar conclusiones falsas que desempoderan.
C. Creer que uno está genéticamente destinado a la depresión.

Para aplicar el *tapping* a cada uno de ellos, utiliza las herramientas presentadas en los capítulos 2 y 3. Para empezar, discutiremos los dilemas en estos temas y formularemos ejemplos de frases recordatorias, declaraciones de aceptación y declaraciones de elecciones. A medida que vayas progresando, también anotarás cualquier reverso psicológico o aspecto perturbador. Pasando por el protocolo básico de *tapping* puedes abordar a fondo y uno por uno tus pensamientos y creencias negativos. Aunque esto puede llevar algún tiempo y esfuerzo y puede requerir varias sesiones, superar la depresión merece esta inversión.

A. Disminución de la autoestima. La depresión es dura con tu autoevaluación. Por culpa de la escasa motivación y de las dificultades para atender incluso las necesidades básicas de la vida, las personas con depresión a menudo piensan que no son útiles, que sus vidas no tienen sentido o que en realidad no le importan a nadie. Esto suele ir acompañado de vergüenza –la sensación de que simplemente no son lo bastante buenos–, lo que también dificulta la movilización y la adopción de las medidas necesarias para salir de la depresión. Para empezar a aplicar el protocolo básico de *tapping* a un sentimiento de ineptitud:

Frase recordatoria: «*¡No me merezco sentirme bien!*».
Declaración de aceptación: «*Aunque no me merezco sentirme bien, me acepto profunda y completamente*».
Declaraciones de elecciones: «*Aunque no me merezco sentirme bien,*

- *elijo encontrar la fuerza para luchar contra mi desesperación*».
- *elijo registrar que tengo momentos buenos*».
- *elijo reconocer mi valía a los que me quieren*».

Fíjate cómo las declaraciones de elecciones empiezan a desafiar las limitaciones del pensamiento negativo a medida que la segunda frase se vuelve cada vez más creíble.

B. Sacar conclusiones falsas que desempoderan. Uno de nuestros propios modelos rectores es que todo ser humano tiene un valor inherente y, por lo tanto, decidir que uno no vale nada requiere distorsiones cognitivas colosales. Además, un sentido bajo de la autoestima no es la única área de pensamiento distorsionado que tiende a acompañar a la depresión. Los «pensamientos automáticos», como se conocen en la TCC, enmarcan las situaciones a las que uno se enfrenta de maneras que predicen el fracaso:

«Nunca podré tener éxito en aquellas cosas que más me importan».
«No soy lo bastante inteligente para afrontar estos retos».
«Ya he fracasado antes en esto y volveré a fracasar».
«Nunca conseguiré el amor que necesito».
«Meto la pata cada vez que intento algo nuevo».

Los pensamientos automáticos que de inmediato juzgan tus esfuerzos de forma muy crítica pueden ser especialmente desalentadores, ya que socavan tus recursos internos y te mantienen atrapado en un ciclo de pensamientos negativos y sentimientos depresivos. También te llevan a creer de manera falsa que los demás te juzgan de la misma forma.

La TCC contrarresta pensamientos y creencias autolimitantes haciendo que el paciente reúna pruebas que los refuten. Utiliza diversos enfoques, desde la introspección hasta la escritura de un diario, pasando por miniexperimentos o la consulta a amigos para conocer sus percepciones sobre el asunto en cuestión. Aunque los enfoques que aplican la lógica para cambiar pensamientos y creencias negativos pueden ser eficaces, el *tapping* es más rápido y directo. Una cosa es saber que la tendencia a juzgarse duramente a uno mismo no es una buena estrategia y combatirla con experimentos, observaciones y razonamientos, y otra muy distinta es cambiar de una forma rápida y eficaz el patrón energético y la química cerebral que alimentan el pensamiento negativo. Esto último es lo que puede conseguir el *tapping* en acupuntos.

El proceso sigue requiriendo cierta introspección y autoevaluación. ¿Qué pensamientos automáticos o creencias te limitan? Descríbelos en tu diario. Selecciona uno para centrarte en él primero.

Redacta una frase recordatoria y una declaración de aceptación. A medida que disminuya la USM, sustituye la declaración de aceptación por una declaración de elecciones. Por ejemplo:

Frase recordatoria: «*¡Soy un* perdedor en el amor!*».

Declaración de aceptación: «*Aunque mis relaciones íntimas nunca han funcionado, de todos modos me acepto profunda y completamente*».

Declaraciones de elecciones: «*A pesar de que mis relaciones íntimas nunca han funcionado…*

- *elijo reconocer que las relaciones íntimas suponen un reto para todos*».
- *elijo recordar las formas positivas en que he contribuido a mis relaciones pasadas*».
- *elijo descubrir cómo hacer que mis relaciones más cercanas sean más gratificantes*».

El *tapping* para superar la depresión suele incluir un enfoque sustancial en el cambio de pensamientos y creencias negativas. Presta especial atención a los patrones de respuesta autodestructivos ante los acontecimientos de la vida, como cuando un pequeño contratiempo hace que te quieras rendir.

C. Creer que uno está genéticamente destinado a la depresión. Considerar la depresión como una enfermedad mental es otra creencia negativa que suele acompañar a la depresión, en particular a la depresión recurrente o crónica, y es más que comprensible. Aunque hay más de cuarenta variantes genéticas que aumentan el riesgo de depresión,[20] la expresión de esos genes depende en gran medida del estilo de vida, el estilo de pensamiento, el estrés y los

---

20. Wray, N. R., *et al.* «Genome-Wide Association Analyses Identify 44 Risk Variants and Refine the Genetic Architecture of Major Depression», *Nature Genetics*, vol. 50, n.º 5, pp. 668-681 (mayo de 2018), doi.org/10.1038/s41588-018-0090-3.

traumas. Además, el papel de la genética en la depresión sólo es una parte de la historia. Si bien es cierto que entre el 20 y el 30 por 100 de las personas que tienen un progenitor o un hermano con depresión grave son propensas a desarrollar el trastorno, pasar de esa estadística a creer que uno está desamparado es un terreno resbaladizo. Después de todo, entre el 70 y el 80 por 100 no llegan a desarrollarla.

No obstante, algunas personas con familiares deprimidos asumen, tras un episodio de depresión, que «algo no funciona bien en mi cerebro y siempre estaré deprimido». La depresión se convierte en parte de su identidad y actúan en consecuencia. Enfoques como la TCC, la meditación y el *tapping* enseñan a dar un paso atrás y a desidentificarse de las emociones y los pensamientos. Llevan a reconocimientos como: «No soy mi ira», «No soy mi ansiedad» o «No soy mi depresión». Esto te permite relacionarte con los sentimientos difíciles de una forma más inquisitiva y creativa, en lugar de definirte pot ellos.

De todos modos, también es importante conocer tus puntos vulnerables. Mientras que definirte por ellos limita tu visión de tus posibilidades, comprenderlos te permite tomar medidas correctivas y preventivas. En algunas personas, la medicación que reduce la depresión funciona, y pueden aceptar plenamente que necesitarán recurrir a la medicación el resto de sus vidas, del mismo modo que un enfermo de diabetes tipo 1 precisa insulina. Por otra parte, existe controversia sobre si enfoques más naturales pueden provocar los cambios deseados en un cerebro gravemente deprimido sin medicación (y su estigma o efectos secundarios).

La opinión predominante es que, para la depresión grave o persistente, lo mejor suele ser una combinación de medicación y terapia. En cambio, para la depresión leve a moderada, las investigaciones demuestran que la psicoterapia puede ser tan eficaz como la medicación.[21] Los beneficios de la psicoterapia también tienden a perdurar más allá del final del tratamiento. Sin embargo, con o sin

---

21. Levy, M. «Can Depression Be Cured without Medication?», *Good Therapy* (17 de noviembre de 2014), disponible en goodtherapy.org/blog/can-depression-be-cured-without-medication-1117144.

medicación, es necesario abordar cuestiones clave como la autoestima, los pensamientos negativos, el duelo no resuelto, las experiencias formativas y las dificultades en las relaciones. La terapia, y en particular los enfoques que tienen un componente somático como el *tapping*, combinada con medidas de sentido común tales como un sueño adecuado, la alimentación, el ejercicio y el apoyo de la familia y los amigos, suele ser eficaz sin necesidad de medicación. Si, por el contrario, las personas se creen impotentes para luchar contra su depresión, lo estarán. A continuación, ofrecemos algunas frases de *tapping* para empezar, para que haber tenido episodios de depresión no se convierta en tu identidad:

Frase recordatoria: «*La química de mi cerebro me mantiene deprimido*».

Declaración de aceptación: «*Aunque la química de mi cerebro me impide superar mi depresión, me acepto profunda y completamente*».

Declaraciones de elecciones: «*Aunque la química de mi cerebro me impide superar mi depresión...*

- *elijo reconocer que la depresión es un estado sobre el que se puede influir*».
- *elijo averiguar cómo afrontar mi tendencia a la depresión de forma más eficaz que nunca*».
- *elijo valorar los pasos positivos que he dado*».

4. Experiencias formativas

Las experiencias infantiles difíciles que no han sido adecuadamente procesadas pueden alimentar la depresión. Al explorar dichas experiencias, busca pérdidas tempranas de padres o de otros seres queridos, de mascotas, de la autoestima o de la seguridad en sus múltiples manifestaciones. Cualquiera de ellas puede tener un enorme impacto en tu estado de ánimo, pero puedes utilizar el protocolo básico de *tapping* y el trabajo detectivesco relacionado para empezar a sanar aquello que identifiques. Has visto cómo la depresión de Margaret no sólo se remontaba a su divorcio, como ella había supuesto, sino que también tenía raíces que se remontaban a cuando su padre había abandonado a la familia cuando ella sólo tenía cuatro años. A continuación, te mostramos cómo empezó a trabajar con esa faceta de su depresión:

Frase recordatoria: «*Tuve que crecer sin padre*».
Declaración de aceptación: «*Aunque tuve que crecer sin padre, acepto las heridas persistentes que esto me provocó*».
Declaraciones de elecciones: «*Aunque tuve que crecer sin padre…*

- *elijo saber que tengo derecho a toda esta rabia que está aflorando*».
- *elijo reconocer lo bien que me ha ido sin el amor, el apoyo y los consejos que desearía que me hubiera dado un padre*».
- *elijo utilizar la pérdida de mi marido como una forma de aceptar el abandono de mi padre de maneras nuevas y empoderadoras*».

Las pérdidas más recientes, como la del hogar, el trabajo, la salud o una relación íntima, también pueden iniciar la depresión. En consecuencia, un componente importante del trabajo eficaz con la depresión es el trabajo de duelo. Todos hemos tenido pérdidas, y procesarlas emocionalmente nos permite seguir adelante sin cargas emocionales innecesarias. Gran parte de esto ocurre de forma orgánica, sin terapia o incluso sin seguir conscientemente los pasos del duelo. Pero ¿qué ocurre con esas experiencias que no se han resuelto y siguen agotándote? ¿Cómo se procesan emocionalmente? Una vez más, los pasos del protocolo básico de *tapping* y el trabajo detectivesco posterior pueden ser poderosos antídotos contra las pérdidas no resueltas que pueden subyacer a la depresión. Para empezar, mostramos algunas frases de ejemplo:

Frase recordatoria: «*Echo muchísimo de menos a Ryan*».
Declaración de aceptación: «*Aunque apenas puedo soportar lo mucho que echo de menos a Ryan, me quiero y me acepto profundamente*».

Declaraciones de elecciones: «*Aunque apenas puedo soportar lo mucho que echo de menos a Ryan...*

- *elijo honrar el amor que he sentido por él».*
- *elijo reconocer que él querría que siguiera adelante».*
- *elijo disfrutar de lo que he sacado de esta relación y utilizarlo como recurso para el resto de mi vida».*

5. Exposición positiva

Lo que haces y adónde vas influye en tus energías y tu estado de ánimo. Un reto para muchas personas es la cantidad de tiempo que pasan delante de las pantallas. Los alarmantes incrementos de la depresión en adolescentes y el comportamiento suicida desde 2010 parecen correlacionarse con el aumento de la cantidad de tiempo de pantalla durante ese período,[22] aunque la fuerza de esa correlación sigue siendo objeto de debate. En cualquier caso, es justo decir que un equilibrio saludable entre el tiempo de pantalla y actividades como el tiempo positivo cara a cara con la familia y los amigos, excursiones por la naturaleza o actividades físicas placenteras van a contrarrestar las tendencias hacia la depresión.

Más allá de las horas reales de pantalla está, por supuesto, el contenido que se muestra en ella. Mantenerse informado sobre las noticias locales, nacionales e internacionales es muy diferente de darse un atracón de acontecimientos deprimentes que han sucedido en todos los rincones del mundo, que quedan grabados en el cerebro día tras día. El simple hecho es que aquello a lo que nos exponemos tiene un impacto en nuestro cerebro, nuestras energías y nuestro estado de ánimo.

Si te preocupa la depresión, sé exigente con tu consumo de medios digitales. Los contenidos edificantes o inspiradores tienen un

---

22. Twenge, J. M., *et al.* «Increases in Depressive Symptoms, Suicide-Related Outcomes, and Suicide Rates Among U.S. Adolescents After 2010 and Links to Increased New Media Screen Time», *Clinical Psychological Science*, vol. 6, n.º 1, pp. 3-17 (2018), doi.org/10.1177/2167702617723376.

impacto diferente al de las fuentes que provocan ansiedad, miedo o desesperanza. Las historias de personas que superan retos difíciles sirven de modelo. Una de las escenas favoritas de Donna es la del drama histórico *Amistad*. Cuando Cinque lucha por su vida en un tribunal que parece estar en su contra, invoca con confianza a sus antepasados africanos:

> Invocaré a mis antepasados, hasta el principio de los tiempos, y les rogaré que vengan y me ayuden en el juicio. Los alcanzaré y atraeré hacia mí. Y tendrán que venir, porque en este momento yo soy la verdadera razón por la que han existido.[23]

¿Qué te inspira? ¿Qué te fortalece? Mantente firme en la elección de actividades edificantes en lugar de las que alimentan la depresión. Cultiva pensamientos e imágenes de esperanza y optimismo. Incorpora a tu vida nuevas actividades que te ayuden a sentirte mejor y más motivado. Aunque se trata de elecciones cotidianas, puedes utilizar el *tapping* para que esas elecciones mejoren tu perspectiva y tu estado de ánimo. Para empezar:

Frase recordatoria: «*Me siento atraído por [actividad que te deprime]*».
Declaración de aceptación: «*Aunque me siento atraído por [actividad que te deprime], me acepto profundamente*».
Declaraciones de elecciones: «*Aunque me siento atraído por [actividad que te deprime]…*

- *elijo reconocer que mi elección de actividades repercutirá sobre cómo me siento*».
- *elijo alejarme de las actividades que deprimen mi estado de ánimo*».
- *elijo cada vez más actividades que me levantan el ánimo y me inspiran*».

---

23. *Amistad*, película dirigida por Steven Spielberg (Universal City, DreamWorks Pictures, California, 1997).

6. Conexión social

Un familiar, un buen amigo o un terapeuta comprensivo pueden ser un salvavidas para sacar a una persona de la depresión. Sin embargo, la depresión no facilita relacionarse con los demás. Martha Manning, que ha aportado el intenso relato de la depresión descrito antes, ofrece sus experiencias durante las horas de visita en el pabellón psiquiátrico donde estuvo hospitalizada por un episodio depresivo grave:

> Durante las horas de visita, siempre me sorprendían las conversaciones unidireccionales por los pasillos. Por mucho que quisiera a mis familiares, me resultaba complicado tolerar sus visitas. Incluso era difícil compartir el mismo espacio con profesionales a los que juzgaba cálidos y competentes. La única excepción era mi tío, que no era ajeno a la depresión. Tras unas cuantas preguntas infructuosas, se quedó callado. En el silencio, empezó a llorar. Sentí que mi mano se movía sobre la suya. No dijimos nada más en toda la visita. Era la primera vez en mucho tiempo que mantenía una conversación real con alguien.

Puedes enseñar a tus allegados lo que necesitas de ellos cuando estás deprimido. Puede ser espacio. Puede ser iniciar una conversación. O puede ser respetar el silencio. Puede ser que se ocupen de una tarea importante para la que no tienes suficientes energías. Puede ser ver tranquilamente una película, escuchar música o dar un paseo por la naturaleza a tu lado. Cuanto más puedas liberarles de la responsabilidad de intentar resolverlo, más probable será que su cariño se traduzca en formas de ser que sean verdaderamente solidarias.

Cultivar una red de amigos que sepan estar a tu lado puede ser un paso fundamental para construir un estilo de vida que contrarreste la depresión. La depresión está relacionada con la sensación de que no le importas a nadie o de que la gente te juzga o no te quiere. Si tus acciones hacia los demás reflejan estas creencias, estarás reforzando esos sentimientos en ellos. Si en tu caso el establecimiento de relaciones satisfactorias ha sido un área de frustración constante, es posible que quieras prestar especial atención a los consejos del capítulo 8 sobre el uso de *tapping* para mejorar tus relaciones en sus bases psicológicas.

En pocas palabras, si les dices a las personas que se preocupan por ti cómo esperas que expresen su afecto, éste se verá reforzado. Ten en cuenta que lo que transmites determina cómo te tratarán. Aunque, una vez más, se trata de elecciones hora a hora, puedes programarte para abordar tus relaciones de forma más constructiva utilizando el protocolo básico de *tapping*. Puedes empezar con declaraciones como:

> Frase recordatoria: *«Quiero que los demás me dejen en paz cuando estoy deprimido».*
>
> Declaración de aceptación: *«Aunque quiero que los demás me dejen en paz cuando estoy deprimido, me acepto profundamente».*
>
> Declaraciones de elecciones: *«Aunque quiero que los demás me dejen en paz cuando estoy deprimido…*
>
> - *elijo apreciar que es difícil estar por los demás cuando estoy deprimido».*
> - *elijo reconocer que las conexiones positivas con los demás serán buenas para mí».*
> - *elijo tomar medidas para que quienes se preocupan por mí sepan que necesito que estén conmigo cuando estoy deprimido».*
> - *elijo cultivar relaciones que saquen lo mejor de mí».*

7. Prevención de recaídas

Alrededor del 50 por 100 de las personas que han tenido un episodio depresivo grave sufrirán un segundo episodio, y el 80 por 100 de las que tienen un segundo episodio sufrirán un tercero.[24] Las

---

24. Sandmaier, M. «In the Shadow of Depression: How Can We Manage to Stay Well?», *Psychotherapy Networker* (julio-agosto de 2018), disponible en psychotherapynetworker.org/article/shadow-depression.

personas con antecedentes de depresión suelen tener entre cinco y nueve episodios depresivos en estado avanzado a lo largo de su vida. Otros factores que influyen en la recaída son la gravedad de la depresión, la genética, los patrones de pensamiento y los hábitos autodestructivos, como el abuso de sustancias. ¿Hay algo que se pueda hacer para evitar una recaída?

Marian Sandmaier, escritora especializada en el funcionamiento de la mente humana, describe cómo es haber sufrido múltiples episodios depresivos. Escribe: «Cada vez que me recuperaba de un episodio, estaba convencida de que era el último. Entonces, cuando no lo era, me horrorizaba».[25] Por culpa de este terror, desarrolló un plan de prevención, al que se refiere como «a prueba de depresiones». El núcleo de su plan es desarrollar la confianza de que, aunque la depresión puede volver a aparecer, hay formas específicas de aumentar las probabilidades de evitarla. Se trata de prácticas a medida que, según Sandmaier, la han sacado «del precipicio» varias veces desde su última depresión, tres años atrás.

Parte de la estrategia de Sandmaier para evitar la depresión consiste en mantener algunas de las prácticas que la ayudaron a recuperarse de ella en el pasado. Resultaron fundamentales mantener la vigilancia en los patrones de pensamiento negativos y conservar un buen apoyo social. Otros estímulos para conservar su estado de ánimo fueron evitar el exceso de trabajo, participar en un grupo de apoyo semanal sin líderes, pasear por un jardín, cantar Motown y escuchar programas que le resultan relajantes o inspiradores. También pueden ir bien las visitas periódicas a un terapeuta que haya servido en el pasado. Otros enfoques de mantenimiento pueden incluir el ejercicio regular, la meditación o el yoga. Dedicar tiempo de tu vida a sesiones periódicas de *tapping* para abordar cualquiera de los temas tratados en este capítulo cuando surja la necesidad puede ser una poderosa forma de mantenerte en un camino positivo.

---

25. *Ibid.*

En resumidas cuentas, es esencial reconocer que la depresión puede volver, conocer los signos y tomar medidas decididas para evitarla en lugar de asumir que eres una víctima indefensa. Uno de estos pasos puede ser volver a terapia antes de esperar demasiado. No suele bastar con tener la mentalidad de que no se es una víctima. No es un fracaso buscar ayuda cuando se necesita, que puede ser el paso más constructivo a tu alcance en determinados momentos.

Una estrategia que Sandmaier utiliza para evitar los pensamientos negativos se basa en un método llamado «focusing», desarrollado por el filósofo Eugene Gendlin en la década de 1960. Sandmaier describe cómo la técnica remodeló silenciosamente su «paisaje interior»:

El enfoque se centra en localizar una sensación corporal de cualquier dificultad con la que esté luchando, en lugar de mi enfoque habitual de inspeccionar el contenido de mi mente. Funciona así: una vez que encuentro y nombro una sensación —«una opresión en la garganta», por ejemplo, o «un ardor en el estómago»–, le doy la bienvenida. Pueden ser sólo unas palabras, como «Hola, sé que estás ahí». Luego espero.

A menudo, al cabo de poco tiempo, la opresión en la garganta o el ardor en el estómago empiezan a transformarse en la imagen visual de una niña pequeña y acobardada. Adivina de quién se trata. A veces pide sensatez o confirmación, pero normalmente sólo quiere que la parte adulta y compasiva de mí la rodee con un brazo cariñoso. Hasta que empecé esta práctica, no sabía que tenía esa parte. Pero emerge, fácilmente, en respuesta a esta niña pequeña. Siento por esta niña lo mismo que siento por mi hija o por mi nieta: un deseo feroz de protegerla y asegurarme de que se siente querida. Mientras sigo sentada con esa pequeña, suelo experimentar un cambio en mi cuerpo, una cualidad menos agobiante, más espaciosa. [...] Me pone en contacto, de forma rápida y poderosa, con esa niñita de pelo lacio que no se merece mi desprecio inductor de la depresión, sino sólo mi amor y mi escucha.[26]

---

26. *Ibid.*

Ya estás familiarizado con una forma de concentración. Conectar con la «sensación sentida» de tu cuerpo forma parte de cómo obtienes tu puntuación USM. Para Sandmaier, el proceso también implicó un puente afectivo espontáneo (apartado «Profundizar en las raíces del problema»), en el que retrocedió en el tiempo y contactó con la «niña de pelo lacio» que una vez fue ella. A partir de ahí, son posibles varios pasos. Sandmaier menciona dos de ellos de los que ya has sido testigo: iniciar una conversación en la que tu yo adulto compasivo comparte el sentido común acumulado a lo largo de los años o simplemente colma de amor a la niña. El *tapping* durante estos intercambios imaginarios integra los beneficios en tu cuerpo. Los protocolos de *tapping* también te permiten centrarte en otras cuestiones no resueltas de ese período de tu vida y resolverlas emocionalmente de manera sistemática.

Dejar que brille el sol

Este capítulo ha mostrado cómo aplicar el *tapping* en siete áreas clave que tendrán un efecto acumulativo en la superación de la depresión. Ha comenzado con maneras de utilizar el *tapping* para afrontar de una forma constructiva la tristeza. A continuación, ha tratado la depresión. La depresión añade componentes energéticos y biológicos a la tristeza que la hacen mucho más problemática y a menudo devastadora. Hemos repasado los síntomas y las causas de la depresión. Hemos explorado cinco dimensiones de la depresión en el sistema energético del cuerpo y técnicas energéticas para hacer ajustes en cada una de ellas. También hemos mostrado cómo utilizar el protocolo básico de *tapping* para contrarrestar algunos de los mayores desafíos a la hora de trabajar con la depresión, como la falta de energía para dar pasos constructivos, la creencia de que nada va a funcionar, los pensamientos negativos, las experiencias formativas no resueltas y la prevención de recaídas. Queremos terminar con una reflexión adicional.

Aunque sientas que tienes el ánimo decaído cuando estás deprimido, eso no es exactamente lo que ocurre. Nuestro colega João

Pestana, psicólogo portugués, explica lo siguiente: «Lo que he descubierto por mí mismo y con mis pacientes es que no necesitamos hacer que el sol brille más. Ya brilla lo suficiente. Lo que hay que hacer es apartar las nubes para poder ver el sol. Así es como descubrimos lo brillante que es realmente el sol que llevamos dentro, y eso es justo lo que hace el *tapping*. ¡Aparta las nubes, de una en una!».

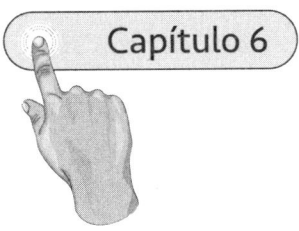

Capítulo 6

Hábitos y adicciones

Cambiar es difícil. Los pensamientos, las creencias y los comportamientos negativos a menudo continúan como si tuvieran vida propia. [...] Al liberar el flujo de energía del cuerpo, se pueden eliminar los problemas psicológicos crónicos.[1]

—MARY SISE, trabajadora social clínica licenciada
Presidenta de la Asociación de Psicología Energética Integral,
2004-2006

Hasta ahora, en la parte II nos hemos centrado en el empleo del *tapping* en acupuntos para superar las preocupaciones y la tristeza cotidianas, así como afecciones psicológicas más arraigadas, como la ansiedad, la depresión y el TEPT. Este capítulo pasa de explorar estados psicológicos internos a establecer comportamientos que pueden mejorar tu vida y eliminar comportamientos que están interfiriendo sobre tu bienestar y tu efectividad en el mundo.

---

1. Adaptado de Sise, M. T., *et al. The Energy of Belief: Simple Proven Techniques to Release Limiting Beliefs & Transform Your Life*, 2.ª ed. Capucia, York, Pensilvania, 2022; parafraseado por Mary Sise.

Comenzaremos con hábitos que mantienen el comportamiento de maneras que pueden ser constructivas o contraproducentes y luego pasaremos a las adicciones, que por lo general suelen ser más dañinas que los simples hábitos y estar más profundamente arraigadas en tu sistema nervioso.

Hábitos

El tipo de Donna en la antigua medicina china se llama «elemento fuego». Es muy animada y está llena de entusiasmo. Esto se transmite en el tono y la vibración de su voz, y deja una huella positiva en sus pacientes y alumnos. Sin embargo, no tiene un efecto tan deseable en una determinada situación. Si vamos a algún sitio y David conduce, no es raro que Donna diga alegremente algo así como: «¡Mira! Ahí está el restaurante donde nos enteramos del primer paso de Tiernan» u «¡Oh! Acabo de recordar a quién tengo que llamar». A la primera palabra de estas erupciones, David empieza a pisar el freno, asumiendo por el tono exaltado de Donna que le está alertando de una emergencia en la carretera. Es una reacción peligrosa pero habitual.

David acaba distraído al volante y luego avergonzado. Donna piensa: «¡Qué le pasa a este tío!». Mientras tanto, el coche de detrás, con suerte, no ha chocado por detrás. Tras aceptar que no puede hacer nada para que Donna deje de ser un elemento fuego, y que tampoco lo haría si pudiera, David decidió aprovechar nuestro trabajo en este capítulo como una oportunidad para cambiar su hábito de pisar el freno en los primeros milisegundos de oír las excitadas palabras de Donna. Siguió los pasos descritos en el apartado «Eliminar un hábito no deseado». Especialmente útil resultó hacer *tapping* mientras se imaginaba conduciendo y escuchando el comienzo de una de las exaltadas exclamaciones de Donna. A medida que David lo iba consiguiendo, nuestras salidas al volante se volvían menos vulnerables a estos inesperados momentos de tensión.

Criaturas de hábitos. El dicho «Somos criaturas de hábitos» se aplica tanto a los hábitos que nos ayudan como a los que nos perjudican. Las mismas conexiones cerebrales que hacen que nos lavemos los dientes de manera automática al entrar en el lavabo por la mañana también nos impulsan a encender la televisión sin pensar en cuanto llegamos a casa. Ya sea para bien o para mal, los hábitos son enormemente eficaces en comparación con averiguar cómo gestionar cada situación a medida que aparecen. Se activan en el cerebro en cuestión de milisegundos, miles de veces más rápido que las decisiones conscientes. Casi la mitad de lo que hacemos está en piloto automático, orquestado por un comportamiento habitual mientras nuestra mente está ocupada en otra cosa.[2]

Dado que los buenos hábitos eran tan útiles para nuestros antepasados –como por ejemplo detectar el olor de un depredador antes de adentrarse en una zona expuesta–, el cerebro evolucionó hasta convertirse en un experto en la creación de hábitos que perduran. En una versión moderna, enseñamos a los niños pequeños a mirar a ambos lados antes de cruzar una calle, un hábito que les sirve para el resto de sus vidas. Sin embargo, el daño colateral de este sistema es que los hábitos que uno no quiere también son difíciles de erradicar. Las buenas intenciones y la fuerza de voluntad para cambiar un hábito muy arraigado chocan con las vías neuronales que lo mantienen.

Más allá de los propósitos de Año Nuevo. La mayoría de la gente se da cuenta de que el enfoque de los «propósitos de Año Nuevo» para cambiar hábitos no es muy eficaz. Identificas un área en la que mejorar y prometes hacer un cambio decisivo, pero el 4 de enero te has olvidado de toda la rutina.[3] Lo que te enseñaremos aquí es más complicado que un propósito de Año Nuevo. Pero funciona. Los hábitos arraigados en tu sistema nervioso no desaparecen sólo porque de repente te sientas inspirado para eliminarlos.

2. Stosny, S. «Blue-Collar Therapy: The Nitty-Gritty of Lasting Change», *Psychotherapy Networker* (noviembre-diciembre de 2013), disponible en psychotherapynetworker.org/article/blue-collar-therapy.
3. Van Bavel, J., *et al.* «Sick of Failing at Your New Year's Resolutions? There Is a Better Way», *Time* (29 de diciembre de 2022), disponible en time.com/6243642/how-to-keep-new-years-resolutions-2.

Los hábitos son tan importantes para la calidad de nuestras vidas que se han estudiado a fondo, y hay una plétora de libros de autoayuda que nos muestran cómo establecer buenos hábitos y romper con los malos. Entre los mejores se encuentran *El poder de los hábitos* (Penguin Random House, Barcelona, 2023), de Charles Duhigg; *Hábitos mínimos* (Ediciones Urano, Madrid, 2021), de B. J. Fogg, y *Los 7 hábitos de la gente altamente efectiva* (Ediciones Paidós Ibérica, Barcelona, 1998), de Stephen Covey.[4]

James Clear es probablemente el experto en hábitos más consultado. El libro de Clear de 2018, *Hábitos atómicos* (Editorial Diana, Barcelona, 2023), ha vendido más de diez millones de ejemplares y se ha traducido a más de cincuenta idiomas.[5] Ha trabajado con muchas empresas de la lista Fortune 500, universidades y deportistas profesionales. Presentaremos las características centrales de su modelo y mostraremos cómo se puede aplicar el *tapping* para hacerlos aún más efectivos. Si bien instaurar con éxito un hábito que es bueno para ti o eliminar uno que es perjudicial te libera y te empodera, te repetiremos que también requiere esfuerzo. Si ahora no es el momento adecuado para que lo lleves a cabo, puedes saltarte las siguientes páginas y pasar, si te interesa, al apartado «Adicciones» o bien a otro capítulo. Las instrucciones para crear un hábito deseable o eliminar otro que te perjudica no se moverán de aquí y podrás recurrir a ellas siempre que las necesites.

Cómo se desarrollan los hábitos

No se nace con hábitos. Todos los hábitos son aprendidos. El camino que lleva de una necesidad a un hábito es bastante predecible.

4. Duhigg, C. *The Power of Habit: Why We Do What We Do in Life and Business,* Random House, Nueva York, 2014; Fogg, B. J. *Tiny Habits: The Small Changes That Change Everything,* Houghton Mifflin Harcourt, Boston, 2000; Covey, S. R. *The 7 Habits of Highly Effective People,* Simon & Schuster, Nueva York, 2020.

5. Clear, J. *Atomic Habits: An Easy & Proven Way to Build Good Habits & Break Bad Ones,* Avery, Nueva York, 2018.

Los hábitos empiezan con una necesidad. La necesidad motiva una acción. Si la acción satisface la necesidad y el resultado ha sido agradable, es más probable que la acción se repita la próxima vez que se sienta la necesidad. En cambio, si la acción no satisface la necesidad o la satisface, pero también crea nuevos problemas, es menos probable que se intente la acción la próxima vez que se sienta la necesidad. La formación de hábitos comienza con este proceso de ensayo y error: sentir la necesidad, intentar hacer algo para satisfacerla, experimentar el resultado, evaluar y recordar lo sucedido. Si sigue surgiendo el problema y se repite una acción que lo satisface, el cerebro automatiza el proceso. Ha nacido un hábito.

La necesidad que motiva la acción puede tener su origen en el cuerpo –hambre, picor, una sensación de ansiedad en la boca del estómago– o en un problema de la vida, como mejorar el rendimiento en el trabajo o responder de una manera más eficaz ante los enfados de los hijos. Muchos retos de la vida nos obligan a idear estrategias para lograr resultados satisfactorios o encontrar formas de mitigar o de evitar resultados insatisfactorios, dolorosos o costosos.

En el mejor de los casos, los hábitos simplifican la vida. Hay un sinfín de necesidades cotidianas que se satisfacen sin tener que prestarles atención de forma consciente. Como subraya Clear, la mente consciente es el «cuello de botella» de tu cerebro.[6] Dado que tu mente sólo puede centrarse en un número muy limitado de asuntos a la vez, tu cerebro se está esforzando constantemente por salvaguardar tu atención consciente para lo que es más importante. Así pues, tu cerebro delega tareas automáticas a áreas que pueden funcionar sin supervisión consciente.

Así es como se establecen los hábitos a nivel neurológico. Las investigaciones lo confirman: mientras que la actividad en las regiones cerebrales relevantes es inevitablemente elevada durante el

6. Clear, J. *Atomic Habits: An Easy & Proven Way to Build Good Habits & Break Bad Ones.* Avery, Nueva York, 2018, p. 46. (Trad. cast.: *Hábitos atómicos: cambios pequeños, resultados extraordinarios,* Editorial Diana, Barcelona, 2023, p. 64).

proceso de formación del hábito, es baja una vez que el hábito se ha establecido.[7]

Los componentes de un hábito: señal, anhelo, respuesta, recompensa

Una vez que se ha formado un hábito, Clear explica que lo activa una *señal*. Una señal puede ser una sensación en el interior del cuerpo, como un gorgoteo en el estómago que inicie un deseo de comer, o algo externo, como ver que han llegado 56 mensajes de correo electrónico que no son *spam* desde la última vez que lo comprobaste.

La señal activa un *anhelo*. Sin embargo, las señales pueden interpretarse de distintas maneras, dependiendo de los pensamientos, los sentimientos y la historia de la persona que las experimenta. Ver 56 nuevos correos electrónicos puede crear un anhelo que implique curiosidad y el deseo de eliminarlos, y cada respuesta produce una ligera sensación de satisfacción. O bien ver esos correos electrónicos puede provocar una sensación de agobio y el anhelo de sentirse satisfecho, sin exigencias y con el control. Estos diferentes tipos de anhelos, aunque generados por la misma señal, pueden dar lugar a respuestas muy distintas. Sin embargo, lo que anhelas no es la acción asociada al hábito (por ejemplo, responder a los correos electrónicos), sino el cambio en el estado interno que provocará la respuesta al anhelo (por ejemplo, la curiosidad satisfecha al leer cada uno de ellos y la sensación de logro al responderlos). Clear da otros ejemplos:

> Tú no anhelas fumarte un cigarro, anhelas el estado de relajación que te produce. No te sientes motivado por el hecho de cepillarte los dientes en sí, sino por la sensación de tener la boca limpia. No quieres encender la televisión, lo que quieres es ver algo que te entretenga. Cada anhelo está unido al deseo de cambiar tu estado interno.[8]

7. *Ibid.*, p. 45.
8. *Ibid.*, p. 48.

La *respuesta* al anhelo es el tercer paso para crear y mantener un hábito. La respuesta al anhelo de liberarte de una larga lista de correos electrónicos sin contestar puede ser dejar de lado otras prioridades y ocuparse de la lista. O, como señala Clear, la respuesta a ver la lista, sentirse abrumado y anhelar recuperar la sensación de control podría ser morderse las uñas. Estás tomando el control de tu estado interno reduciendo tu malestar, incluso de esta forma totalmente tangencial.

Tanto abordar la lista de correos como morderse las uñas puede producir una *recompensa*, por muy diferentes que sean. En cualquier caso, la recompensa es el cuarto y último paso para crear un hábito. La *recompensa* es el resultado de la *respuesta* diseñada para satisfacer el *anhelo* iniciado por la *señal*. La recompensa provoca un estado interno que produce satisfacción o alivio del anhelo, al menos momentáneamente.

Si terminar todos los correos electrónicos produce alivio y satisfacción, esa recompensa arraigará aún más el hábito de dejar a un lado todo lo demás para responder a los correos electrónicos. Si morderse las uñas reduce el estrés de una lista de correos casi interminable, morderse las uñas se asocia con ver una larga ristra de correos electrónicos.

Estos cuatro componentes de un hábito también trazan los pasos necesarios para establecer un hábito. Son, por este orden:

- Señal: desencadenante.
- Anhelo: deseo desencadenado por una señal.
- Respuesta: comportamiento iniciado por un anhelo.
- Recompensa: el resultado de satisfacer un anhelo.

Si falta alguno de estos pasos o no es suficientemente fuerte, no se creará el hábito.

Nos hemos basado en estos cuatro pasos naturales del desarrollo de un hábito para diseñar protocolos de *tapping* para crear hábitos deseables y romper los indeseables. Te pediremos que identifiques un hábito «bueno» que te gustaría desarrollar y un hábito «malo» que te gustaría eliminar. Te guiaremos paso a paso a través de la creación o la ruptura de estos hábitos añadiendo *tapping* para potenciar cada uno de los cuatro componentes naturales del desarrollo de un hábito.

Crear o reforzar un hábito deseable

Comienza seleccionando o visualizando un hábito que desees crear o reforzar. Puede que ya sepas exactamente dónde te gustaría poner el centro de atención. Si no estás seguro, piensa en los cambios que te gustaría ver en tu vida. Puede que quieras estar más en forma, tener más éxito en el trabajo, tener más relaciones sexuales en el matrimonio o ser mejor pianista, cocinero o tenista. Elige un área que te interese. Al reflexionar sobre esta área, ¿cuál es el comportamiento que, si se realiza con cierta regularidad, empezaría a provocar el cambio deseado? Ése es el hábito que puedes cultivar. Es posible que desees escribir en tu diario varias posibilidades antes de decidirte por uno de ellos por primera vez a través de este proceso.

Cuando empieces a establecer incluso el hábito más importante, Clear aconseja empezar poco a poco. El nuevo hábito debe ser un paso modesto hacia el cambio deseado. Si pretendes ponerte en forma, el hábito podría empezar subiendo las escaleras en vez de coger el ascensor en el trabajo. Si quieres mantener más relaciones sexuales con tu pareja, el hábito podría empezar por mostrarle gratitud cada día. Da pequeños pasos. Tendrán un efecto acumulativo. Podrás dar pasos más grandes cuando los pequeños hayan arraigado. En este momento, lo que buscas son los ladrillos, no el edificio entero. Cuando un hábito pequeño se convierte en rutina y surge de manera relativamente automática, resulta más fácil ampliarlo. Intentar hacerlo todo de golpe es un camino hacia el desánimo y el fracaso. Tómate todo el tiempo que necesites para identificar el hábito que deseas crear y, a continuación, sigue los cuatro pasos siguientes. Pero primero, empieza con la siguiente «Solución rápida».

Solución rápida: establecer un hábito deseado

Piensa en un comportamiento que te gustaría tener o llevar a cabo con más frecuencia. Asigna una puntuación USM a la cantidad de angustia que sientes en la mente y/o en el cuerpo cuando piensas en que aún no has establecido este hábito. Di en voz alta la primera declaración que te mostramos más abajo mientras haces *tapping* en el punto superior de la cabeza. A continuación, pronuncia la siguiente declaración mientras haces *tapping* en el siguiente punto. Recorre los doce puntos de *tapping* yendo de una declaración a la siguiente. Sáltate cualquier frase que creas que no encaja contigo.

«Quiero establecer o fortalecer un hábito que [menciona el hábito deseado].

Aunque tengo cierta resistencia a crear este hábito, acepto esta resistencia.

Aunque no estoy seguro de si seré capaz de conseguirlo, estoy dispuesto a centrarme en mis capacidades en lugar de en mis miedos.

Quiero empezar este nuevo hábito, pero [menciona una preocupación].

Acepto esta preocupación.

Reconozco que puedo tener cierta ambivalencia.

Quizá no lo he logrado cuando he intentado establecer este hábito antes.

Puede que espere fracasar.

Establecer este hábito me importa.

Pero aún no he sido capaz de ponerlo en marcha.

Es difícil hacer este cambio.

No se produce automáticamente.

Pero en el fondo sé que quiero este nuevo hábito.

Elijo pasar a la acción y empezar.

Elijo liberarme de mis dudas.

Los fracasos del pasado no definen el resultado.

Este nuevo hábito merece mi tiempo y mi esfuerzo.

Puedo imaginar todo lo bueno que vendrá de él.

Elijo abrirme a un nuevo nivel de confianza.
Y elijo disfrutar del proceso.
Elijo anticipar el logro.
Aprecio mis esfuerzos.
Elijo ser consciente de que esto merece mi esfuerzo.
Estoy contento por sentirme más inspirado.
Me anima empezar a sentir más confianza en que puedo hacerlo».

Después de repetir esta secuencia dos o tres veces, es probable que te des cuenta de que el nuevo hábito parece más posible. Mídelo con otra puntuación USM sobre la angustia que sientes porque el hábito aún no está completamente establecido. También te has estado preparando para profundizar en su establecimiento combinando a continuación el *tapping* con el enfoque de James Clear, como te mostramos en la siguiente parte del capítulo.

Dos formas de proceder

Puedes abordar el programa presentado en lo que queda de este apartado de dos maneras. Puedes leer el texto tal y como está escrito y aplicar cada una de las cuatro instrucciones de «Tu turno» a medida que vayas llegando a ellas, o bien puedes saltarte la mayor parte del texto y pasar a los cuatro epígrafes que describen la experiencia del probador (en este caso, Rianna) y luego llevar a cabo las instrucciones que siguen. Las instrucciones prácticas por sí solas crearán el hábito, pero el modelo de Clear y la teoría que lo sustenta nos han parecido tan útiles que lo hemos descrito con cierto detalle.

Paso 1: haz que la señal sea obvia

Las señales inician el proceso de cuatro partes: señal, anhelo, respuesta y recompensa. Acercarse a la puerta del lugar de trabajo puede ser una señal para arreglarse el pelo. Tenemos centenares de sencillos minihábitos. Ver una bolsa de patatas fritas abierta en la encimera puede ser una señal de que nos apetece algo salado. También tenemos muchos hábitos más complejos. Que tu pareja se muestre irritada contigo puede ser una señal para agravar la discusión o para dejarlo estar, dos hábitos comunes pero ineficaces para afrontar un conflicto.

El primer paso para desarrollar un hábito es hacer que la señal sea obvia. Para algunos hábitos, la forma más sencilla de conseguirlo es cambiar ligeramente el entorno. Clear ofrece ejemplos:

- Para acordarte de tomar la medicación cada noche, pon el pastillero donde lo veas antes de acostarte.
- Para practicar la guitarra con más asiduidad, coloca el soporte de la guitarra en un lugar donde habitualmente tengas que dar un rodeo.
- Para beber más agua, deja botellas llenas por toda la casa.[9]

En muchas situaciones, sin embargo, no es posible crear señales ambientales para iniciar el hábito. Una segunda forma de crear un hábito es convertir un hábito existente en la señal para el nuevo: *«Cuando he terminado el último bocado de la cena, me tomo las vitaminas»*, *«Cuando llego a casa por la noche, me siento inmediatamente en la silla que hay junto a la ventana y medito durante cinco minutos»*, *«Tan pronto como me pongo los zapatos por la mañana, abro mi diario y empiezo a escribir»*, *«En cuanto termino de escribir mis correos electrónicos por la mañana, hago una rutina de estiramientos de un minuto»*.

Una tercera estrategia que sugiere Clear se basa en el hecho de que las dos pistas más comunes en la vida cotidiana son la *hora* y el *lugar*: *«Son las 7 de la mañana, así que empiezo a prepararme para ir a trabajar»*, *«Acabo de llegar a mi puesto de trabajo y busco el informe del turno anterior»*. Aunque muchos hábitos diarios no están relacionados con una hora o un lugar concretos, a menudo se puede utilizar el poder de la hora y el lugar para establecer una intención mental firme, de modo que una hora y/o un lugar concretos se conviertan

---

9. *Ibid.*, p. 86.

en la señal: «*Siempre que me acerco a la puerta principal de mi casa, me detengo unos instantes y respiro profundamente para calmarme*», «*Antes de empezar a comer, conecto con algo por lo que estoy agradecido y lo expreso con palabras*». Estás estableciendo la intención de que un momento o lugar concretos inicien el hábito que quieres establecer.

Cada uno de estos enfoques consta de dos partes. La primera consiste en identificar la señal (la puerta de entrada, las 8 de la tarde de un día laborable, una comida) o crearla (una alarma, dejar la guitarra en un lugar donde se vea, botellas de agua repartidas por toda la casa). Todo esto hace que la señal sea más «obvia». La segunda parte consiste en emparejar mentalmente la señal con el comportamiento deseado. Puedes combinar ambas partes en una sola afirmación o declaración de tu intención, como «*Cuando veo mi guitarra, la cojo y practico durante diez minutos*». Puedes utilizar el *tapping* para potenciar esta estrategia.

Como has visto a lo largo de este libro, cuando se pronuncia una intención o una afirmación mientras se estimulan los puntos de acupuntura seleccionados, el resultado deseado es más probable que cuando se pronuncia la intención o la afirmación sin estimular los puntos de acupuntura. Una vez que hayas formado esta declaración de intenciones, puedes utilizar el *tapping* para energizarla.

Presentación de Rianna

Rianna es una ejecutiva ocupada de unos 50 años. Durante la pandemia, empezó a trabajar principalmente desde casa. El hábito que deseaba establecer era dedicar tiempo a hacer ejercicio. Quería empezar con cinco minutos diarios y, en última instancia, aumentar a veinte minutos. La clave que eligió fue la hora: «*Cuando veo las tres de la tarde en el reloj, estoy preparada para hacer ejercicio, y me pongo a ello*». También tenía la alternativa de que si no se encontraba en casa (todavía tenía algunas reuniones en la oficina), haría ejercicio en cuanto llegara. Le dio una puntuación de credibilidad de que lo cumpliera. Era sólo de 2. Después de unos cuantos ciclos de *tapping* visualizándose a sí misma haciendo ejercicio, subió a un 5, pero pareció quedarse fija ahí.

Rianna se dio cuenta de que se enfrentaba a un problema psicológico de culpabilidad por dedicarse tiempo a sí misma. Siempre pensaba que se quedaba retrasada en sus obligaciones laborales y familiares. Formuló una declaración de aceptación: «*Aunque me siento culpable por dedicar tiempo a hacer ejercicio, me acepto profunda y completamente*». Eso la llevó a esta declaración de elecciones: «*Aunque me siento culpable por dedicar tiempo a hacer ejercicio, elijo reconocer que lo mejor que puedo hacer por todos los que se preocupan por mí es cuidarme*». A continuación, hizo *tapping* en una serie de declaraciones, empezando por «*Sentirme culpable por hacer ejercicio*» y progresando hasta «*Todas las personas que me importan quieren que me cuide*». Esto elevó la credibilidad a un 7. Aunque podría haber profundizado en las raíces infantiles de la culpa, esto no le llamaba la atención y pasó a la siguiente sección.

Tu turno: inicio

Sigue estos ocho pasos y anota las partes pertinentes en tu diario. Hacerlos no debería llevarte mucho más tiempo que leerlos.

1. Describe el hábito que deseas establecer. Recuerda que debes empezar poco a poco. No estás tocando el Concierto para guitarra en *re* Mayor de Vivaldi o «Fire and Rain» de James Taylor cada vez que practicas la guitarra. Estás ensayando un pasaje o practicando una escala. Puedes ajustar el comportamiento específico como quieras, como incrementar el tiempo que vas a dedicar a practicar.

2. Identifica o crea la señal que pretendes hacer evidente, ya sea un objeto que coloques allí donde lo veas, un hábito ya establecido que se convertirá en una señal para el nuevo hábito o un momento o un lugar que servirán como señal.

3. Crea y registra una declaración de intenciones del tipo «*Cuando [describe la señal que se produce], yo [describe en tiempo*

presente el comportamiento específico que seguirá]». Si tu objetivo es sacar tiempo para leer material inspirador antes de acostarte, tu declaración de intenciones podría comenzar así: *«Cuando me pongo el pijama, leo un pasaje de [título de un libro inspirador]».* Con el tiempo, puedes ir ampliando este hábito hasta leer una página del libro, dos páginas o un capítulo entero. Pero primero establece el hábito de una forma sencilla que sea probable que puedas poner en práctica.

4. Asigna una puntuación USC (unidades subjetivas de credibilidad) a tu declaración de intenciones, donde 0 significa «De ninguna manera, no va a suceder» y 10 significa que es totalmente creíble que la señal provocará el comportamiento deseado.

5. Crea una declaración de aceptación, sobre todo si la credibilidad es baja. Por ejemplo: *«Aunque la probabilidad de que [menciona tu intención] sólo es de un 3, me acepto profunda y completamente».* Repítela tres veces, frotándote los puntos dolorosos del pecho con la primera frase y manteniendo las manos sobre el chakra del corazón con la segunda.

6. Repite en voz alta tu declaración de intenciones mientras haces *tapping* en cada uno de los doce puntos de *tapping*. Puedes hacer *tapping* en un punto mientras pronuncias la primera parte de la declaración y hacer *tapping* en el siguiente punto mientras pronuncias la segunda parte de la declaración, o puedes pronunciar la declaración completa en cada uno de los puntos de *tapping*. En la medida de lo posible, visualiza también la señal cuando la mencionas y visualízate a ti mismo llevando a cabo el comportamiento cuando lo describes.

7. Vuelve a puntuar la USC. Si el número de credibilidad no aumenta, presta atención a los aspectos no resueltos o a los reversos psicológicos, y ocúpate de ellos. Sigue con otra ronda de *tapping* y otra puntuación USC. Recurre al procedimiento de integración cuando te sientas sobrecargado con estos pasos.

8. En cuanto la credibilidad empiece a aumentar, convierte tu declaración de aceptación en una declaración de elecciones (en

forma de «*Aunque […], elijo […]*») y repítela tres veces mientras te frotas los puntos dolorosos del pecho con la primera frase y mantienes las manos sobre el chakra del corazón con la segunda frase. Procede con otra ronda de *tapping* sobre tu declaración de intenciones.

Cuando hayas llegado lo más lejos posible, es decir, hasta el momento en el que la USC no siga subiendo, te encontrarás en un punto de decisión. Si la USC es de 8 o más, significa que es probable que tu intención se traslade a tu comportamiento. Tener una señal muy específica que te lleve a una acción inmediata puede bastar para poner en marcha tu nuevo hábito. Fíjate en lo que ocurre en los próximos días sin esforzarte demasiado ni juzgarte. Si estos pasos han establecido tu hábito a tu satisfacción, te sugerimos que pases al cuarto paso («Haz que la recompensa sea satisfactoria»), que presenta formas de mantener el nuevo hábito.

Si la USC sigue siendo inferior a 8, o si el hábito no se consolida, es probable que tus esfuerzos requieran más apoyo. Aquí es donde entra en juego el segundo paso: hacer que el anhelo sea atractivo. La pista capta tu atención. El anhelo te motiva a llevar a cabo el hábito.

Paso 2: haz que el anhelo sea atractivo

Es posible que no anheles la acción que estás intentando establecer como hábito. Aunque algunos comportamientos deseables se refuerzan inmediatamente, como respirar hondo y relajarse antes de abrir la puerta de casa, muchos otros no. Puede que no anheles diez minutos de meditación o de ejercicio, al menos no hasta que el hábito ya esté instaurado. Con el tiempo, sin embargo, una vez que se ha formado un hábito saludable, lo echarás de menos si no lo haces. Pero para llegar a ese punto, hay que saber que crear un hábito deseado suele requerir acciones que no son cómodas.

Clear resume esta ironía: «Con nuestros malos hábitos, el resultado inmediato generalmente es gratificante, pero el resultado último no lo es. Con los buenos hábitos, sucede lo contrario: el resultado inmediato no se disfruta, pero el resultado último, sí».[10] El postre extra sabe bien, pero los efectos a largo plazo sobre la salud, el peso y el aspecto físico son negativos. Dar esa vuelta de más sienta mal, pero mejorar la resistencia sienta bien. La meditación crea nuevos circuitos neuronales que fomentan la paz y la claridad mental, pero no de forma instantánea.

Reencuadre. Las recompensas inmediatas son los motivadores más potentes. Una alimentación sana puede no resultar muy atractiva en la guerra entre el brócoli y las patatas fritas, aunque el resultado a largo plazo sea más deseable. Sin embargo, como el lenguaje es poderoso, en última instancia es posible cambiar la forma de pensar sobre cualquier actividad beneficiosa, aunque puede resultar menos atractiva por el esfuerzo, el tiempo o la incomodidad que requiere.

Clear señala que modificar una sola palabra en la forma en que te describes a ti mismo el hábito deseado puede cambiar tu respuesta emocional a todo el esfuerzo. «*Tengo que* preparar la cena para mi familia» se convierte en «*Voy a* preparar la cena para mi familia». «*Tengo que* acostarme antes» se convierte en «*Voy a* acostarme antes». «*Tengo que* hacer de canguro de mis nietos» se convierte en «*Voy a* hacer de canguro de mis nietos». Aunque ambas versiones son ciertas, una evoca una sensación de deber y trabajo pesado, la otra una sensación de anticipación y posibilidad. El reencuadre es una técnica básica de la TCC (capítulo 3, sección «Reencuadre positivo»), y un simple reencuadre puede cambiar tu relación con cualquier actividad. Entre los ejemplos de Clear:

- Un hombre al que se le preguntó si era difícil estar limitado a una silla de ruedas respondió: «No estoy confinado a usar mi silla de ruedas, gracias a ella soy libre. Si no fuera por la silla de

---

10. *Ibid.*, p. 189.

ruedas, estaría condenado a vivir acostado y jamás podría salir de mi casa».

- Un atleta o un artista pueden replantear el nerviosismo como «Estoy emocionado y voy a recibir una descarga de adrenalina que me va a ayudar a concentrarme».
- El omnipresente divagar de la mente que frustra a los meditadores puede replantearse como otra «oportunidad de recuperar tu ritmo de respiración».
- En lugar de decirte a ti mismo que tienes que salir a correr por la mañana, puedes decir: «Es hora de desarrollar mi resistencia y volverme más veloz».[11]

Cuando uno de nuestros amigos se enfrenta a un nuevo reto, le dice a su mujer: «¡Otra maldita oportunidad para crecer!». En resumen, una forma rápida y sencilla de reprogramar la mente y hacer que un hábito parezca más atractivo es reformular el hábito deseado para destacar sus ventajas en lugar de sus inconvenientes. Y una vez más, la combinación de la declaración reformulada con el *tapping* en acupuntos la integra más profundamente en la psique y el sistema nervioso.

Refuerzo social. Una segunda forma que sugiere Clear para hacer que el anhelo sea más atractivo es relacionarse con otras personas que también valoren el comportamiento deseado. El refuerzo social es un motivador muy poderoso. Los hábitos que reciben aprobación, respeto y elogio nos resultan atractivos. Supongamos que quieres desarrollar el hábito de tocar el piano para encontrar trabajo como pianista. Quedar con otros músicos y hablar de tus progresos incrementará tu motivación para practicar. Si participas en un grupo de apoyo o en una comunidad *online* que valora los comportamientos que intentas establecer, tendrás otra fuente de refuerzo para esos comportamientos.

Emparejamiento estratégico. Una tercera estrategia para hacer que el anhelo desencadenado por la señal resulte más atractivo con-

---

11. *Ibid.*, p. 131-132.

siste en acompañar de forma rutinaria el comportamiento deseado con algo que ya anhelas. Emparejar la señal con un anhelo que ya es atractivo asocia la señal con el placer. *«Cuando termine de [hacer ejercicio, meditar o fregar los platos], [me pondré los auriculares y escucharé mi música favorita, jugaré con Fido, disfrutaré de mi jardín, me comeré ese bocadillo, entraré en Facebook]»*. Estás asociando el comportamiento deseado con una experiencia que ya anhelas.

Merece la pena comprender la neuroquímica que subyace a esta estrategia. El neurotransmisor dopamina es la sustancia química cerebral más potente que interviene en la motivación. El experimento clásico que demuestra esta relación se publicó en 1954, cuando unos científicos bloquearon la liberación de dopamina en ratas. Las ratas perdieron toda motivación. Ignoraban la comida y el agua que tenían a su disposición, no mostraban interés por el cortejo y a los pocos días habían muerto deshidratadas.[12] En el otro extremo, las ratas que recibían una liberación de dopamina cuando metían el hocico en una caja desarrollaban un anhelo tan fuerte que empezaban a meter el hocico en la caja unas 800 veces por hora. Aunque esto nos pueda parecer gracioso, Clear señala que los seres humanos no estamos conectados de forma tan diferente. Se sabe que los jugadores de máquinas tragaperras hacen girar la ruleta hasta 600 veces en una hora.[13] Tal vez muchos lectores lo tengan más presente: «Los adultos estadounidenses pasan una media de dos a cuatro horas al día pulsando, tecleando y deslizando el dedo en sus dispositivos».[14] La relación entre nuestros dispositivos y nuestros anhelos de dopamina está bien establecida.

Uso de la anticipación. Un principio sorprendente para remodelar el comportamiento es que se libera mucha más dopamina cuando anticipamos una recompensa que cuando la recibimos. Se libera un

---

12. *Ibid.*, p. 105.

13. *Ibid.*, p. 106.

14. Haynes, T. «Dopamine, Smartphones, and You: A Battle for Your Time», *Science in the News* (blog consultado el 1 de mayo de 2018), disponible en sitn.hms.harvard.edu/flash/2018/dopamine-smartphones-battle-time.

pequeño chute de dopamina antes de abrir un dispositivo electrónico con un asunto intrigante. La parte del cerebro que se dedica a perseguir un objetivo es mucho mayor que los circuitos dedicados a disfrutar de haberlo alcanzado. Hemos evolucionado para estar más motivados a conseguir lo que queremos que a disfrutar de haberlo conseguido. Observa cómo se manifiesta esto en tu vida. Clear pone el ejemplo de que para un niño suele ser más emocionante esperar los regalos de Navidad que jugar con ellos. Seguro que conoces a personas cuyas vidas amorosas están dominadas por la pasión de la persecución en lugar de saborear la relación. Lo que se desprende de este principio es que anticipar la experiencia placentera que seguirá al comportamiento habitual que estás cultivando libera grandes cantidades de dopamina y es un poderoso motivador. Saber que podrás volver a trabajar en tu obra de arte una vez hayas pagado los recibos comerciales del día crea una anticipación impulsada por la dopamina.

En resumen, puedes pasar a este segundo paso reenfocando tu relación con el hábito deseado, implicándote en un apoyo social que haga que el anhelo sea más atractivo, siguiendo el comportamiento deseado con algo que anheles o creando anticipación en la mezcla. El *tapping* puede reforzar cualquiera de estas acciones, o todas ellas a la vez.

Cómo Rianna hizo que su anhelo fuera más atractivo

Rianna cambió su declaración de intenciones de «Me tomo el tiempo para hacer ejercicio, sin sentirme culpable» a «Tengo hambre de hacer ejercicio, y es un placer hacerlo para mí». Otra forma de hacer más atractivo el anhelo fue prometerse a sí misma que, después de cada sesión de ejercicio, podría sentarse cinco minutos en su sillón de masaje, un lujo que le encantaba, pero que rara vez se permitía. En cuanto al apoyo social, sabía que a su marido siempre le gustaba verla cuidarse más, y se prometió acudir a él siempre que necesitara apoyo para establecer sus nuevos hábitos con respecto al ejercicio.

Paso 3: haz que el comportamiento deseado sea fácil

Este tercer paso se basa en lo que Clear denomina la «ley del mínimo esfuerzo».[15] Hacer que el comportamiento deseado sea fácil de llevar a cabo significa que es más probable que lo hagas. Debemos reconocer que los hábitos que queremos sustituir se han establecido tras centenares, quizás miles, de repeticiones. Clear invoca el famoso dicho del neuropsicólogo Donald Hebb de que «las neuronas que se encienden juntas, se mantienen conectadas» para explicar

---

15. Clear, J. *Atomic Habits: An Easy & Proven Way to Build Good Habits & Break Bad Ones*, Avery, Nueva York, 2018, p. 149. (Trad. cast.: *Hábitos atómicos: cambios pequeños, resultados extraordinarios*. Editorial Diana, Barcelona, 2023).

que cada vez que se repite una acción habitual, se activa el circuito neuronal asociado.[16] La repetición es necesaria para formar un nuevo hábito, y la manera de conseguir repetir una acción es hacer que la acción sea fácil.

La **«regla de los dos minutos»**. Ésta es una de las estrategias de Clear para hacer fácil un comportamiento deseado cuando se inicia un nuevo hábito. Veinte minutos de yoga pueden ser mucho tiempo para un principiante, pero dedicar dos minutos a ver una postura mostrada en vídeo y practicarla unos instantes empieza a poner en marcha el hábito. Lo más importante es que te resulte fácil, sea cual sea tu estado de ánimo. Debes crear el hábito de atreverte antes de poder mejorarlo. La mejora puede ir introduciéndose gradualmente una vez que se han establecido las bases del hábito.

Camino de menor resistencia. Otra forma de hacer más fácil el nuevo hábito es mediante pequeños ajustes en tu entorno. Ya has visto cómo simples cambios en tu entorno, como dejar la guitarra en un lugar visible, hacen que la señal sea más obvia. Para que sea más fácil seguir la señal y el anhelo con la respuesta deseada, sitúa el comportamiento deseado en el camino de menor resistencia. Por ejemplo, si colocas la esterilla de yoga y cargas un vídeo de yoga después del desayuno, tendrás un camino más fácil hacia el comportamiento deseado cuando vuelvas a casa del trabajo. Adopta cualquier medida práctica que puedas idear para que, cuando aparezca la señal, la respuesta deseada sea lo más fácil posible.

Otras medidas prácticas. Determinadas medidas prácticas pueden hacer que el nuevo hábito sea prácticamente automático. Si tu hábito deseado es hacer pausas para despejarte en lugar de permanecer pegado a la pantalla del ordenador durante toda la jornada laboral, programar una alarma cada hora puede recordarte que hagas una pausa y dediques un minuto a mirar por la ventana o a estirar las piernas. Otros ejemplos de Clear son:

---

16. *Ibid.*, p. 144.

- Para reducir las calorías cuando comes en un restaurante, pide al camarero que te prepare la mitad de la ración para llevar en lugar de servírtela entera.
- Para acostarte pronto, utiliza un temporizador que desconecte el rúter a las diez de la noche para no caer en la tentación de conectarte a Internet.
- Para relacionarte más con los demás, ve a lugares donde sea fácil ser sociable.[17]

La necesidad de que la respuesta sea fácil puede parecer pereza, pero Clear señala que la pereza puede ser una estrategia inteligente porque el cerebro está programado para conservar su preciada energía.[18] También propone que la forma más eficaz de aprendizaje para arraigar un nuevo hábito no es la planificación, sino la práctica. La práctica constante, incluso de las acciones más sencillas, hace que, de manera progresiva y a través de la repetición, el comportamiento se vuelva automático.

Cómo facilitó Rianna el ejercicio físico

Para Rianna, los cinco minutos de ejercicio no eran la parte difícil, así que no necesitaba reducirlos. Precisaba seguir haciendo *tapping* sobre la culpa. Actualizó sus declaraciones de aceptación y de elecciones, y continuó abordando su culpa:

Declaración de aceptación actualizada: «*Aunque todavía me cuesta hacer ejercicio sin sentirme culpable, aprecio mis esfuerzos y reconozco que un cambio como éste es difícil de implementar*».

Declaración de elecciones actualizada: «*Aunque todavía me resulta difícil hacer ejercicio sin sentirme culpable, elijo centrarme en la forma en que a mi cuerpo le gusta moverse y estirarse*».

---

17. *Ibid.*, p. 170.
18. *Ibid.*, p. 151.

Después de ponerlas en práctica y de hacer más *tapping* sobre la culpa, su imagen de hacer ejercicio sin culpa alcanzó un nivel de credibilidad de 9.

Tu turno

Ya has hecho *tapping* para que la señal sea obvia y el anhelo, más atractivo. Si estos dos pasos no han conducido al cambio de hábito deseado, considera la posibilidad de volver a centrarte en lo que inicialmente intentabas conseguir, o de encontrar otra forma de hacerlo más fácil. Además, revisa tus declaraciones de aceptación y de elecciones, y considera la posibilidad de actualizarlas. Imagina que a medida que llevas a cabo la rutina de *tapping*, cada vez estás más cerca del comportamiento deseado. ¿Aumenta la credibilidad? Una vez más, observa lo que ocurre en los próximos días con estos sencillos ajustes adicionales, estando alerta de los aspectos no resueltos o de los reversos psicológicos. Aborda cualquier aspecto que surja.

Paso 4: haz que la recompensa sea satisfactoria

Este último paso no sólo ayuda a establecer un nuevo hábito, sino también a mantenerlo a lo largo del tiempo. Una manera de hacer que las actividades que producen recompensas a largo plazo sean más satisfactorias desde el punto de vista del día a día se basa en la idea de Clear de que el progreso es la forma más efectiva de motivación.[19]

Sigue tu progreso. Avanzar hacia un objetivo ya es satisfactorio por sí solo. Hacer un seguimiento diario de tu progreso por el simple hecho de llevar a cabo la conducta deseada es reforzante, aunque la conducta en sí no sea inmediatamente reforzante. Clear cita estudios que demuestran que las personas que llevan un registro de su progreso para alcanzar objetivos relacionados con la salud tienen muchas más probabilidades de mejorar que las personas que se sal-

---

19. *Ibid.*, p. 198.

tan ese paso.[20] Por ejemplo, en un estudio en el que participaron más de 1600 personas, aquellas que llevaron un registro diario de alimentos perdieron el doble de peso que las que no lo hicieron.

Hazlo vívido. El simple hecho de llevar un diario o un registro de hábitos puede ser una manera satisfactoria de realizar un seguimiento de tus progresos a la hora de establecer un hábito deseado. De todos modos, el *feedback* visual, como las gráficas en la puerta de la nevera, pueden llegar a ser incluso más reforzantes. Lo ideal es anotar el resultado inmediatamente después del comportamiento, aunque puede ser más viable una revisión nocturna de tu lista de señales. Un principio que también puede servirte de guía es que es más probable que recuerdes la parte final de una experiencia. Así, si el momento final de la creación del hábito de un día concreto es poner una marca verde en una tabla colgada en la puerta de la nevera, lo cual ya de por sí es satisfactorio, aumentarán las probabilidades de repetir el hábito la próxima vez que aparezca la señal.

Acércate a un socio responsable. Aunque los diarios, los registros de hábitos y los coloridos registros visuales de progreso son reforzadores, una de las formas más eficaces de motivar tu nuevo hábito consiste em nombrar a un «socio responsable». Saber que alguien que se preocupa por ti te está observando puede ser un motivador poderoso. Para utilizar este enfoque, debes acercarte a una o dos personas y firmar con ellas un «contrato de hábitos». Un contrato de hábitos es un acuerdo verbal o escrito en el que se especifica el comportamiento previsto y el «castigo» si no se cumple.

Haz que resulte convincente. Puedes establecer consecuencias convincentes para tus éxitos o tus fracasos. La consecuencia puede implicar dinero, tiempo, inconvenientes o vergüenza. Un ejemplo aportado por Clear es el de un hombre que tenía que levantarse a las 5:55 cada mañana. Si no se levantaba para evitarlo, se enviaba automáticamente un tuit a un grupo seleccionado de sus amigos indicando que no se había levantado a tiempo y que se añadirían cinco dólares a las cuentas de PayPal de las cinco primeras personas

---

20. *Ibid.*, p. 197.

que respondieran. En otro ejemplo, cuando un hombre no realizaba el ejercicio exigido por su contrato, tenía que arreglarse más de lo necesario para trabajar (por ejemplo, nada de vaqueros, camisetas, sudaderas con capucha o pantalones cortos) y llevar la gorra de un equipo rival.

Según Clear, el principio subyacente que opera aquí es que cuando un fracaso es doloroso, te enseña de manera eficaz un nuevo hábito. Es menos probable que repitas un mal hábito si éste es doloroso o insatisfactorio.[21] Más allá de un contrato con un socio responsable, los principios sugeridos antes para hacer que un anhelo sea más atractivo también ayudarán a que la recompensa sea más satisfactoria: involúcrate con otras personas que también valoren el hábito deseado.

Mantente centrado y coherente. Otros consejos de Clear son: no trabajes en demasiados hábitos a la vez, céntrate en un número limitado de objetivos y, lo que es más importante, sé constante. Independientemente de lo ocupado que estés o incluso si estás desanimado con tu progreso, Clear aconseja: «Nunca dejes de hacer algo dos veces. Si dejas de realizar tu hábito un día, recupera el ritmo tan rápido como sea posible».[22] Deja que la primera vez sea una señal para redoblar tus esfuerzos y seguir al día siguiente. De lo contrario, los avances logrados pueden perderse rápidamente.

Cómo consiguió Rianna que hacer ejercicio fuera más satisfactorio

Rianna reconoció que el ejercicio ya era satisfactorio de dos formas especiales: su cuerpo se sentía mejor después de hacer ejercicio y empezó a perder peso no deseado en gran parte porque el ejercicio reducía su apetito. También colgó una tabla de siete días en la puerta de la nevera y cada día indicaba con un emoji con una carita sonrien-

---

21. *Ibid.*, p. 216.
22. *Ibid.*, p. 204.

te o con el ceño fruncido si había hecho ejercicio. Eligió a su marido para que fuera su socio responsable. Aunque no siempre es una buena idea tener socios responsables que puedan tener sus propias agendas sobre cómo deberías cambiar, en este caso funcionó.

Al principio de cada semana, pactaba con su marido una recompensa si había hecho ejercicio al menos cinco de los siete días. Una de las recompensas era una cena especial en su restaurante favorito. Otra era que ella y su marido irían a ver una obra de teatro que él no tenía muchas ganas de ver. Otra era traer a alguien para limpiar la casa. El castigo consistía simplemente en no conseguir estas recompensas. Después de la primera semana, sólo tenía tres caritas sonrientes. Aun así, su marido decidió llevarla al restaurante, ya que al menos había sido concienzuda rellenando la tabla los siete días (el hecho de que fuera uno de los restaurantes favoritos del marido, por supuesto, no tuvo nada que ver con su decisión). La segunda semana, tuvo seis caritas sonrientes. La tercera semana tuvo cinco. Incluso después de que su hábito de ejercicio estuviera bien establecido, decidió continuar con las tablas, en parte porque sabía que reforzaban el ejercicio, que había aumentado a veinte minutos cada día, y también porque disfrutaba con las recompensas. Incluso resultaba divertido elegirlas.

Tu turno

Utilizando el paso 4 para implantar y mantener un nuevo hábito, decide cómo vas a registrar tus progresos. Hazlo tan vívido y divertido como te permita tu creatividad, pero, como mínimo, utiliza un diario o un registro para anotar tus acciones. Considera la posibilidad de implicar a un socio responsable. Con o sin un socio, un contrato que especifique el comportamiento deseado, así como una consecuencia por no hacerlo, utiliza el principio de establecimiento de objetivos de que el seguimiento de objetivos mensurables hace que sea mucho más probable que se lleven a cabo. Céntrate en un número muy limitado de objetivos y «nunca dejes que pase dos veces». Aplica periódicamente la rutina de *tapping* que has utilizado para iniciar el hábito para apoyar tu progreso.

Eliminar un hábito no deseado

Dado que la química de nuestro cerebro está diseñada para crear comportamientos habituales, y los principios son los mismos tanto si se trata de establecer buenos como malos hábitos, la mayoría de las personas se encuentran arrastrando tanto hábitos deseables como hábitos indeseables. Entre los hábitos nocivos más comunes se incluyen comer alimentos poco saludables, comer más de lo que el cuerpo necesita, comer demasiado rápido, cenar tarde por la noche, no beber suficiente agua, consumir alcohol en exceso, quedarse despierto cuando se necesita estar durmiendo, no hacer ejercicio, hacer *zapping*, pasar demasiado tiempo en las redes sociales, morderse las uñas, no limpiar, llevar siempre demasiadas cosas en el bolso, ser negativo en las respuestas a los demás o en tu diálogo interno… la lista podría ser prácticamente infinita.

En este apartado, elegirás un hábito no deseado y lo abordarás, de nuevo utilizando el modelo de Clear, complementado con el *tapping* en acupuntos. Por muy pequeño que sea, romper un hábito negativo es empoderador. Ten en cuenta que la otra cara de la eliminación de un mal hábito puede ser el desarrollo de un buen hábito. Puedes formularlo como: «Quedarme despierto cuando necesito dormir» (mal hábito) o «Dormir lo suficiente» (buen hábito). Si quieres centrarte en las cualidades negativas del hábito (que pueden ser más motivadoras), quédate en este apartado (por ejemplo, «Quedarme despierto»). Si quieres centrarte en los beneficios, recurre al apartado anterior (por ejemplo, «Dormir lo suficiente»). Para empezar, comienza con la siguiente «Solución rápida».

Solución rápida: eliminar un hábito indeseable

Recuerda un comportamiento que te gustaría eliminar. Da una puntuación USC a la cantidad de atracción que sientes mental o físicamente hacia el comportamiento habitual. Di en voz alta la primera declaración mientras haces *tapping* en el punto superior de la cabeza. A continuación, pronuncia la siguiente declaración mientras haces *tapping* en el siguiente punto. Recorre los doce puntos de *tapping* yendo de una declaración a la siguiente. Sáltate cualquier declaración que creas que no encaje contigo:

«Estoy cansado de [menciona el hábito].
Pero tengo dudas sobre si dejarlo o no.
Aunque tengo esta incertidumbre, acepto completamente este dilema.
Aunque este hábito me ha servido en algunos aspectos, estoy cansado de que me controle.
Siento la fuerza del hábito en mi [menciona la parte del cuerpo].
Hago tapping *para reducir esa sensación.*
Sé que este hábito no es bueno para mí.
Quiero dejarlo ir.
Aunque estoy en conflicto sobre dejar ir este hábito, entiendo que ya no me sirve.
Sé que la vida será mejor sin él.
Así que elijo estar abierto a dejarlo ir.
Aunque eso signifique desprenderme de algunas cosas que me hacen sentir cómodo, veo cómo me ha estado frenando.
Estoy preparado para soltar este hábito y dejarlo ir.
Y elijo hacerlo con facilidad.
Este hábito me ha controlado durante demasiado tiempo.
Ya no me sirve.
Y estoy preparado para retomar el control.
Estoy preparado para dejarlo ir.
Libero la tensión y el conflicto.
Estoy preparado para liberarme.
Agradezco que me estoy sintiendo más preparado para dejarlo ir.
Lo estoy dejando ir con facilidad y gracia».

Después de pasar por esta secuencia dos o tres veces, probablemente te darás cuenta de que el hábito ya se está suavizando. Valóralo con otra puntuación USM sobre la cantidad de atracción que todavía sientes hacia este hábito. También te has estado preparando para profundizar en su superación combinando el *tapping* con el enfoque de Clear.

Cuatro pasos para eliminar un hábito

Los cuatro pasos para eliminar un hábito son similares a los de establecer un nuevo hábito, salvo que ahora los principios están invertidos:

- **Paso 1.** Hacer que la señal sea *invisible* en lugar de más visible (por ejemplo, esconder los caramelos en un lugar donde no sea fácil acceder a ellos).
- **Paso 2.** Hacer que el anhelo sea *poco atractivo* en lugar de más atractivo (por ejemplo, mantenerse informado sobre los costes para la salud del exceso de azúcar).
- **Paso 3.** Hacer que el comportamiento no deseado sea más *difícil* en lugar de más fácil (por ejemplo, no guardar los caramelos en casa).
- **Paso 4.** Hacer que la recompensa sea *insatisfactoria* en lugar de más satisfactoria (por ejemplo, utilizar un socio responsable).

Basándonos en el análisis anterior de los cuatro pasos de Clear para el cambio de comportamiento, ahora nos centraremos en cómo utilizar cada paso, incorporando de nuevo el uso del *tapping* en acupuntos con el fin de romper un hábito no deseado.

Al igual que en el apartado anterior, puedes leerlo y llevar a cabo los procedimientos a medida que te vayas encontrando con ellos. Como alternativa, lee en diagonal hasta los extractos del probador y luego ejecuta las instrucciones de «Tu turno» que les siguen, refiriéndote a la discusión más larga como desees.

Paso 1: hacer que la señal sea invisible

Evitar la tentación es más fácil que resistirse a ella. Las señales activan la tentación. Si no ves una bolsa de patatas fritas cada vez que abres el armario de la cocina, es menos probable que la abras. Si retiras la televisión de tu dormitorio, es menos probable que te quedes despierto viendo episodios repetidos de *Seinfeld*. Reducir la exposición a una señal que provoca tentación es una de las maneras más prácticas de eliminar un hábito no deseado.

Clear sugiere que uno de los secretos de las personas que parecen ser muy disciplinadas no radica tanto en su autocontrol como en que saben organizar su vida de modo que no tengan que recurrir todo el tiempo a una fuerza de voluntad y un autocontrol heroicos.[23] Como consecuencia de ello, pasan menos tiempo ante situaciones que les tientan a adoptar comportamientos no deseados. El autocontrol es más fácil cuando no es necesario. Si se eliminan las señales, se reduce la necesidad. Clear subraya esto con dos historias que, desde direcciones opuestas, ilustran el mismo principio.

Durante la guerra de Vietnam, se calcula que el 20 por 100 de los militares eran adictos a la heroína. Por culpa de las irresistibles propiedades físicas de esta adicción, la opinión generalizada era que no serían capaces de romper su adicción cuando regresaran a casa. Sin embargo, sólo el 5 por 100 volvió a consumir heroína durante el primer año tras su vuelta. Esto puso en tela de juicio las creencias de casi todo el mundo sobre esta droga. Clear interpreta este sorprendente descubrimiento a través de la lente de los cambios en las señales ambientales. Mientras estaban en Vietnam, los soldados estaban rodeados de desencadenantes que les hacían querer consumir heroína. La droga era fácil de conseguir. Los soldados estaban sometidos al estrés continuo de la guerra. Entre sus amigos había otros soldados que consumían heroína. Y se encontraban a miles de kilómetros de casa. Sin embargo, una vez de vuelta a Estados Unidos, se encontraban en un lugar en el que ninguno de esos desencadenantes estaba presente.

Esto se reproduce de forma inversa en el elevado porcentaje de recaídas tras el tratamiento residencial de los heroinómanos. Una vez más, Clear lo atribuye al poder de las señales. Una persona se vuelve adicta a la heroína; recibe tratamiento en una clínica en la que no están presentes las personas, los lugares, las tensiones y otras señales que le provocaron el deseo de consumir, y luego vuelve a su antiguo barrio, donde está rodeada de todo lo que originalmente le provocó la adicción. No es de extrañar que el 90 por 100 de los heroinómanos vuelvan a consumir heroína al salir de rehabilitación.

---

23. *Ibid.*, pp. 92-93.

Tanto en el caso de las adicciones como en el de los hábitos cotidianos, las investigaciones sobre el cerebro sugieren que, una vez establecido un hábito, se siente el impulso de repetir el comportamiento cada vez que aparecen las señales del hábito. Cuando se mostró a los adictos una imagen de cocaína durante sólo 33 milisegundos, más rápido de lo que el cerebro podía registrar conscientemente, se activaron los centros de recompensa que generan el deseo.[24] Eliminar las señales es una estrategia más eficaz que simplemente resistirse a la tentación. Aunque puede resultar obvio que eliminar la exposición de un adicto a la droga de elección, la parafernalia asociada y los amigos adictos es un buen plan cuando se empieza a abordar una adicción, ¿qué se puede hacer con hábitos menos formidables? Entre las sugerencias de Clear:

- Si te desencadena fácilmente la sensación de que no eres suficientemente bueno, deja de ver las cuentas de las redes sociales que te hacen sentir celos o envidia.
- Si gastas demasiado dinero en dispositivos tecnológicos, deja de leer las reseñas de los últimos lanzamientos.
- Si pasas demasiado tiempo jugando a videojuegos, guarda la consola en el armario después de cada uso.

Tapping. Aunque estos pasos para eliminar las señales que desencadenan hábitos no deseados pueden resultar eficaces, hay muchas señales que no pueden esquivarse. Un compañero de trabajo irritante puede hacer que te sientas resentido por tu trabajo y seas menos eficiente. El espacio vacío en la mesa del comedor que había ocupado un hijo o una pareja, ya fallecidos, puede provocar que te des un atracón para consolar tu pena. La continua aparición de «productos nuevos y mejores» hace que resulte difícil resistirse al atractivo de las compras y a la consiguiente sangría económica y acumulación de desorden. La publicidad engañosa de las páginas web puede llevarte a «madrigueras de conejo» que te robarán tiem-

---

24. *Ibid.*, p. 94.

po y nublarán la mente. Incluso aunque no puedas eliminar una señal de tu vida, puedes limitar en gran medida su influencia mediante el *tapping*.

He aquí un ejemplo de cómo utilizar el *tapping* para cambiar tu respuesta ante una señal. Si por ejemplo tu empresa tiene una bandeja de sabrosos bombones para los clientes en un lugar por el que siempre pasas, puedes imaginarte viéndolos mientras haces *tapping* con frases como:

«Se me antoja ese chocolate».
«Lo deseo mucho».
«No puedo evitarlo».
«Acepto este antojo».
«La tentación está ahí todos los días».
«Me resulta difícil quedarme quieto».
«Pero me sentiré mal conmigo mismo».
«Sentiré que he fracasado».
«Comer ese chocolate todos los días no es bueno para mi salud ni para mi peso».
«Elijo evitar este antojo».
«Elijo hacer lo que es mejor para mí».
«Este anhelo está abandonando mi mente y mi cuerpo».
«El tapping *está disolviendo mi anhelo».*
«Ver esa bandeja es una oportunidad para afirmar mi compromiso con mi buena salud».
«Me siento tranquilo y en paz por tener que ver esos chocolates todos los días».

Fíjate en cómo las afirmaciones van desde el reconocimiento y la aceptación del anhelo hasta el reconocimiento de su precio y su liberación. Puedes avanzar y retroceder hasta cada uno de estos puntos con cualquier anhelo. Y no es que tengas que hacer *tapping* con estas palabras cada vez que pases por la bandeja. Si haces *tapping* con ellas unas cuantas veces en casa mientras imaginas los bombones, empezará a aparecer la sensación de haber liberado el anhelo cuando pases por delante de la bandeja. Estás creando una nueva respuesta a la señal.

A veces, trabajar con una señal revelará otros aspectos del hábito. Cuando David se centró en su respuesta a pisar el freno a la mínima, creó un escenario de conducción en el que se imaginaba que de repente oía la voz excitada de Donna y aplicaba *tapping* para que no desencadenara una respuesta de amenaza. Durante el proceso, sin embargo, surgió un aspecto que implicaba juzgar a cualquiera que diera una falsa alarma. Recordó una ocasión en la que, cuando era adolescente, activó accidentalmente una alarma de incendios, lo que provocó la intervención de los bomberos. Nunca había superado esa experiencia. Después de que el *tapping* neutralizara su sentimiento de culpa y volviera a las escenas de conducción, experimentó una interesante combinación de menor alarma y mayor alerta. Esto se trasladó a situaciones reales cuando iban juntos en el vehículo.

El hábito y las señales no deseadas de Ericka

Una de nuestras colegas estaba preocupada por su forma de conducir. Ericka recurría al exceso de velocidad cuando llegaba tarde al trabajo, y es un hábito que definitivamente quería abandonar. Vive a dos horas de un trabajo al que acude tres días a la semana. Los días que tiene que desplazarse, suele salir de casa demasiado tarde para llegar a tiempo a su lugar de trabajo. Éste es el motivo por el que se pasa el trayecto en un estado de tensión y nerviosismo, conduciendo a menudo por encima del límite de velocidad y mirando constantemente por los retrovisores por si la para la policía de tráfico. Ya le habían puesto una multa por exceso de velocidad y sabía que, si le ponían otra, le subiría el seguro, y si le ponían dos más, podrían retirarle el carné de conducir.

La fuerza de la pista de Ericka –salir de casa demasiado tarde para llegar a tiempo a su trabajo– era de 8. Su declaración de aceptación era: «*Aunque conduzco demasiado rápido cuando llego tarde al trabajo, me acepto plenamente*». El primer ciclo de *tapping*, en el que se utilizó la frase recordatoria «*Conduzco demasiado rápido cuando llego tarde al trabajo*», redujo a 6 la fuerza de llegar tarde al trabajo. Esto le trajo varios recuerdos de algunas ocasiones en las que había sido reprendida por llegar tarde. Después de hacer *tapping* sobre ellos, la fuerza de la señal de llegar tarde al trabajo bajó sólo ligeramente, esta vez a 5. Pero su foco de atención cambió para asegurarse de que tendría tiempo suficiente para no tener que ir con prisas. La nueva señal fue darse cuenta de que tenía tiempo suficiente para embutir una tarea más antes de salir en coche. Fue por este deseo de hacer «una tarea más» por lo que utilizó el *tapping* para convertirlo en una señal para «decir simplemente que no».

Tu turno

Describe un hábito que te gustaría eliminar e identifica las señales que lo activan. Elabora una estrategia que reduzca al máximo tu exposición a estas señales. Si una o varias de estas señales son inevitables, utiliza el *tapping* para reducir su fuerza.

Selecciona la más potente de las señales inevitables que hayas identificado. Puntúala según la escala USM. Ten en cuenta que volvemos a una medida de angustia (o, en este caso, de impotencia) en lugar de credibilidad, por lo que lo ideal es una puntuación de 0. Estás valorando el grado de influencia que la señal inevitable tiene sobre ti: 0 significa que no tiene ninguna influencia y 10 que te parece irresistible.

Crea una declaración de aceptación y repítela tres veces mientras te frotas los puntos dolorosos del pecho con la primera frase y colocas las manos sobre el chakra del corazón con la segunda. La afirmación puede ser algo semejante a lo siguiente:

Declaración de aceptación: «*Aunque [menciona la señal] me hace desear [menciona el comportamiento], me quiero y acepto mis deseos*».

A continuación, recorre los doce puntos de *tapping*, mencionando la señal en voz alta en cada punto. Continúa con la rutina básica de *tapping*, aplicando el procedimiento de integración y siguiéndolo con otro recorrido por los doce puntos mientras repites la señal. Recuerda que está generando nuevas señales que reducen la respuesta de su cerebro a la señal. Vuelve a puntuar la fuerza de la señal según la escala USM.

Si la USM ha disminuido, sustituye tu declaración de aceptación por una declaración de elecciones, repitiéndola como siempre tres veces mientras te frotas los puntos dolorosos del pecho con la primera frase y colocas las manos sobre el chakra del corazón con la segunda. La declaración puede ser de este estilo:

Declaración de aceptación: «*Aunque [menciona la señal] hace que quiera [menciona el comportamiento], elijo reducir su influencia sobre mí*».

Repasa los doce puntos de *tapping*, de nuevo mencionando en voz alta la señal en cada punto y sustituyendo las declaraciones como en el ejemplo anterior de la tentación del chocolate.

Si tu sensación de impotencia con respecto a la señal sigue siendo relativamente alta, haz *tapping* en cualquier sensación desagradable asociada con la señal y cualquier objeción (reversos psicológicos) a liberarse de la atracción de la señal. Continúa con este trabajo detectivesco hasta que la USM no baje más. Incluso aunque sólo hayas reducido un poco la USM, la señal tiene mucho menos control sobre ti.

Paso 2: hacer que el anhelo sea poco atractivo

Un anhelo suele ser la expresión de una necesidad o una motivación más profunda. La lista de Clear de estos motivos más fundamentales incluye la necesidad de conseguir alimentos y agua, conservar la energía, encontrar el amor, reproducirse, conectar y relacionarse con los demás, ganar aceptación y aprobación social, reducir el estrés, disminuir la incertidumbre y alcanzar estatus y prestigio. Un nuevo hábito no suele crear una nueva motivación, sino que se adhiere a los motivos subyacentes de la naturaleza humana.[25] El mismo impulso puede abordarse de muchas maneras. Una persona puede reducir el estrés viendo la televisión; otra, yendo al gimnasio.

Subjetivamente, un anhelo es un deseo de «cambiar tu estado interno» basado en la sensación de que «algo te falta».[26] El individuo espera que el comportamiento le proporcione lo que le falta, cambiando de forma satisfactoria su estado interno. Un hábito se construye a partir de los éxitos que ha tenido en el pasado con esa predicción. Sin embargo, un hábito duradero puede no ser la mejor manera de suplir lo que falta o de cambiar el estado interno. Y puede que te impida descubrir formas mejores.

Para que un hábito resulte menos atractivo, puedes reflexionar sobre sus costes imprevistos. Por ejemplo, si el hábito que quieres dejar es el de ver la televisión o hacer *zapping*, ten en cuenta que los períodos largos con poco movimiento fomentan el letargo y la desgana. Un maratón de tele tampoco ayuda a conseguir lo que es importante para ti ni a terminar aquellas tareas que te están agobiando. ¿Cuáles son los otros costes? Otra forma de averiguar los costes de un hábito es poner de relieve los beneficios potenciales de poner fin a ese comportamiento. ¿Qué otras cosas podrías hacer con tu tiempo si no estuvieras delante de la pantalla? Estos reencuadres hacen que el anhelo de sentarse delante del televisor durante largas y sedentarias horas resulte menos atractivo. Nuestro trabajo con los pacientes ha demostrado que el *tapping* con declaraciones bien elaboradas que reconocen los costes, en lugar de hacer que la persona se sienta culpable, da más fuerza a estos reencuadres.

Otra pregunta que debes formularte es: ¿qué necesidad más profunda satisface este hábito? Si relajarse delante del televisor reduce el estrés, ¿qué otras formas más satisfactorias hay de reducirlo? El ejercicio, la meditación, el yoga, el deporte y las reuniones con amigos

---

25. *Ibid.*, p. 127.
26. *Ibid.*, p. 129.

son soluciones populares y sustanciales. O puede que estar pegado al televisor sea simplemente una forma de pasar el tiempo. ¿Qué formas de pasar el tiempo serían más gratificantes? Ahora nos centraremos en hacer que el hábito sea menos atractivo, pero saber que has imaginado una forma alternativa de satisfacer la necesidad subyacente del viejo hábito ya empieza a reducir su fuerza. Si lo deseas, más adelante puedes volver a seguir los pasos presentados antes para establecer un nuevo hábito que refuerce esta alternativa.

Cómo consiguió Ericka que el hábito no deseado fuera menos atractivo

Para Ericka, el exceso de velocidad era una solución fácil para llegar a tiempo cuando salía tarde de casa. Pero, por supuesto, a la larga podía acarrearle consecuencias mucho peores que una multa por exceso de velocidad. Buscó en Internet hasta qué punto es peligroso superar ligeramente el límite de velocidad. Descubrió que la justificación de los límites de velocidad se basa en los índices de accidentes probables. Sólo una reducción del 10 por 100 de la velocidad media podría suponer una disminución del 20 por 100 de los heridos y del 40 por 100 de los muertos en accidentes de tráfico. Se permitió imaginar que, al ir a gran velocidad, estaba aumentando las probabilidades de hacerse daño a sí misma o de hacer daño a otros, e incluso de provocar alguna muerte. Pensaba que su coche podía ser un arma letal y quería utilizarlo de la forma más segura posible. Esto la motivó mucho más para comprometerse a reducir la velocidad en carretera y dejar margen suficiente para llegar a tiempo a su destino.

Tu turno

Reflexiona sobre los costes del hábito no deseado y los beneficios previstos de no tenerlo. Redacta una lista. Selecciona un elemento que te parezca fundamental. Te centrarás en él. Puedes volver más tarde a otros que te parezcan pertinentes. Da una puntuación USM al atractivo que en este momento tiene el hábito no deseado.

Basándote en el elemento que has seleccionado, crea una nueva declaración de aceptación y repítela tres veces en voz alta, frotándote de nuevo los puntos dolorosos del pecho con la primera frase y colocando las manos sobre el chakra del corazón con la segunda. La declaración puede ser de este estilo:

Declaración de aceptación revisada: «*Aunque he estado dispuesto a [describe el coste del hábito], me quiero y acepto las elecciones que he hecho*».

Cuando el atractivo del hábito empiece a disminuir al hacer *tapping* sobre sus costes, convierte la declaración de aceptación en una declaración de elecciones. Por ejemplo:

Declaración de elecciones: «*Aunque he estado dispuesto a [describe el coste del hábito], elijo recordar este coste cuando tengo un impulso hacia el hábito*».

Estás asociando el coste con el hábito, haciendo que el comportamiento habitual sea menos atractivo. Continúa con el ciclo de *tapping* hasta que el atractivo del hábito deje de bajar. Como siempre, si aparecen aspectos o reversos psicológicos, atiéndelos a medida que vayan surgiendo.

Paso 3: hacer que el comportamiento no deseado sea más difícil

Según Clear, la mejor manera de terminar con un mal hábito es hacer que resulte poco práctico hacerlo.[27] Las empresas de redes sociales hacen esto a la inversa. Sus sistemas están diseñados para que sea necesario un mayor esfuerzo para dejar de mirar la pantalla

---

27. *Ibid.*, p. 172.

que para seguir mirándola. Por ejemplo, en lugar de tener que hacer clic activamente para avanzar al siguiente episodio de Netflix o de YouTube, todo lo que hay que hacer es mantener los ojos abiertos y aparecerá delante de ti.

Para Clear, las redes sociales se habían convertido en un obstáculo tan grande para su elevada productividad habitual que ideó un elaborado plan para contrarrestarlo. Encargó a un asistente que reiniciara cada lunes las contraseñas de todas sus cuentas en las redes sociales. De este modo, no podía acceder a las redes sociales desde todos sus dispositivos durante la semana y no podía hacer nada para evitarlo. El viernes, su asistente le enviaba todas las nuevas contraseñas. Así podía utilizar todas las redes sociales que quisiera los fines de semana. Reflexiona,

> Una de las sorpresas más grandes fue lo rápido que me adapté a hacer esto. Durante la primera semana en que estuve aislado de las redes sociales, me di cuenta de que no necesitaba revisarlas tan frecuentemente como lo había estado haciendo y ciertamente no necesitaba revisarlas a diario. Lo que había estado pasando era que la facilidad para tener acceso a ellas se había convertido en una opción accesible. Una vez que eliminé esa golosina mental de mi ambiente, fue mucho más fácil alimentar mi mente con material saludable.[28]

Aunque puede requerir cierto esfuerzo y planificación dificultar el comportamiento no deseado, puede hacerse con prácticamente cualquier hábito. Si no desviarse del presupuesto supone un problema, puedes poner límites a tus tarjetas de crédito. Esto no impide tener cierta flexibilidad, pero te obligará a ir al banco a retirar dinero en efectivo cuando te excedas de tu presupuesto. Si leer cada palabra del *People Magazine* es tu punto vulnerable, cancela la suscripción. Las tentaciones de comida basura se frustran cuando tienes que ir a la tienda cada vez que tienes un antojo. Aunque se trata de cambios estructurales más que psicológicos, pueden ser bastante eficaces.

---

28. *Ibid.*, p. 175.

Cómo dificultó Ericka el comportamiento no deseado

Cuando Ericka asimiló el aumento sustancial de la posibilidad de lesiones o de consecuencias mortales provocadas por el exceso de velocidad, se comprometió más a cambiar su forma de conducir. Decidió crear nuevos hábitos en su trayecto al trabajo que hicieran mucho menos probable el exceso de velocidad. En primer lugar, programó alertas en su teléfono una hora, treinta minutos y diez minutos antes de su hora de salida ideal. A continuación, programó una alarma para que, una vez en la autopista, pusiera el regulador de velocidad de su vehículo exactamente al límite de velocidad, de modo que no tuviera que mantener manualmente la velocidad. Aunque puede parecer exagerado, también configuró una alerta de noticias en su correo electrónico para recibir todas las noticias sobre accidentes de tráfico en la autopista por la que circulaba. Quería recibir recordatorios periódicos de los peligros del exceso de velocidad para que se mantuviera su nuevo hábito. Mientras tanto, seguía haciendo *tapping* para salir de casa con tiempo suficiente para conducir de manera relajada.

Tu turno

Un sencillo protocolo energético puede ayudarte a diseñar tu plan. De hecho, puede utilizarse la misma estrategia básica para generar nuevas ideas cada vez que las necesites. Crea una declaración como: «*Aunque me siento atraído por [describe el comportamiento habitual], elijo encontrar formas creativas de dificultarlo*». Dilo en voz alta mientras te frotas los puntos dolorosos del pecho con la primera frase y colocas las manos sobre el chakra del corazón con la segunda. Repítelo hasta que se te ocurra una idea para dificultar el comportamiento. Ten tu diario a mano para poder escribirla. No pares hasta que tengas al menos una manera de hacer que el comportamiento sea más difícil. Ponla en práctica. Estás encontrando formas, en términos de Clear, de «incrementar la resistencia y la tensión», lo que aumenta «el número de pasos entre tus malos hábitos y tú».[29]

---

29. *Ibid.*, p. 213.

Paso 4: hacer que la recompensa sea insatisfactoria

En este cuarto paso, la clave para romper un hábito es hacer lo contrario de lo que se hace para crear un hábito. En lugar de relacionar el hábito con una recompensa inmediata, pon el énfasis en las recompensas a largo plazo por evitar el comportamiento no deseado, de modo que eclipse las recompensas inmediatas por hacerlo. Hacer un seguimiento de tu progreso cada día que evitas el comportamiento habitual es reforzante. Una vez más, «la forma más efectiva de motivación es el progreso».[30]

Cómo hizo Ericka que la recompensa fuera menos satisfactoria

Ericka quería una forma visual de controlar sus progresos para no exceder el límite de velocidad. Hizo un calendario en el que anotaba sus días de viaje al trabajo y lo colgó por dentro en la puerta de su casa. También colgó un rotulador junto al calendario para que, antes de salir, anotara si había respetado el límite de velocidad en su último trayecto y si había llegado a tiempo al trabajo. Pronto, las fechas del calendario que había coloreado como éxitos se convirtieron en un recordatorio visual para mantener su progreso.

Tu turno

En este cuarto paso para eliminar un hábito, decide cómo harás el seguimiento de tu progreso. Hazlo tan vívido y divertido como te permita tu creatividad. Puedes hacerlo en un diario o a través de *feedback* visual, como colgando una tabla en la nevera o metiendo una canica de color dentro de un tarro cada vez que consigas el hábito que estás desarrollando y una canica de un color diferente cada vez que no lo consigas. Un socio responsable también puede ser un poderoso motivador. Para acabar con un hábito, el «contrato

---

30. *Ibid.*, p. 198.

del hábito» especificaría el comportamiento que quieres evitar y las consecuencias de no cumplirlo.

Recuerda que las consecuencias pueden implicar dinero, tiempo, inconvenientes o vergüenza, como el hombre que tuiteaba cada vez que no cumplía su contrato y que sus amigos podían responder, además de añadirles cinco dólares a sus cuentas de PayPal, o el hombre que tenía que ir a trabajar con la gorra de un equipo deportivo rival. Están en juego los mismos principios. Si el comportamiento tiene una consecuencia indeseable, es menos probable que se repita. En cambio, si las consecuencias son relativamente indoloras, tendrán poca influencia a la hora de evitar el comportamiento. Céntrate en un número mínimo de objetivos. Periódicamente, aplica la rutina de *tapping* que has utilizado en el paso 1 para eliminar un hábito con el fin de apoyar tu progreso. Tengas o no un socio responsable, una herramienta potente es redactar un contrato que especifique el hábito no deseado, así como una consecuencia por repetirlo.

Adicciones

El *tapping* en acupuntos es una de las principales modalidades de tratamiento de la Clínica de Adicciones Avery Lane de Novato (California). Su directora clínica, la psicóloga Adriana Popescu, ha publicado en una revista especializada que ella y su equipo han descubierto que la psicología energética es «un enfoque potente, basado en pruebas, que marca la pauta para un tratamiento eficaz de las adicciones».[31]

Aunque los cuatro pasos para cambiar un hábito pueden aplicarse a la superación de una adicción, las adicciones son un animal más

---

31. Popescu, A. «Trauma-Based Energy Psychology Treatment Is Associated with Client Rehabilitation at an Addiction Clinic», *Energy Psychology: Theory, Research, and Treatment*, vol. 13, n.º 1, p. 12 (2021), doi: 10.9769/EPJ.2021.13.1.AP.

difícil de domar que los simples hábitos. El célebre psiquiatra suizo Carl Jung sostenía que «toda forma de apasionamiento es mala, con independencia de si se trata de alcohol, morfina o idealismo».[32] Las adicciones, como los hábitos, se mantienen gracias a los desencadenantes, las recompensas y la repetición, pero hay algo más.

Subjetivamente, los anhelos suelen ser más intensos. En los hábitos cotidianos, los anhelos pueden ser persuasivos, pero no tanto como para dominar la vida. Llevar a cabo o no el comportamiento habitual para satisfacer el anhelo es una cuestión de voluntad y elección consciente. Puedes abstenerte sin obsesionarte con el anhelo ni arriesgarte a sufrir síntomas de abstinencia si no lo satisfaces. Sin embargo, a medida que los hábitos se convierten en adicciones, la fuerza de voluntad y la elección tienen una influencia cada vez menor, y el comportamiento continúa incluso cuando los costes empiezan a superar a las gratificaciones.[33]

La bioquímica de la adicción no se conoce del todo, pero sabemos que cuando un hábito se aproxima al extremo adictivo del espectro, en el cerebro tienen lugar los siguientes cambios:

- Los pensamientos sobre la sustancia o la actividad adictiva hacen que la dopamina inunde el cerebro, desencadenando la búsqueda de la sustancia o de la actividad placentera con una fuerza cada vez mayor.
- Con estas cantidades de dopamina, los centros de recompensa del cerebro también se ven sobreestimulados, por lo que simultáneamente el cerebro intenta reducir la producción y la receptividad de dopamina.

32. Jung, C. *Memories, Dreams, Reflections,* Vintage, Nueva York, 1989, p. 329. (Trad. cast.: *Recuerdos, sueños, pensamientos.* Editorial Seix Barral, Barcelona, 2021).
33. Wehrenberg, M. «Habits vs. Addictions: What's the Difference?», *Psychotherapy Networker* (noviembre-diciembre de 2013), disponible en psychotherapynetworker.org/article/habits-vs-addictions.

- Esta sensibilidad reducida hace que se necesiten mayores cantidades de la sustancia (o una mayor intensidad de la actividad) para sentir placer. Esto se conoce como «tolerancia»: la cantidad de la sustancia o la intensidad de la actividad que antes producía un placer sustancial ahora produce menos placer.
- La capacidad de sentir placer en otras áreas de la vida sin la sustancia o la conducta adictiva también disminuye a medida que la conducta adictiva se vincula a un abanico más amplio de experiencias. No puedes disfrutar de un paseo por el parque sin un cigarrillo. Estás inquieto durante la cena si no has mirado tu Facebook.
- Interrumpir el consumo de la sustancia o la actividad provoca síntomas de abstinencia que, dependiendo de la naturaleza de la adicción, pueden incluir ansiedad, depresión, fatiga, sudoración, vómitos o incluso convulsiones o alucinaciones.
- El abuso continuado de la sustancia o la repetición del comportamiento adictivo provocan cambios en el neocórtex. El neocórtex organiza la resolución de problemas y otros procesos que implican razonamiento y deliberación. Estos cambios comprometen el juicio, alteran la toma de decisiones y disminuyen el autocontrol en relación con la adicción.[34]

La buena noticia es que la mayoría de estos cambios cerebrales son reversibles si se interrumpe la conducta adictiva.[35] Del mismo modo que hemos elegido a James Clear como modelo de las mejores prácticas fuera de la psicología energética para establecer nuevos hábitos y acabar con los antiguos, hemos elegido un enfoque desarrollado por el psicólogo Tom Horvath como referencia para el trata-

---

34. Filbey, F. M. *The Neuroscience of Addiction*, Cambridge University Press, Cambridge, 2019.
35. Lembke, A. *Dopamine Nation: Finding Balance in the Age of Indulgence*, Penguin Putnam, Nueva York, 2021. (Trad. cast.: *Generación dopamina: cómo encontrar el equilibrio en la era del goce desenfrenado*, Ediciones Urano, Madrid, 2023).

miento de las adicciones. No es que nosotros mismos no tengamos alguna experiencia y currículum aportando métodos energéticos al trabajo con las adicciones,[36] sino que queremos enmarcar el *tapping* de acupuntos dentro de las mejores prácticas del campo más amplio del tratamiento de las adicciones.

El Dr. Horvath fue presidente de la división especializada en adicciones de la Asociación Americana de Psicología y es el fundador de un sistema de tratamiento de adicciones llamado «Recuperación Práctica». De entre las docenas de libros de gran credibilidad sobre la superación de adicciones, hemos elegido su *Sex, Drugs, Gambling & Chocolate: A Workbook for Overcoming Addictions* por su autoridad, sus instrucciones prácticas y su enfoque en todos los tipos de adicciones, no sólo en las drogas y el alcohol.[37] De hecho, en el comienzo del libro, enumera 111 tipos de adicciones potenciales, como ir de compras, ver deportes, coleccionar cosas, jugar, arreglarse, jugar a la lotería o comer chocolate. Probablemente sufras algunas de las que figuran en su lista. No se trata de patologizar las adicciones cotidianas, sino de comprenderlas y optar por liberarnos de los costes que puedan estar extrayendo insidiosamente de nuestras vidas.

Muchas adicciones menos graves responderán a los pasos ya presentados para romper hábitos. En este apartado, nos centramos en cómo aplicar los protocolos de *tapping* a las adicciones más graves, como las drogas, el alcohol, el tabaco, el juego, los trastornos alimentarios, el sexo irresponsable, el hurto en tiendas, la pornografía o la asunción de riesgos cada vez más peligrosos, que son algunas de las adicciones más comunes que podrían llevar a una persona a recurrir a un terapeuta para buscar ayuda. Al igual que con el enfoque que utilizamos para tratar la ansiedad grave, el TEPT y la de-

---

36. Feinstein, D. «Energy Psychology in the Treatment of Substance Use Disorders», en Carroll, R. (ed.) *Complementary and Integrative Approaches to Substance Use Disorders*, Nova Science Publishers, Nueva York, 2021, pp. 69-106.

37. Horvath, A. T. *Sex, Drugs, Gambling & Chocolate: A Workbook for Overcoming Addictions*, 2.ª ed. Impact Publishers, Atascadero, California, 2004.

presión, nuestra orientación principal cambia en este punto del capítulo de la autoayuda a ofrecer orientación a los terapeutas y a las personas que trabajan con un terapeuta en la aplicación de protocolos de *tapping* en acupuntos con la adicción. Si tus esfuerzos autoguiados no te están aportando lo que necesitas, te animamos a que recurras a un profesional competente para que te ayude a tratar tu adicción.

Las etapas de la recuperación

El programa del Dr. Horvath está diseñado para llevarte de «no puedo vivir sin ella» a «vivo incluso mejor sin ella».[38] Aunque a menudo se necesitan consideraciones especiales en función del tipo de adicción, el Dr. Horvath cree que los mismos principios subyacentes y las estrategias de tratamiento pueden aplicarse a todas las adicciones. Los estudios han demostrado que los cambios de comportamiento relacionados con la salud y la salud mental, ya sean autoguiados o con apoyo profesional, tienden a pasar por siete etapas predecibles.[39] Éstas incluyen:

1. Precontemplación.
2. Contemplación.
3. Determinación.
4. Acción.
5. Mantenimiento.
6. Terminación.
7. Recuperación en caso de recaída.

---

38. *Ibid.*, p. 210.
39. Krebs P., *et al.* «Stages of Change and Psychotherapy Outcomes: A Review and Meta-Analysis», *Journal of Clinical Psychology*, vol. 74, n.º 11, pp. 1964-1979 (2018), doi.org/10.1002/jclp.22683.

El Dr. Horvath señala que, aunque la mayor parte del material disponible para ayudar a las personas a superar las adicciones está orientada hacia la cuarta, o «etapa de acción», la mayoría de los individuos adictos no consiguen llegar tan lejos. El desajuste entre la etapa del individuo y el tratamiento ofrecido es uno de los principales motivos del fracaso del tratamiento. Organizaremos el resto de este capítulo en torno a estas siete etapas y mostraremos cómo los procedimientos que el Dr. Horvath recomienda durante cada etapa pueden aumentarse con el *tapping* de acupuntos. Las adicciones se encuentran entre las afecciones más intransigentes que tratan los terapeutas, y el *tapping* puede cambiar el paisaje neurológico de una persona de maneras que profundizan y aceleran el proceso terapéutico.

1. Precontemplación

En la primera etapa, precontemplación, la persona no ve la adicción como un problema y no está interesada en provocar un cambio. Si acude a terapia, es por motivos distintos a la adicción o se ve obligada a hacerlo por la amenaza de su pareja de poner fin a su matrimonio o por una orden judicial tras una detención por conducir bajo los efectos del alcohol o robar en una tienda. Además del temor subyacente a los efectos incontenibles que podría provocar la abstinencia, la etapa de precontemplación puede estar afectada por errores de razonamiento. En esta etapa, las personas suelen sobrestimar los beneficios de continuar con la adicción y subestimar el daño que la adicción está causando a su cuerpo, a sus relaciones y a su futuro. Los consejos o los esfuerzos de persuasión sólo reflejan lo que todo el mundo ha estado diciendo a la persona y es probable que aumenten la resistencia y la desconfianza en lugar de producir los efectos deseados. El Dr. Horvath no espera que las personas que se encuentran en esta etapa lean su libro, pero los terapeutas a menudo se encuentran frente a frente con adictos que no tienen ningún interés en poner fin a su adicción o incluso en reconocerla plenamente.

En esta etapa, el terapeuta puede fomentar el compromiso y el entendimiento con preguntas abiertas, escuchando activamente y considerando los sentimientos de la persona sin juzgarla. Se puede introducir el *tapping* y establecerse como un tratamiento viable en la mente del paciente al inicio del tratamiento. Por ejemplo, el terapeuta puede aplicar el *tapping* a cuestiones que son una preocupación inmediata para la persona, como situaciones que desencadenan ira o celos no deseados, o frustraciones en las relaciones o el trabajo. Es persuasivo hacer *tapping* sobre los factores estresantes que la persona ha identificado y ver cómo disminuyen. Establecer la eficacia de las herramientas del terapeuta hace que sea más fácil recurrir a esa confianza si la persona está preparada para examinar su adicción de forma crítica.

2. Contemplación

En la etapa de contemplación, una persona está pensando en dejar de fumar o, al menos, en reducir la conducta adictiva. Aun así, las recompensas y los placeres proporcionados por la sustancia o la actividad pueden continuar promoviendo al menos cierta minimización de los problemas que la adicción está creando en su vida. Los costes pueden ser cada vez más difíciles de ignorar. Pero el tiempo, la energía y la pérdida emocional que supone superar la adicción también pueden parecer desalentadores. Muchas personas han pasado años en esta etapa de contemplación, y también pueden volver a ella incluso después de empezar a hacer progresos para pasar a las etapas posteriores.

Durante esta etapa, el Dr. Horvath se centra en las recompensas y los costes de la adicción, comparándolos. Confiar en que la persona reconozca las implicaciones de este análisis de costes y beneficios suele incrementar la motivación para superar la adicción. También se revisan los éxitos en la superación de adicciones anteriores para identificar recursos para el trabajo que viene a continuación.

Después de seleccionar una única adicción para el enfoque inicial, el paciente reflexiona sobre los beneficios y los costes, a menudo escribiendo en un diario, y también se le indica que los comente con el terapeuta o con un amigo de confianza. Identificar los beneficios incluye recordar cómo se sentía antaño el comportamiento adictivo, aunque ya no proporcione el mismo subidón. La lista del Dr. Horvath de beneficios potenciales de una adicción, ya sean los primeros beneficios o los actuales, incluye:

- **Generar emociones positivas,** como placer, confianza en uno mismo, valía, euforia, sentirse plenamente vivo.
- **Hacer frente a emociones negativas,** como, por ejemplo, miedo, ansiedad, tristeza, depresión, ira, vergüenza, culpa, aburrimiento o soledad.
- **Obtener beneficios sociales,** como compartir una actividad especial o pertenecer a un grupo, o rebelarse contra las personas que quieren controlarte o escapar de la pareja, los padres o los hijos.
- **Conseguir beneficios físicos,** como satisfacer el anhelo, reducir el dolor físico, aumentar la energía, disfrutar más del sexo o dormir mejor.
- **Alcanzar beneficios intelectuales,** como pensar con más claridad o con más creatividad.

Para insinuar los costes de su adicción, el Dr. Horvath hace que las personas reflexionen sobre una experiencia típica con la adicción, centrándose en lo que les pareció incómodo, doloroso, negativo o peligroso. Una vez más, hablar de estos costes con un terapeuta o un amigo de confianza puede ayudar a reconocerlos y comprenderlos mejor. Entre los aspectos negativos que hay que tener en cuenta cabe mencionar:

- **Costes emocionales,** como miedo, ansiedad, tristeza, depresión, ira, vergüenza, culpa, asco, soledad, inestabilidad emocional, pesimismo y sentirse inepto o loco, o tener sentimientos suicidas.
- **Costes sociales,** como dejar de encajar, aumentar los conflictos con los demás, pasar tiempo con personas a las que no respeta o no le gustan, pasar menos tiempo con personas que le importan, o alterar sus relaciones nucleares.

- **Costes físicos y de salud,** como disminución de la salud general, problemas físicos causados por la adicción, reducción de la energía y la resistencia, falta de sueño, menor placer durante las relaciones sexuales o síntomas de abstinencia.
- **Costes intelectuales,** como capacidad limitada para pensar con claridad, delirios, menor creatividad, mala memoria o alucinaciones.
- **Costes laborales y de productividad,** como disminución de la eficacia y del rendimiento, ausencias excesivas del trabajo o de la escuela, accidentes provocados por la adicción, deterioro de las capacidades o falta de tiempo para aficiones o intereses personales.
- **Costes financieros,** como dinero que se gasta en la adicción, dinero invertido en hacer frente a las consecuencias de la adicción, dinero perdido porque se ha ganado menos o no se han aprovechado las oportunidades, o ahorros gastados.
- **Tiempo perdido** directamente en la adicción o en hacer frente a sus consecuencias.
- **Costes legales** derivados de detenciones, multas, abogados o condenas de cárcel.
- **Disminución de la integridad personal,** como ser deshonesto con los demás o con uno mismo, perder el respeto por uno mismo, ser irresponsable, defraudar a las personas que nos importan o actuar en contradicción con los valores más profundos.

El objetivo de toda esta reflexión es abordar la ambivalencia que caracteriza la etapa de contemplación. Así lo explica el Dr. Horvath:

Esta cuestión puede resultar difícil porque en realidad «tienes dos ideas» sobre el cambio: te encanta el placer de la adicción y lo que la adicción hace por ti, pero también odias los problemas que te provoca tu adicción. [...] No es difícil cambiar un comportamiento que sólo provoca dolor, pero es difícil cambiar tu adicción porque te provoca tanto satisfacción como dolor.[40]

Conseguir que tus «dos mentes» se comuniquen. Al expresar los beneficios y los costes de la adicción, estás preparando tus «dos mentes» para entablar un diálogo constructivo, que es exactamente lo que se necesita durante la etapa de contemplación. Mientras que los amigos o incluso un terapeuta podrían tener la tentación de «alejar al testigo» de la aceptación de la adicción, hacer que las personas reconozcan y acepten cada elemento de su adicción les ayuda a tomar una decisión lúcida y de afirmación de la vida que por último acatarán. Los protocolos de psicología energética son muy adecuados para ello. Un principio básico que hemos tratado en capítulos anteriores es ayudar a la persona: (1) a *aceptarse a sí misma* y (2) a *acoger ambos lados de un conflicto interno con una profunda aceptación* antes de proceder a resolver el conflicto.

La declaración de aceptación forma parte de la estructura del protocolo básico de *tapping*. Estás mirando a tu dilema directamente a la cara, apreciando los retos y aceptando que es aquí donde estás en tu vida ahora mismo. Esto también reconoce y acepta la realidad de que todavía estás indeciso sobre cuánto te quieres esforzar para superar tu adicción. Hacer las rutinas que estimulan los centros de energía, junto con decir afirmaciones como: *«Aunque estoy luchando contra esta adicción, reconozco y acepto los beneficios que me ha aportado»*, tranquiliza tu psique. No te quitarán nada antes de que estés preparado para eliminarlo.

La persona diseña declaraciones para despertar ambos lados del dilema: *«¡Quiero dejar mi adicción y no quiero renunciar a ella!»*, *«Aunque me encanta salir con mis colegas de copas [beneficio], estoy aquí pagando una buena cantidad de dinero para ayudar a superar mi adicción [coste]»*. Traer ambos lados a la mente de una manera tan

---

40. Horvath, A. T. *Sex, Drugs, Gambling & Chocolate: A Workbook for Overcoming Addictions*, 2.ª ed. Impact Publishers, Atascadero, California, 2004, p. 40.

cruda crea tensión en el cuerpo. Hacer *tapping* en los doce puntos de acupuntura mientras se alterna entre la primera frase de la declaración y la segunda reduce esa tensión.

Reducir la tensión entre los beneficios y los costes o los deseos opuestos permite abordar el conflicto con mayor claridad. También abre el camino a un diálogo más constructivo entre las «dos mentes», como explicamos en el apartado «Resolver los conflictos que impiden avanzar» del capítulo 3. El uso del *tapping* durante el diálogo ayuda a salvar la brecha emocional entre las dos partes. Al trabajar con los fundamentos energéticos del conflicto en lugar de intentar resolverlo con lógica o fuerza de voluntad, el *tapping* en acupuntos suele acercar rápidamente a las dos partes.

3. Determinación

Una vez que se tiene la clara intención de superar la adicción, la siguiente etapa consiste en trabajar con esa determinación y traducirla en una preparación eficaz. Aquí se crea una estrategia para prepararse para los retos que se acercan. Se visualizan y articulan los cambios deseados y cómo se van a conseguir. ¿Cuál será el papel de la terapia? ¿Qué otros recursos necesitarás? ¿Tal vez sería útil un grupo de apoyo o medicación para aliviar el síndrome de abstinencia? ¿Qué comportamientos inmediatos, aunque sea en pequeños pasos, te llevarán hacia el objetivo?

Esto podría implicar disponer de menos tiempo para los amigos que comparten la adicción o practicar una mayor moderación incluso mientras la adicción sigue activa. Un fumador podría eliminar los desencadenantes, como ceniceros y mecheros. Un bebedor podría vaciar el armario de las bebidas alcohólicas. Otro elemento importante en esta etapa de preparación es decidir qué contar a la familia y a los amigos sobre la intención de superar la adicción. Este paso, ciertamente complicado, puede consolidar la decisión de superar la adicción y allanar el camino para la etapa de acción.

Satisfacer la necesidad sin incurrir en el coste. El Dr. Horvath identifica la tarea principal en esta etapa como la búsqueda de nuevas formas de satisfacer las necesidades de la adicción de una manera que no conlleve sus costes. Identifica numerosas actividades que puedes considerar para aprender nuevos métodos de afrontamiento: terapia individual, terapia de grupo, grupos de apoyo entre iguales, *coaching*, debates con otras personas, observación de modelos de éxito para superar adicciones, elaboración de nuevos modelos en tu imaginación o búsqueda de libros, películas, obras de teatro, conferencias o programas educativos que te inspiren.[41] Aunque algunos de estos recursos sólo se pueden buscar en solitario, el Dr. Horvath hace hincapié en el valor de relacionarse con otras personas a medida que vas aprendiendo nuevos métodos de afrontamiento para satisfacer las necesidades que eran satisfechas por tu adicción.

El principio fundamental del Dr. Horvath para crear un plan durante esta etapa es que sus «elecciones cotidianas se basarán en sus objetivos y valores fundamentales».[42] Esto requiere una autorreflexión sincera, reconocer las formas en que tu adicción no encaja con tus objetivos y valores más profundos, y formular una nueva visión que sí lo haga. Las consideraciones para tu plan pueden incluir iniciar ajustes en tu vida que te ayuden a superar la adicción, decidir qué recursos utilizar para aprender nuevas habilidades de afrontamiento o hacer frente a cualquier resentimiento que guardes por haber dejado la adicción. También puede implicar optar por la moderación o la abstinencia, prever las circunstancias que podrían hacerte sentir que has perdido el control y cómo afrontarlas.

Emplear el tapping durante la etapa de determinación. Los protocolos de *tapping* pueden incrementar el trabajo interno necesario para construir tu determinación durante esta etapa. Por ejemplo, pueden surgir bloqueos internos que diluyan tu determinación hasta el punto de empujarte de nuevo a la etapa de contemplación.

Cuando aparezcan estos contratiempos, trátalos con *tapping*, junto con el uso de declaraciones de aceptación. No obstante, la lucha contra los bloqueos internos suele ser inevitable y es mejor anticiparse y afrontarlos con paciencia en lugar de tomarlos como un signo

---

41. *Ibid.*, p. 83.
42. *Ibid.*, p. 211.

de debilidad o fracaso. El deseo de cambiar un patrón arraigado siempre choca con las fuerzas que mantienen ese patrón en su lugar. Para complicar el proceso, en el caso de una adicción, algunas de esas fuerzas pueden implicar cambios en el cerebro provocados por el comportamiento adictivo, como la habituación y la necesidad de mayores cantidades de dopamina para obtener la misma cantidad de placer. Puede que te encuentres retornando muchas veces al diálogo interno de la etapa de contemplación, de nuevo aumentado por el *tapping*. Es probable que cada vez obtengas una nueva textura y produzcas nuevas percepciones sobre cómo tener éxito.

Aunque el *tapping* puede reducir la angustia que supone reconocer los costes de una adicción, podría no parecer una buena estrategia. Puede parecer que sería mejor aumentar la angustia evocada por declaraciones del estilo «*La resaca del día siguiente es terrible*», «*Me discuto con mi mujer cuando estoy borracho*», «*Mis hijos se enfadan conmigo*» o «*Podría perder mi trabajo*». Sin embargo, reducir tu ansiedad con tales declaraciones haciendo *tapping* sobre ellas no disminuye tu conciencia de sus costes. Más bien te proporciona una mayor agudeza mental para navegar por entre los conflictos internos y elaborar un plan.

Durante esta etapa, puede que también vuelvas a lo básico, valores la intensidad de una declaración como «*No quiero dejar [la adicción]*» y practiques *tapping* sobre ella. A medida que el *tapping* envía señales tranquilizadoras a las zonas del cerebro activadas por el pensamiento, disminuye la intensidad neurológica de la carga. En ese momento preciso pueden introducirse otras frases más positivas que apoyen tu determinación, como, por ejemplo, «*Elijo liberarme de [la adicción]*».

Como es lógico, no suele ser una línea recta hacia la afirmación positiva porque a menudo surgen otros aspectos, tales como sentimientos, pensamientos, sensaciones, creencias o recuerdos. Por ejemplo, una persona que se plantea dejar una droga muy adictiva, como la metanfetamina, puede experimentar pánico, tristeza, recuerdos positivos del colocón, pérdida de la seguridad de disponer de energía adicional a voluntad o recuerdos de sensaciones terribles y dolorosas arraigadas en un momento anterior de abstinencia. Estos aspectos se convierten entonces en el centro de atención del *tapping* hasta que su poder de incitación se reduce al mínimo posible. Las fluctuaciones en estas valoraciones informan al terapeuta sobre la siguiente dirección que deben tomar las expresiones. Junto con el *tapping* en acupuntos, esta etapa de construcción de la determinación y la visión de un plan sigue requiriendo preguntas en sintonía, escucha activa y las demás cualidades fundamentales de la psicoterapia, pero al ayudar a las personas a desmantelar la resistencia interna a los cambios que desean, los pasos que se dan durante esta etapa se vuelven más potentes y congruentes.

Formular una visión detallada sobre cómo será la vida cuando se esté completamente libre de la conducta adictiva puede resultar motivador en la etapa de acción y en las siguientes. Estar sobrio a menudo implica un cambio completo en la propia identidad y el estilo de vida. Hacer *tapping* en algunas frases que deletrean esa visión la imprime en el cuerpo y la mente. Tomar nota y abordar las objeciones internas a la visión deseada y examinar cualquier reverso psicológico de este tipo también allana el camino hacia la acción exitosa.

4. Acción

El Dr. Horvath la identifica como «la etapa de mayor esfuerzo y cambio de conducta».[43] El concepto fundamental durante esta etapa tiene que ver con los anhelos. Los ensayos clínicos que han utilizado protocolos de *tapping* en el tratamiento de trastornos por consumo de sustancias han descubierto que los anhelos se reducían significativamente.[44]

Gestionar los anhelos. La forma de gestionar la experiencia profundamente subjetiva de los anhelos tiene muchas dimensio-

---

43. *Ibid.*, p. 23.
44. Mahmoud, S., *et al.* «Effect of Emotional Freedom Techniques on Psychological Symptoms and Cravings among Patients with Substance Related Disorders», *International Journal of Novel Research in Healthcare and Nursing*, vol. 7, n.º 2, pp. 30-45 (2020).

nes, y durante la etapa de acción se puede crear un espectro de nuevas habilidades de afrontamiento y cambios en las reacciones emocionales y los patrones de pensamiento. El *tapping* puede utilizarse para lo siguiente:

- **Cambiar cómo respondes a las señales internas y externas** que desencadenan el comportamiento adictivo. Aquí es donde tus comportamientos se ajustan a tu adicción o comienzan a superarla. El *tapping* por sí mismo puede reducir la fuerza de un anhelo y su asociación con las señales que lo han desencadenado.
- **Desarrollar habilidades para la autogestión** del dolor, el estrés y la ansiedad. Esto puede aumentar la resiliencia cuando surgen anhelos relacionados con la sustancia o el comportamiento adictivo, abriendo vías alternativas para proporcionar alivio y consuelo.
- **Abordar problemas emocionales no resueltos** que aumentan la vulnerabilidad a desear sustancias o actividades nocivas. Los traumas y otras experiencias infantiles adversas son precursores frecuentes que pueden revisarse, desactivarse y, a menudo, sanarse mediante el *tapping* que se centra en las heridas emocionales del pasado.

El progreso en estas tres áreas puede ser importante para el proceso de recuperación. A continuación, las examinaremos en detalle y mostraremos los usos del *tapping* en acupuntos en cada una de ellas.

Reprogramar las respuestas a las señales que desencadenan el comportamiento adictivo. En una serie de estudios históricos sobre la ansiedad por la comida y el control del peso llevados a cabo en la Universidad Bond en Australia, las personas que recibieron cuatro sesiones de *tapping* en grupo de dos horas de duración mostraron una drástica reducción de la ansiedad por la comida. Resulta significativo que las lecturas de imagen por resonancia magnética funcional (fMRI) de las respuestas de los participantes ante fotografías de alimentos «basura» de alto contenido calórico mostraron una desactivación sustancial en las áreas cerebrales asociadas a las recompensas.[45]

Las señales que generan anhelos –personas, lugares o cosas relacionadas con el comportamiento adictivo– son desencadenantes externos obvios en una adicción. Otros desencadenantes externos que no están directamente relacionados con la adicción pero que pueden reavivar los patrones adictivos pueden ser la presión laboral, las dificultades en las relaciones, el aislamiento social, los cambios en el trabajo o en el hogar y las vacaciones o aniversarios. Mientras que estos desencadenantes externos implican situaciones concretas, los desencadenantes internos pueden incluir pensamientos y emociones como ansiedad, estrés, miedo, ira, soledad, tristeza, recuerdos, culpa, ineptitud o una sensación de vacío.

Aunque algunos desencadenantes externos pueden eliminarse a nivel físico, hay muchos que no. Sin embargo, se pueden desaprender las respuestas condicionadas a estos desencadenantes y combinarlas con respuestas más adaptativas. Los protocolos del *tapping* en acupuntos utilizan estrategias similares de desensibilización y reacondicionamiento para abordar los desencadenantes internos y externos. Modificar tus respuestas ante cualquier tipo de desencadenante es un trabajo interno.

La mayoría de los desencadenantes de las adicciones son asociaciones aprendidas. Por ejemplo, el condicionamiento que conecta la visión de una copa de cóctel con recuerdos agradables y el deseo de beber se forma en los centros de memoria de la amígdala cerebral y el hipocampo. Se puede aplicar el protocolo básico de *tapping* para enviar señales desactivadoras a la amígdala cerebral y al hipocampo que debiliten la asociación y el anhelo. A continuación, revisaremos brevemente todo el protocolo, ya que se puede aplicar a la adicción.

---

45. Stapleton P., *et al.* «An Initial Investigation of Neural Changes in Overweight Adults with Food Cravings after Emotional Freedom Techniques», *OBM Integrative and Complementary Medicine*, vol. 4, n.º 1 (2019), doi.org/10.21926/obm.icm.1901010.

Siempre que nos refiramos al protocolo básico de *tapping* en lo que queda de este capítulo, estaremos pensando en esta secuencia:

- Da una puntuación USM a la fuerza de la asociación entre el desencadenante y el anhelo o a la cantidad de angustia o dificultad que provoca el problema.
- Formula declaraciones de aceptación y de elecciones, y repítelas mientras estimulas los puntos energéticos.
- Aplica *tapping* en los doce puntos de acupuntura mientras pronuncias frases que aborden el problema, al principio simplemente nombrándolo.
- Aplica el procedimiento de integración y otra ronda de *tapping*.
- Vuelve a puntuar la USM. Si la USM está bajando, las frases que acompañen a las siguientes rondas de *tapping* pueden ser cada vez más estratégicas o tranquilizadoras, por ejemplo, de *«Quiero tomarme una copa cuando veo una copa de cóctel»* a *«Las copas de cóctel no me estimulan»* (cuando eso se ha convertido en la verdad subjetiva).
- Si la USM se queda estable, identifica los aspectos y los reversos psicológicos, y céntrate en ellos para llevar a cabo otra ronda del protocolo básico de *tapping*.
- Continúa hasta que la USM original baje a 0 o casi 0.
- Desafía tus resultados.

Todo esto se detalla en los capítulos 2 y 3. Cuando las señales desactivadoras generadas por el *tapping* llegan a las áreas cerebrales que mantienen un patrón obsoleto, se inician cambios en ese patrón. En esta etapa del trabajo con una adicción, la asociación entre el desencadenante y el anhelo y la fuerza del anhelo se debilitan. Así de sencillo. Y no siempre es así de simple (como mostramos más adelante en la discusión de la etapa de mantenimiento de la superación de una adicción).

Desarrollar habilidades para controlar mejor el dolor, el estrés y la ansiedad. El Dr. Horvath enfatiza: «Tú no eres responsable de la existencia del anhelo, sólo de su respuesta a éste».[46] Aplicar el protocolo básico de *tapping* a un anhelo puede desmantelar el núcleo de una adicción. Sin embargo, las habilidades adicionales para gestionar el dolor, el estrés y la ansiedad pueden equiparte para gestionar tu vida de forma más eficaz sin la adicción.

El dolor físico empuja a muchas personas a abusar de sustancias. En las últimas dos décadas han muerto en Estados Unidos más de un millón de personas por sobredosis de drogas, y el 75 por 100 de esas sobredosis fueron por opiáceos, que a menudo se recetan para el tratamiento del dolor.[47] Por supuesto, si sufres un dolor atroz y tu médico te receta un medicamento, es una opción atractiva, pero también existen alternativas a la medicación para el tratamiento del dolor. La eficacia de la acupuntura para el tratamiento del dolor está bien demostrada,[48] y la estimulación manual de los puntos de acupuntura mediante *tapping* o presión ha demostrado ser eficaz en la autoaplicación de técnicas de reducción del dolor.[49]

Los protocolos de psicología energética para el dolor crónico suelen abordar las dimensiones emocional y física de la experiencia del dolor, pero las herramientas de psicología energética para el alivio rápido se pueden enseñar fácilmente centrándose sólo en el dolor. Por ejemplo, a través de Zoom se les mostró a 39 sujetos que presentaban niveles de dolor con una media de 5,53 en una escala de 10 puntos una técnica de «corrección energética breve»,

---

46. Horvath, A. T. *Sex, Drugs, Gambling & Chocolate: A Workbook for Overcoming Addictions*, 2.ª ed. Impact Publishers, Atascadero, California, 2004, p. 211.

47. Centers for Disease Control and Prevention «Drug Overdose: Death Rate Maps and Graphs» (última revisión 2 de junio de 2022).

48. McDonald, J., *et al. The Acupuncture Evidence Project: A Comparative Literature Review*, Australian Acupuncture and Chinese Medicine Association, Brisbane, 2017); disponible en asacu.org/wp-content/uploads/2017/09/Acupuncture-Evidence-Project-The.pdf.

49. Ortner, N. *The Tapping Solution for Pain Relief: A Step-by-Step Guide to Reducing and Eliminating Chronic Pain*, Hay House, Carlsbad, California, 2016.

que consiste en presionar una serie de acupuntos mientras se piensa en el dolor. Más de dos tercios de los participantes presentaban un dolor que llevaba presente más de un mes. Tras un procedimiento de 90 segundos, la puntuación media del nivel de dolor fue de 1,58, lo que equivale a una reducción del 71 por 100, algo asombroso para una intervención tan breve.[50] Los terapeutas en abuso de sustancias que ofrecen este tipo de herramientas a personas con dolor crónico las están empoderando durante todas las etapas de la recuperación, y estas herramientas proporcionan una confianza adicional durante la etapa de acción. También se han utilizado con éxito los protocolos de psicología energética como autoayuda para controlar la ansiedad[51] y el estrés,[52] a veces con el apoyo de aplicaciones móviles.[53]

Abordar los problemas emocionales no resueltos que aumentan la vulnerabilidad a las adicciones graves. Reducir la intensidad de un anhelo inevitablemente implica trabajar con los factores emocionales que alimentan dicho anhelo. A medida que empieces a superar la adicción, pueden surgir problemas más fundamentales que requieran tu atención antes de seguir avanzando. De nuevo, en el mundo del *tapping*, esto se conoce como «quitar las capas de la cebolla». Si llegas a un punto en el que la USM de la intensidad del

---

50. Bilazarian, R., *et al.* «Rapid Group Treatment of Pain and Upsets with the Brief Energy Correction», *International Journal of Healing and Caring*, vol. 20, n.º 3 (2020), disponible en ijhc.org/wp-content/uploads/2022/07/Bilazarian-Hux20-3b.pdf.

51. Clond, M. «Emotional Freedom Techniques for Anxiety: A Systematic Review with Meta-Analysis», *Journal of Nervous and Mental Disease*, vol. 204, n.º 5, pp. 388-395 (mayo de 2016), doi.org/10.1097/NMD.0000000000000483.

52. Gaesser, A. H. «Emotional Freedom Techniques: Stress and Anxiety Management for Students and Staff in School Settings», en Maykel, C., *et al.* (eds.) *Applying Psychology in the Schools: Interventions for Mental Health Professionals*, American Psychological Association, Washington, DC, 2020, pp. 283-297; disponible en doi.org/10.1037/0000157-020.

53. Church, D., *et al.* «App-Based Delivery of Clinical Emotional Freedom Techniques: Cross-Sectional Study of App User Self-Ratings», *JMIR mHealth & uHealth*, vol. 8, n.º 10 (octubre de 2020), doi.org/10.2196/18545.

anhelo ya no baja más, a menudo es un signo que apunta a capas más profundas de angustia emocional que deben abordarse si se quiere superar la adicción de forma permanente.

Estas cuestiones no resueltas se revelan como aspectos (*véase* capítulo 2, sección «Ilustración de un caso: *tapping* en aspectos previamente ocultos», p. 117), que pueden implicar sentimientos, pensamientos, sensaciones, creencias o recuerdos. Supongamos que has estado haciendo progresos en la reducción de la intensidad de una adicción, y la próxima vez que reflexionas para volver a estimar la USM, de repente ves una pared azul. No sabes lo que significa, pero mientras te sientas con ella, surge un recuerdo. Cuando tenías 14 años, tuviste que sentarte en una pequeña habitación como castigo por hacer bullying a otros niños de tu clase, y durante todo ese tiempo te quedaste mirando una pared azul. Prometiste a tus padres, a tu profesor y a ti mismo que no volverías a hacerlo. Pero una semana después, estabas allí de nuevo por el mismo motivo, mirando fijamente la pared azul y sintiendo vergüenza y falta de merecimiento por otro arrebato de ira que hizo daño a uno de tus compañeros de juegos.

De adulto, cuando analizas esa vergüenza y esa sensación de falta de merecimiento, te das cuenta de que fue en esa habitación con una pared azul donde decidiste que no podías controlar tus impulsos. Esta creencia se ha trasladado a tus intentos de acabar con tu adicción. Cuando te das cuenta de que es una creencia contraproducente e irracional (tienes toda una vida de pruebas de que has aprendido a controlar los ataques de ira), utilizas el enfoque de *tapping* para superar las creencias irracionales (*véase* capítulo 3, secciones «Examinar las distorsiones cognitivas y las creencias limitantes» y «Elaborar contraargumentos», p. 168). A medida que transformas la creencia, eliminas otro engranaje de la máquina que impulsa tu adicción.

No es necesario que persigas todos los problemas no resueltos que te hacen más vulnerable a la adicción. Pero un trauma no resuelto, un abuso o una negligencia pueden requerir atención antes de que una adicción esté completamente superada. Lo que puedes hacer, en una atmósfera de seguridad que invite a que afloren cuestiones delicadas, es estar alerta a todo lo que llegue a tu conciencia cuando tengas dificultades para reducir tu anhelo.

Señales como la pared azul son especialmente propensas a revelarse cuando estás puntuando la USM. Cuando lo hagan, aplícales el protocolo básico de *tapping*. Para adentrarte en este territorio, también podrías comenzar con una declaración de elecciones, como *«Aunque ésa fue una gran solución para cuando tenía ocho años, elijo reconocer que ya no formo parte de esa familia»* (frota los puntos dolorosos de tu pecho con la primera frase y coloca tu mano sobre tu chakra del corazón con la segunda). Analizar tu historia en relación con la adicción actual puede convertirse, en un momento u otro, en un foco central (aunque temporal) del tratamiento.

Aumentar la autoestima y la confianza en uno mismo. La baja autoestima suele tener una relación circular con las adicciones. Simplemente reconocer el daño que la adicción ha estado provocando puede ser un asalto a tu sentido de la autoestima. Un crítico interior demasiado apasionado puede ser otra sangría para tu autoestima mientras intentas poner en marcha tu plan de recuperación. La culpa y/o la vergüenza casi siempre desempeñan un papel en los problemas provocados por una adicción grave.

Creencias limitantes como «No soy digno a menos que [llena el espacio en blanco]» pueden disminuir en gran medida la autoestima. De hecho, la propia adicción puede haberse convertido en una manera de intentar escapar de los sentimientos de falta de merecimiento. Muchas sustancias y actividades que nublan la mente pueden enmascarar de manera temporal las inseguridades de una persona, y cuando se frenan los comportamientos adictivos, esas inseguridades pueden salir a la superficie e interrumpir el progreso. Una vez más, al hacer *tapping* en este tipo de problemas se inician mecanismos neurológicos que desactivan su carga emocional. Por ejemplo, al trabajar con las raíces de la baja autoestima, el *tapping* puede ir acompañado de afirmaciones del estilo *«Necesitaba sacar sobresalientes para sentirme digno»* o *«Papá sí que me enseñó a ser duro conmigo mismo»*.

A medida que empieza a aumentar tu confianza para superar la adicción, esta confianza también puede reforzarse. El progreso se construye sobre el progreso. Identifica los pasos que has dado hacia la recuperación; incluso los más pequeños pueden amplificarse con el reconocimiento, el amor propio y el *tapping*. Hacer *tapping* sobre estados positivos y declaraciones como: «Ahora puedo gestionar mi vida sin involucrarme en [el comportamiento adictivo]» incorpora aún más el poder sugestivo de las declaraciones en tu sistema nervioso.

5. Mantenimiento

El Dr. Horvath inicia su capítulo sobre el mantenimiento, que denomina «etapa de prevención de recaídas», con esta ocurrencia: «Es fácil dejarlo. Lo he hecho docenas de veces».[54] En esta etapa, deben reforzarse los nuevos comportamientos y métodos de afrontamiento para que volver a la adicción resulte menos deseable y probable. Un peligro en esta etapa es pasar prematuramente, en tu mente, a la etapa de terminación, en la que empiezas a considerarte libre de la adicción. Más bien, es necesario reconocer la tendencia a volverse complaciente cuando el enfoque en superar la adicción ha perdido intensidad. Incluso puedes pensar que un pequeño contratiempo en realidad no tiene importancia, en lugar de interpretarlo como una señal para redoblar tus esfuerzos. Cuando las cosas empiezan a ir bien, también es fácil subestimar las maneras en que los nuevos estresores y desafíos de la vida pueden hacer que vuelvas a las viejas formas de buscar alivio o escape.

La buena noticia es que siempre se puede volver a problemas que parecían resueltos y abordarlos con mayor comprensión y habilidad. Como comentó el industrial estadounidense Henry Ford, «el fracaso es una gran oportunidad para empezar otra vez con más inteligencia». Durante esta etapa de mantenimiento se pueden retomar y

---

54. Horvath, A. T. *Sex, Drugs, Gambling & Chocolate: A Workbook for Overcoming Addictions*, 2.ª ed. Impact Publishers, Atascadero, California, 2004, p. 197.

practicar nuevas habilidades para afrontar el dolor, el estrés o los anhelos.

Los desencadenantes no relacionados directamente con la adicción también pueden provocar una recaída. Por ejemplo, las tensiones que surgen dentro de un matrimonio en el que uno de los dos miembros lleva varios meses de sobriedad pueden desencadenar nuevos anhelos. Es posible que sea necesario realizar una labor detectivesca (*véase* capítulo 3) para saber dónde enfocar el *tapping*. Un escenario espinoso podría ser que, debido a sus experiencias infantiles, los cónyuges necesitaran la distancia emocional provocada por la adicción. Una vez eliminado el obstáculo que impedía las relaciones sexuales (en este caso, la adicción), pueden introducir inconscientemente otras formas de mantener la distancia. Este nuevo conflicto conyugal puede convertirse en un desencadenante de la recaída.

Por ejemplo, Emery, un paciente recurrente, llevaba varios meses sin beber cuando su matrimonio con Talia se volvió tirante. Sus frases de *tapping* para enfocarse en el conflicto matrimonial recién surgido incluían: «*Odio cuando Talia me grita*», «*La tensión cuando llego a casa del trabajo*», «*Ahora discutimos por todo*», «*Las cenas en silencio*». Después de hacer *tapping* en cada aspecto de la situación que Emery pudo identificar, la respuesta de amenaza a cada uno de ellos disminuyó. Podía visualizar cada una de las escenas sin reacciones explosivas ni fantasías de huida. La tensión con Talia seguía siendo problemática, pero Emery no se veía secuestrado por su sistema límbico en reacciones de estrés que, en última instancia, desencadenaban anhelos de beber. A partir de ahí, pudo utilizar el *tapping* para establecer respuestas más constructivas al conflicto matrimonial y, finalmente, para centrarse en sus dificultades con las relaciones sexuales.

Si una persona ha estado en tratamiento por ansiedad y vuelve a recaer, normalmente la terapia puede retomarse desde donde se dejó. Sin embargo, si una persona con un trastorno por consumo de sustancias, una ludopatía u otra adicción perturbadora tiene una recaída importante, es posible que haya que reconstruir partes significativas de su vida. Por lo tanto, no debe acelerarse la etapa de mantenimiento, por mucho que el optimismo pueda parecer justificado tras la etapa de acción. Al mismo tiempo, y de forma un tanto paradójica, también debe reforzarse la capacidad de autoconfianza.

Otro punto fuerte de la psicología energética durante la etapa de mantenimiento es que, al anticipar las dificultades, puedes tomar medidas inmediatas para apuntalar los puntos fuertes internos y reducir las vulnerabilidades. La última parte del protocolo básico de *tapping* (capítulo 2) es «Comprobación de los resultados». Con una adicción, esto puede implicar imaginar situaciones cuya intensidad haga probable que vuelvan a surgir las antiguas respuestas emocionales y comportamentales. Se hace *tapping* sobre cualquier dificultad con la escena hasta que se hayan probado varios escenarios plausibles. Por ejemplo, te has caído de la bicicleta, tienes un dolor horrible en la rodilla y aún no te has desprendido de tu último frasco de Demerol. O acabas de encontrar pruebas de que tu mujer tiene una aventura extramatrimonial cuando recibes una llamada de un viejo amigo adicto al crack que está en la ciudad y quiere compartir algo de «lo bueno». Sentir profundamente las situaciones más desafiantes que puedas imaginar y hacer *tapping* para reducir el impulso de abusar te ayuda a prepararte para cualquier circunstancia que pueda surgir.

6. Terminación

Llega un momento en que las personas están preparadas para volar y seguir adelante solas. En un grado suficiente, has neutralizado las respuestas autodestructivas a los desencadenantes; has sanado las principales heridas de la infancia; has adoptado nuevas estrategias para afrontar el dolor, el estrés, la ansiedad y los anhelos; has mejorado tu autoestima; has reforzado tu confianza y has implementado cambios en tu estilo de vida. No has repetido la conducta adictiva durante un período suficientemente prolongado como para inspirar esperanzas de que te has adaptado a la abstinencia y puedes seguir en el mismo camino incluso cuando están presentes los desencadenantes de la adicción. Muchas personas llegan al punto en que su riesgo de abusar no es mayor que el de alguien que nunca ha sufrido la adicción. Lo que anticipas también es un encuadre importante. Algunos piensan que se encuentran en un proceso de recuperación interminable, lo que les mantiene en alerta. Otros, en cambio, piensan que están completamente liberados de su adicción.

En la etapa de finalización se toman medidas para que los desices no se conviertan en recaídas. El Dr. Horvath explica que enfrentarse a un anhelo es una habilidad que se atrofia si no se practica con cierta frecuencia. Si vuelves a caer en una adicción, no es un desastre. Te da la oportunidad de apuntalar las lagunas de la ronda anterior.[55]

Pero incluso el éxito tiene sus peligros. Vivir sin la adicción puede resultar extraño o incluso vacío. En la etapa final del tratamiento deben tomarse medidas para anticiparse a la posibilidad de recaídas. Éste suele ser un tema de las sesiones finales, junto con la revisión de los sistemas de apoyo establecidos durante la terapia y la determinación de cuáles de ellos siguen siendo necesarios y cómo deben mantenerse. Dado que los pacientes ya han estado aplicando la psicología energética como tarea para casa, se puede utilizar el *tapping* de acupuntos para llevar a cabo minicorrecciones que eviten la recaída. Esta habilidad se ha ido desarrollando a lo largo del tratamiento y puede formar parte del plan de postratamiento.

7. Recuperación en caso de recaída

El Dr. Horvath señala que, aunque detener por completo la adicción es el objetivo del proceso de cambio, la realidad es que la mayoría de las personas pasan por las etapas varias veces antes de vencer la adicción.[56] Por lo tanto, es mejor enmarcar las recaídas como experiencias de aprendizaje en lugar de permitir que refuercen la vergüenza, la culpa, la desesperanza o la sensación de fracaso. Si la re-

---

55. *Ibid.*, p. 201.
56. *Ibid.*, p. 23.

caída lleva a la persona de nuevo al tratamiento, un análisis de lo ocurrido puede mostrar a cuál de las etapas anteriores ha vuelto la persona. (Por fortuna, las recaídas casi nunca te catapultan de vuelta al punto de partida). Más importante aún, una recaída pone de relieve lo necesario para ayudar a prevenir futuras recaídas. El *tapping* se puede aplicar de las formas comentadas antes a cualquier problema que aún requiera atención.

Las etapas en la práctica real

Por supuesto, la experiencia humana nunca se ajusta a etapas ordenadas, por muy cuidadosamente formuladas y lógicas que parezcan en abstracto. La siguiente historia clínica, proporcionada por nuestra colega Robin Bilazarian, trabajadora social clínica licenciada y practicante y formadora en psicología energética de gran prestigio, ilustra cómo las etapas pueden salirse de secuencia, solaparse o incluso no aparecer todas. Sin embargo, se mantienen los principios básicos. El caso ilustra el sinuoso camino que puede ser necesario recorrer al trabajar una adicción.

Historia clínica proporcionada por Robin Bilazarian

Michael tenía 42 años cuando entró en terapia conmigo [Robin] por ansiedad. También se sentía abrumado tras un divorcio, inseguro respecto a una nueva novia y deseoso de tener una relación más estrecha con sus hijos, que, con dolor para él, preferían estar con su madre. Agente de policía durante 18 años, se sentía «nervioso» e hiperalerta, a menudo con sensaciones extrañas que le recorrían todo el cuerpo. Le costaba concentrarse y cometía errores triviales en el trabajo —perder los bolígrafos, olvidarse el teléfono o equivocarse de dirección— que, aunque sólo él percibía, le preocupaban mucho.

En nuestra primera sesión, le pregunté por el consumo de alcohol y drogas, que minimizó. Explicó que, como policía, de vez en cuando bebía con sus compañeros después de las horas de trabajo para informar o compadecerse. Negó haber bebido si no era ocasionalmente en sociedad, quizás unas cuantas cervezas durante la semana, y nada de drogas.

La anamnesis reveló que Michael había sido extremadamente tímido de niño y que, en la adolescencia, había desarrollado una ansiedad social grave y un sentimiento de inferioridad. Se sentía cómodo en su trabajo porque los comportamientos requeridos eran estructurados, guiados y claros. Sin embargo, sin uniforme, se sentía socialmente inquieto e incómodo, y de vez en cuando su cuerpo explotaba en lo que él denominaba «miniataques de pánico». Aparte del trabajo, en general no se sentía cómodo en su propia piel. Su explicación para el divorcio era simplemente que su mujer «esperaba más de la vida» de lo que él podía ofrecerle. La terapia de pareja que habían hecho antes con otro terapeuta había fracasado y al final decidieron que tenían diferencias irreconciliables.

Le presenté el *tapping* EFT en nuestra segunda sesión. Le gustó de inmediato porque sintió una liberación instantánea de su acuciante malestar físico y emocional provocado por la ansiedad. El *tapping* de Michael en las primeras sesiones se centró en sus dificultades con su exmujer, su disgusto porque sus hijos no querían quedarse a dormir con él y sus pérdidas tras el divorcio. También parecía preocuparse por casi todos los aspectos de su vida: el tiempo, el dinero, las amistades, el trabajo, la familia, la logística, etc. En una técnica básica de psicología energética llamada «Contar la historia» (*véase* capítulo 4, sección «Trabajar con veteranos de guerra»), Michael me describía las preocupaciones terribles, ansiosas e inquietantes de su semana mientras aplicábamos *tapping* continuamente. Luego volvíamos a la historia para sacar las partes más destacadas y hacer *tapping* terapéutico en la emoción sobre ese problema. Éstos son algunos ejemplos de las expresiones que utilizó y las puntuaciones USM antes y después de hacer *tapping*:

«Devastado porque mis hijos no pasarán la noche conmigo»
    USM: 8 → 1
«Molesto porque no tengo piscina en mi nuevo piso». USM: 5 → 0
«Celoso de que mi exmujer esté saliendo con alguien». USM: 7 → 1
«Enfadado porque quedé como un tonto [ante su exmujer] cuando Paul
    [su hijo] no quiso ir al circo conmigo». USM 8 → 0

Cuando las emociones y el malestar físico se calmaban y desensibilizaban, solía tener un *insight* espontáneo, un cambio cognitivo del tipo:

«Los niños necesitan tiempo para acostumbrarse a mi nuevo piso, y esto
    mejorará con la edad».
«Puedo apuntarme a un gimnasio con piscina».
«Está bien que tenga citas porque yo también las tengo».
«Es un divorcio. Ella no me va a mantener. Lo que importa son mis
    hijos».

Cada sesión incluía al menos una secuencia de *tapping*. Cada vez que nos topábamos con un «muro» o una preocupación que parecía ser la clave de un problema más profundo, yo le decía: «Tratemos esto», es decir, usemos el *tapping*. El *tapping* frecuente durante nuestras sesiones también enseñó a Michael a utilizarlo por su cuenta cuando estaba alterado o ansioso. El tratamiento del trastorno de ansiedad generalizada de Michael parecía ir bien cuando, después de ocho sesiones semanales de una hora cada una de ellas, le pusieron una multa por conducir bajo los efectos del alcohol. Al principio minimizó la gravedad del incidente. Me dijo que había tenido mala suerte de que le pillaran esta vez, pero que, como era policía, se la retirarían, como había visto en otros distritos policiales. Pero no se la retiraron.

Le suspendieron del trabajo y le obligaron a ingresar en un centro de rehabilitación si no quería perder su empleo. Se planteó renunciar al trabajo o prejubilarse, pero eso significaría perder los sustanciosos beneficios económicos que le reportarían unos cuantos años más en el cuerpo. Aun así, pensó que nunca podría ingresar en un centro de rehabilitación porque sería admitir públicamente que no había mantenido los estándares esperados de un agente de policía. Éstas son algunas de las expresiones que utilizamos para hacer *tapping* sobre este dilema:

> *«Avergonzado de que mis compañeros me vean como un fracasado».*
> USM: $8 \to 1$
> *«Profunda vergüenza oculta de que mis hijos sepan que no soy nada».*
> USM: $10 \to 2$
> *«Preocupado por que mi exmujer utilice esto para restringir aún más mis visitas».* USM: $10 \to 2$
> *«Aterrorizado porque mi ascenso en el trabajo ahora no se producirá».*
> USM: $6 \to 0$
> *«¡Enojado porque ese policía me ha multado por conducir borracho!».*
> USM: $10 \to 2$

Michael tenía que prepararse para ingresar durante semanas en un centro de rehabilitación. Sabía que no podría mantenerse la confidencialidad. «Los policías hablan», se decía. Además de invitar a las valoraciones de los demás, sería admitir ante sí mismo que tenía un grave problema con el alcohol, y todavía no se encontraba en ese punto. En ese momento, le pregunté si tenía ideas suicidas y me prometió que nunca lo haría, mencionando el daño irreparable que causaría a sus hijos.

En la misma sesión, Michael empezó a revelar partes de su historia que inicialmente había ocultado. Había estado bebiendo mucho desde los 18 años para automedicarse de su ansiedad –social en particular– y un profundo complejo de inferioridad. Como muchos jóvenes, empezó a beber por la ansiedad que le producía hablar con mujeres, y «una copa o dos, o siete u ocho, me relajaban». Por aquel entonces era incluso un borracho divertido, rasgo que no tenía cuando estaba sobrio. Le gustaba especialmente el «coraje» que le aportaba la bebida en situaciones sociales.

Admitió que había conducido borracho en innumerables ocasiones y que había tenido suerte de no haber hecho daño a nadie ni de que le hubieran pillado antes. Había acabado bebiendo todas las noches. Después de regañar a sus hijos, bebía porque regañarles le traía recuerdos de la dura disciplina corporal que recibía de su padre.

El *tapping* le ayudó a aceptar lo que él creía que era una admisión pública de debilidad ante sus hijos, su familia y sus compañeros de trabajo cuando tomó la difícil decisión de entrar en rehabilitación. El centro de rehabilitación era conocido por tratar a primeros inter ventores, y ofrecía grupos de Alcohólicos Anónimos y Narcóticos Anónimos específicos para ellos, a los que siguió acudiendo después del alta, además de volver a nuestras sesiones semanales. Michael fue suspendido de su trabajo durante seis meses y también perdió el carné de conducir durante ese mismo tiempo. Consiguió un trabajo marginal en una tienda de comestibles local a la que podía ir andando durante ese período y logró que lo llevaran a terapia.

Cuando Michael se dio cuenta de que la bebida le estaba causando problemas graves, el *tapping* empezó a profundizar. El ritmo básico empezaba haciendo *tapping* sobre una preocupación actual, retornaba a la historia pasada para limpiar viejos desencadenantes y asuntos sin resolver, y luego pasaba al desempeño y los miedos futuros. Un tema importante era su ansiedad social, que fue el motivo por el cual empezó a beber. Describió los miniataques de pánico que sufría en situaciones sociales y cómo nunca sabía qué decir. Le hice conectar con todas las situaciones sociales presentes, pasadas y futuras que se nos ocurrían: un grupo de tres, un grupo de diez, una fiesta, entrar en una habitación con desconocidos, una reunión de trabajo, etc. Cada vez, primero hacíamos *tapping* sobre cómo sentía su cuerpo: normalmente, presión en el pecho, opresión en la garganta, náuseas en el estómago o tensión en los hombros. Hacíamos *tapping* hasta que el nivel de intensidad bajaba a 0. Luego hacíamos *tapping* sobre las emociones relacionadas con el problema, como, por ejemplo, *«Me da miedo entrar en una habitación llena de extraños»*.

También nos centramos en diversas situaciones de su pasado en las que se sintió acosado. El *tapping* calmó sus respuestas corporales y la intensidad de su malestar por el recuerdo. A partir de ahí, imaginamos situaciones futuras e hicimos *tapping* para calmar su ansiedad mientras practicaba charlas para romper el hielo y conversaciones triviales hasta que sus nervios se calmaron y creció su confianza. También tenía que encontrar un motivo para negarse a beber en situaciones sociales. Hicimos *tapping* en su preocupación por cómo reaccionarían los demás si rechazaba una copa. Al principio recurrió a la coartada de que estaba tomando antibióticos que no podían mezclarse con alcohol, pero después quiso decir la verdad e hicimos *tapping* en sus sentimientos al respecto.

Por último, hicimos *tapping* sobre la inevitable verdad de que, por culpa de su transgresión con el alcohol, estaba triste porque «no volverían a tenerle en cuenta para futuros ascensos». Con ese *tapping*, llegó a un punto de gratitud por seguir teniendo un trabajo, por seguir siendo respetado por sus colegas, y quizás más respetado por «ocuparse de sus problemas». Decidió quedarse dos años más para poder cobrar toda la jubilación. Irónica y apropiadamente, se convirtió en mentor y consejero cuando otros agentes tenían problemas con el alcohol.

Tras seis meses de tratamiento semanal después de su mes en el centro de rehabilitación, redujimos las visitas a sesiones quincenales, que continuamos durante otro año y medio. Después de no sufrir ninguna recaída, le dimos el alta del tratamiento. Tres años después, volvió para seis sesiones porque su nueva novia tenía problemas con sus hijos, que ahora mantenían una estrecha relación con él. En ese momento, llevaba cinco años sin beber, se había retirado con todos los beneficios y tenía otro trabajo. Había seguido asistiendo a las reuniones de Alcohólicos Anónimos para primeros interventores y seguía utilizando la técnica de *tapping* «Contar la historia» cuando se enfadaba o se ponía nervioso. Estaba orgulloso de que su antiguo departamento aún le llamara para pedirle consejo cuando había algún agente con problemas de abuso de sustancias.

Conclusión

Al principio de su tratamiento, Michael estaba profundamente atrincherado en su alcoholismo y lo negaba aún más. Su viaje hacia la sobriedad, para luego ser reconocido como un experto en la superación de adicciones, muestra tanto los retos como los motivos para la esperanza. Las adicciones suponen todo un desafío. No pretendemos dar a entender lo contrario. Pero introducir protocolos de *tapping* en el proceso de superación de una adicción te da una ventaja para afrontar los retos y apresurar tu camino de vuelta a una vida más lúcida y plena.

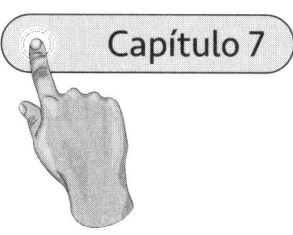

Capítulo 7

Rendimiento máximo

Las EFT no te enseñarán a tocar una fuga de Bach ni a batear una pelota de béisbol. Pero pueden ayudarte a mantener la presencia mental y la concentración hasta tal punto que una bola rápida parezca «ralentizarse», permitiéndote batearla con una facilidad excepcional.[1]

—Patricia Carrington, PhD
Psicóloga y pionera muy querida de las EFT

G reg Warburton es uno de los primeros entrenadores de rendimiento deportivo que han utilizado de forma sistemática el *tapping* en acupuntos para ayudar a atletas individuales y a equipos enteros a rendir al máximo de forma más constante.[2] Este capítulo abordará un amplio abanico de actividades en las que podrías desear

---

1. Carrington, P. *Try It on Everything: Discover the Power of EFT,* Try It Productions, Bethel, Connecticut, 2008, p. 91.
2. Warburton, G. *Warburton's Winning System: Tapping and Other Transformational Mental Training Tools for Athletes,* Outskirts Press, Denver, Colorado, 2013.

destacar, pero empezaremos con el rendimiento deportivo porque es fácil ver el progreso: en cronómetros, clasificaciones y estadísticas.

Warburton comenzó su carrera como orientador en un campamento para adolescentes con problemas.[3] Le encantaba trabajar como terapeuta con jóvenes, pero descubrió que «no bastaba con hablar». Tras aprender a integrar el *tapping* en su orientación, lo utilizó como «un lenguaje creativo y eficaz» que va más allá del alcance de una simple charla. Entretanto, entabló amistad con Dan Spencer, el entrenador de lanzadores de la universidad local de Corvallis (Oregón), cuando se cruzaban mientras hacían ejercicio en el gimnasio. A Warburton se le ocurrió que podía aplicar con los atletas los mismos principios que estaban resultando tan valiosos con sus pacientes jóvenes. Spencer tardó dos años en aceptar la idea, pero finalmente se atrevió a permitir que Warburton introdujera esta técnica de apariencia tan extraña entre los receptores y los lanzadores de los que era responsable directo.

El equipo de Spencer, el equipo de béisbol de la Universidad Estatal de Oregón, ya gozaba de reconocimiento nacional. El año anterior habían llegado a las College World Series, un torneo de la División 1 en el que se enfrentan los ocho mejores equipos universitarios de béisbol del país, pero fueron eliminados rápidamente. Tras la capacitación de Warburton en 2006, el equipo de la Universidad Estatal de Oregón no sólo regresó a las Series Mundiales Universitarias, sino que también las ganó. Y volvieron a ganarla al año siguiente. En ese año, 2007, se vio en la televisión nacional (ESPN) al lanzador de primer año Jorge Reyes aplicándose *tapping* en acupuntos en el banquillo entre entradas, lo que provocó los perplejos comentarios de los comentaristas deportivos. Reyes ganó dos partidos y fue el MVP de la serie. El entrenador Spencer fue nombrado Entrenador Nacional de Lanzadores del Año y observó que para llegar «a la "tierra prometida", que en el béisbol universi-

---

3. Las conversaciones y los intercambios de correos electrónicos con Warburton, junto con su libro, son las fuentes de las historias, las técnicas y los principios relatados a lo largo de este capítulo.

tario son las World Series de Omaha, Nebraska, los entrenadores tienen que adaptarse y estar dispuestos a experimentar con nuevos métodos y técnicas». Incorporar a Warburton supuso todo un experimento para él. Su conclusión: «El *tapping* en acupuntos añadió otra pieza al rompecabezas del campeonato. Ha sido una gran herramienta para nosotros».

En 2010, el entrenador principal del equipo de lucha libre de la Universidad Estatal de Oregón invitó a cinco de sus luchadores titulares a trabajar con Warburton. La mayoría de los atletas están más interesados en el entrenamiento físico que en el mental, y sólo uno de los cinco invitados –Chad Hanke– se puso en contacto con Warburton. Al año siguiente, Hanke llegó a los Nacionales Universitarios y ganó seis combates consecutivos hasta hacerse con el campeonato. Derrotó a seis luchadores destacados, incluido el campeón nacional del año anterior. De los cinco luchadores de la Universidad Estatal de Oregón a los que se refirió Warburton en un principio, sólo Hanke llegó a sobresalir, al ganar dos Campeonatos Nacionales Universitarios y luchar más tarde para el equipo de los Estados Unidos que participó en los Juegos Olímpicos. ¿El *tapping* marcó la diferencia? Hanke cree que fue un elemento vital para darle una ventaja, declarando en una entrevista televisada que su trabajo con Warburton «me ayudó a alcanzar el siguiente nivel».

Cuando Warburton se hizo más conocido más allá de Oregón, fue invitado en 2012 por el entrenador principal del equipo universitario de béisbol de la Universidad de Arizona para trabajar con algunos de los lanzadores que tenían problemas de control. Warburton pronto se encontró enseñando el *tapping* en acupuntos a todo el equipo. Ese año ganaron las Series Mundiales Universitarias, los diez partidos de la postemporada.

Los servicios de Warburton no sólo son solicitados por las universidades. Por ejemplo, en 2018, trabajó con la remera Catherine Widgery, que llegó a ganar el Campeonato Nacional de Remo de Estados Unidos de scull individual, quedó segunda (por menos de un segundo) en los Campeonatos Europeos de Remo y ganó el Campeonato del Mundo. Cuatro años después, Widgery volvió a ponerse en contacto con Warburton, justo antes de competir en los Campeonatos del Mundo de 2022. Le hizo saber que estaba sufriendo «ataques de pensamiento». Le dijo que no le estaba funcionando intentar «pensar en mi camino hacia un buen lugar». Le faltaban pocos días para competir en los Campeonatos del Mundo de 2022. Durante una nueva capacitación con Warburton, le hizo saber a través de un correo electrónico:

Puedo percibir un cambio palpable en la forma en que la energía se mueve por mi cuerpo. Difícilmente habría creído que fuera posible sentir un cambio así. No me preocupa la cadera. Aunque he tenido un par de momentos en los que parecía terrible, me he limitado a trabajar con el *tapping* y a permitir conscientemente que mi cuerpo se relajara y sanara.

Widgery llegó a ganar tres medallas de oro en los Campeonatos del Mundo. En una nota de agradecimiento, dijo: «He estado haciendo MUCHO *tapping*. […] Una vez más, ¡muchas gracias por tu gran trabajo conmigo!».

Por supuesto, en estas cuatro historias, el *tapping* en acupuntos era sólo una parte de un esfuerzo que incluía una capacidad innata excepcional, dedicación, entrenamiento y coaching. Pero en todos los casos, Warburton fue solicitado para llevar a un individuo o a un equipo con gran potencial a superar sus logros pasados. Como saben todos los atletas y entrenadores, eso no ocurre de manera automática. En cada caso, el *tapping* fue la nueva pieza que mejoró su rendimiento. Las habilidades innatas de los atletas, su fuerte determinación, su entrenamiento de vanguardia y su magnífico *coaching* se mantuvieron relativamente constantes, pero en todos los casos, después de introducir el *tapping*, superaron de manera significativa sus rendimientos anteriores. Estas anécdotas coinciden con la mayoría de las historias que Warburton ha acumulado durante su carrera. A lo largo de los años, ha estado vinculado a once campeonatos nacionales, un nivel de éxito constante del que pocos entrenadores de rendimiento mental deportivo, si es que hay alguno, pueden presumir.

En este capítulo verás cómo el *tapping* en acupuntos puede combinarse con otros métodos psicológicos para potenciar de forma medible tu capacidad en cualquier habilidad que elijas. Desde que en 2010 Gary Craig publicó *EFT for Sports Performance,*[4] han ido apareciendo informes de que el *tapping* produce logros superiores, pero la técnica no se limita a los logros atléticos. Puedes escoger una actividad en la que desees «mejorar» –ya sea en un deporte, el canto, el baile, el teatro, la educación de los hijos, la pintura, la oratoria, la escritura, la enseñanza o la gestión de un equipo de trabajo– y descubrir cómo el *tapping* cambia tu sistema nervioso y puede potenciar tu rendimiento. Dado que Greg Warburton es el practicante más consumado que conocemos que utiliza el *tapping* en acupuntos para lograr el máximo rendimiento, nos basaremos en sus métodos a lo largo del capítulo.

Aplicar *tapping* para una mayor confianza en uno mismo

Independientemente de las cuestiones que puedan abordarse mediante el entrenamiento y la práctica, la confianza es una cualidad fundamental que siempre afecta al rendimiento.[5] Una confianza realista en tus capacidades te permite concentrarte mejor, tomar decisiones más acertadas y tener una actitud más positiva. La confianza puede verse reforzada o mermada por muchos factores, desde los primeros triunfos o decepciones –y los modelos rectores que han surgido de ellos– hasta las experiencias más recientes. En el único estudio hasta la fecha que ha examinado específicamente la relación entre los protocolos de *tapping* y la confianza, una medida estanda-

---

4. Craig, G. *EFT for Sports Performance,* Energy Psychology Press, Fulton, California, 2010.
5. Woodman, T., *et al.* «Self-Confidence and Performance: A Little Self-Doubt Helps», *Psychology of Sport and Exercise*, vol. 11, n.º 6, pp. 467-470 (noviembre de 2010), doi.org/10.1016/j.psychsport.2010.05.009.

rizada de los «niveles de confianza en el rendimiento» mostró mejoras significativas tras una única sesión de *tapping* con cada una de las diez atletas universitarias, mejoras que se mantuvieron en un seguimiento de dos meses.[6] Revisaremos varios casos que muestran cómo se utilizaron los protocolos de *tapping* para aumentar la confianza.

Brayton. Brayton era admirado entre sus amigos por su forma de describir los males del mundo a través del rap. Analizaba una situación y hacía *freestyling* con las expresiones, las rimas, el tono y el ritmo que clavaban las injusticias con una ironía y un sarcasmo perfectos. Uno de sus amigos empezó a grabarlo con su móvil cada vez que a Brayton se le ocurrían sus perlas, que a menudo no volvían a repetirse. El amigo de Brayton conocía a Joseph, que trabajaba para una discográfica. A Joseph le impresionaron las grabaciones informales y organizó una audición. El día de la audición, Brayton se levantó con dolor de garganta y tuvo que cancelarla. La audición se reprogramó, pero Brayton se despistó y no acudió. Entretanto, Joseph tenía la sensación de que se hallaba tras la pista de un nuevo talento y se encargó de ir a ver a Brayton.

Con unas cuantas preguntas rutinarias, Joseph comprobó rápidamente que a Brayton le aterrorizaba mostrar sus canciones al mundo. Le encantaban sus creaciones espontáneas y le resultaba gratificante cuando memorizaba y perfeccionaba alguna de ellas. Pero llevaba toda una vida sin cumplir las expectativas de sus padres y profesores, y su música era el único lugar en el que podía brillar sin sus juicios, en gran parte porque no la entendían. Joseph le dijo a Brayton que le gustaría volver a visitarlo con un amigo que creía que podía darle confianza de cara a la audición. El amigo había ayudado a otros clientes de Joseph utilizando el extraño procedimiento de hablar y hacer *tapping*. En esa visita, orientó a Brayton a

---

6. Church, D., *et al.* «Sports Confidence and Critical Incident Intensity After a Brief Application of Emotional Freedom Techniques: A Pilot Study», *Sport Journal*, vol. 15, n.º 1 (2012), disponible en thesportjournal.org/article/ sports-confidence-and-critical-incident-intensity-after-a-brief-application-of- emotional-freedom-techniques-a-pilot-study.

hacer *tapping* sobre varios de los recuerdos más dolorosos de su infancia, cuando había decepcionado a los adultos de su vida, sobre su sensibilidad ante las expectativas, sobre lo bien que se sentía cuando sus amigos quedaban cautivados por sus actuaciones improvisadas y, por último, sobre verse a sí mismo haciéndolo perfecto en la audición. Al cabo de una hora, Brayton se sentía seguro de mostrar su talento a un público más amplio. Se había transformado su modelo rector relacionado con la actuación.

Mario. Incluso los modelos rectores construidos sobre toda una vida de experiencias positivas con una habilidad determinada pueden verse socavados por una experiencia reciente, como sufrir una lesión o un contratiempo importante, recibir una crítica negativa o desaprovechar una oportunidad exquisita. Mario era chef en un importante restaurante de Chicago, donde era conocido por su cocina innovadora y sus platos especiales creativos. Fue seleccionado para participar en el programa de televisión de concursos culinarios *Chopped*, en el que participan los mejores chefs del mundo. Mario se fue entusiasmando a medida que se acercaba el gran día. Podría mostrar su talento a millones de espectadores. Sin embargo, el día de la grabación, fracasó. Resumió su actuación como «mortificante». Después de aquello, todo el mundo –desde sus clientes hasta el personal de cocina y el dueño del restaurante– se dio cuenta de que las recetas especiales de Mario habían perdido su toque creativo. El modelo que le había ido tan bien ya no era compatible con su estilo característico.

Al trabajar con Mario, David se centró no sólo en la angustia, el arrepentimiento y la humillación que Mario sintió en los meses posteriores a su aparición en televisión, sino también en las primeras experiencias que habían llevado a Mario a su confianza y maestría. Resultaba difícil acceder a ellas tras su desgracia pública, y estaba claro que se había instalado una creencia irracional: que era un cocinero mediocre que simplemente había tenido buena suerte en la cocina. Hicieron *tapping* en todas las formas en que Mario había establecido la mediocridad personal en su vida: era un cantante mediocre, un atleta mediocre, un escritor mediocre; *«Aunque soy un cantante, un atleta y un escritor mediocre, me acepto profunda y completamente».* Cuando llegamos a *«un cocinero mediocre»*, los dos nos echamos a reír y él se reencaminó. El «maleficio» se había roto.

Ghalen. Ghalen era un talentoso jugador de baloncesto en el instituto, pero en el fervor del partido perdía la confianza en sí mismo y rendía muy por debajo de sus posibilidades. Cuando su entrenador trató de comprender los motivos, Ghalen describió cómo todos en su familia creían que nunca llegaría a ser tan bueno como su hermano mayor. Para complicar aún más las cosas, la mayoría de sus primeras experiencias con el baloncesto fueron en partidos informales con su hermano, en los que Ghalen solía ser el más joven y a menudo el más bajo de la pista. Estaba muy arraigado el modelo rector de que no era muy bueno en comparación con otros jugadores, y los éxitos recientes no lo cambiaban. Aunque era capaz de hacer afirmaciones sobre la confianza en sí mismo, ningún diálogo interno del mundo podría hacer mucho por mejorar su rendimiento hasta que se hubieran abordado sus primeras experiencias.

Independientemente de los problemas de Ghalen, el entrenador trajo a un practicante de *tapping* para que trabajara con el equipo, y Ghalen fue uno de los sujetos de la demostración. Cuando se le pidió que eligiera un recuerdo de baloncesto que tuviera una carga negativa, Ghalen recordó un reñido partido en un torneo en la Asociación Cristiana de Jóvenes local en el que tuvo que jugarse el lanzamiento que le hubiera dado la victoria. Vio que su hermano mayor le estaba mirando, se preparó y lanzó, pero el balón fue taponado por un defensor más alto. Su hermano gritó para que todos lo oyeran: «¿Por qué no lo has pasado?». Después de reducir la carga de esa experiencia, Ghalen aceptó la invitación de seguir trabajando con el practicante de *tapping*, y su confianza progresó mucho a medida que las emociones dolorosas y las creencias negativas de esa experiencia y de otras similares se neutralizaban y los recuerdos de éxitos más recientes se imbuían en su sistema nervioso a través del *tapping*.

Jane, de nueve años. Un reto habitual en muchos deportes u otras actividades en las que los participantes se estiran más allá de los límites habituales del cuerpo humano es la preocupación por rendir al máximo sin lesionarse: «Si levanto tanto peso, me tropezaré», «Si intento seguir el ritmo de los excursionistas más rápidos, me dará un tirón». Aunque para cualquier deportista es fundamental una evaluación realista de las capacidades físicas, insistir en lo que puede salir mal es un destructor de la confianza. Denise Wall, especialista en *tapping*, describe una sesión con Jane, una niña de nueve años que se había convertido en una estrella local de la gimnasia tras seis años de entrenamiento y práctica, desde los tres años. De repente, Jane había cogido miedo y se negaba a volver a entrenar. Wall descubrió que el miedo comenzó cuando Jane estaba aprendiendo a hacer un apoyo invertido hacia atrás en la barra de equilibrio. Jane temía que «sus manos no supieran qué hacer» y que no supiera cómo caerse si tenía que hacerlo. Wall continúa:

> Hicimos *tapping* sobre su miedo a caerse, a no saber cómo caer, a hacerse daño, a que la gente la viera caer y a decepcionar a su equipo. Luego, después del *tapping*, le pedí que se viera a sí misma moviéndose hacia atrás en la barra, sabiendo cómo caer, dónde podían ir sus manos, cómo podían doblarse sus rodillas, cómo podía caer y cómo podía volver a subirse a la barra de equilibrio. Practicó mentalmente cómo caer con destreza y volver a subirse. Practicó que sus manos sabían dónde ir. Practicó que sus pies se apoyaban en el punto adecuado de la barra.
>
> El problema había desaparecido. Le pedí a su madre que le dijera a su entrenadora que repasaran cómo caerse con seguridad y que lo repasaran con la barra de equilibrio apoyada en el suelo. Jane volvió a su gimnasio y pasó al siguiente nivel. Me reuní con su madre varios meses después y me dijo que sólo habían tenido que hacer *tapping* una vez más, y que Jane no había tenido ningún problema desde entonces.[7]

---

7. Wall, D. «Sports EFT for Children», en Howard, J. A.: *EFT for Sports Performance*, 2.ª ed. Energy Psychology Press, Fulton, California, 2014, p. 220.

El modelo rector de Jane durante seis años había apoyado su éxito en la gimnasia, pero con una nueva rutina, su confianza destrozada detuvo todo progreso. Una única sesión de *tapping*, aunque aplicada con un sofisticado conocimiento de las habilidades y los miedos de una gimnasta, devolvió la confianza a su modelo rector.

Confianza en el equipo. La forma más eficaz de desarrollar la confianza es forjar las habilidades necesarias para tener éxito. Esto puede darse a nivel individual o puede impregnar a todo un equipo. El equipo de softball femenino de la Universidad del Sur de Oregón en Ashland, Oregón, es otro equipo universitario cuyo salto a un campeonato de división nacional coincidió con la introducción del entrenamiento de Warburton. En 2018, el equipo llegó a la Serie Mundial de la Asociación Nacional de Atletismo Intercolegial (NAIA), pero no ganó. En 2019, Warburton recibió una llamada de la entrenadora principal, Jessica Pistole para invitarle a trabajar con el equipo.

La entrenadora Pistole incluyó a todo su personal y a su equipo en el aprendizaje del *tapping* en acupuntos para ayudar a las jugadoras a rendir siempre al máximo mientras compiten con un cuerpo relajado y un estado mental tranquilo. El equipo ganó el campeonato nacional en 2019 y de nuevo en 2021 (tras la temporada suspendida de 2020 por culpa de la pandemia de la COVID-19), y de nuevo en 2023. Las jugadoras que habían trabajado más estrechamente con Warburton tuvieron temporadas notables. Una de ellas fue elegida MVP de la Serie Mundial de la NAIA. Otra fue nombrada Jugadora del Año tras batir el récord de porcentaje de bateo de la división. Una tercera fue nombrada Lanzadora del Año de la división. La Jugadora del Año de la NAIA 2022, Riley Donovan, envió un mensaje a Warburton explicando que sus métodos «me han ayudado a superar muchas entradas difíciles». La entrenadora Pistole, ella misma dos veces Entrenadora Nacional del Año de la NAIA, comentó a Warburton: «¡Estas herramientas fueron magníficas para nosotras!».

Brayton, Mario, Ghalen, Jane y el equipo femenino de softball de Oregón encontraron en el *tapping* una forma efectiva de mejorar o restaurar la confianza. Tanto si nos centramos en la confianza como si desarrollamos las habilidades que generan confianza, los pasos son razonablemente claros y se basan en técnicas que ya has utilizado.

La psicología energética ofrece poderosas herramientas para cultivar una habilidad deseada. Hasta ahora en este libro has visto cómo el *tapping* en acupuntos puede combinarse con otros métodos psicológicos para superar experiencias infantiles no resueltas, preocupaciones, ansiedad, pánico, angustia postraumática, tristeza, depresión, hábitos autodestructivos y adicciones. Aquí nos centramos en mejorar tus habilidades en un área de tu vida que es probable que te resulte gratificante. Para empezar, comienza con la siguiente «Solución rápida».

Solución rápida: rendimiento máximo

Piensa en un área en la que te gustaría dar lo mejor de ti mismo, ya sea en un acontecimiento próximo como una conferencia o una competición, o en una habilidad general como cocinar, escribir, hablar, hacer *coaching* o establecer límites. Puntúa según la USM la cantidad de angustia que sientes mental y/o físicamente cuando piensas que necesitas mejorar en esta área. Pronuncia en voz alta la primera declaración mientras haces *tapping* en el punto de la parte superior de la cabeza. A continuación, pronuncia la siguiente declaración mientras haces *tapping* en el siguiente punto. Recorre los doce puntos de *tapping* yendo de una declaración a la siguiente. Sáltate cualquier declaración que creas que no encaja contigo.

«Quiero mejorar en [menciona la habilidad deseada].
Estoy abierto a liberar lo que me frena.
Aunque sé que puedo mejorar,
acepto profundamente dónde me encuentro con esta habilidad.
Una parte de mí quiere mejorar.

Pero me siento frenado.

Tal vez sea el miedo o la duda.

Tal vez sean las expectativas de los demás.

Puedo sentir la resistencia y el conflicto en [menciona la parte del cuerpo].

Hago tapping *para reducir esta sensación.*

No quiero estorbarme más.

Elijo liberarme de lo que me frena.

Elijo abrirme a mi mejor rendimiento.

Puedo visualizar lo que me ayudará a mejorar.

Elijo seguir esa visión.

Soy capaz de llegar a ser muy bueno en esto.

Estoy preparado para avanzar.

Estoy preparado para ampliar mis capacidades.

Estoy preparado para el éxito.

Estoy abierto a aprender y mejorar.

Disfruto con ese proceso.

Percibo cómo saborearé tener esta habilidad.

Agradezco la oportunidad de progresar hacia mi mejor versión.

Libero cualquier tensión o resistencia.

Siento la emoción».

Después de pasar por esta secuencia dos o tres veces, es probable que veas que ya te sientes más animado y tal vez inspirado. También te habrás preparado para profundizar en el desarrollo de esta habilidad aplicando las orientaciones ofrecidas en este capítulo.

Un enfoque de *tapping* en acupuntos en cinco etapas para sacar lo mejor de ti en un área que te importa

Se ha demostrado que las imágenes vívidas, el ensayo mental, las afirmaciones y la confrontación con las creencias autolimitantes son técnicas eficaces para modificar los modelos rectores, las emociones y el comportamiento.[8] Para ayudar a convertir el *tapping* en una herramienta de poder personal que tiene pocos rivales entre las estrategias existentes de autoayuda, combina el *tapping* en acupuntos con lo siguiente:

1. Formular un objetivo de rendimiento que te interese.
2. Identificar y neutralizar las objeciones internas.
3. Crear «frases empoderadoras».
4. Expandir tus frases empoderadoras en imágenes vívidas y ensayos mentales.
5. Aumentar el impacto de los ensayos mentales.

Muchas de las técnicas que utilizarás aquí ya se han presentado anteriormente en los capítulos 2 y 3, pero verás cómo este capítulo las amplía y las orienta hacia el rendimiento máximo.

Paso 1: Formular un objetivo de rendimiento que te interese

Cuando el presidente John F. Kennedy se dirigió al pueblo estadounidense en 1962 para afirmar que «elegimos ir a la Luna en esta década»,[9] estaba estableciendo una intención que pronto se convirtió en un componente importante del modelo rector de la nación. Era coherente con modelos más amplios dentro de la psi-

---

8. Williams, J. M., *et al. Applied Sport Psychology: Personal Growth to Peak Performance*, 8.ª ed. McGraw-Hill, Nueva York, 2021.
9. Discurso en el estadio de la Universidad Rice de Houston, Texas, el 12 de septiembre de 1962. Neil Armstrong pisó la Luna el 21 de julio de 1969.

que nacional de la época –que Estados Unidos es un líder, un innovador, una inspiración–, pero lo amplió a un área nueva e inexplorada hasta entonces. Este objetivo, dijo, «servirá para organizar y medir lo mejor de nuestras energías y aptitudes». Eso es precisamente lo que hacen los modelos rectores eficaces. Con el discurso de la Luna, Kennedy centró el modelo rector de la nación en un área muy específica. En el resto de este capítulo, desarrollarás un modelo rector para alcanzar un nuevo nivel de éxito en un área de tu interés.

Los modelos rectores que se remontan a la infancia proporcionan un contexto para todo lo que viene después (como hemos visto en el capítulo 1). Dan definición y textura a tu relación con cualquier actividad que emprendas en serio. Responden a preguntas como: «¿Merecen la pena mis aspiraciones?», «¿Espero tener éxito con una tarea desafiante?», «¿Estoy dispuesto a trabajar duro por un objetivo o me inclino más por sencillamente dejar fluir con lo que viene fácilmente?», «¿La competencia me ahoga o por el contrario me da fuerza?».

En septiembre de 2022, Donna fue literalmente sacada de la tarima mientras estaba dando clases en Ohio y trasladada de urgencia al hospital Cleveland Clinic, donde el cardiólogo Aaron Weiss le salvó sin duda la vida.[10] El Dr. Weiss sabía que quería ser cirujano cardíaco desde que era sólo un niño. En su biografía formal escribe: «Tenía seis años la primera vez que dije que quería ser cirujano cardíaco. Ahora tengo la suerte de levantarme cada día y hacer precisamente eso». Este modelo rector que tenía desde la infancia le llevó a emprender los tremendos retos necesarios para obtener una licenciatura en una facultad de medicina de primer nivel y asegurarse una

---

10. Las habilidades diagnósticas y quirúrgicas del Dr. Weiss salvaron la vida de Donna cuando la operó de urgencia a corazón abierto. Tras la intervención, un miembro del equipo quirúrgico hizo una confidencia a la familia de Donna: «Pensábamos que íbamos a perderla». Según parece, al intuir que Donna captaba esta preocupación, el Dr. Weiss la miró a los ojos justo antes de la operación y le dijo: «¡Yo no mato a la gente!». Donna sintió su confianza, se relajó por completo… ¡y aún está aquí para contarlo!

plaza como cirujano de primera en el hospital de cardiología más importante del mundo. Aunque fuimos beneficiarios de todos esos esfuerzos, el Dr. Weiss nunca aceptó un cumplido. Siempre desviaba nuestro agradecimiento a su equipo de anestesistas, otros médicos, enfermeras, asistentes médicos, fisioterapeutas, camilleros, etc. Pero ahora lo tenemos arrinconado. ¡Gracias, Aaron Weiss!

Muchas personas en la cima de su profesión –desde curanderos hasta profesores, pasando por actores o deportistas– tuvieron una visión comparable de sí mismos durante la infancia y la siguieron para alcanzar un éxito excepcional. Pero incluso a quienes no llegan a lo más alto en su campo les va mejor en su vocación especial cuando un modelo interno los guía para dar los pasos necesarios en el camino. Y para la mayoría de las personas, las experiencias que determinan su búsqueda de una profesión o de un hobby no surgen hasta después de la infancia. No importa en qué momento de tu vida te encuentres, nunca es demasiado tarde para identificar una actividad en la que te gustaría destacar o al menos acercarte a todo tu potencial. No tienes que alcanzar la Luna, como Kennedy consiguió que hiciera el país, pero eso no significa que no puedas dar un gran paso adelante.

De hecho, las investigaciones sobre el establecimiento de objetivos demuestran que cuanto más ambicioso y específico es un objetivo –dentro de la capacidad última de la persona para alcanzarlo–, mayor es el nivel de logro posterior. Hay más de mil estudios publicados que han demostrado que «el establecimiento de objetivos ambiciosos y específicos está relacionado con un mayor rendimiento en las tareas, persistencia y motivación, en comparación con los objetivos vagos o fáciles».[11] El simple hecho de fijarse un objetivo te pone en el camino hacia la mejora de tus capacidades, circunstancias o estado de ánimo. Los objetivos cumplen la función de centrar tu atención y dirigir tus esfuerzos hacia com-

---

11. Höpfner, J., et al. «Goal Missed, Self Hit: Goal-Setting, Goal-Failure, and Their Affective, Motivational, and Behavioral Consequences», *Frontiers in Psychology*, vol. 12 (2021), doi.org/10.3389/fpsyg.2021.704790.

portamientos relacionados con la consecución del objetivo. Aportan motivación. También hacen que estés más dispuesto a perseguir tu intención con perseverancia a pesar de los contratiempos. Un objetivo se diferencia de un deseo o de un impulso momentáneo en que uno se compromete a pensar, a emocionarse y a comportarse para alcanzarlo. Sin embargo, incluso con ese compromiso, muchos objetivos no se alcanzan.

Aquí seguiremos principios de la psicología del deporte y de las prácticas empresariales, y los integraremos con el enfoque del *tapping* en acupuntos de Warburton para que tus esfuerzos por mejorar un área de tu vida se vean recompensados. Puedes optar por alcanzar un mayor nivel de rendimiento en una actividad que ya llevas a cabo razonablemente bien, seleccionar una habilidad en la que tu rendimiento hasta la fecha ha sido decepcionante o decidirte por una actividad totalmente nueva para ti. Recuerda que los objetivos eficaces son *ambiciosos y específicos*. En este punto, el propósito que te fijes puede ser bastante general —más adelante hablaremos de los detalles—, pero te animamos a que seas razonablemente ambicioso.

Un objetivo ambicioso significa sencillamente que alcanzar lo que quieres implicará cierta dificultad. La frase de Kennedy «Elegimos ir a la luna» es un buen modelo. *«Elijo ser mejor padre», «Elijo escribir mi mejor canción para mi próxima actuación», «Elijo terminar el triatlón del condado», «Elijo aprender a jugar a Fortnite para poder comunicarme mejor con mi nieto».* Cuando Warburton empieza a trabajar con un atleta o un equipo consumado, ya se presupone un objetivo ambicioso: un rendimiento máximo constante.

Kennedy dijo: «Elegimos ir a la Luna en esta década y también afrontar los otros desafíos, no porque sean fáciles, sino porque son difíciles». Comprendió que los objetivos ambiciosos no sólo buscan una mayor recompensa, sino que también son más motivadores que los objetivos fáciles. Por ahora, tu tarea consiste simplemente en mirar tu objetivo e imaginar un futuro en el que se haya cumplido. Es el Aaron Weiss de seis años que elige ser cirujano cardíaco. Es tú hoy, imaginando hacia dónde te diriges, nombrando una forma específica en que tu futuro será diferente del presente. Más adelante detallaremos los pasos para llegar a ese punto, pero por ahora debes centrarte en un objetivo general.

El objetivo de Ben

Ben, nuestro probador de este capítulo, es un psicólogo de 52 años especializado en trabajar con adolescentes problemáticos. Es un colega que estaba revisando un borrador anterior de este libro para aprender *tapping*. Lo habían invitado a pronunciar un discurso inaugural en una importante conferencia sobre el alarmante aumento de los suicidios entre los jóvenes. La invitación suponía todo un hito en su carrera, y quería hacerlo bien. Faltaban tres meses para que se celebrara la conferencia cuando llegó a este capítulo. Declaró que su objetivo era: *«Elijo hacer de ésta la mejor conferencia que he pronunciado nunca».*

Tu turno

Selecciona un área de tu vida en la que te gustaría mejorar. Puede tratarse de un arte escénico (por ejemplo, cantar, actuar, bailar), de una actividad deportiva (por ejemplo, baloncesto, tenis, golf), de otra actividad competitiva (por ejemplo, ajedrez, póquer, juegos de azar), de una habilidad interpersonal (por ejemplo, matrimonio, crianza de los hijos, liderazgo, ventas) o de una actividad solitaria (por ejemplo, carpintería, jardinería, cocina, costura, diseño web). Formula una declaración de intención que fije tus objetivos en las mejoras que te gustaría iniciar. Puedes utilizar el formato *«Elijo...»* o cualquier otro que describa un objetivo ambicioso. Por ejemplo: *«Elijo batir mi récord de ventas el mes que viene»* o *«Me veo en la lista de los mejores jugadores de la división senior local de pickleball».* Anota tu objetivo en tu diario. Formular un objetivo con el que te vas a comprometer es una elección importante, así que dedícale el tiempo y la concentración que requiere. Por ahora, basta con esto. El *tapping* comenzará con el siguiente paso.

Paso 2: identificar y neutralizar las objeciones internas

Cuando el presidente Kennedy anunció que Estados Unidos aspiraba a llegar a la Luna, inspiró a millones de personas. Pero también catalizó fuertes objeciones públicas: «Esto no es posible», «Será demasiado caro», «Es demasiado peligroso», «Es una misión quijotesca», «Es un despilfarro de recursos». Las objeciones a un objetivo deseado, a lo que nos hemos estado refiriendo como reversos psicológicos, no son sólo competencia de las psiques personales. Personal o social, es necesario algún tipo de reconciliación entre el objetivo y las objeciones si se quiere perseguir el objetivo a ultranza. En el caso de la misión a la Luna, todas estas objeciones fueron debatidas. Ninguna de ellas quebró la voluntad de los encargados de llevar a cabo la misión, pero no fueron ignoradas, informando y refinando en última instancia la visión inicial con las realidades de las tareas que tenían por delante.

Rendimiento máximo y reversos psicológicos. A nivel individual, los reversos psicológicos son objeciones o conflictos internos sobre la consecución de un objetivo. A menudo revelan por qué ese objetivo no es ya una realidad. Pueden estar en el primer plano de tu conciencia u operar en las regiones más remotas de tu psique. Cuando se procesan, algunos reversos psicológicos conducen a ajustes útiles del propio objetivo. Pero un número sorprendente de objeciones internas a objetivos bien formulados son distracciones que pueden disolverse a nivel energético recurriendo a herramientas que ya has aprendido. En cualquier caso, perseguir incluso un objetivo bonito tendrá menos éxito si existe una contradicción entre la imagen que tienes de ti mismo o tus creencias nucleares y el cambio pretendido. Si el modelo rector incluye mensajes que implican expectativas de fracaso o de que tus esfuerzos no importan realmente, tus aspiraciones pueden seguir chocando con un techo invisible. Como hemos visto en el capítulo 3, los siete tipos más comunes de reversos psicológicos implican:

- **Deseabilidad:** conflicto entre *querer* y *no querer* alcanzar el objetivo.

- **Plausibilidad:** creencia de que *no es posible* alcanzar el objetivo.
- **Seguridad:** sensación de que no es emocional o físicamente *seguro* alcanzar el objetivo.
- **Merecimiento:** convicción de que no te *mereces* alcanzar el objetivo.
- **Sacrificio:** no querer *renunciar* a algo que sería necesario para alcanzar el objetivo.
- **Coraje y determinación:** no estar dispuesto a *hacer lo necesario* para alcanzar el objetivo.
- **Identidad:** preocupación de que alcanzar el objetivo *no es compatible* con lo que uno es.

Algunos reversos psicológicos surgen de experiencias recientes, como hemos visto con Mario, el chef y Jane, la joven gimnasta. Warburton siempre está atento a los reveses recientes que se convierten en reversos psicológicos, disminuyendo la sensación de capacidad de la persona. Por ejemplo, nos contó el caso de Peyton Souhrada, una estudiante de primero de secundaria de 14 años a la que pidieron que fuera lanzadora del equipo universitario de softball. En su primer partido, estaba tan nerviosa que lanzó pelotas a tierra o fuera del alcance del receptor, lo que provocó varios de los que Warburton denomina «ataques de pensamiento» en los días siguientes: «No puedo lanzar para el equipo universitario», «No soy suficientemente buena», «Tengo miedo de volver a pasar vergüenza». Todo ello quedó reflejado en su rendimiento.

Warburton le enseñó a tomar estas preocupaciones y estos miedos como punto de partida, haciendo *tapping* en pensamientos como: *«Tengo miedo de volver a intentar lanzar»* y *«No sé si podré recuperar el control»*. Al reducir la carga de este diálogo interno negativo, pudo iniciar persuasivamente un diálogo interno positivo, como *«El control es mi don natural»*. Estas frases se interiorizaron a través del *tapping*. Continuó lanzando en el equipo de la universidad durante lo que quedaba de temporada. Escribió a Warburton: *«El diálogo interno realmente me ayudó a relajarme y a lanzar a la altura de mis capacidades. Podía recurrir a ella en cualquier momento para calmarme y concentrarme. El tapping también me vino muy bien [...] me tranquilizó y me dio más confianza».* En su penúltimo año, fue elegida jugadora del primer equipo estatal.

Revertir reversos psicológicos. Tanto si se basan en experiencias de la infancia, creencias autodestructivas o reveses recientes, los reversos psicológicos pueden abordarse energéticamente siguiendo los siguientes pasos. A menudo, esto es suficiente para poder continuar centrándose en el objetivo original sin que el progreso se vea obstaculizado. En otros casos, puede resultar necesario ajustar el objetivo.

1. Identifica un reverso psicológico (si intervienen varios, trátalos de uno en uno) y dale una puntuación USM en función de lo intenso que lo sientas.
2. Crea una declaración de aceptación centrada en el reverso psicológico, utilizando el formato conocido: *«Aunque no creo que sea posible lograr este objetivo [o resolver este problema], me acepto profunda y completamente».*
3. Pronuncia la declaración de aceptación en voz alta tres veces mientras te frotas los puntos dolorosos del pecho con la primera frase y mantienes las manos sobre el chakra del corazón con la segunda.
4. Repite un ciclo de *tapping* (puntuación USM, declaración de aceptación, los doce puntos de *tapping* mientras pronuncias el reverso psicológico como tu frase recordatoria, el procedimiento de integración, otro recorrido por los doce puntos y otra puntuación USM).
5. Si la USM no ha disminuido, repite este proceso. Permanece atento a cualquier aspecto que surja (sensaciones, emociones, recuerdos o creencias que sean pertinentes al reverso psicológico) y centra tu *tapping* en él.
6. Una vez que la USM haya bajado, sustituye la declaración de aceptación por una declaración de elecciones (con el formato de *«Aunque no creo que sea posible lograr este objetivo [o resolver este problema], elijo [describe una acción positiva o un cambio de actitud o de creencias]».*

7. Haz otro ciclo de *tapping*, revisando tu descripción del reverso psicológico a una declaración más empoderadora.
8. Continúa hasta que la USM se sitúe en 0 o no baje más después de tres ciclos de *tapping*.

Aspectos que pueden aparecer. Cuando aparece un aspecto (paso 5 o posterior), si es una sensación, hacer *tapping* mientras se menciona o simplemente centrarse en la sensación suele ser todo lo necesario. Si se trata de un recuerdo, una creencia o una emoción intensa, puede que necesites volver a las experiencias que dan carga o que han dado forma a la creencia, y centrarte en ellas. El diálogo interno refleja el modelo rector que está a cargo durante una actividad determinada, y si es muy crítico, todo lo que venga después quedará a su sombra hasta que se aborde.

Steven Ungerleider, un destacado psicólogo deportivo que ha trabajado como consultor para el Comité Olímpico de Estados Unidos, señala que para alcanzar el máximo rendimiento puede ser necesario volver atrás y explorar «las preocupaciones que hubo en su niñez, el miedo al fracaso, la timidez, la humillación entre amigos y familiares y los traumas de la infancia».[12] Todos ellos pueden ser aspectos del desafío actual. Un diálogo interno que evoca con frecuencia emociones como el miedo, la vergüenza, el asco, la ira o el desprecio indica la necesidad de revisar las raíces del modelo que rige la actividad.

Del desempoderamiento al empoderamiento. Para muchas personas, independientemente de la actividad, gran parte de su diálogo interno cuando se enfrentan a un nuevo reto hace hincapié en las debilidades, las dudas y la autocrítica. Esto suele deberse a métodos de enseñanza poco hábiles durante la infancia de la persona, a menudo por parte de adultos bienintencionados: «¡Megan, siempre

---

12. Ungerleider, S. *Mental Training for Peak Performance: Top Athletes Reveal the Mind Exercises They Use to Excel,* Rodale, Emmaus, Pensilvania, 2005, p. 24. (Trad. cast.: *Entrenamiento mental para optimizar el rendimiento. Atletas de élite revelan las claves de su triunfo,* Ediciones Desnivel, Madrid, 2007).

te rindes cuando estás presionada!», «Ricardo, ¿por qué eres tan torpe?», «¡Sally, sólo dices estupideces!». Muchos reversos psicológicos se reducen a escuchar una voz interior que mantiene tu atención en tus debilidades o errores. Hacer *tapping* en esos recuerdos es la forma más rápida y eficaz que conocemos para dejarlos atrás.

Aunque el proceso anterior para revertir un reverso psicológico pueda parecer complicado, recuerda que sólo se tarda alrededor de un minuto en pasar por los procedimientos de la declaración de aceptación o de la declaración de elecciones, y otro minuto en pasar por los doce puntos de *tapping* con las verbalizaciones, por lo que todo se puede hacer de manera bastante eficaz. Dado que los reversos psicológicos pueden torpedear el progreso, merece la pena el esfuerzo de erradicarlos cuando cambias un patrón de respuesta o persigues un objetivo. Ten en cuenta cualquier reverso psicológico que pueda socavar tus esfuerzos por alcanzar tu objetivo. Sigue los pasos descritos antes e ilustrados brevemente en este vistazo al trabajo de Ben.

Los reversos psicológicos de Ben

Las objeciones de Ben sobre si su próxima charla sería la mejor de su vida se referían en gran medida a si esa esperanza era posible. Incluían:

«Me olvidaré de mantener el contacto visual con los asistentes».
«La dinámica es tan compleja que la gente no será capaz de seguirla».
«No puedo memorizar una charla de noventa minutos».
«El tema es emocionalmente tan intenso que irritará a la audiencia».
«Mis diapositivas de PowerPoint me impedirán conectar con el público».

Para cada una de ellas, hizo una declaración de aceptación utilizando el formato familiar: *«Aunque me olvide de mantener el contacto visual con el público, me acepto profunda y completamente»* (mientras se frotaba los puntos dolorosos del pecho con la primera frase y se llevaba las manos al chakra del corazón con la segunda). Abordar un reverso psicológico así no sólo reduce su poder, sino que a menudo abre nuevas perspectivas para resolver el conflicto. Por ejemplo, «No puedo memorizar una charla de noventa minutos» llevó a Ben a aprender finalmente a utilizar un «monitor de presentador» para acompañar sus PowerPoints. El *tapping* y las percepciones que le siguieron sirvieron para reducir la intensidad de todas las preocupaciones, excepto la del contacto visual. Tras varios ciclos de *tapping* sobre *«Dificultades para mantener el contacto visual con el público»*, la USM simplemente no disminuía. De hecho, el proceso le trajo recuerdos de las críticas que había recibido por seguir tan al pie de la letra sus notas que parecía un autómata.

Ben reflexionó de forma creativa sobre esta cuestión y cambió su declaración de aceptación por esta declaración de elecciones: *«Aunque me olvido de mantener el contacto visual con el público, elijo practicar el mantenimiento del contacto visual con al menos cinco personas cuando hable en las reuniones de estas próximas semanas»*. Sólo pensar en hacer esto le dio confianza y cambió su declaración de *tapping* a *«Mantengo el contacto visual con facilidad y naturalidad»*. Esto hizo que su preocupación por la posibilidad de olvidarse de mantener el contacto visual bajara a 4. Experimentando con su plan de mantener el contacto visual al hablar en las reuniones, descubrió que podía hacerlo y que estaba estableciendo el hábito. Su preocupación por no mantener el contacto visual dejó de suponer un problema.

Más tarde surgió un reverso psicológico que no aparecía en la lista de Ben. Tenía que ver con un sentimiento de inseguridad emocional por sobresalir. En lugar de anticipar que una gran charla generaría respeto y admiración entre sus colegas, Ben temía que les provocara celos o lo esquivaran. Haciendo un puente afectivo para explorar las raíces de este problema (*véase* capítulo 3, apartado «Profundizar en las raíces del problema»), se remontó a una época del instituto en la que ganó un concurso de matemáticas del distrito. Otro de los mejores estudiantes de matemáticas, que siempre parecía estar compitiendo con Ben, empezó a decir a los demás que Ben había hecho trampas en el examen. Los demás se lo creyeron, aunque era totalmente mentira. Conocido como el «síndrome de alta exposición», se trata de la tendencia en algunas culturas o grupos sociales a desacreditar o menospreciar a quienes han logrado un éxito notable. Ben arrastraba desde entonces este temor, y surgió intensamente cuando estaba trabajando en su charla. Hacer *tapping* sobre su experiencia tras el concurso de matemáticas fue el primer paso para eliminarlo como bloqueo psicológico.

Tu turno

Revisa tu objetivo inicial y los tipos de reversos psicológicos mencionados antes (deseabilidad, plausibilidad, etc.). Detecta cualquiera que pueda interferir en la consecución de tu objetivo. O, desde otro punto de vista, he aquí las preguntas que has considerado en el capítulo 3 para identificar reversos psicológicos:

- Lo que me impide alcanzar este objetivo es...
- Si hubiera una razón emocional para no alcanzar este objetivo, sería...
- Para alcanzar este objetivo, tendría que...
- Lo que realmente quiero, más que este objetivo, es...
- Pensar en este objetivo me recuerda...
- Estaría más dispuesto a alcanzar este objetivo si primero...

Cuando hayas identificado los reversos psicológicos que podrían interferir en la consecución de tu objetivo, descríbelos en tu diario y sigue con cada uno de ellos los ocho pasos descritos antes en este mismo capítulo en la sección «Identificar y neutralizar las objeciones internas». Recuerda: la combinación de palabras que evocan emociones difíciles o autolimitantes y la estimulación de puntos energéticos envía señales al cerebro que desactivan la emoción. También es posible que revises tu objetivo a lo largo del proceso. Si tu objetivo es *«Elijo ser un surfista de talla mundial»* y tu reverso psicológico es «*Pero mi equilibrio es terrible*», algo tiene que ceder. Cuando hayas completado todo lo anterior, deberías tener un objetivo que puedas aceptar de todo corazón a medida que progresas por lo que queda del capítulo.

Paso 3: crear «frases empoderadoras»

La psicóloga deportiva Dorothy Harris enseñó que «la única diferencia entre el mejor y el peor de los resultados es la variación en nuestro diálogo interno».[13] A esto se refería el gran receptor de los Yankees, Lawrence Peter «Yogi» Berra, cuando dijo que «el 90 por 100 del juego es mitad mental».[14] El diálogo interno es la voz interior que te acompaña a lo largo del día, y puede ser para bien o para mal. En cualquier caso, combina tus pensamientos y creencias conscientes con creencias y programas más profundos, a los que nos hemos referido como modelos rectores. En realidad, hablas contigo mismo cada vez que piensas en algo, que es la mayor parte de tu vida despierta. Puede que te des cuenta o no de lo que dices, pero casi siempre está ahí, al menos a un nivel subliminal, cuando llevas a cabo una actividad, incluso aquellas que son en gran medida automáticas, como ponerte los zapatos.

Al identificar y desactivar tus reversos psicológicos, ya has estado cambiando el tipo de diálogo interno que antes podía interferir con las habilidades o los resultados que persigues. Cuando eliminas los principales reversos psicológicos que surgen al pensar en tu objetivo, es posible elaborar un diálogo interno que te ayude a conseguir lo que te propones.

---

13. *Ibid.*, p. 21.
14. Yogi Berra *The Yogi Book,* Workman, Nueva York, 2010, p. 89.

La naturaleza de una «frase empoderadora». Warburton subraya el valor de crear «frases de sustitución positivas» en el diálogo interno, un antídoto a «volver a caer en el pozo del pensamiento negativo e improductivo». Señala que mantener un diálogo interno positivo –al que algunos de sus atletas se refieren como sus «frases empoderadoras»– crea literalmente nuevas vías neuronales en el cerebro. Explica que «tus palabras y tus pensamientos van directamente a tu cuerpo como energía. Así que quieres tus palabras para construir un vocabulario de campeonato».

Warburton lo ve como una «práctica fundamental de capacitación mental y emocional». Recuerda cómo Jane, la joven gimnasta, se benefició de un diálogo interno que incluía *«Mis manos saben adónde ir»*, *«Me muevo hacia atrás con facilidad»*, *«Sé cómo caer»*. Ghalen, el jugador de baloncesto del instituto, interiorizó frases empoderadoras como *«Manejo muy bien el balón»*, *«La canasta es enorme»*, *«Después de todo, se me da bien este deporte»*. Cuando Catherine Widgery, la campeona de remo, se sentía desanimada, Warburton le enseñó a meterse de lleno durante varios segundos en la precisa frase empoderadora *«Todavía soy la mujer más rápida del mundo»*. El campeón de lucha libre de la Universidad Estatal de Oregón, Chad Hanke, se centró en una única frase empoderadora: *«Nadie me retiene»*. Esto galvanizó su enfoque mental. Empezó a utilizar esta frase empoderadora al principio de su trabajo con Warburton, se la decía a sí mismo con regularidad durante un combate, y continuó utilizándola al año siguiente cuando volvió a ser el primero de la nación.

Con sus propias palabras. Warburton presta mucha atención a las palabras de los atletas cuando elaboran las frases empoderadoras, y los reta a que se aseguren de que las frases encajen con ellos. Andrew Moore, lanzador de primer año en la Universidad Estatal de Oregón, vio a Warburton caminando por el campo de juego después de una de sus sesiones y le gritó: «Greg, creo que la tengo: *"Cuatro lanzamientos o menos"»*. Eliminar a un bateador con cuatro lanzamientos significa lanzar sobre todo *strikes*. Después de una sesión de *tapping* que se centró en el improductivo diálogo interno de esperar tener problemas después de lanzar cinco entradas y en integrar la frase empoderadora «*Cuatro lanzamientos o menos*», Moore hizo una blanqueada[15] de nueve entradas y dos *hits*. Hizo 87 lanzamientos a 27 bateadores, con un promedio de sólo 3,22 lanzamientos por bateador. En la tercera salida después de crear su frase empoderadora, lanzó otra blanqueada completa de nueve entradas y dos *hits*, con un promedio de 3,1 lanzamientos por bateador. En su siguiente salida, volvió a lanzar una blanqueada completa de nueve entradas, con 107 lanzamientos a 31 bateadores, con un promedio de 3,45 lanzamientos por bateador.

Más adelante, Moore escribió a Warburton sobre cómo la frase empoderadora y el *tapping* le ayudaron a mantener el «marco mental de cuatro lanzamientos o menos». Ese año igualó el récord de lanzamientos de una sola temporada de la Universidad Estatal de Oregón con 14 victorias, y fue el primer estudiante de primer año en la historia de la universidad en ser nombrado jugador titular del equipo ideal.

Los campeones desarrollan un diálogo interno que mantiene activa y automática su sensación de dominio. A menudo consiste en traer al momento presente la conciencia de sus habilidades refinadas. Babe Ruth, el bateador más famoso del béisbol, solía decirse a sí mismo después de un *swing* y un fallo que «cada *strike* me acerca al siguiente *home run*». Las frases empoderadoras pueden ayudarte a mantenerte presente, centrado en la tarea que tienes entre manos, y crean expectativas positivas que se autocumplen, independientemente de la actividad.

El diálogo interno no es sólo para los deportistas. Las frases empoderadoras que Mario generó tras darse cuenta de que quizá no era sólo un chef mediocre incluían: «*La creatividad que me convirtió en un gran chef sigue dentro de mí*», «*A la gente le encantan mis sabores*» y «*Estoy deseando ver lo que puedo hacer con estas nuevas hierbas*». Brayton, el rapero, se decía a sí mismo que las expectativas de los

---

15. Acción en la que un lanzador completa las nueve entradas sin que el equipo rival pueda anotar ninguna carrera. *(N. del T.)*

demás ya no suponen un problema para él. Y como es típico en él, lo hizo rapeando: «*Nada se interpondrá en mi camino / Tiene la última palabra este don mío*».

El diálogo interno negativo como señal para una frase empoderadora. El diálogo interno puede cultivarse para afirmar tus fortalezas y tu potencial. Lo puedes utilizar para reprogramar el diálogo interno de declaraciones autodestructivas a declaraciones positivas y para instruirte a través de cada acción de una habilidad compleja. Para muchas actividades, el diálogo interno que te lleva al momento presente o te centra en el siguiente paso tiene el beneficio orgánico de bordear la autocrítica. De hecho, *simplemente darse cuenta de la autocrítica puede convertirse en una señal para una frase empoderadora*. El Dr. Ungerleider aporta ejemplos de atletas famosos a los que ha conocido o con los que ha trabajado. El gran tenista Pete Sampras combatía los pensamientos que le distraían con frases como:

«Abandona esta mentalidad».
«Olvídate del último punto».
«Prepárate para el siguiente punto».

Algunos diálogos internos negativos pueden convertirse fácilmente en declaraciones afirmativas. Oír palabras improductivas en tu mente, como reprenderte por un error, puede convertirse en un recordatorio para sacar una frase empoderadora que hayas practicado, como *«Aquí viene mi próxima oportunidad»*. En otros casos, en cambio, es posible que antes se tengan que modificar los modelos rectores relevantes revisando las experiencias que les han dado forma.

El diálogo interno revela los modelos rectores. Aunque los modelos rectores suelen operar por debajo de la conciencia, sacarlos a la superficie te permite explorarlos y modificarlos para que puedan apoyar mejor tus necesidades y aspiraciones actuales. Es posible que algunos de ellos ya los tengas claros. Otros pueden salir a la luz de muchas maneras. Uno de los métodos más obvios y naturales es simplemente observar tu diálogo interno.

Puede que no precises examinar algunos modelos rectores no necesites examinarlos hasta ir un paso más allá del límite de tu potencial. Si estás desarrollando una nueva habilidad, es posible que esos modelos ocupen un lugar preponderante en tu conciencia. Por ejemplo, puede que nunca te hayas sentido cómodo convenciendo a la gente para que adopte tu punto de vista. El modelo rector que mantiene esa incomodidad puede haber sido moldeado por acontecimientos o mensajes de tu familia, de tus compañeros o de tus profesores durante tus primeros años. Pero ahora imagina que, tras años de éxito en puestos de la administración pública, te ofrecen un puesto como director de campaña de la representante política de tu localidad.

Lo aceptas porque crees en su misión, pero de repente te encuentras con la necesidad de persuadir a los demás de la importancia de su visión. No cabe duda de que puedes utilizar el *tapping* en acupuntos para reducir tu nerviosismo y tu incomodidad a la hora de exponer un argumento sólido destinado a convencer a los demás de tu punto de vista. Pero si quieres sentirte cómodo con tus nuevas responsabilidades, es posible que tengas que volver a revisar los momentos en los que, por ejemplo, te hayan transmitido el mensaje de que nunca contradigas las opiniones de tus padres. Cuando hayas desactivado los residuos emocionales de esas experiencias y revisado la parte de tu modelo rector que te impide enfrentarte a las opiniones de los demás, puede ser eficaz una frase empoderadora del estilo *«Estoy arrojando luz sobre la situación»* siempre que surjan inseguridades al transmitir a la audiencia el mensaje de la representante política.

Las frases empoderadoras pueden formularse no sólo para abordar tu objetivo principal, sino también para los numerosos pequeños pasos necesarios para alcanzarlo. El objetivo de Ben se centraba en un acontecimiento concreto —el discurso de apertura que iba a pronunciar—, pero tenía varios objetivos secundarios para prepararlo. Para muchos de ellos desarrolló frases empoderadoras.

Frases empoderadoras iniciales de Ben

A partir de sus reversos psicológicos, Ben creó estas frases empoderadoras:

«El contacto visual es mi nuevo hábito» (frente a «Me olvidaré de mantener el contacto visual con los asistentes»).

«Lo hago fácil» (frente a «La dinámica es tan compleja que la gente no será capaz de seguirla»).

«Tendré un esquema de los puntos principales en el monitor del presentador» (frente a «No puedo memorizar una charla de noventa minutos»).

«Dirijo a la audiencia con dulzura y sensibilidad» (frente a «El tema es emocionalmente tan intenso que irritará a la audiencia»).

«Diseño diapositivas de PowerPoint que mantendrán al público atento» (frente a «Mis diapositivas de PowerPoint me impedirán conectar con el público»).

«Todos los que me importan de verdad quieren que tenga éxito» (frente a «Mis colegas se pondrán celosos y buscarán la manera de menospreciarme si la charla tiene mucho éxito»).

Ben hacía *tapping* mientras pronunciaba cada frase empoderadora (las partes en cursiva), añadiendo una cada día y rotándolas para no centrarse en más de tres al día. En algunos casos tuvo que prestar más atención al reverso psicológico correspondiente, pero en un par de semanas ya tenía preparadas las seis frases empoderadoras.

Mientras Ben escribía un esquema para la charla y diseñaba las diapositivas de PowerPoint para reforzar los conceptos principales, frases como *«Lo hago fácil»* y *«Diseño diapositivas de PowerPoint que mantendrán al público atento»* lo guiaron en su preparación. Sin embargo, una vez que el esquema y las diapositivas de PowerPoint estuvieron razonablemente bien terminados, se dio cuenta de que se resistía a practicar la charla. Creía firmemente que la práctica era la clave del éxito, pero se aburría y se desmotivó después de ensayarla un par de veces. Dejaba pasar semanas sin ensayar. Así que desarrolló una frase empoderadora que también le ayudaba con esto: *«Aprendo algo nuevo cada vez que ensayo»*. Y, efectivamente, empezó a afinar la presentación con cada ensayo. Tanto si había ensayado un día como si no, se comprometió a hacer una ronda de *tapping* cada noche sobre esa frase. Pronto empezó a considerar los ensayos como una actividad creativa y comenzó a practicar una vez a la semana antes de la charla y unas cuantas veces la semana anterior.

Tu turno

Revisa los reversos psicológicos que has identificado antes y selecciona los que todavía tengan carga. Para cada uno de ellos, formula una frase empoderadora que contrarreste el mensaje del reverso psicológico. Anótala en tu diario. Luego repítela mientras haces *tapping* en los doce acupuntos. Añadir el *tapping* a una frase empoderadora ayuda a integrarla en todo tu sistema cuerpo-mente. Aunque no puedas hacer *tapping* durante un discurso o en pleno partido de fútbol, hacer *tapping* mientras practicas algunas frases empoderadoras ayuda a que estén más disponibles en los momentos en los que no puedes hacer *tapping*. Limítate a trabajar con no más de tres frases empoderadoras a la vez. Una vez que sientas cómoda una frase empoderadora y veas que puedes recurrir a ella cuando la necesites, puedes pasar a otras frases de tu lista. Si sientes resistencia a una frase empoderadora, considera revisarla o tratar la resistencia como un reverso psicológico, utilizando los procedimientos descritos en el paso 2 («Identificar y neutralizar las objeciones internas»).

Paso 4: frases con imágenes vívidas y ensayos mentales

Tus frases empoderaradoras se basan en la fuerza del lenguaje. Se convierten en herramientas todavía más potentes cuando las cargas aún más añadiendo *imágenes* y *ensayos mentales*, así como el *tapping*. Cuando la gente piensa en una imagen, suele ser estática, como un fotograma congelado. Esto es útil para perfeccionar la imagen. Pero seleccionar una imagen es sólo el primer paso para crear tu ensayo mental. Aunque estamos enseñando imágenes, ensayos mentales y *tapping* con ensayos mentales como tres temas independientes, advertirás que se fusionan en una única práctica –una operación fluida– que le aporta a tu frase empoderadora mucho más jugo. Un punto de partida importante es seleccionar la imagen sobre la que se vas a trabajar.

Imaginería. Las imágenes vívidas involucran el cuerpo y la mente en la frase empoderadora de un modo que no es posible con sólo decir o pensar las palabras. Aunque a los atletas y a los artistas se les enseña que las imágenes son una poderosa herramienta, a menudo no se les muestra cómo utilizarlas eficazmente. Presentamos la imaginería a nuestros grupos con un sencillo experimento que puedes hacer ahora mismo:

Siéntate y sigue las instrucciones mientras lees. Extiende una mano hacia delante e imagina que sostienes un limón cortado en cuartos. Utiliza tu imaginación de la forma más vívida posible para ver la piel amarilla del limón y sentir su textura rugosa con las yemas de los dedos. Fíjate en las hendiduras de la piel y en su jugoso interior. Ahora acércate el limón a la nariz y huélelo. ¿Lo hueles? Estás a punto de morder la jugosa pulpa de uno de los cuartos. Imagina que lo estás mordisqueando, ¡no sólo un mordisquito! Muérdelo de verdad. Imagina que lo masticas… Bien, sácatelo de la boca y tíralo en el cubo de compostaje. Toma nota de si has salivado.

En nuestras clases, la mayoría de la gente levanta la mano para indicar que ha salivado. Tu cuerpo y tu neuroquímica experimentan cambios físicos cuando utilizas la imaginación. Tu cerebro ha tratado a tu limón mental como un limón real. Ha enviado saliva para neutralizar el ácido, aunque no existiera un limón de verdad. Cuando utilizas repetidamente una frase empoderadora junto con imágenes vívidas, estás entrenando a tu cuerpo y a tu mente para que tengan percepciones, pensamientos y acciones coherentes con la frase empoderadora.

La imagen no es sólo una experiencia visual. La imagen es algo más que la simple visión interior. Puede incluir cualquier combinación de sentidos. En el experimento del limón, puede que hayas visto el limón, sentido su textura y peso, experimentado su sabor agrio, olido su aroma cítrico, sentido atracción o repulsión, o cualquier combinación. De hecho, muchas personas no pueden ver imágenes mentales, o lo que pueden ver es tenue, vago o fugaz. Así que cuando decimos «imagen», nos referimos a cualquier combinación de emociones y modos sensoriales que tu mente utiliza para construir experiencias interiores.

Fuentes de imágenes eficaces. El Dr. Ungerleider señala que las imágenes y los ensayos mentales son un arma doble filo: «Dado que, como ya sabemos, la práctica es lo que nos acerca a la perfección, es necesario practicar siempre la respuesta correcta en lo que a las imágenes se refiere; sin embargo, la práctica también se vuelve imperfecta si se practican las imágenes equivocadas».[16] Repetir los errores puede ser útil a la hora de generar imágenes para corregirlos, pero repetirlos una y otra vez los fija en el sistema nervioso. ¿De dónde se obtienen las mejores imágenes para los ensayos mentales? Las principales fuentes son los maestros, el recuerdo de tus mejores actuaciones o incluso un vídeo tuyo en tu mejor momento.

- **Observar a los maestros.** En palabras del Dr. Ungerleider, «un flujo de nuevas imágenes desde las experiencias externas hacia nuestras mentes»,[17] da forma, en parte, a nuestros procesos internos. Los mecanismos neuronales que lo orquestan implican a las «neuronas espejo», células cerebrales que reaccionan cuando se lleva a cabo una acción determinada y cuando sólo se observa. El Dr. Ungerleider cuenta esta anécdota del saltador

---

16. Ungerleider, S. *Mental Training for Peak Performance: Top Athletes Reveal the Mind Exercises They Use to Excel.* Rodale, Emmaus, Pensilvania, 2005, p. 44. (Trad. cast.: *Entrenamiento mental para optimizar el rendimiento. Atletas de élite revelan las claves de su triunfo,* Ediciones Desnivel, Madrid, 2007).
17. *Ibid.*, p. 42.

de pértiga Earl Bell, que participó cuatro veces en los Juegos Olímpicos: «Yo solía entrenar durante el invierno, y acudíamos a un gimnasio que estaba en el mismo lugar donde jugaba nuestro equipo de baloncesto. Parte del calentamiento consistía en hacer algunos lanzamientos a canasta y así nos divertíamos un poco. Mi hijo de tres años solía venir a vernos. Unos meses más tarde, su abuela le regaló un pequeño balón de baloncesto y una red, que quedaba a 120 cm sobre el suelo. El balón tenía unos 14 cm de diámetro, así que era perfecto para su mano. La abuela instaló el aro y le puso la pelota en las manos, y él se dispuso a lanzarla. Pero antes se cuadró frente al aro, y, a continuación, realizó un lindo lanzamiento en suspensión, con su pequeño golpe de muñeca y su pequeño salto. Era la primera vez que tocaba un balón. Lo único que había hecho era mirarnos, y, sin embargo, el niño ya tenía un magnífico tiro en suspensión».[18]

- **Recordar tus mejores actuaciones.** El éxito allana el camino para el éxito futuro. Las imágenes positivas que mejor sintonizan con tu cuerpo, tu psique y tu autoestima se basan en tus mejores marcas personales. Una marca personal es creíble. Ya se ha conseguido antes… ¡y la conseguiste tú! Por lo tanto, tu capacidad para tener éxito ya ha sido demostrada. Sin embargo, a todo el mundo le gustaría poder operar siempre en ese nivel de rendimiento o por encima de él, y recordar éxitos del pasado o imaginar que los superamos es una potente fuente de imágenes fructíferas.

- **Ver tus mejores actuaciones.** Antes eran sobre todo los atletas, los artistas y los cantantes los que tenían acceso a vídeos de sus actuaciones anteriores. Incluso entonces, los entrenadores y los directores solían utilizarlos para analizar errores o puntos débiles. Hoy en día, casi todo el mundo lleva una cámara de vídeo en su siempre presente teléfono móvil. Si la actividad que practicas se presta al vídeo, es fácil montar un trípode y grabar

---

18. *Ibid.*, p. 37.

tus sesiones de práctica. Puedes emplear las grabaciones para limar defectos, pero para los fines que perseguimos aquí, queremos que las utilices para galvanizar en tu mente tus mejores momentos. Pueden convertirse en fuentes de potentes ensayos mentales.

Dado que los deportistas suelen tener fácil acceso a las repeticiones de vídeo, Warburton los insta a que repasen sus mejores actuaciones y a que hagan *tapping* mientras las ven. Subraya que esto crea o refuerza las vías neuronales que modelan la secuencia deseada de acciones. Un atleta resumió el principio así: «¡Oh, ya lo pillo, quieres que nos empapemos de lo bueno!». Warburton trabajó con Tyler Malone, uno de los mejores bateadores del equipo de béisbol de la Universidad Estatal de Oregón de 2018. Una pieza clave del entrenamiento mental fue practicar imágenes después de ver sus mejores actuaciones de bateo y hacer *tapping* con ellas. Esa temporada Malone llegó a batear *home runs* en cinco partidos consecutivos, y también tres *home runs* durante los campeonatos nacionales.

Cuando tengas una imagen única que exprese una frase empoderadora –con independencia de que esa imagen se base en ver a los maestros de tu habilidad elegida o en ver vídeos de tus propias mejores actuaciones, o simplemente esté generada desde dentro–, estarás preparado para expandir la imagen a un ensayo mental.

Ensayo mental. Un estudio clásico sobre los efectos del ensayo mental en el desarrollo de una nueva habilidad se llevó a cabo con estudiantes voluntarios. El estudio consistía en lanzar tiros libres de baloncesto. Los voluntarios, que no eran jugadores de baloncesto, se dividieron en tres grupos. Uno practicó tiros libres todos los días durante treinta días. El segundo grupo también practicó los tiros libres durante treinta días, *pero sólo mentalmente*; no tocaron una pelota de baloncesto. Finalmente, al tercer grupo no se le dio ninguna instrucción relacionada con el baloncesto. Después de treinta días, los tres grupos lanzaron tiros libres: los que no practicaron en absoluto no mostraron ninguna mejora; los que practicaron con un balón real mejoraron un 24 por 100, mientras que los que sólo practicaron mentalmente mejoraron un 23 por 100, lo que es estadísticamente equivalente a los que practicaron en la cancha.[19]

En una encuesta realizada a 1200 atletas de élite se habían presentado a las pruebas de preselección para participar en los Juegos Olímpicos, el factor que distinguió a los que se clasificaron de los que se quedaron a las puertas fue que los futuros olímpicos se esforzaron más en los «ajustes mentales» en las fases finales de la preparación.[20] El Dr. Ungerleider fue uno de los investigadores. Explica que el ensayo mental puede programar la mente para responder de una forma específica a una situación concreta. Afirma que «el cerebro utiliza para la visión los mismos canales que para la creación de imágenes [pero] en lugar de procesar la información visual desde el exterior, lo que se procesa es una señal visual desde dentro».[21]

El Dr. Ungerleider identificó cuatro áreas en las que los ensayos mentales pueden ser beneficiosos: (1) mejora de la técnica, (2) análisis y corrección de errores, (3) preparación para la competición y (4) mejora de las distintas habilidades.[22] Los ensayos mentales pueden ser tan eficaces como la práctica real, en parte porque permiten descomponer una actividad, averiguar cómo responder a cada desafío y, a continuación, imaginar la puesta en práctica de la nueva acción. Y como verás, combinar el *tapping* con ensayos mentales incrementa su potencia.

Ensayos mentales «en el lugar». El ensayo mental suele llevarse a cabo como parte de la preparación y el entrenamiento, pero también puede realizarse justo antes de la acción. Antes de salir al esce-

---

19. Se han utilizado muchas variaciones de este diseño de investigación y se han obtenido resultados similares. Véase, por ejemplo, Martin, K. A., *et al.* «Imagery Use in Sport: A Literature Review and Applied Model», *Sport Psychologist*, vol. 13, n.º 3, pp. 245-268 (1999).

20. Ungerleider, S. *Mental Training for Peak Performance: Top Athletes Reveal the Mind Exercises They Use to Excel.* Rodale, Emmaus, Pensilvania, 2005, p. 4. (trad. cast.: *Entrenamiento mental para optimizar el rendimiento. Atletas de élite revelan las claves de su triunfo,* Ediciones Desnivel, Madrid, 2007).

21. *Ibid.,* pp. 39-41.

22. *Ibid.,* p. 63.

nario, un artista puede respirar hondo un par de veces e imaginar los diez primeros segundos de interacción con el público. Un ejecutivo podría imaginar avanzar por el orden del día justo antes de empezar una reunión de personal potencialmente conflictiva. Una jugadora de tenis podría respirar hondo antes de cada saque mientras imagina los movimientos para lanzar la pelota a toda velocidad al cuadro de saque. Incluso aunque no puedas incluir una escena de ensayo completa en tu actividad, puedes usar en cualquier momento una de tus frases empoderadoras.

Añadir el tapping *a tus ensayos mentales.* Warburton enseña a sus atletas a ser conscientes de aquellos momentos de su ensayo mental en los que se ponen tensos, nerviosos o indecisos. Entonces interrumpe el ensayo mental y hace que la persona haga *tapping* para eliminar lo que haya desencadenado la respuesta tensa.

A continuación, vuelven al ensayo mental con un cuerpo más relajado y un estado mental más calmado. Warburton hace que sus atletas intensifiquen poco a poco los momentos competitivos en su práctica, de modo que estén entrenando bajo la mayor presión posible *antes* de competir, volviendo a hacer *tapping* en cada paso que provoque tensión. No sólo comienzan el ensayo mental en un estado de relajación, sino que también lo terminan en ese mismo estado. Estos pasos anticipatorios mientras hacen *tapping* se traducen en un rendimiento más calmado, incluso bajo las circunstancias de mayor tensión, que es cuando más importa.

El primer estudio publicado sobre el *tapping* en el rendimiento deportivo consistió en una única sesión de *tapping* de diez minutos llevada a cabo con un grupo de jugadoras de fútbol.[23] Un grupo de control recibió una sesión estándar de entrenamiento de fútbol. La mejora del grupo que hizo *tapping* a la hora de chutar a portería desde una distancia de quince metros fue estadísticamente superior a la del grupo de control. Aunque se trata de un estudio inicial y

---

23. Llewellyn-Edwards, T., *et al.* «The Effect of EFT (Emotional Freedom Techniques) on Soccer Performance», *Fidelity: Journal for the National Council of Psychotherapy*, vol. 47, pp. 14-19 (primavera de 2012).

rudimentario, ilustra cómo incluso un poco de *tapping* puede marcar una diferencia considerable.

Aunque aplicar *tapping* a los ensayos mentales puede parecer obvio para mejorar las habilidades atléticas, ¿qué ocurre con otras actividades? Por ejemplo, hacer punto. Si tu objetivo es aprender a hacer bonitos jerséis de punto, puede que te preguntes qué tienen que ver contigo los ensayos mentales. Puede que hacer punto te parezca una forma de relajación, no una actividad estresante, y, desde luego, no una actividad que se lleva a cabo delante de una multitud que analiza cada una de tus puntos. Podría parecer que aprender a hacer *tapping* para eliminar el estrés que conlleva la práctica de una habilidad no es aplicable a hacer punto (ni a muchas otras actividades solitarias). Por otro lado, desarrollar las habilidades de destreza, creatividad, planificación y seguimiento, y desviarse de patrones, así como cuestiones de estética y recepción del público, puede conllevar una enorme carga de tensiones y retos.

Utilizar los ensayos y el **tapping** *para detectar y superar los retos.* Tanto si se trata de hacer punto como de saltar con pértiga, cada habilidad implica subhabilidades, y cada una de ellas puede plantear sus propios retos. Si pierdes la confianza y la paciencia intentando hacer un pespunte, o si te pones nervioso en los momentos críticos cuando practicas un salto con pértiga, una canción o un número cómico, o si entras en pánico cuando tu reina se ve amenazada mientras visualizas una partida de ajedrez, has identificado un área en la que puedes utilizar el ensayo mental para practicar una acción más eficaz. Cuando tengas dificultades con una habilidad concreta, puedes identificar dónde te encallas y mejorar esa pequeña parte de la actividad global.

Warburton enseña a sus deportistas técnicas de diálogo interno y ensayo muy centradas en aquellas áreas en las que tienen dificultades. Ha tenido mucho éxito dividiendo la práctica de la visualización en pasos. Por ejemplo, Warburton trabajó con un futuro jugador de béisbol profesional, Wade Meckler, para perfeccionar su bateo. Warburton le pidió que centrara su atención en la experiencia corporal de todo su movimiento de bateo. Al hacerlo, Meckler se dio cuenta: «Vale, hay algo que no funciona en el giro de mi cadera». Entonces hizo una ronda de *tapping*, centrándose en «*Algo va mal en el giro de mi cadera*» para despejar este bloqueo a la ejecución completa y correcta de su *swing* de bateo.

Cuando fue capaz de imaginar el movimiento con sus giros de cadera corregidos, pudo sentir y hacer *tapping* en un *swing* ideal. Meckler comenzó la temporada de béisbol de 2023 en las ligas menores, pasó por todos los niveles de las Ligas Menores de Béisbol durante ese verano y acabó fichando por los San Francisco Giants en septiembre de 2023, un éxito poco frecuente en el béisbol profesional.

Sea cual sea la habilidad que estés desarrollando, si llevas a cabo un ensayo mental a cámara lenta al tiempo que conectas con la experiencia corporal, es probable que encuentres áreas que pueden verse beneficiadas haciendo pequeños ajustes. Los detalles varían mucho en función de la actividad, pero el principio es que lo que ensayas mentalmente influye sobre lo que harás con tu cuerpo.

En las siguientes instrucciones, ensayarás mentalmente la escena o las escenas que hayas seleccionado mientras haces *tapping* en los doce puntos de acupuntura tantas veces como consideres necesario. De forma similar a la técnica «Contar la historia» (*véase* capítulo 4, sección «Trabajar con veteranos de guerra»), esto empodera aún más tus imágenes enviando señales a tu sistema nervioso a través de los canales de acupuntura, que construyen vías neuronales que se corresponden con la actividad imaginada.

El ensayo mental de Ben

El ensayo de Ben se centró en mantener el contacto con el público, utilizar un lenguaje atractivo y transmitir compasión. Para su imagen inicial, una vez habló a la clase de su hijo en el instituto el Día de la Carrera Profesional, y fue una de sus presentaciones favoritas. Los alumnos estaban tan interesados en escuchar cómo un terapeuta ayuda a los adolescentes con ansiedad que Ben sacó a relucir su jovialidad y su buena relación con la audiencia. Expandió esto en una película mental de su anticipado discurso de apertura e hizo *tapping* sobre ello. Fíjate en que esto era muy diferente de sus sesiones de práctica, mucho más largas, en las que ensayaba y desarrollaba su discurso en tiempo real. Cada uno de estos ensayos mentales sólo duraba un minuto, más o menos.

Tu turno

Comienza seleccionando una única imagen que te represente rindiendo al máximo en la actividad en la que se centra tu objetivo. La imagen será como una *ilustración* de tu objetivo o una de tus frases empoderadoras. Puede basarse en haber visto a una persona cuyas habilidades admires realizando la actividad, en un recuerdo o un vídeo de una de tus mejores actuaciones, o en una escena que simplemente surja de tu imaginación. A continuación, amplía la imagen a un ensayo mental, es decir, haz una película interna en la que te veas llevando a cabo la secuencia a la perfección. Tu ensayo mental puede representar toda la actividad o destacar una parte en la que te gustaría centrarte más. Por último, reprodúcelo como una película en tu imaginación y haz *tapping* mientras ensayas, pasando por los doce puntos de *tapping* tantas veces como sea necesario para completar la secuencia de habilidades que estás practicando. Si tu ensayo mental se ha centrado en un único punto problemático, también puedes crear ensayos mentales adicionales para otros retos.

Paso 5: aumentar el impacto de los ensayos mentales

Una vez que hayas creado y ensayado mentalmente una actuación magnífica, el paso final es aumentar su impacto en tu psique y tu sistema nervioso. El principio es sencillo. Cuanto más creíble te resulte el ensayo mental, más impacto tendrá. Podrás utilizar los procedimientos que ya has aprendido para aumentar su credibilidad y, por tanto, su eficacia.

En los capítulos anteriores te hemos enseñado a imaginar una respuesta deseada ante una situación difícil. Has evaluado la *credibilidad* de esta respuesta imaginada y has tomado medidas para aumentar esta credibilidad. Se puede utilizar el mismo proceso, que incluye puntuaciones USC (unidades subjetivas de credibilidad), con un ensayo mental.

Cómo aumentó Ben el impacto de su ensayo mental

La primera vez que Ben hizo el ensayo mental, lo disfrutó, pero la credibilidad de haberlo conseguido era sólo de 4 sobre 10. Su siguiente declaración de aceptación fue *«Aunque sólo esté en un 4, me acepto de todos modos»*. Uno de los reversos psicológicos que identificó fue que no sería capaz de usar un lenguaje sencillo a la hora de expresar ideas complejas sobre cómo los pensamientos suicidas afectan al cerebro de formas distintas a la mera ansiedad. Disponer de un esquema en el monitor del presentador, en lugar de tener que memorizar su charla, le permitiría improvisar, lo que facilitaría la interacción con el público. Pero ir por libre también podría ser una trampa para su tendencia a ser demasiado intelectual.

Ben hizo *tapping* en *«Tengo miedo de recurrir a un lenguaje técnico complejo»*, que comenzó con una USM de 8 pero bajó a 2 después de algunos ciclos de *tapping* y una nueva declaración de elecciones: *«Aunque tengo miedo de recurrir a un lenguaje técnico complejo, elijo ensayar e interiorizar frases sencillas para el material técnico»*. También trabajó con otros reversos psicológicos de esta manera, y subió la puntuación de credibilidad a 9 (recuerda que si bien quieres bajar tu USM, quieres que se incremente tu USC).

Tu turno

Comienza asignando una puntuación de unidades subjetivas de credibilidad (USC) a tu ensayo mental o a cualquier escena de éste que haya sido o pueda llegar a ser desafiante. Sigue los pasos ilustrados en el relato de Ben para aumentar la credibilidad de la escena. Puedes hacerlo con el ensayo mental de tu actividad en su totalidad, así como con cada segmento al que desees prestar especial atención.

Conclusión

Aprender una nueva habilidad o mejorar una ya existente te enriquece. Tanto si se trata de una actividad que verán otras personas como de una empresa en solitario, los esfuerzos que te expanden tienden a ser profundamente gratificantes y, a menudo, estimulantes. Los seres humanos siempre han buscado formas de maximizar los resultados de sus esfuerzos. Este capítulo te ha mostrado algunas de las estrategias más eficaces hasta la fecha para alcanzar el rendimiento máximo y te ha enseñado cómo utilizar el *tapping* para potenciarlas aún más.

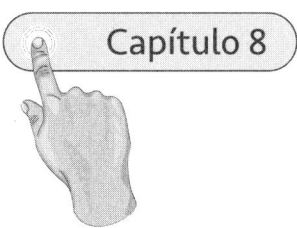
Relaciones

El *tapping* equilibra las energías de la pareja para alcanzar niveles más profundos de empatía, amor y alegría. Que ambos miembros de la pareja hagan *tapping* durante los momentos difíciles también los ayuda a alejarse de pensamientos y emociones angustiosos para que su comunicación sea más creativa y constructiva.[1]

—Fred Gallo, PhD
El psicólogo que acuñó el término «psicología energética»

En el prólogo de nuestro superventas sobre las relaciones de pareja, *Las energías del amor*, nuestra vieja amiga Jean Houston, historiadora cultural e investigadora pionera de las capacidades humanas, escribió sobre nosotros:

Cuando los conoces por primera vez, parecen una pareja inverosímil. Donna es eufórica, espontánea, intuitiva. David es tranquilamente reflexivo, erudito, y siempre busca sentidos más profundos. Ella es como el champán; él es agua en calma. Ella tiene una naturaleza tropical; él es, sin duda, más del norte. Y, no obstante, con todas sus diferencias, gracias a un enorme esfuerzo y a un intenso cariño, han dado lugar a un matrimonio amable, creativo y

---

1. Adaptado de Gallo, F. P. *The Amazing Couples Course Manual,* Gallo & Associates, Hermitage, Pensilvania, 2013); parafraseado por el Dr. Gallo.

ejemplar. Él convierte sus sentimientos e intuiciones en palabras. Ella ve y dirige energías que a él le permiten entrar en un mundo de entendimiento distinto. Juntos, han cubierto el difícil trabajo de las relaciones, y nosotros somos los beneficiados.[2]

Empezamos ese libro admitiendo que «solemos decir en broma —o medio en broma— que si nosotros podemos hacerlo, entonces cualquier pareja también puede».[3] Desde la perspectiva de los 46 años que llevamos juntos en el momento de escribir estas líneas, nuestros primeros años en particular estuvieron plagados de dolor y discordia. Los amigos que eran testigos de primera mano de nuestras desavenencias dudaban de que llegáramos a final de mes. Más allá de nuestras credenciales profesionales de haber ayudado a mejorar a centenares de matrimonios, debemos tener alguna distinción en la categoría de relaciones «de malas a buenas». Como le gusta decir a Donna: «¡Gracias a Dios que no le dejé cuando debía!».

Siguiendo la gran tradición de los profesores que enseñan lo que necesitan aprender, al principio de nuestra relación empezamos a ofrecer talleres con el acertado nombre de «La montaña rusa de las relaciones». Sin duda, nos estábamos convirtiendo en expertos experimentados en ese tema. Una idea clave de los talleres «La montaña rusa de las relaciones» era que la naturaleza nos engaña a los humanos organizando nuestras respuestas bioquímicas y energéticas para que nos sintamos atraídos apasionadamente por otra persona en especial. En el caso de las parejas heterosexuales, el objetivo es que la madre y el padre potenciales se sientan tan unidos que permanezcan juntos el tiempo suficiente para criar a su descendencia. Sin embargo, los recursos emocionales que se gastan en esta etapa de «amor

---

2. Introducción de Jean Houston en Eden, D., *et al. The Energies of Love: Invisible Keys to a Fulfilling Partnership*, Penguin Random House, Nueva York, 2016), p. xiii. (Trad. cast.: *Las energías del amor: Cómo utilizar la medicina energética para mantener viva tu relación sentimental*, Ediciones Obelisco, Barcelona, 2015).

3. *Ibid.*

románctico» son enormes. Estos recursos pronto tendrán que dedicarse a criar y mantener una familia. Por tanto, esta atractiva programación de la pasión romántica tiene una vida media definida.

Cuando se desvanece, la siguiente etapa es «desilusión y ajuste de cuentas». ¿Adónde han ido a parar esa pasión y esas percepciones idílicas del otro? Pero si puedes superar el dolor y la desilusión de esta etapa, el tesoro que idealmente te espera es una etapa «profunda y fluida» que durará el resto de tus días. Por supuesto, también intervienen muchos otros factores, pero la trayectoria que va del «amor romántico» a la «desilusión y ajuste de cuentas» y a lo «profundo y fluido» es el ansia de la naturaleza.

Incluso en nuestros momentos más difíciles, teníamos la sensación de que la etapa profunda y fluida debía ser nuestro destino juntos, y esto nos ayudó a superar nuestros turbulentos primeros años. Una idea relativamente única que aportamos a nuestras clases es que cada etapa tiene su propia frecuencia *energética*. Una pareja puede hacer camino explorando y trabajando esta base energética de sus percepciones, sus sentimientos y sus esperanzas.

Una de las conclusiones más frecuentes que hemos escuchado de las parejas que asistían a esos talleres es que, cuando dejaban de juzgar su relación a través de la lente de la primera etapa superapasionada —o incluso a través de una etapa superapasionada que en realidad nunca habían tenido—, se desvanecía la música de fondo de la desilusión. Esto permitía a los miembros de la pareja llevar a cabo el duro trabajo de reconciliar las diferencias (o de separarse) para llegar a un flujo gratificante que, de otro modo, nunca habrían alcanzado. Se alegraban de no haberlo dejado cuando «deberían haberlo hecho».

Los psicólogos utilizan el término «amor compañero» para describir este tipo de amor más maduro, que «se caracteriza por fuertes sentimientos de intimidad y afecto hacia otra persona, más que por una fuerte excitación emocional en presencia del otro».[4] Este tipo de

---

4. American Psychological Association *APA Dictionary of Psychology*, «companionate love» (consultado el 12 de mayo de 2023), disponible en dictionary.apa.org/companionate-love.

relación tiene «un alto grado de intimidad y compromiso». No es que no sigamos teniendo pasión –la tenemos–, pero la conexión con el alma es lo que más apreciamos.

Tus modelos rectores y tus relaciones

Los modelos rectores están en la base de tu capacidad para establecer una relación revitalizadora de pareja. Empezaron a formarse durante tu infancia y siguen evolucionando a lo largo de tu vida. Los protocolos de *tapping* pueden emplearse para actualizar estos modelos de modo que te impulsen hacia relaciones cada vez más satisfactorias.

Cultivar relaciones de apoyo mutuo y emocionalmente enriquecedoras es la clave del éxito en casi todo lo que haces. Nuestros antepasados dependían los unos de los otros para sobrevivir, y las familias y las comunidades siguen siendo vitales para nuestra salud y nuestro bienestar. Centenares de estudios demuestran que la calidad de tus vínculos con tus allegados determina en gran medida tu resiliencia frente al estrés, tu actitud cuando te enfrentas a un reto, la eficacia de tu sistema inmunitario, tu salud y longevidad, y tu felicidad general.[5]

Lo que presentamos en este capítulo puede llevarte a cuestiones fundamentales de tu infancia que están preparadas para ser resueltas más plenamente, de forma que mejoren tus relaciones actuales. De hecho, la evolución personal se ha comparado con una espiral ascendente en la que vuelves una y otra vez sobre los mismos temas, pero a un nivel más alto de desarrollo psicológico, lo que te permite abordarlos de formas nuevas y más decisivas.[6] Ésa es la promesa de este capítulo. Sin embargo, el proceso puede resultar difícil. Uno de nuestros probadores escribió:

---

5. Slatcher, R. B., *et al.* «A Social Psychological Perspective on the Links Between Close Relationships and Health», *Current Directions in Psychological Science*, vol. 26, n.º 1, pp. 16-21 (2017), doi.org/10.1177/0963721416667444.

6. Kegan, R. *The Emerging Self: Problem and Process in Human Development*, Harvard University Press, Cambridge, Massachusetts, 1982.

Este capítulo ha sido, con diferencia, el más difícil para mí. Ha abierto enormes áreas que me he dado cuenta que son necesarias para sanar grandes partes de mi vida. Al adentrarme en el material, a menudo he sentido que quería salir corriendo. El capítulo me ha exigido ser abierto, honesto conmigo mismo y precariamente vulnerable con mi pareja. Muchas veces he pensado: «Me saltaré lo que queda del capítulo». Pero he seguido adelante. Estoy CONTENTO de haberlo hecho. Gracias por este material. Me ha ayudado a navegar por aguas muy turbulentas.

Así que prepárate para la posibilidad de que este capítulo te lleve a algunas «aguas turbulentas». Aunque es más probable que sea esperanzador e inspirador, tómatelo con calma cuando lo necesites. Puedes hacer descansos. Puedes utilizar tu diario para reflexionar. Puedes pedir ayuda a otras personas. Cuanto más profundices en los procesos, más transformadores pueden ser. Para empezar, comienza con la siguiente «Solución rápida».

Solución rápida: relaciones

Piensa en una relación en la que te gustaría mejorar la comunicación, resolver un conflicto o profundizar. Puede ser con tu pareja, tu jefe, tu hijo, tus padres, un amigo, un colega, una expareja o una futura pareja imaginada. Puntúa según la USM la cantidad de malestar que sientes mental y físicamente cuando piensas en tu deseo de estos cambios. A continuación, pronuncia en voz alta la primera declaración mientras haces *tapping* en el punto de la parte superior de la cabeza. Luego pronuncia la siguiente declaración mientras haces *tapping* en el siguiente punto. Recorre los doce puntos de *tapping* yendo de una declaración a la siguiente. Sáltate cualquier declaración que creas que no encaja contigo.

«Aunque me siento desafiado por mi relación con [nombre], creo en la bondad de ambos.
Aunque es difícil confiar en que se producirán los cambios que deseo, elijo tener compasión por mí mismo y por [menciona su nombre].

La relación puede ser muy difícil.

A veces me siento muy frustrado.

Quiero que esta relación prospere.

Pero no sé cómo hacer que mejore.

A veces reacciono de manera exagerada.

A veces me cierro en banda.

Cuando pienso en los problemas de la relación, siento tensión en [menciona una parte del cuerpo].

Puedo hacer tapping *para reducir esa tensión.*

Puedo empezar a relajarme.

Quiero ser más compasivo.

No quiero que el miedo o el resentimiento me controlen.

¿Tengo miedo de que me hagan daño?

¿Tengo miedo de que me controlen?

A veces es difícil mantener la calma y escuchar bien.

¿Cómo sería si escuchara más atentamente?

Elijo estar abierto a una comprensión más completa.

Aprecio el esfuerzo que estoy poniendo en esta relación.

También quiero respetar la perspectiva de [menciona su nombre].

Quiero ser respetuoso.

Elijo sentir una profunda compasión por las luchas de [menciona su nombre].

Estoy deseando dar el siguiente paso.

Me inspiran las posibilidades.

Puedo hacer tapping *para superar cualquier resistencia o barrera que surja en mí.*

Puedo sentir ya una nueva esperanza y comprensión».

Después de pasar por esta secuencia dos o tres veces, probablemente te darás cuenta de que ya te sientes más fortalecido con respecto a la relación. Valóralo con otra puntuación USM sobre la cantidad de malestar que sientes cuando piensas en tu deseo de que mejore la relación. También te has preparado para ir más lejos aplicando los consejos de este capítulo.

Hacer que tus relaciones sean más satisfactorias: el viaje interior

En este capítulo compartiremos parte de lo que hemos aprendido y cómo puedes utilizar el *tapping* en acupuntos para superar mejor los retos que, para nosotros, a menudo suponían trampas en la lucha y la desesperanza. Aunque nos centraremos sobre todo en las parejas comprometidas, este capítulo está pensado para cualquier persona, tanto si mantiene una relación duradera como si no. Más que un manual para parejas, como era *Las energías del amor*, este capítulo se centra casi exclusivamente en el viaje interior que supone tener una relación. Puede aplicarse a la forma en que te relacionas con tu pareja actual o puede prepararte para una futura pareja. Aunque las relaciones entre personas del mismo sexo o trans implican muchas dinámicas y consideraciones que difieren de las de las parejas heterosexuales, los retos que abordamos aquí se aplican a todas. Los hemos agrupado en siete grandes temas:

1. Afrontar la intensidad emocional sin escalar.
2. Cambiar la forma de responder a comportamientos de la pareja que habían sido desencadenantes de ira, dolor o resentimiento.
3. Rastrear los desafíos emocionales –que se repiten una y otra vez en las relaciones– hasta las experiencias formativas de la infancia.
4. Sanar heridas emocionales persistentes.
5. Transformar los patrones que han surgido de las heridas tempranas.
6. Terminar otros «asuntos pendientes» en la vida emocional, incluido el «equipaje» de relaciones anteriores o de una época más temprana de la relación actual.
7. Establecer una visión de la relación deseada y reconectar el cerebro para que apoye esa visión.

Te invitamos a un viaje en el que exploraremos cada uno de estos temas. Aunque la atención se centra en el trabajo interior necesario para mantener una relación íntima gratificante a largo plazo, muchos de los principios se aplican a cualquier relación que te importe, desde amistades hasta dinámicas entre padres e hijos o compañeros de trabajo.

1. Afrontar la intensidad emocional sin escalar

Tanto si tienes una relación íntima como si no, la vida te ofrece muchas oportunidades de encontrarte ante situaciones que pueden provocar fuertes reacciones emocionales. Estamos preparados para la respuesta de lucha-huida-parálisis, y ésta puede activarse ante un compañero de trabajo irrespetuoso, un conductor agresivo o una pareja malhumorada. No es que las emociones sean malas. Nos guían en nuestras decisiones, sean grandes o pequeñas. Se vuelven problemáticas cuando su intensidad aumenta hasta el punto de que los centros emocionales del cerebro «secuestran» los centros del razonamiento, de modo que no podemos pensar con claridad ni actuar de manera eficaz.[7] Dado que la supervivencia humana dependía de permanecer unidos en un clan pequeño, hemos evolucionado para ser hipersensibles a las alteraciones emocionales con las personas más cercanas. Somos más propensos a sufrir ataques de nervios con nuestros seres queridos.

El circuito superior y el circuito inferior. En *Ser padres conscientes*, el neuropsiquiatra Daniel Siegel y la experta en primera infancia Mary Hartzell identifican dos tipos fundamentales de respuestas a situaciones emocionalmente difíciles: el «circuito superior» y el «circuito inferior».[8] El circuito superior está impulsado por estructuras cerebrales avanzadas que surgieron más tarde en la evolución. Están situadas «más arriba» en el córtex cerebral, en la parte superior de la cabeza. El circuito inferior está dominado por estructuras ce-

---

7. Goleman, D. *Emotional Intelligence: Why It Can Matter More than IQ*, 25.º an. ed., Bloomsbury, Londres, 2020. (Trad. cast.: *Inteligencia emocional*, Editorial Kairós, Barcelona, 2023).

8. Siegel, D., *et al. Parenting from the Inside Out: How a Deeper Self-Understanding Can Help You Raise Children Who Thrive*, Tarcher/Penguin, Nueva York, 2004, p. 156. (Trad. cast.: *Ser padres conscientes: Un mejor conocimiento de nosotros mismos contribuye a un desarrollo integral de nuestros hijos*, Ediciones La Llave, Barcelona, 2005).

rebrales subcorticales, como la amígdala cerebral, que regula comportamientos automáticos, sobre todo la respuesta de lucha o huida. Cuando tomas el circuito superior, tus respuestas son meditadas, adaptables y adecuadas a la situación. Ante un exceso de estrés o en una situación que desencadena reacciones de circuito inferior, es posible que nos invadan emociones intensas como el miedo, la tristeza, la ira u otras emociones intensas «que dan lugar a nuestras respuestas mecánicas».[9] Los comportamientos de circuito inferior nos resultan familiares a todos nosotros, estemos en un lado o en el otro. Los hemos recibido y los hemos tenido. Los problemas no resueltos de la infancia nos hacen más susceptibles a estas tormentas de sentimientos tumultuosos y comportamientos inadecuados.

Utiliza métodos energéticos para permanecer en el circuito superior. Ya has visto a lo largo de este libro que las técnicas energéticas pueden enviar señales desactivadoras a los centros de amenaza del cerebro. ¿Pero es posible utilizarlas en medio de una discusión acalorada cuando tus instintos son luchar o retirarte? Seguir los impulsos más primarios cuando tu cerebro frontal está siendo desconectado por tu sistema límbico no siempre da buenos resultados. ¿Pero cómo detener un tren de mercancías para poder trabajar con tus energías durante una discusión acalorada que se intensifica?

Havening. Bien, puedes decir «Dame un momento», respirar hondo y desviar tu atención de la interacción para dedicarte por completo a advertir lo que pasa en tu cuerpo. A continuación, coloca cada mano en el hombro opuesto y desplázalas planas hasta los codos. Hazlo tres o cuatro veces, respirando profundamente y centrándote en tu interior. Conocido como *Havening*,[10] el movimiento cruza las energías de cada lado del cuerpo al otro y calma el triple calentador (el sistema energético implicado en la respuesta de lucha o huida). También genera ondas delta, que tienen un efecto sedante en las regiones del cerebro implicadas en el procesamiento de experiencias emocionalmente cargadas.

---

9. *Ibid.*, p. 155.

10. Para saber más sobre Havening, visita la página web havening.org

***Tómate un momento para aplicar* tapping.** Puede que esto sea todo lo que necesites para volver al circuito superior. Pero si no es así, puedes decir algo como: «Quiero estar totalmente presente para ti en este momento, pero estoy distraído por [informa de los sentimientos o sensaciones que has notado sin volver de ninguna manera al desacuerdo]. Voy a tomarme otro momento para estimular algunos puntos de liberación de energía». A partir de aquí, podrías hacer cualquiera de los métodos presentados en el Apéndice sobre los pasos que puedes dar si el programa se vuelve desconcertante. «Hacer *tapping* en la reacción que estás teniendo» sería una buena opción. Sólo tienes que repasar los doce puntos de acupuntura una o dos veces. No son necesarias las palabras, puesto que ya estás en un estado emocionalmente cargado. A continuación, fíjate en tu interior e informa a la otra persona de cualquier cambio que percibas en tus emociones o tus sensaciones. Esto mete a la otra persona en tu proceso de una manera que probablemente aumente la empatía y alinee vuestras energías para que la conversación pueda continuar con una mayor sintonía (o puede hacer que la otra persona te juzgue como un loco, pero al menos consigues cierta simpatía).

Haz* tapping *mientras hablas, haz* tapping *mientras escuchas. Otra técnica que pueden utilizar las personas cercanas es la de «Haz *tapping* mientras hablas, haz *tapping* mientras escuchas». Dawson Church lo explica:

> En el momento en que sientas que aumenta la intensidad emocional con alguien a quien quieres, empieza inmediatamente a hacer *tapping*. [Esto le dice a tu cuerpo que no hay necesidad de entrar en la respuesta de lucha-huida-parálisis, que la situación actual no es una amenaza para tu supervivencia física y que no estás viajando por la misma autopista neurológica disfuncional que has construido en el pasado.[11]

---

11. Church, D. *EFT for Love Relationships,* Energy Psychology Press, Fulton, California, 2015, pp. 204-205.

Haz un pacto. Si la otra persona es tu pareja, un colega o un amigo, puedes explicarle de antemano que guardas en el bolsillo trasero estos métodos para recuperar la ecuanimidad. De este modo, ya se entiende y no tienes que explicárselo mientras recurres a él. Puede ser un ritual acordado previamente para calmar la tensión que pueda surgir en cualquier relación cercana. De hecho, en nuestro libro *Las energías del amor* y en nuestros talleres, hacemos que las parejas hagan un «pacto» inquebrantable por el que, cada vez que uno de los dos empiece a ponerse nervioso, interrumpirán inmediatamente la conversación y recurrirán a los ejercicios energéticos antes de continuar.

Todas estas técnicas se basan en el principio de que una única intervención energética puede alejarte de las respuestas cerebrales primitivas que escalan la tensión y llevarte hacia el control del cerebro frontal, donde tus capacidades de razonamiento, paciencia y empatía están más disponibles.

La probadora que presentaremos en este capítulo es Sasha, una consumada cantante de 53 años que se había formado en medicina energética, pero que era relativamente novata en psicología energética.

El trabajo de Sasha con una reacción intensa

De su diario:

Hace algunos años, mi marido empezó a colaborar con un nuevo socio. Empezaron a pasar mucho tiempo juntos. La mayoría de las veces era en nuestra casa. (Tenemos un negocio que no necesita una oficina, así que gran parte de nuestro trabajo cuando no estoy de viaje es en nuestra casa). El nuevo socio era una mujer. He tenido muchos problemas de confianza recurrentes a lo largo de mi vida con otras mujeres y los hombres con los que mantengo una relación.

Durante este período, mi marido y yo empezamos a atravesar un momento muy complicado. Teníamos dos hijos adolescentes. Nos en-

frentábamos a mucho estrés económico, laboral y de convivencia. Yo viajaba mucho por mi trabajo, lo que me llevaba a diferentes zonas horarias. Era difícil enlazar o hablar y conectar, y parecía que la comunicación con mi marido se había ido al garete.

Cuando me encontraba con su nueva socia, a menudo me expresaba lo sola que se sentía siendo una mujer soltera y que realmente deseaba tener una relación profunda con alguien y formar una familia. Por culpa de la tensión de nuestra situación y del tiempo que tenía que pasar fuera de casa, se creó un nuevo vínculo entre mi marido y esta mujer que era más profundo de lo que yo podía manejar bien. Pero cuando le expresé mi preocupación, se limitó a ignorarla, como si formara parte de mi imaginación y todo estuviera bien. Después de un viaje extremadamente largo y distante, decidí que iba a tomarme un descanso de los viajes y centrar mi atención en sanar mi vida familiar y mi relación. Esto alteró lo que la mujer –pongamos que se llama Sue– se había acostumbrado a hacer.

Un día Sue vino a nuestra casa quejándose de que ahora que yo estaba en casa les estaba dificultando trabajar hasta tarde para planificar, programar proyectos y hacer crecer el negocio. Al principio me mostré muy tranquila y expresé con sinceridad que había muchas cosas en las que mi marido y yo teníamos que trabajar. Estaba cambiando activamente mi vida laboral para volver a poner las cosas en su sitio, y estaba segura de que el negocio iría bien si ellos adaptaban sus horarios de trabajo para no interferir en nuestras tardes.

Ante esta sugerencia, Sue perdió los estribos y empezó a decir que era la mejor amiga de mi marido y que cómo me atrevía yo a obstaculizar su éxito. De repente, la situación se descontroló. Por supuesto, por las palabras que estaba diciendo y mis problemas de confianza anteriores, sentí que el detonante emocional estallaba dentro de mí y empecé a contraatacar. Se convirtió en una desagradable y violenta discusión en nuestro jardín. En ese momento, ella se dirigió furiosa a su coche y se marchó. Culpé a mi marido de toda la situación.

Nos discutimos durante semanas por ese motivo, y algunos de los argumentos y de las cosas que se dijeron aún me persiguen hoy en día, aunque Sue ya no forme parte de nuestras vidas y la situación finalmente se «resolviera». Tengo sueños sobre ello en los que pienso que voy a reaccionar de otra manera, pero todavía sucede sin control y me revuelve el estómago. A menudo he reflexionado sobre cómo podría haber sido capaz de controlar mis emociones y no dejar que Sue sacara lo peor de mí.

Después de hacer la rutina de tapping *sobre esto (lo hice unas cinco veces, con cierto trabajo energético y descanso entre tanto), algo cambió. Pude comprender profundamente la situación que se desplegó entre los tres. Sentí un elemento de aprendizaje emocional que no había experimentado durante la situación de la vida real. Ahora, como el* tapping *me ha ayudado a mover las emociones y las energías bloqueadas, siento como si pudiera escuchar las emociones que estoy sintiendo, así como tener más compasión por Sue en el dolor y la rabia que estaba experimentando. El* tapping *también me ha llevado a un punto en el que he sido capaz de hablar del incidente con mi marido de manera honesta y abierta, en lugar de convertirlo en el «enemigo» por mi incapacidad para procesar mis propias emociones.*

Tu turno

Describe en tu diario una situación en la que, a tu juicio, respondiste de una manera exagerada y poco diligente. Pudo haber sido con tu pareja actual, con una pareja anterior o con cualquier otra relación que te importe. Si no se te ocurre ninguna situación, imagina una que pudiera ocurrir. Utiliza el protocolo básico de *tapping* presentado en el capítulo 2 para llegar al punto en que puedas imaginarte en la situación sin reaccionar de manera exagerada. Puedes aplicarlo a tantas situaciones como desees. Te da práctica para moverte por una situación emocionalmente intensa sin quedarte bloqueado en el circuito inferior.

2. Cambiar la forma de responder a comportamientos de la pareja que habían sido desencadenantes de ira, dolor o resentimiento

Además de ser capaz de procesar las reacciones emocionales exageradas del pasado, puedes utilizar técnicas energéticas para que sea menos probable que reacciones de forma exagerada. Uno de los métodos es el ensayo mental, que hemos presentado en el capítulo anterior y que es básicamente lo que acabas de hacer con la instrucción anterior. Si sabes que eres vulnerable a engancharte con una determinada persona o situación, puedes imaginarte un escenario en el que es probable que reacciones exageradamente y reducir la intensidad de tu respuesta emocional. Cuando la intensidad disminuya, también puedes crear un escenario en el que tu respuesta sea justo la deseada y hacer *tapping* en ella para asegurar la respuesta ideal.

Hacer esto en una serie de situaciones provocativas imaginarias tiene un efecto inoculante, por lo que es más probable que te enfrentes a las situaciones de la vida real con mayor paz y compostura. Aunque te sugerimos que lo hagas, también somos conscientes de que a lo largo del libro has estado aprendiendo a utilizar el protocolo básico de *tapping* para desactivar las reacciones emocionales exageradas. Ahora, en lugar de llevarte una vez más a través de ese proceso, vamos a entrar en dinámicas más profundas que te harán menos vulnerable a los desencadenantes con tus personas más cercanas.

Estilo de apego. Un concepto que se ha hecho popular en los círculos profesionales y en la bibliografía de autoayuda es el *estilo de apego*.[12] Tu estilo de apego refleja la forma en que interactúas con los demás, sobre todo en tus relaciones íntimas. Implica preguntas básicas como «¿Soy digno del amor?» o «¿Puedo confiar en los demás para satisfacer mis necesidades más básicas?». Tu estilo de apego se formó pronto en la vida –normalmente entre los primeros meses y los dos

---

12. Heller, D. P. *The Power of Attachment: How to Create Deep and Lasting Intimate Relationships,* Sounds True, Boulder, Colorado, 2019. (Trad. cast.: *El poder del apego: cómo crear relaciones profundas y duraderas,* Editorial Sirio, Málaga, 2022).

años– a partir de las interacciones con tus padres o con otros cuidadores principales. Es uno de los modelos rectores más primarios y puede caracterizarse en términos generales como *seguro* o *inseguro*.

El *apego seguro* durante la infancia allana el camino hacia una mayor facilidad para la intimidad en la edad adulta. Las personas con un estilo de apego seguro suelen ser optimistas respecto a su relación principal. Tienen un fuerte sentido de la autoestima; esperan cercanía, calidez y comodidad en sus relaciones, y suelen encontrarlo. Comunican sus necesidades y sus emociones con eficacia, e interpretan y responden con precisión a las señales emocionales de su pareja. Son capaces de calmarse emocionalmente a sí mismos y a los demás, y pueden moverse con facilidad entre la intimidad y la independencia, lo que se traduce en la *interdependencia* emocional y conductual necesaria para el éxito de una relación.

El *apego inseguro* en la infancia sienta las bases para dificultades posteriores con la intimidad. Los niños con apego inseguro no han recibido de sus cuidadores la impronta que les ayudaría a aprender a establecer vínculos seguros o a regular su propio sistema nervioso, lo que los hace vulnerables a problemas emocionales a lo largo de su vida. El comportamiento de apego inseguro en las relaciones íntimas puede caer en uno de los dos extremos polares: aferramiento ansioso o evitación emocional.

El potencial para desarrollar un estilo de apego seguro se encuentra en los genes. Es lo que la naturaleza pretendía. Para muchas personas, su estilo de relación es relativamente seguro. Pero no hay nada como una relación íntima duradera para descubrir las lagunas. Aunque un libro no va a hacer que el estilo de apego de nadie pase de extremadamente inseguro a por completo seguro, podemos guiarte en el desarrollo de habilidades que aumentarán tu facilidad y seguridad en la intimidad.

Autoconsuelo. Una habilidad fundamental que favorece el apego seguro es la capacidad de consolarse uno mismo cuando se siente emocionalmente vulnerable. Como los bebés carecen de la capacidad de calmarse solos cuando sienten malestar, deben confiar en sus cuidadores para que les proporcionen consuelo. Para bien o para mal, aprenden estrategias de afrontamiento para calmar emociones angustiosas o experiencias difíciles a partir de las respuestas que reciben.

Idealmente, la capacidad de autoconsuelo la adquiriste durante las primeras interacciones con tus padres o con otros cuidadores. Estabas enfadado. Tus padres te consolaron y te pusieron a jugar con tu peluche favorito. Te sentiste mejor y empezaste a aprender que desviar la atención hacia una actividad placentera permite que un trastorno emocional se calme de manera natural. Si, de adulto, depende exclusivamente de tu pareja para consolar tus trastornos, vuestra relación sufrirá bajo esta carga excesiva. Los adultos que no han desarrollado las habilidades de autoconsuelo adecuadas se vuelven demasiado dependientes de su pareja para conseguir confort emocional y se resienten cuando nadie se lo proporciona.

Por fortuna, las habilidades para mejorar el estado de ánimo y aportar calma, cariño y placer a la vida pueden aprenderse a cualquier edad. Por lo general, se basan en los sentidos. A Donna le gusta relajarse con un baño caliente. A los dos nos gusta pasear por la naturaleza. Siempre tenemos a nuestra disposición las técnicas energéticas para autoconsolarnos, como las que se presentan a lo largo del libro y en el Apéndice en particular. Otras formas populares de relajación son la música, la danza, el arte, el deporte y la meditación. Son maneras sencillas, al alcance de la mano y, por lo general, gratuitas o casi gratuitas.

Sin embargo, en el caso de aquellas personas que en sus años de formación no aprendieron que podían hacer algo para sentirse mejor, más tranquilos o relajados, los momentos de angustia pueden desembocar en pánico interno. Esto puede hacer que se aferren a los demás o que vean una escapada en las drogas, la comida basura u otras adicciones. Puede que, cuando se sientan consternados, no se les ocurra que pueden tomar medidas sencillas y saludables para mejorar su estado de ánimo y su actitud.

Tanto si el autoconsuelo te resulta fácil como si no, es una habilidad que puedes desarrollar. Un enfoque consiste en identificar una técnica tranquilizadora con la que puedas contar y estimular los puntos de energía para crear una asociación mental entre la sensación de necesidad y la técnica, de modo que se convierta en un reflejo. Las frases pueden tener el formato de declaraciones de elecciones: «*Cuando me siento solo, elijo sentarme en el porche y escuchar a Enya*», «*En los momentos tristes, elijo hacer mi rutina favorita de pilates*», «*Cuando Bob no está a mi lado, elijo saborear el amor eterno de Fido*». Si surge alguna objeción a tu plan, puedes utilizar el protocolo básico de *tapping* para abordar estos reversos psicológicos.

Poner recursos en tu cuenta bancaria emocional. Además de crear una rutina autoconsoladora por defecto, puedes invertir en cuatro formas sensatas de «poner dinero en el banco» para que tus reservas ya sean más fuertes ante acontecimientos que puedan ser perturbadores. Se trata de sencillas acciones físicas o interpersonales que están bajo tu control: dormir lo suficiente, hacer suficiente ejercicio y tener suficiente contacto físico (aunque no tengas una pareja que te lo pueda proporcionar, puedes dar abrazos o intercambiar masajes con un amigo) y suficiente contacto emocional (que puede requerir cierta creatividad, pero disponible de numerosas maneras). Paradójicamente, a medida que te vuelves más experto en el autoconsuelo, más fácil te resulta que tu pareja te proporcione un apoyo reconfortante.

Si bien las reacciones emocionales exageradas hacia tu pareja pueden ser tratadas de muchas maneras utilizando *tapping*, fortalecer tu habilidad para calmar tus reacciones «de circuito inferior» es una de las más poderosas, y es nuestro enfoque aquí. He aquí cómo lo abordó Sasha.

La técnica tranquilizadora por defecto de Sasha y cómo consiguió más reserva emocional

Del diario de Sasha:

Una de las cosas que hago en los momentos tristes es meterme en el coche, poner mi música favorita y cantar a pleno pulmón para volver a sentirme conectada con mi verdadero yo feliz. Otra es sacar álbumes de fotos de mi infancia y pasear por los recuerdos pensando en aventuras de la infancia que reavivan el amor que siento por mi viaje en esta vida.

Para establecer reservas emocionales, me centré en dormir más. Para la declaración de elecciones, utilicé: «Aunque a menudo no duermo lo suficiente, elijo aquí y ahora cambiar este hábito». Hacer tapping *en la frase recordatoria «No dormir lo suficiente» me ayudó a aliviar la presión que siento de «acostarme a la hora correcta» y la cambié por un sentimiento de «acostarme para descansar es algo que hago por mí».*

Tu turno

Describe una técnica tranquilizadora que te parezca fiable o que puedas imaginar como fiable (consulta los ejemplos anteriores sobre Enya, pilates y Fido, así como el de Sasha). Crea una declaración de elecciones que asocie esta técnica con circunstancias que podrían hacerte sentir dependiente o vulnerable. Repítelo en voz alta tres veces, frotándote los puntos dolorosos del pecho con la primera frase y colocando las manos sobre el chakra del corazón con la segunda. Puedes repetirlo varios días seguidos hasta que sientas que se ha establecido la conexión. Si surgen objeciones internas, afróntalas utilizando el protocolo básico de *tapping*.

Por último, haz un inventario de las cuatro formas de establecer reservas emocionales: sueño, ejercicio, contacto físico y contacto emocional. Considera si te gustaría aumentar tus reservas en alguna de estas áreas y, si es así, crea una declaración de aceptación (la de Sasha era *«Aunque no duermo lo suficiente, me acepto profunda y completamente»*) que evolucione hacia una declaración de elecciones (por ejemplo, *«Aunque no duermo lo suficiente, elijo aquí y ahora cambiar este hábito»*). Hacer *tapping* en la frase recordatoria (por ejemplo, *«No duermo lo suficiente»*) reducirá la carga sobre el problema y la declaración de elecciones abrirá un camino para cambiar el hábito. También puedes recurrir a las técnicas del capítulo 6 para establecer hábitos deseables.

3. Rastrear los desafíos emocionales –que se repiten una y otra vez en las relaciones– hasta las experiencias formativas de la infancia

Jeremy tenía 36 años cuando se casó con Melissa.[13] Estaba deseando ayudar a criar a los hijos de ésta, de siete y nueve años. Había llegado a conocerlos bastante bien durante el año anterior al matrimonio; los había llevado a partidos de béisbol, al zoológico, a parques y a otras atracciones locales, y había participado en sus *hobbies*. A los niños les gustaba su padrastro y la atención que les prestaba, y la nueva familia estaba floreciendo en un ambiente de afecto y promesas. El exmarido de Melissa, Steve, el padre biológico de los niños, no había estado especialmente dispuesto a pasar tiempo con sus hijos durante el matrimonio, pero también los quería. Por culpa de un cambio de trabajo después del divorcio, se había trasladado a otra ciudad que se encontraba a varias horas de distancia, pero había sido responsable a la hora de llevarse a los niños por la tarde cada dos domingos.

Durante su noviazgo con Melissa, Jeremy no había conocido a Steve. Pero ahora que Jeremy se había mudado con la familia, las visitas bimensuales se habían convertido en algo habitual en su vida. Era bastante cortés con el ex de su nueva esposa, pero evitaba tener mucho contacto con él cuando recogían o dejaban a los niños. Durante las primeras vacaciones de Navidad después del matrimonio, Steve se organizó para llevarse a los niños una semana y los tres volaron a Orlando para asistir a un maratón de Disney. Los niños estaban tan entusiasmados que no hablaron de otra cosa durante la semana anterior y las semanas posteriores al viaje.

Cuando Steve acudió a la visita del domingo siguiente, Jeremy apenas podía mirarlo. Empezó a criticar ante Melissa el estilo de crianza de Steve, a señalar su culpabilidad en el divorcio y, en gene-

---

13. Eden, D., *et al. The Energies of Love: Invisible Keys to a Fulfilling Partnership,* Penguin Random House, Nueva York, 2016, pp. 221-224. (Trad. cast.: *Las energías del amor: Cómo utilizar la medicina energética para mantener viva tu relación sentimental,* Ediciones Obelisco, Barcelona, 2015).

ral, a pintar un desagradable retrato del hombre que había engendrado a sus hijos. Al principio Melissa reconoció la veracidad de algunas de sus observaciones, pero con el tiempo Jeremy se volvió cada vez más vehemente en sus críticas. Acabó convirtiéndose en un tema recurrente en sus interacciones los fines de semana, cuando llegaba Steve, y Jeremy empezó a interrogar a los niños sobre las visitas que hacían a su padre, como si buscara más material para poder despotricar. Al final, fue incapaz de ocultar a los chicos su desdén hacia su padre.

Los celos de Jeremy hacia Steve seguían aumentando y la acritud se estaba contagiando a otras áreas de la familia. Cuando se acercaban las visitas de Steve, la tensión se apoderaba de la casa. Los chicos estaban confundidos. Melissa empezó a juzgar duramente a Jeremy. En más de una ocasión lo había llamado «mocoso malcriado». Así estaban las cosas cuando programaron una sesión de terapia de pareja con David. Jeremy sabía hasta cierto punto que sus reacciones no eran racionales, pero este conocimiento no era comparable con la fuerza de sus emociones. Cuando Jeremy se alteraba, Steve era un hombre malvado que saboteaba todos los buenos esfuerzos de Jeremy con los chicos y la familia, y no había otra realidad que considerar.

Después de escuchar las dos versiones del problema, David habló con la parte de Jeremy que sabía que sus reacciones hacia Steve eran extremas. David explicó que cuando se desencadenan emociones intensas, éstas son muy reales, independientemente de que sean racionales o irracionales. Sugirió hacer *tapping* para reducir la intensidad de las reacciones de Jeremy hacia Steve. Ni Jeremy ni Melissa tenían experiencia con la psicología energética, pero la pareja que los había derivado había trabajado con David y les había descrito el método, por lo que estaban dispuestos a aceptar cualquier cosa que pudiera ayudarles, por extraña que pareciera. Aunque Jeremy no estaba especialmente dispuesto a considerar que su evaluación de Steve pudiera ser errónea, le interesaba sentirse menos consumido por sus reacciones.

Procedieron siguiendo en esencia los mismos pasos que has estado utilizando a lo largo de este libro. La escena que Jeremy eligió para dar una puntuación USM fue la del domingo anterior, viendo cómo el coche de Steve entraba en la casa. Era un 10 en la escala USM que va de 0 a 10. Después de cuatro ciclos de *tapping*, había bajado a 7, pero incluso después de aplicar más *tapping* parecía haberse quedado fija en esa cifra. David preguntó: «¿Cómo sabes que es un 7?». Jeremy dijo que sentía presión en el pecho y opresión en la garganta. David le pidió que explorara lo que sentía en la garganta. Jeremy dijo que era casi como si estuviera intentando contener las lágrimas. David le preguntó si podía recordar una de las primeras veces que tuvo esa sensación. Jeremy evocó inmediatamente un recuerdo que tuvo a los 10 años, cuando sus padres trajeron a un niño de acogida a la familia. Era sólo un favor temporal para un familiar del pequeño hasta que se pudiera encontrar una ubicación permanente, pero lo cambió todo para Jeremy.

Como hijo único, Jeremy había disfrutado de toda la atención y el afecto de sus padres. De repente, eso pasaba a ser historia. El niño de acogida tenía muchos problemas. Los dos padres de Jeremy tenían trabajos a jornada completa, y su tiempo y sus recursos limitados pasaron de Jeremy al nuevo niño. A los 10 años, Jeremy no tenía palabras ni conceptos que pudieran ayudarle a asimilar la pérdida. Se sentía emocionalmente abandonado por sus padres. No entendía por qué habían traído a esa persona problemática a su casa y odiaba al niño de acogida. Empezó a iniciar peleas y a crear acritud siempre que podía. Esta estrategia pareció acabar funcionando. Al cabo de un año, la agencia encontró un hogar permanente para el niño y Jeremy no volvió a verlo. Todo esto quedó enterrado en los recovecos de la psique de Jeremy. Hacía años que no pensaba en ello, y ninguna otra circunstancia de su vida adulta había desencadenado sus sentimientos no procesados en torno a ese capítulo de su infancia. Nunca se le había ocurrido mencionárselo a Melissa, pero los paralelismos entre el niño de acogida y la situación con Steve resultaron evidentes de inmediato para los tres. Volveremos a Jeremy y Melissa más adelante.

Experiencias tempranas que crearon un modelo para los acontecimientos actuales. Ser capaz de calmar las reacciones exageradas y consolar el malestar emocional, las habilidades en las que nos hemos centrado hasta ahora, pueden contribuir en gran medida a la autogestión emocional. Pero si un trauma no resuelto o unas necesidades emocionales insatisfechas del pasado están interfiriendo en tu relación actual o futura, hace falta algo más. Gestionar las emociones intensas que pueden ser evocadas al interactuar con la persona íntima puede requerir centrarse en los problemas no resueltos del pasado. Hay que admitir que éste puede ser un proyecto para toda la vida.

Muchas personas encuentran alentadora la «teoría de la espiral» del desarrollo personal que se ha mencionado con anterioridad. En lugar de repetir las mismas lecciones, volvemos a viejas cuestiones desde un nivel superior de evolución personal. Cuanto más eficazmente afrontes un problema durante la ronda actual de la espiral, más se convertirá la cuestión en una fuente de experiencia y sabiduría en lugar de ser una limitación cuando aparezca una situación análoga.

Tus reacciones emocionales hacia tu pareja. Se han identificado más de cien emociones humanas, pero la mayoría de ellas son combinaciones de unas pocas emociones básicas compartidas por personas de todas las culturas, como la ira, el miedo, la tristeza, el asco, la sorpresa, la anticipación, la confianza y la alegría.[14] La forma en que se expresan estas emociones viene determinada por la cultura. La palabra «emoción» procede del francés antiguo *esmovoir*, que significa «excitar». Aunque los psicólogos definen este concepto fundamental de diversas maneras, todos coinciden en que las emociones implican excitación y que influyen en la forma en que procesamos nuestros pensamientos y experiencias.

En el nivel más básico, en la vida de un bebé, un acontecimiento interno (como el hambre, el dolor, el calor o el frío) o externo (como un sonido fuerte o una manta caliente) provoca valoraciones simples: «Esto es bueno» o «Esto es malo». Aunque éste es el prototipo

---

14. Plutchik, R. *Emotions and Life: Perspectives from Psychology, Biology, and Evolution,* American Psychological Association, Washington, DC, 2002.

de las emociones más matizadas que vendrán después, esta valoración básica de bueno o malo, siguiendo las palabras del psiquiatra Daniel Siegel, «prepara al cerebro y al resto del cuerpo para la acción».[15]

Las vías neuronales que ayudan al niño a aprender a regular su sistema nervioso las establecen las respuestas de los padres a las expresiones de excitación de tono positivo o negativo del bebé. A través de esas primeras interacciones, aprendiste a gestionar tus estados internos. Si las reacciones de tus padres estaban en sintonía con tus experiencias internas, era más probable que desarrollaras una base sólida para moverte por la vida con confianza en la validez de tus sentimientos y pensamientos.

Por otra parte, si tus primeros cuidadores no validaron tus experiencias internas en sus interacciones constantes contigo, tu base para confiar en tus sentimientos y pensamientos como guías válidos se volvió inestable. Los niños están programados para incorporar comportamientos y respuestas emocionales que imitan los de sus cuidadores a través de las neuronas espejo. Como se ha mencionado en el capítulo anterior, las neuronas espejo son células cerebrales que se activan cuando se observa un comportamiento, estableciendo vías neuronales para repetir dicho comportamiento. Si la falta de ajuste es grave, como en los casos de padres maltratadores, perturbados a nivel emocional o muy negligentes, los niños emprenden su viaje por la vida con una brújula fundamentalmente defectuosa. Pueden verse a sí mismos reprimiendo, distorsionando o viéndose superados por sus emociones y experiencias.

Los cuidadores tempranos no sólo validan o no las experiencias internas del niño, sino que también modelan cómo responder cuando otros expresan sus emociones. Una niña puede responsabilizarse de proporcionar a una madre temerosa el apoyo que la niña

---

15. Siegel, D. J. *The Developing Mind: How Relationships and the Brain Interact to Shape Who We Are*, 2.ª ed. Guilford Press, Nueva York, 2012, p. 150. (Trad. cast.: *La mente en desarrollo: cómo interactúan las relaciones y el cerebro para modelar nuestro ser,* Desclée De Brouwer, Bilbao, 2007).

realmente necesita de su madre, o puede intentar desaparecer en presencia de un padre enfadado. Incluso cuando ya no encajan, estos patrones suelen trasladarse a nuestras relaciones adultas. Un padre cuyo estado interno está dominado por el miedo o la ira refuerza los miedos o la ira del niño.

Conectar tus reacciones emocionales con experiencias anteriores. Tu capacidad para gestionar tus reacciones emocionales en las relaciones actuales tiene sus bases en tus primeras experiencias interpersonales. Cuando se produzcan reacciones de circuito inferior, y sobre todo cuando se repitan, fíjate en qué las desencadena. Aunque no puedas identificar los desencadenantes, es muy probable que tu pareja sí pueda. Del mismo modo que las respuestas de Jeremy a Steve se convirtieron en un trampolín para su ya hacía tiempo olvidado pero formativo año con el chico de acogida, se te invitará a evocar un recuerdo precursor de las dificultades actuales.

Esta exploración hará que los recuerdos resulten accesibles para la sanación utilizando los protocolos de *tapping* que has estado aprendiendo. En el siguiente escenario, utilizarás el puente afectivo (*véase* capítulo 3, apartado «Profundizar en las raíces del problema») para identificar un incidente temprano que todavía afecta a tus relaciones. Sasha comenzó con los sentimientos que aún persistían sobre la mujer que se había encariñado tanto con su marido.

El recuerdo de Sasha y sus reflexiones al respecto

Del diario de Sasha:

La técnica del puente afectivo me hizo recordar una escena que había presenciado muchas veces de niña. Mis padres se estaban discutiendo. Mi madre estaba dolida y se comparaba negativamente con otras mujeres que mi padre encontraba atractivas. Mi padre restaba importancia a todo lo que ella decía, tachándolo de histeria. Mi madre empezó a gritar, como hace la gente cuando alguien le hace luz de gas (no es una expresión que yo conociera cuando era pequeña, pero mi padre lo hacía constantemente, diciéndole a mi madre que sus pensamientos, sus sentimientos y sus opiniones no tenían sentido). Las personas a las que les hacen luz de gas necesitan ser escuchadas, acompañadas y comprendidas. Pronto se enzarzaron en una pelea a gritos.

Cuando era pequeña y veía esto, me sentía desconsoladamente triste, pero impotente para hacer algo al respecto. Así que me acostumbré. Mi madre gritaba todo el tiempo. Pensaba que en sus casas todo el mundo gritaba tanto como en la nuestra. Cuando empecé a ir sola por el mundo, mis novios me preguntaban: «¿Por qué gritas?». Y yo les respondía: «Esto no es gritar, en mi casa era una manera normal de hablar», como si fuera una insignia.

Con sus propias infancias supertraumáticas, y como hijos de la Segunda Guerra Mundial, mis padres perdían la paciencia pronto y se alteraban con suma facilidad. Su relación fue turbulenta desde el principio. Mi madre se quedó embarazada sin planearlo. No pensaba tener otro hijo. Estaba divorciada de su primer marido, con el que tuvo dos hijos. Mi padre había sido un rebelde al que le encantaba seducir a las mujeres. No había echado raíces.

No tengo ninguna prueba de que mi padre «engañara» a mi madre, pero ella, ciertamente, hacía creer que así era. A lo largo de su relación, este tira y afloja se dio continuamente. En cualquier caso, mi padre era un gran ligón. Era incapaz de ir a una fiesta con mi madre sin que regresaran a casa enzarzados en una fuerte discusión sobre con quién había estado flirteando, cómo había deshonrado a mi madre, etc. Muchas noches acababan en discusiones a gritos entre dos personas bebidas, seguidas de días repletos de silencios incómodos.

Andar de puntillas por casa durante los ratos silenciosos era una habilidad que había perfeccionado. Había aprendido a desenvolverme en un campo de batalla. Éste era mi marco cuando iniciaba mis propias relaciones. Los celos, la sospecha y la desconfianza fueron algunas de las primeras herramientas que desarrollé para intentar protegerme. Gracias a la terapia, he aprendido que los celos son mi plan b personal.

La terapia me ha enseñado a sentir curiosidad por ellos, a diseccionarlos, a analizarlos, a aceptarlos y a integrarlos. Es mucho más fácil decirlo que hacerlo. Han entrado y han salido muchas mujeres de mis relaciones sentimentales, y he tenido que luchar contra demonios internos en relación con ellas.

Nunca sé muy bien qué es sospecha, locura o realidad. ¿Realmente intentan interponerse entre mi marido y yo, o es sólo la lente distorsionada de mi forma de ver las relaciones? Para empeorar las cosas, mi madre me presentaba a otras mujeres con juicio y desconfianza. Así pues, me ha resultado complicado entablar relaciones duraderas con mujeres por culpa de esta sospecha inherente, incluso sin que hubiera un hombre y una relación romántica de por medio.

Tu turno

Identifica un patrón en tus relaciones que parezca interferir con la intimidad y la satisfacción que deseas con tu pareja o tus seres queridos. Puede ser algo tan sencillo como no decir lo que piensas en una situación en la que, por ejemplo, a tu pareja le apetece ver una película determinada, pero tú preferirías ver otra. O puede ser que te irrites sin que prácticamente exista una provocación. O simplemente puede ser que no le dediques tiempo a la relación. O puede que se trate de celos extremos o arrebatos violentos. Piensa en un incidente concreto en el que se haya desarrollado ese patrón. Observa un sentimiento o una sensación dominantes mientras centras tu atención en él. Utiliza el puente afectivo para retroceder en el tiempo hasta una experiencia anterior caracterizada por un sentimiento o una sensación paralelos. Descríbelo y reflexiona sobre ello en tu diario. Lo procesarás a continuación.

444

4. Sanar heridas emocionales persistentes

Volviendo ahora a Jeremy y Melissa, después de haber descubierto las raíces ocultas de los celos irracionales de Jeremy hacia Steve, hicimos *tapping* en cada aspecto del recuerdo que pudimos identificar, quedándonos con cada uno hasta reducirlo a 0: la pérdida de la atención de sus padres; tener que contener las lágrimas con frecuencia cuando se sentía solo y abandonado; su confusión y desconcierto sobre qué había hecho mal para merecer que le retiraran tanta atención; la invasión en su familia; su odio hacia el chico nuevo; las peleas que tenía con el chico nuevo; el castigo por empezar las peleas y sentirse como un chico malo después de diez años de ser un buen chico, e incluso su desconcierto cuando el chico nuevo desapareció de repente.

Por fortuna, como una ronda de *tapping* sólo dura un minuto, todo esto se consiguió en esa primera sesión de dos horas, el estándar de David para las sesiones iniciales con parejas. Para entonces, Jeremy ya era capaz de hablar con lucidez y tranquilidad sobre la invasión del chico de acogida en su vida. Y podía reflexionar sobre cómo las visitas de Steve a los chicos le hacían aflorar sentimientos que se remontaban a sus experiencias con el chico de acogida. Se planteaba la posibilidad de que su sensación de que Steve estaba intentando destruir a propósito la familia que Jeremy estaba construyendo tuviera algo que ver con esta situación anterior. Centrándose de nuevo en ver el coche de Steve entrando en el garaje, Jeremy le dio una puntuación de USM de 3. Un par de ciclos más de *tapping* y bajó a 0.

Elegimos este caso porque se consiguió mucho en una sola sesión, lo que facilita la transmisión de los pasos que se dieron. La sanación de heridas emocionales profundas puede requerir varias sesiones haciendo *tapping* en numerosos incidentes de tu pasado. Si descubres viejas heridas que parecen estar reclamando atención, sé paciente contigo mismo. Aunque aclarar experiencias no resueltas que interfieren en tus relaciones actuales puede requerir tiempo y esfuerzo, los beneficios pueden ser sustanciales y duraderos.

Cómo Sasha sanó sus experiencias infantiles formativas

Como es obvio, Sasha tenía muchos recuerdos dolorosos relacionados con la hostilidad entre sus padres. Aunque había explicado algunos de ellos en terapias anteriores a lo largo de los años, no se habían resuelto emocionalmente y se encontraban en la base de modelos rectores que obstaculizaban sus relaciones: «La intimidad se mide por la intensidad de las peleas y el drama en la relación», «Los hombres me harán daño y las mujeres les ayudarán a hacerlo», «La confianza es para tontos».

Sasha recordó por primera vez a sus padres cuando una noche regresaron de una fiesta. Calculó que tendría unos doce años. Se había despertado por sus gritos. La valoración inicial de la USM fue de 10. Aplicó el protocolo básico de *tapping* y la cantidad de angustia que sintió al traer el recuerdo a su mente bajó a 6. Identificó un reverso psicológico que puso en esta declaración de elecciones: «*Aunque las relaciones son siempre de enfado o de silencio, elijo reconocer que mis padres no son los únicos modelos disponibles*». Esto le aportó cierto alivio, y la USM sobre el recuerdo bajó a 4. A continuación, le vinieron a la mente varios aspectos, como «*Es culpa mía que no consiga que sean amables el uno con el otro*» o «*Esto es lo que me espera en mi propio matrimonio*» o «*Una sensación de falta de aire en el pecho*».

Asignó a cada aspecto una USM y redujo a 0 la cantidad de malestar corporal que le provocaba. A medida que disminuía la intensidad del recuerdo original, empezó a ver algunas de las ironías del tipo distorsionado de intimidad que le mostraba el matrimonio de sus padres. Redactó una nueva declaración de aceptación, esta vez con cierto humor: «*Aunque mis padres tuvieran la inteligencia emocional de un par de caracoles, me quiero y me acepto profundamente*». Consiguió hacer bajar su USM sobre el recuerdo de haberse despertado por los gritos de sus padres hasta un 0. Lo hizo con varios otros recuerdos de peleas de sus padres. Cada uno de ellos era más fácil de resolver que el anterior, ya que compartían muchos de los mismos aspectos. Una vez resuelto un aspecto, no solía extenderse al siguiente recuerdo.

Cuando Sasha reflexionó sobre su necesidad de discutir, surgió una idea sorprendente. Tenía que ver con el patrón temprano que sostenía que «pelear es una medida de intimidad». Escribió en su diario:

Parecía provenir de mis antepasados. Los patrones ancestrales a lo largo de mi línea femenina implicaban mantener la boca cerrada, no recibir honores, sentir dolor y experimentar represión. Empecé a darme cuenta de que las peleas que instigaba mi madre tenían que ver con su madre y su abuela, y así sucesivamente. No era sólo rabia por el flirteo de mi padre. Sentía que estaba conectada con generaciones de las que ni siquiera era consciente. Empecé a hacer tapping *en huellas que parecían codificadas en mi ADN. ¿Qué recuerdos estaban vivos en mí que llevaban las vidas de culpa, vergüenza, supresión, miedo y rabia reprimida de mis antepasadas? Fluyeron muchas lágrimas que a veces parecían mías mientras que otras tenían una textura de «atemporalidad».*

Tu turno

Volviendo a la escena en la que has entrado utilizando el puente afectivo, utiliza cualquiera de las herramientas de los capítulos 2 y 3 para reducir la carga emocional de esa experiencia y para trabajar con cualquier aspecto o reverso psicológico que surja. Esto puede llevarte a un viaje largo y complejo, pero incluso aunque te limites a reducir el impacto de una única experiencia formativa no resuelta, es probable que se traduzca en un cambio positivo para tus relaciones actuales o futuras.

5. Transformar los patrones que han surgido de las heridas tempranas

Incluso después de sanar o resolver experiencias anteriores, pueden seguir persistiendo los patrones que se han establecido en torno a estas heridas. Si bien puedes encontrar muchos beneficios de haber logrado un cambio transformador profundo, es posible que la estructura que rodea tu vida aún tenga que ponerse al día. Los pasos para los cambios externos seguirán el patrón de los cambios internos. Aquí compartiremos dos ejemplos: uno de Jeremy y otro de Gwen, otra paciente de David.

En el caso de Jeremy, aunque el *tapping* fue rápido y muy eficaz para sanar los residuos del cambio desorientador que se produjo en su vida cuando el niño de acogida llegó a su casa, aún tenía que solucionarse el alboroto que había provocado en su matrimonio. Pudimos abordarlo hacia el final de la sesión inicial, centrando la atención en Melissa. Acababa de ver el trabajo transformador que Jeremy había hecho y se sentía conmovida, pero aún no se había recuperado de su consternación por el rápido declive de su nueva relación y su sensación de traición. Jeremy había pasado de ser un padrastro aparentemente ideal a una fuerza furiosa, celosa e irracional en su hogar. Ser testigo del trabajo de Jeremy ya había puesto todo esto bajo una nueva luz, pero su dolor y desconfianza persistían. Empezamos haciendo *tapping* en su sensación de desconcierto y traición. Al final de la sesión, fue capaz de revisar con alivio, en lugar de con horror, el extraño recorrido de su tierno matrimonio.

En una visita de seguimiento dos semanas después, Jeremy explicó lo que había hecho con los chicos y con Steve. Había preguntado a los chicos si alguna vez habían sentido celos el uno del otro. Ayudó a cada uno de ellos a reconocer las ocasiones en que esto había pasado y les hizo hablar sobre cómo se sentían al estar en cada lado de los celos. Utilizó esto como punto de partida para explicar cómo se había puesto celoso de su padre y para asegurarles que eso ya era cosa del pasado, aportándoles destellos de su proceso. En la siguiente visita de Steve, Jeremy salió a la puerta para saludarle antes de que entrara en casa. Jeremy empezó: «Tengo una historia que contarte, Steve», y le explicó los momentos más destacados de la sesión de terapia, con disculpas y expresiones de agradecimiento por las formas en que Steve estaba mirando hacia adelante y desempeñando un papel positivo en la vida de los chicos.

En el segundo ejemplo, Gwen era la menor de cinco hermanos. Era una hija no deseada. Sus padres ya estaban desbordados por las necesidades de sus tres primeros hijos cuando al cuarto, el hermano más cercano a Gwen, le diagnosticaron parálisis cerebral a los dos años. Gwen vino al mundo un año después. A los cuatro años, ya tenía establecido su papel en la familia como «la pequeña ayudante de mamá». Cada tarde la ayudaba a preparar las bolsas de la merienda. Consolaba a sus hermanos mayores cuando se enfadaban. A medida que fue creciendo, estaba atenta a las necesidades de sus hermanos y pensaba en maneras innovadoras de satisfacerlas. Había aprendido a mantener sus propias necesidades en un segundo plano para no aumentar aún más la abrumadora carga de sus padres.

Gwen creció y se convirtió en una ciudadana modelo y luego en esposa y madre modelo. Participaba activamente en grupos comunitarios y hacía sin rechistar las tareas que nadie más quería. Nunca decía que no a una solicitud. En su barrio, era ella quien llevaba comida a los enfermos y a los afligidos. En su matrimonio, su marido siempre tenía la ropa interior doblada y las comidas meticulosamente preparadas. Sus hijos estaban acostumbrados a las creativas maneras con que su madre los mimaba. Cuando Gwen empezó terapia, a los 35 años, se sentía abrumada con su vida y profundamente agotada. Cuando ella y David exploraron sus experiencias formativas y el modelo rector que surgió de ellas, bautizaron el tema «¡La mano amiga ataca de nuevo!». Empezó a hacer *tapping* sobre los muchos aspectos de este modelo y las experiencias que le dieron forma. Se había adaptado a su necesitada familia minimizando sus propias necesidades y atendiendo a las de los demás. Su sentido de la autoestima estaba ligado a este papel, y cuando se revelaba su dolor por no ser valorada de ninguna otra manera, éste era intenso. El *tapping* le permitió desactivar estos recuerdos para que ya no la hicieran revivir la compulsión por ayudar.

A medida que Gwen abordaba el dolor emocional que había llevado consigo, pero reprimido toda su vida, empezaron a inundarla nuevas percepciones. Tras ver un programa de televisión sobre personas desplazadas por la guerra, Gwen tuvo una serie de sueños en los que se veía atrapada en un campo de refugiados y tenía que utilizar su ingenio para escapar. Liberarse de las garras opresivas de su implacable impulso a ofrecerse cada vez que alguien tenía una necesidad o un deseo se convirtió en el tema de su terapia. Sin embargo, su mundo no aplaudía sus progresos a medida que avanzaba en su liberación de este patrón tan arraigado. Su entorno estaba acostumbrado a beneficiarse de lo que ella ahora intentaba erradicar de su vida. Las etapas finales de la terapia consistieron en una forma de entrenamiento de la asertividad en la que aprendió a decir que no y a afirmar, mientras hacía *tapping*, el hecho tan sencillo de que no estaba disponible. Esto cambió de manera bastante eficaz las expectativas de todos, a pesar de la decepción inicial y de los ajustes que se veían obligados a hacer.

Patrones que Sasha decidió cambiar

Sasha reflexionó en su diario:

Mi patrón de entrar tan fácilmente en modo «lucha» surgió de las primeras situaciones de la vida que he estado explorando. Esto me llevó a pelearme con amigos de la infancia, cortando relaciones prematuramente, a veces sin ninguna explicación. Numerosas amistades han sido víctimas de mis arraigados problemas de confianza. Mirando atrás, no sé realmente si habría sido capaz de confiar en la persona, pero en lugar de eso dejé que los detonantes emocionales llevaran la voz cantante. Incluso aunque intentara confiar, la falta de aprendizaje de verdaderas habilidades de relación y de intimidad fue el factor que me llevó a cortar amistades y relaciones.

El tapping me ayudó a reducir la ansiedad durante el «aumento» de la sensación de que se avecinaba una pelea. Al menos fue capaz de detener el instinto para que pudiera caminar metafóricamente 360 grados alrededor de la situación y analizar las fuerzas impulsoras. Todo esto cimentó en mí dos percepciones que parecen proceder de direcciones opuestas, una sobre la lucha y otra sobre la tranquilidad:

1. Solía medir lo intensas y verdaderas que eran mis relaciones por el número de peleas que podíamos tener y luego resolver. Era como si la pelea fuera un componente necesario para la calidad y la profundidad de la relación íntima. Al comentar esta idea con mi marido, identificamos todas las demás formas de intimidad que teníamos a nuestro alcance y que nos hacían olvidar el hecho de tener que pelearnos para poder reconciliarnos.

2. *Aprender un patrón de «tratamiento silencioso» después de las disputas me enseñó a no ir realmente a las profundidades y resolver el asunto, sino más bien a contener mis verdades, morderme la lengua y tragarme mis pensamientos, como si hubiera vergüenza asociada a ellos, probablemente por estar avergonzada porque yo solía iniciar la disputa. Esta percepción me llevó a pedirle a mi marido que me llamara la atención con cariño si volvía al «tratamiento silencioso». Es un patrón que me he comprometido a cambiar.*

Tu turno

Reflexiona sobre si un patrón actual en tu vida se corresponde con aprendizajes obsoletos que surgieron de las primeras experiencias que has estado explorando. Si puedes identificar un patrón de este tipo en tu vida, ¿estás interesado en cambiarlo? En caso afirmativo, ¿qué pasos habría que dar? Considera los ejemplos aportados por Jeremy, Gwen y Sasha, y pon en marcha los cambios que se ajusten a tu persona. Utiliza el protocolo básico de *tapping* según sea necesario para apoyarte a dar esos pasos.

6. Terminar otros «asuntos pendientes» en la vida emocional, incluido el «equipaje» de relaciones anteriores o de una época más temprana de la relación actual

Charlotte y Silas llevaban 28 años casados cuando acudieron a terapia de pareja. Su hija menor acababa de irse a la universidad y estaban deseando iniciar una nueva etapa en sus vidas. Habían organizado un viaje cultural a Grecia y pensaban hacer otro al Tíbet al año siguiente. Pero justo cuando se abría la posibilidad de una mayor intimidad con el nido vacío, Charlotte se dio cuenta de que se distanciaba de la relación. No podía explicar por qué, pero era consciente de que se volvía cada vez más crítica con Silas, a menudo con enojo, y había perdido el interés por el sexo.

En el octavo año de matrimonio, Silas tuvo una breve aventura con una compañera de trabajo mientras Charlotte se dedicaba al cuidado de sus dos hijas pequeñas. Cuando Charlotte se enteró del engaño, se enfadó mucho y quedó destrozada. Ella y las niñas se fueron a vivir con sus padres. A Silas le consumía la culpa y le aterrorizaba la idea de haber destrozado irreparablemente a su familia. De manera brusca, puso fin a su aventura y pidió perdón.

Pero Charlotte no estaba interesada. Cuando ella inició los trámites de divorcio, empezaron a trabajar con un mediador para negociar las mensualidades y el régimen de visitas. Durante el proceso, empezaron a hablarse con un nivel de sinceridad que les resultaba poco familiar. Se dieron cuenta de lo mucho que se habían distanciado en los dos últimos años. El mediador percibió que en Charlotte crecía una incertidumbre sobre el divorcio y le sugirió que acudiera a un terapeuta para explorar sus complejos sentimientos sobre dar este paso crítico. La terapia le resultó empoderadora. Tras superar su dolor por la aventura extramatrimonial, fijó unas condiciones para que Silas se ganara el regreso con la familia. Se sintió reconfortada cuando él aceptó con gratitud dichas condiciones.

En la terapia de pareja con David, casi dos décadas después, Charlotte descubrió que su ira y su falta de apetito sexual se debían a la aventura de Silas. Cuando decidió que Silas volviera a la familia después de que él aceptara sus condiciones, sintió una pasión renovada por él y creyó que había procesado completamente su dolor, su rabia y su sensación de traición en las sesiones de terapia de entonces. Pero esto también se produjo en el contexto de que había un gran incentivo por continuar su vida con el padre de sus hijos. Cuando se marchó el hijo más pequeño, ese incentivo desapareció y su psique estaba haciendo un nuevo cálculo de la situación, en gran medida fuera de la conciencia de Charlotte.

Cuando esto resultó evidente, se revisaron en terapia todos los aspectos de la aventura extramatrimonial, las reacciones que Charlotte tuvo en aquel momento y la perspectiva actual de Silas al respecto. Se puso en juego el principio de la «espiral»: vuelven a surgir cuestiones que parecían resueltas en un momento de nuestras vidas, lo que nos permite aceptarlas desde nuevos niveles de experiencia y madurez. Al hacer *tapping* en el dolor y la rabia persistentes en torno a la aventura extramatrimonial, que Charlotte creía haber superado hacía mucho tiempo, se resolvieron a un nivel más profundo.

Otro aspecto de la inquietud de Charlotte era que había desarrollado un sentido de la independencia y la autosuficiencia que no tenía veinte años antes. Silas no tenía ninguna ambivalencia en cuanto a querer estar con Charlotte el resto de su vida. Esto tranquilizaba a Charlotte, pero no era suficiente. La terapia incluía hacer *tapping* en formas de expresar su nuevo sentido de la independencia dentro del matrimonio cambiando aquellos patrones en los que de facto Silas había sido quien tomaba las decisiones.

Los «asuntos pendientes» de Sasha

De varios incidentes que le vinieron a la mente, Sasha se centró en uno de la primera época de su matrimonio:

Al principio de mi matrimonio hubo mucha agitación provocada por los arrebatos agresivos y turbulentos de la exmujer de mi marido dirigidos hacia mí. Eran hirientes y agotadores. Mi marido y su ex tienen un hijo en común, y las interacciones entre ella y yo siempre se veían ensombrecidas por sus declaraciones denigrantes y sus comentarios pasivo-agresivos.

Hay elementos que creía que nunca podrían resolverse porque mi marido no quería interceder e involucrarse en las discusiones. Yo sentía que nadie me cubría las espaldas.

Desde mi punto de vista, estaba haciendo todo lo posible para crear una atmósfera de cuidado y cariño para su hijo durante el tiempo que estuvo en nuestra casa. Acataba todas las «normas» que su ex había establecido sobre cómo debían discurrir las visitas. Aparte de todo esto, ella enviaba cartas o correos electrónicos extraños a mi marido con declaraciones ligeramente íntimas, que yo encontraba inapropiadas. Todo esto se escondía de manera sistemática debajo de la alfombra con el pretexto de que yo «era insegura» y «dejaba que ella sacara lo peor de mí».

Desde la infancia tuve que valerme por mí misma por culpa de la naturaleza volátil de la relación de mis padres. En terapia había descubierto que guardaba cierto resentimiento porque en todo el abuso mental y el narcisismo que mi madre me brindaba, mi padre nunca intervenía. Se quedaba en el dormitorio, se escondía de la locura y al día siguiente me pedía disculpas.

Pero el daño ya estaba hecho. No tengo la sensación de haber tenido una fuerza masculina positiva en mi infancia que me proporcionara protección o cariño. Tampoco recibí esto de mi madre. Ahora tengo un mecanismo de defensa que se activa cuando me encuentro en una nueva situación en la que siento que una mujer busca aprovecharse de mi marido o incluso intenta acercarse a él. Enseguida recuerdo situaciones pasadas que reflejan la naturaleza del hogar de mi infancia, como cuando la ex de mi marido era tan tóxica.

Al principio, mi puntuación USM al reflexionar sobre esto era de 10. Después de utilizar la técnica del puente para retornar a las primeras veces que sentí estas emociones cuando era niña y luego hacer tapping a través de ellas, bajó a un 7. Luego me llevó bastante tiempo hacer más tapping en las conversaciones específicas que empecé a recordar y las declaraciones degradantes que su ex me había dicho, todo el tiempo haciendo tapping a través de las emociones. Después de unos ocho ciclos de tapping, la USM se situó en 1. No estoy completamente desapegada de los recuerdos, pero no me cargan emocionalmente.

Tu turno

Considera si en tus relaciones actuales arrastras un bagaje que se remonte a una relación anterior o a un incidente anterior de la relación actual. Si identificas un problema de este tipo, los pasos a seguir son los mismos. Aplica el protocolo básico de *tapping*.

7. Establecer una visión de la relación deseada y reconectar el cerebro para que apoye esa visión

En el capítulo anterior sobre el rendimiento máximo, nos hemos centrado en las formas en que el *tapping* sobre frases de poder y visualizaciones puede provocar cambios neurológicos que alteren tus pensamientos y tus comportamientos automáticos. Recuerda que el *tapping* las integra más profundamente en tu sistema nervioso. Una vez eliminados los reversos psicológicos fijados a ellas, esto se convierte en una manera extraordinariamente poderosa de cambiar viejos modelos rectores.

Cuando apliques este enfoque a tus relaciones, es probable que tengas las visiones más creativas y convincentes después de haber tenido cierto éxito con los seis temas tratados anteriormente. Al desvincular tus relaciones de las respuestas instintivas y del bagaje del pasado, liberas tu psique para que se adentre en el terreno de las posibilidades. Por eso hemos dejado el establecimiento de una visión para el final.

Linda y Lynne (Lynne también se llamaba Linda, pero cuando su relación se convirtió en «algo», se lo cambió para preservar la cordura de todo el mundo) habían hecho un gran trabajo psicológico con respecto a su relación. Lynne tendía a ser complaciente –por ejemplo, se había ofrecido voluntariamente a renunciar a su nombre– y sus cesiones estaban dando a Linda un poder para establecer las condiciones de la relación que en realidad Lynne no deseaba y se resentía de ello en secreto. Esta tendencia inhibía su intimidad. Al imaginar conjuntamente la pareja en la que querían convertirse, las dos imaginaron que sería fácil para ambas tomar decisiones pequeñas y grandes, desde qué cenar hasta si se mudarían a un lugar más acogedor, ya que el cambio climático estaba haciendo que su ubicación actual fuera menos atractivo. Para esta técnica, es útil ser lo más específico posible. Así pues, no fue únicamente una vaga visión de una relación idílica lo que cultivaron. Tomaron una decisión difícil a la que ya se estaban enfrentando y se imaginaron afrontándola de la forma que esperaban.

En aquella época, unos familiares de Linda acababan de morir de manera trágica en un accidente de tráfico, y Lynne y Linda se enfrentaban a la difícil decisión de adoptar o no al hijo de tres años que había quedado huérfano. Visionando sus deliberaciones como algo fácil y positivo, siguieron los pasos que has aprendido en el capítulo anterior hasta que ambas encontraron la visión bastante creíble (USM de 8 y 10, respectivamente). Cuando retomaron la discusión, Lynne se mantuvo firme y llegaron a una decisión de mutuo acuerdo, que en este caso fue no adoptar. Si tienes una relación de pareja, elaborar la visión juntos puede resultar muy afectivo e instructivo. Si, por el contrario, no tienes pareja, puede ser muy poderoso centrar la visión en un amigo, el jefe, un empleado, un familiar o incluso una futura pareja imaginada.

Una vez que hayas progresado razonablemente en los seis temas abordados antes, habrás abierto la energía para llevar tu relación a nuevas dimensiones. Tu imaginación puede ser un puente para llegar hasta allí.

Las visiones positivas de Sasha

Sasha creó dos visiones: una para su matrimonio y otra para sus amistades. En cuanto a su matrimonio, imaginó que su marido se implicaría en la terapia de pareja como una forma de profundizar en el entendimiento, colaborar en el rumbo de la relación y establecer objetivos vitales comunes. «A menudo tengo la sensación de que los dos vamos en direcciones diferentes, y él se resiste a involucrar a un tercero –un terapeuta– para que nos ayude a profundizar en nuestra relación. Cuando creé por primera vez la visión de mi marido accediendo a ir a terapia, la credibilidad era de 2. Después de tres ciclos de *tapping* imaginándome a mí misma siendo cada vez más persuasiva con él para que buscara asesoramiento matrimonial y para que entrara en la sesión con optimismo y una actitud positiva, subió a 8. Todavía no sé si él está de acuerdo conmigo. Aún no sé si accederá, pero sí sé que presentaré mis esperanzas de una manera más eficaz».

Centrándose en sus amistades, Sasha reflexionó: «*Lo que más me ha costado es fomentar amistades. Anhelo conversaciones significativas, compartir información e ideas, experiencias, cariño y apoyo. Me propuse conocer a personas con intereses comunes, que sintieran la misma curiosidad por mi vida que yo por la suya, y entablar amistad con ellas. Cuando he hecho tapping sobre empezar a desarrollar esa amistad con un nuevo vecino, la credibilidad ha sido de 0. ¡Nula! De hecho, el tapping me ha provocado sentimientos de abandono y soledad. Ha resultado bastante difícil, incluso doloroso. La verdad es que tendré que volver a esto porque siento que está relacionado con mensajes y experiencias con mi madre que aún no se han resuelto. Esto es algo que continuará*».

Tu turno

Elige a una persona con la que te sientas cercano, ya sea tu compañero de vida, un familiar, un amigo o un colega, pero a la que te gustaría sentir aún más cercano. Visualiza lo que deseas para la relación. Piensa en lo que te impide dar el siguiente paso hacia una mayor intimidad. Selecciona una escena que represente este problema, ya sea una que haya ocurrido realmente o una que pueda ocurrir. Puede que se refiera o no a los problemas abordados hasta ahora en este capítulo. Sé concreto. ¿Dónde te encuentras en esta visión? ¿Qué llevas puesto? ¿Qué es lo que ha pasado? Imagina que eres capaz de superar la situación de una manera que consideras ideal. Puntúa su credibilidad (puntuación USC, donde 10 es completamente creíble). Sigue los pasos de «Tu turno» de la sección «Integrar la afirmación en el sistema nervioso» del capítulo 3 para utilizar métodos de *tapping* con el fin de aumentar la credibilidad de una escena deseada. Repítelo tantas veces como sea necesario, visitando aspectos a medida que surjan, hasta que la puntuación alcance al menos un 8.

Algunas formas en que los métodos energéticos han funcionado y no han funcionado para nosotros

Nosotros, personalmente, hemos utilizado personalmente todas las técnicas de este libro, así como todas las de *Las energías del amor*. Además de desarrollarlas para nuestros pacientes, nosotros mismos las utilizamos a menudo para hacer frente a nuestra crisis semanal de pareja durante los complicados primeros años de nuestra relación. Aunque nos sentimos bendecidos y agradecidos por la forma en que ahora nos queremos y disfrutamos el uno del otro, nos gustaría poder decir que siempre ha sido fácil. Pero no lo ha sido. Pondremos un ejemplo. Se trataba de la técnica «Haz *tapping* mientras hablas, haz *tapping* mientras escuchas» desarrollada en el apartado «Hacer que tus relaciones sean más satisfactorias: el viaje interior» de este mismo capítulo.

Al presentar este método, Dawson Church explica que para muchas parejas, las rutas cerebrales muy utilizadas están tan profundamente establecidas que la pareja se ve «absorbida por la misma vieja situación de perder-perder»,[16] incluso cuando son conscientes de que se van a estrellar si siguen por ese camino. Como el *tapping* interviene a nivel de la química cerebral, frena la reactividad emocional, envía señales de seguridad al sistema límbico, permite tomar un respiro y, en ese momento, mirar a la pareja con otros ojos y escuchar activamente en lugar de limitarse a reaccionar de la misma manera que siempre. La primera vez que lo intentamos funcionó de maravilla. Habíamos estado buscando una oportunidad para experimentarlo antes de escribir sobre el tema.

Donna se encontraba en una situación en la que, por culpa de circunstancias imprevistas, tuvo que cambiar algunos planes sin consultarlo con David. Sabía que esto le causaría a él algún inconveniente, y ya estaba nerviosa cuando hablaron de lo ocurrido. Uno

---

16. Church, D. *EFT for Love Relationships,* Energy Psychology Press, Fulton, California, 2015.

de sus patrones vitales más arraigados es no causar «problemas». Cuando ella causaba problemas, esperaba que la otra persona se sintiera herida, enfadada o molesta. Aparte de que esta anticipación ya tenía la característica de autocumplimiento, era tan raro que Donna incomodara a las personas más cercanas a ella que éstas tendían a sentirse sorprendidas y dolidas si no cumplía las expectativas que tenían. Así que, al iniciar la conversación con David, ya se sentía preocupada porque él estaba (presumiblemente) irritado, como si nunca hubiera lugar para que ella tomara sus propias decisiones (es posible que inconvenientes). Por supuesto, esto provoca una respuesta emocional defensiva en la pareja.

Al oír el tono de voz de Donna, David dijo: «¡Basta! ¡Éste es el momento que estábamos esperando! Voy a empezar a hacer *tapping*, y espero que tú también». En efecto, David estaba un poco incómodo por el cambio brusco de planes, pero (*tapping, tapping, tapping*) no había entrado en la reacción que Donna esperaba. Cuando ella le echó la culpa esencialmente por haberse puesto así, él no se enganchó. Él, por supuesto, no sabe qué habría pasado si no hubiera hecho *tapping*, pero más tarde reflexionó que escuchar mientras hacía *tapping* parecía ayudarle a recibir la carga emocional de Donna sin tomárselo como algo personal. Por su parte, Donna hizo *tapping* mientras explicaba sus circunstancias y mientras escuchaba la respuesta de David, y pudo darse cuenta de que él lo estaba asimilando muy bien y comprendía lo que había ocurrido, y (*voilá!*) ambos terminamos rápidamente con ello.

Sin embargo, la siguiente vez que nos encontramos en una situación cargada de emociones y utilizamos la técnica «Haz *tapping* mientras hablas, haz *tapping* mientras escuchas», las cosas empeoraron mucho más. Uno de los efectos de hacer *tapping* mientras se cuenta una historia es que ayuda a profundizar en ella, descubriendo emociones a las que no se tenía acceso consciente. Si el incidente sobre el que estás haciendo *tapping* toca un tema que tiene una gran cantidad de emociones sin resolver, puede que sencillamente agraves la situación, descubriendo capa tras capa sin resolver nada antes de que la siguiente emoción o el siguiente recuerdo sin resolver haya salido a la superficie. Si eres consciente de que continuar la conversación mientras haces *tapping* está intensificando las emociones negativas o está empezando a descontrolarse, es hora de cambiar de estrategia, ¡inmediatamente! Por ejemplo, puedes utilizar cualquiera de las técnicas del Apéndice o cambiar el *tapping* de la conversación a las emociones que se están desatando.

Aunque las técnicas energéticas, ajustadas momento a momento como has estado aprendiendo a hacer de una puntuación USM a la siguiente, suelen lograr el efecto deseado, dada la complejidad de una relación, sin duda, debes utilizar cualquier técnica con discernimiento. Cerraremos este capítulo con un episodio de nuestro matrimonio en el que tuvimos que utilizar todo lo que sabíamos para revertir la situación. Basándonos en las tres décadas que llevábamos impartiendo los seminarios «La montaña rusa de las relaciones» y luego «Las energías del amor», nos pidieron que escribiéramos *Las energías del amor*. Como transmitimos en ese libro, nos pareció una invitación emocionante, pero teníamos una duda un tanto supersticiosa. A lo largo de los años, hemos conocido a varias parejas que han escrito libros sobre el trabajo en pareja cuyos matrimonios se disolvieron poco después de la publicación de su libro. No queríamos tentar a los dioses de las relaciones. Aparte de la catástrofe personal y la incómoda vergüenza que eso supondría, desconfiábamos de la arrogancia de presentarnos como una pareja que de algún modo había «descifrado» los dulces y no tan dulces misterios del amor.

Sin embargo, en cuanto empezamos a hablar seriamente del libro con el editor, nuestra relación empezó a ir cuesta abajo. En aquel momento, nuestra organización estaba creciendo exponencialmente. Ambos estábamos sometidos a una tremenda presión. No es de extrañar que, dadas las diferencias entre nuestras maneras de ver el mundo, no estuviéramos de acuerdo en muchas de las decisiones críticas que tomábamos y que darían forma al futuro de nuestra organización.

Las diferencias en nuestras formas de entender el mundo cuando nos encontramos con estrés se estaban volviendo tan exageradas que se acumulaban los malentendidos. En situaciones así, Donna se vuelve emocionalmente muy expresiva, mientras que David quiere encerrarse en su cueva interior y reorganizarse. Entonces, Donna se sentía insatisfecha y menospreciada, y esto incrementaba su sensación de angustia. Al sentirse presionado para no retractarse, David intentaba centrarse en cada tema candente que encontrábamos, pero empezó a responder de una manera que «apenas podía creer que fuera yo».

Con una tensión implacable entre nosotros, y ambos bloqueados en nuestros estilos de amenaza-respuesta, David se veía empujado al límite de sus defensas en calma. Empezaba a gritarle a Donna, a insultarla y, en general, a exacerbar una situación que ya era demasiado grave. Aunque tu estilo de estrés es una forma de procesar la información que tiene fortalezas incorporadas, cuando te presionan lo suficiente, tu capacidad de razonamiento puede retroceder hasta el equivalente aproximado de un niño de cuatro años durante una rabieta. Que tu pareja pueda enviarte al laberinto de otro encuentro con tus heridas sin resolver parece formar parte del gran plan de la naturaleza para ayudarte a evolucionar. Después de cada incidente, David se comprometía a no alterarse la siguiente vez.

Él utilizaría todas las técnicas que conocía. Podía recordar la última disputa y utilizar el *tapping* para reducir su respuesta emocional mientras lo recordaba, y eso parecía ayudar. Entonces entraba en la siguiente discusión centrado, despejado y confiado, pero a los cinco minutos se encontraba de nuevo gritando y dando portazos. ¡Qué malos presagios para escribir nuestra obra maestra sobre las relaciones! Un día, después la decimoquinta discusión acalorada en tres meses, se fue al jacuzzi del bloque de apartamentos donde vivíamos. De manera oportuna, no había nadie más allí. David decidió probar una práctica de *mindfulness* para profundizar en su comprensión de lo que estaba ocurriendo. He aquí su relato de lo ocurrido. Me propuse ser consciente de cómo era mi experiencia en el momento de los estallidos y justo antes de éstos. Con esa intención, simplemente seguí mi respiración y observé lo que surgía. Al principio, había mucha cháchara interior, autojustificaciones, autojuicios, enfado con Donna, ver que el dulce semblante de Donna se había vuelto feroz por la frustración y el enfado, miedo a que se descubriera que era un fraude, imágenes del titular de nuestro blog electrónico sobre la energía anunciando el divorcio de los autoproclamados virtuosos de las relaciones, etc. Me di cuenta de cada uno de estos puntos y los dejé ir. Me volví a centrar en la respiración. Entonces surgió una imagen muy vaga. Pero pude ubicarla. Era la parada de autobús donde me bajaba todos los días al salir del colegio durante el primer curso. Otro niño y yo éramos los únicos que nos bajábamos allí.

Por desgracia para mí, se trataba del matón de la clase, un chico enjuto pero muy fuerte al que, por alguna razón, llamaban Pudgy.[17] Recuerdo que su padre era policía y que él era el chico más duro y el mejor luchador de la clase. Yo, en cambio, era alto, delgado, muy descoordinado, en extremo tímido y socialmente torpe: el blanco perfecto para matones de mucha menos estatura que Pudgy. Así que no tenía ningún interés en darme una paliza, por lo que solía librarme con un simple puñetazo en el estómago o en la mandíbula, lo suficiente para hacerme llorar. Cuando se sentía satisfecho de haber hecho suficiente daño para reafirmar su dominio, se daba la vuelta y se iba a casa.

Pero el día que apareció en mi campo visión, algo siniestro había ocurrido en la escuela. La profesora estaba enfadada con la clase porque nos habíamos portado de una manera bastante indisciplinada. Nos mantuvo castigados en clase en lugar de dejarnos salir al patio como de costumbre. Pero tenía que hacer frente a nuestra necesidad de ir al baño, así que puso a todos los niños en una fila, a todas las niñas en otra, y nos acompañó hasta los lavabos. Pero antes nos advirtió de que, si uno de nosotros hablaba, toda la clase tendría que agachar la cabeza durante treinta minutos, un castigo muy inoportuno para niños con cuerpos inquietos y en crecimiento. En cambio, si guardábamos perfecto silencio durante la pausa para ir al baño, nos leería un cuento que todos deseábamos escuchar.

---

17. Se podría traducir como «regordete». (N. del T.)

Cuando salí del urinario, me acerqué al lavabo para lavarme las manos y otro chico se aproximó al mismo tiempo. Di un paso atrás y le invité a lavarse primero. En ese desafortunado momento, la profesora echó un vistazo al baño de los chicos, me vio mover la boca y ahí terminó todo. Toda la clase pasó la interminable media hora siguiente con nuestras cabecitas colectivas sobre nuestros bracitos cruzados en nuestros incómodos pupitres. La profesora no dijo el nombre del culpable, pero sí que era alguien de quien nunca habría sospechado. Por supuesto, al terminar la jornada escolar, todo el mundo sabía que había sido yo. No podría haberme sentido más humillado ni condenado al ostracismo.

Pudgy también tuvo un motivo para darme una vigorosa paliza de más ese día. Y ésa fue la escena que surgió de la vaga imagen inicial de la parada de autobús. Me sorprendió que apareciera en ese preciso momento, en parte porque hacía décadas que había tratado mi relación con Pudgy hasta la saciedad en terapia psicodinámica. Lo sentía como algo acabado, procesado, terminado. Al principio, no veía ninguna relación entre este recuerdo y mis discusiones con Donna. Pero, a medida que volvía a centrar mi conciencia en la respiración, estaba abriendo un portal que seguía presentando diferentes aspectos del recuerdo y entonces conexiones con mi problema actual.

Aunque nadie podía ver a Donna como una bravucona, con las presiones a las que estábamos sometidos, las complejas exigencias de la organización y la maldición de haber aceptado poner nuestra relación como modelo, nos volvimos tan cáusticos como nunca lo habíamos sido en nuestros 33 años juntos. Sentía que me estaba entregando en cuerpo y alma a la organización, y el desacuerdo y la valoración de Donna sobre mis mejores esfuerzos me parecían tan injustos como convertirme en el malo de la clase por indicar con educación que el otro chico podía utilizar primero el lavabo.

El sentimiento de injusticia era el vínculo invisible entre lo que estaba viviendo con Donna y lo que aún no había sanado en mi psique. Mi sensación de acoso se convirtió en el contexto psicológico de nuestros intercambios. Estaba discutiendo con Donna un tema delicado y, de repente, me encontraba gritándole como si mi vida dependiera de ello. Estaba desesperado, ya que no sólo cada encuentro no resuelto perjudicaba nuestra relación, sino que los problemas no resueltos también perjudicaban a nuestra organización de una forma que nos complicaba la vida.

Al hacer *tapping* en el recuerdo y en otros aspectos del tema del acoso, los desencadenantes perdieron su fuerza y mis reacciones ante disputas más recientes también pudieron ser neutralizadas. Desde entonces no he vuelto a engancharme a una de esas discusiones. Esto tuvo un efecto dominó positivo. Ahora Donna podía expresar sus frustraciones y ser escuchada en lugar de rebatida, lo que permitía que se produjera una auténtica resolución de problemas, y pronto volvimos a estar bien el uno con el otro.

Los pasos que dio David cuando la vida le empujó más allá de sus estrategias habituales de afrontamiento empezaron por identificar una experiencia de la infancia que se encontraba en la raíz de la dificultad actual. Aquí es donde comienzan muchos enfoques transformacionales, desde el psicoanálisis de Freud. Las dificultades que encontramos con nuestras parejas suelen tener un análogo en nuestro pasado. Lo *nuevo* es una apreciación más profunda del papel del cuerpo en los asuntos de la mente. Está surgiendo un nuevo y poderoso orden de sanación psicológica con psicoterapias somáticas que trabajan tanto con el cuerpo como con la psique, y el *tapping* en acupuntos es uno de los métodos más potentes y directos. Que el *tapping* sonría en tus relaciones.

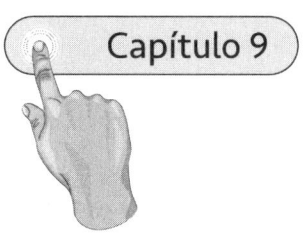

Capítulo 9

Cuando ocurre una catástrofe

La psicología energética está demostrando rápidamente que se encuentra entre las intervenciones psicológicas más potentes de que disponen los trabajadores de intervención en catástrofes para ayudar tanto a los supervivientes como a los propios trabajadores.[1]

—Dr. Charles Figley
Presidente del comité de la Administración de Veteranos que dio nombre por primera vez al TEPT

Es vital la necesidad de tratar las secuelas emocionales tras las catástrofes que proliferan en el mundo actual, y cada vez existen más pruebas que demuestran que el *tapping* en acupuntos puede proporcionar un alivio inmediato y eficaz, y ayudar a las personas a empezar a reconstruir con rapidez sus vidas tras sucesos catastróficos[2]. Incluso para aquellos de nosotros que sólo somos

---

1. De la correspondencia entre David Feinstein y el Dr. Charles Figley.
2. Este capítulo incluye extractos de Feinstein, D. «Uses of Energy Psychology Following Catastrophic Events», *Frontiers in Psychology*, vol. 13 (2022), doi. org/10.3389/fpsyg.2022.856209.

testigos de las secuelas de las catástrofes, ya sea en persona o a través de los medios de comunicación, resulta abrumador ver sufrir a multitudes. La fatiga por compasión se ha generalizado. Puede que queramos hacer algo –lo que sea– para ayudar, pero ¿qué? Como mostraremos en este capítulo, la psicología energética permite organizar una respuesta positiva contundente para hacer frente a los sucesos más terribles que pueden ocurrirle a un ser humano. Sin embargo, queremos abrir este capítulo con la advertencia de que si has experimentado un acontecimiento traumático que todavía sigue en carne viva en tu psique, independientemente de que sea reciente o de hace décadas, este capítulo puede ser molesto. Pero también puede ser empoderador. Por favor, sé exigente a la hora de abordarlo.

En una comunidad con catástrofes recurrentes

Para dar un ejemplo del poder de la psicología energética tras sucesos terribles, empezaremos con los incendios forestales. Cada estación cálida implica innumerables incendios en California, muchos de los cuales se convierten en fuegos devastadores que han destruido comunidades enteras y se han cobrado muchas vidas. Kristin Miller, psicóloga clínica residente en el norte de California, ha estado acercando la psicología energética a los afectados por los devastadores incendios que han asolado su comunidad año tras año. La Dra. Miller ha encontrado utilidad y eficacia en el *tapping* en acupuntos, que describe como «conjunto altamente portátil de habilidades no verbales y autoadministradas para gestionar el estrés y el trauma». Empezó a involucrar a su comunidad «presentándome en todos los lugares posibles en los que se reunía la gente para escuchar sus historias y compartir habilidades». Además, reflexionó:

> Después de una ola tras otra de actividades de divulgación en mi comunidad, me di cuenta de que nadie tenía los conocimientos necesarios para tranquilizar su sistema de supervivencia y procesar

el trauma. Esto era cierto tanto si trabajaba con los bomberos, con otros equipos de emergencia, con personal del hospital, con psicólogos del condado, con terapeutas formados, con personal escolar o con los centros de acogida de la Cruz Roja. Pero a medida que estas habilidades van arraigando en nuestra comunidad, resulta más evidente el camino hacia la recuperación.

Cuando el agotado personal médico, los trabajadores del condado y los bomberos salieron de nuestras colinas ennegrecidas y desforestadas, nos reunimos con ellos para procesar su angustia posterior al suceso. Muchos habían trabajado setenta y hasta ochenta días seguidos intentando controlar los incendios forestales. Algunos habían visto muchas muertes, teniendo que pasar junto a cadáveres para sacar a la gente de pueblos en llamas. Otros habían rodeado a la gente con sus propios camiones para mantener las llamas a raya mientras luchaban por su vida. Todos experimentaron sentimientos de impotencia cuando los incendios rugían indiscriminadamente, desmantelando todos los planes para una lucha eficaz contra el fuego, como cuando toda la ciudad de Paradise ardió en menos de dos horas.

Entré en una habitación de hombres en un centro de acogida de la Cruz Roja pocas horas después de haber escapado sin ninguna pertenencia del incendio de Camp Fire de noviembre de 2018 (que provocó 86 muertes). Un hombre estaba en modo lucha, gritando airadamente por su teléfono móvil. Otro se mecía adelante y atrás, tratando de controlarse. Otro estaba por completo desconectado, congelado en una mirada perdida. Otro parecía más abierto al compromiso. Explicó historias colectivas espantosas sobre lo que habían vivido los hombres de la habitación. Le pedí que respirara conmigo para controlarse. Pronto, uno a uno, todos los demás hombres se fueron uniendo. Entonces pudimos incorporar un poco de *tapping*. Todos se tranquilizaron y sus sistemas nerviosos se regularon en unos veinte minutos. Poco después, este equipo salió de su «cueva» y empezó a atender a todos los demás. Aunque habían estado igual de traumatizados que el resto, se convirtieron en una fuerza tranquilizadora dentro del centro de acogida.

Lamentablemente, cada vez hay más ejemplos y estudios de casos a medida que aumenta la frecuencia de las catástrofes en todo el mundo. El número de grandes catástrofes naturales registradas entre 2010 y 2019 casi se duplicó (de 4212 a 7348) en comparación con la década anterior. Desde huracanes e inundaciones hasta tsunamis, incendios forestales y tornados, los fenómenos meteorológicos extremos dominan ahora el panorama de catástrofes de este siglo.[3]

Además de este influjo de catástrofes naturales, en el siglo xx los países industrializados han experimentado un crecimiento exponencial de las catástrofes provocadas por el ser humano.[4] Los tiroteos masivos, el terrorismo, el genocidio, la guerra y los conflictos violentos que afectan a la población civil –combinados con una mayor frecuencia de accidentes industriales– están contribuyendo trágicamente a esta escalada. Como resultado de todo esto, cada vez más personas y comunidades necesitan tratamiento psicológico tras una catástrofe.

Impacto psicológico

Ya sean naturales o provocadas por el ser humano, las catástrofes causan graves perturbaciones y trastornos no sólo en la vida de las personas, sino también en el funcionamiento de una sociedad. Se calcula que uno de cada cinco supervivientes de catástrofes queda traumatizado emocionalmente durante largos períodos de su vida.[5] Incluso para quienes no se ven directamente afectados, el número de

---

3. Centre for Research on the Epidemiology of Disasters *The Human Cost of Disasters: An Overview of the Last 20 Years 2000-2019,* United Nations Office for Disaster Risk Reduction, Nueva York, 2020, p. 1.

4. Coleman, L. «Frequency of Man-Made Disasters in the 20th Century», *Journal of Contingencies and Crisis Management*, vol. 14, n.º 1, pp. 3-11 (marzo de 2006), doi.org/10.1111/j.1468-5973.2006.00476.x.

5. Kouhirostamkolaei, M. «Integrating Mental Health Support in Emergency Planning and Disaster Risk Mitigation Strategies», *Qeios* (8 de mayo de 2023), doi.org/10.32388/02RTJC.

situaciones desgarradoras a las que estamos expuestos a diario en la televisión o en las redes sociales desborda nuestra sensibilidad.

Comprensiblemente, los equipos de gestión de la respuesta ante catástrofes se han centrado en las necesidades físicas, mientras que los problemas de salud mental provocados por las catástrofes han sido a menudo un «área olvidada».[6] Además del TEPT, los daños psicológicos tras una catástrofe pueden incluir ansiedad, depresión, shock, desesperación, dolor, tristeza, ira, negación, conductas maladaptativas, abuso de sustancias, inseguridad, trastornos del sueño, cambios de humor, desconfianza, paranoia, obsesiones, pérdida del papel habitual en la comunidad y enfermedades físicas relacionadas con el estrés.

Si has sobrevivido a una catástrofe, todavía sufres algunos de estos síntomas y has leído hasta aquí, te recordaremos que a esos síntomas se les puede aplicar el enfoque general presentado en los capítulos 2 y 3. Por su parte, los capítulos 4 y 5 abordan directamente los síntomas psicológicos más comunes tras sucesos catastróficos: ansiedad, depresión y TEPT. En este capítulo veremos cómo se está aplicando en todo el mundo la psicología energética después de una catástrofe.

La psicología energética en el tratamiento de supervivientes de catástrofes

La psicología energética ha sido una poderosa ayuda en más de treinta países en la recuperación después de catástrofes naturales y provocadas por el ser humano. Los sorprendentes éxitos se han atribuido a su capacidad para regular rápidamente las secuelas neurológicas del trauma. Varias organizaciones internacionales de ayuda humanitaria han adoptado la psicología energética como tratamien-

---

6. Makwana, N. «Disaster and Its Impact on Mental Health: A Narrative Review», *Journal of Family Medicine and Primary Care*, vol. 8, n.º 10, pp. 3090-3095 (2019), doi: 10.4103/jfmpc.jfmpc_893_19.

to principal en sus misiones tras una catástrofe, y también están desarrollando formas de ampliar el enfoque.[7]

Cuando hace unas dos décadas empezamos a interesarnos por la aplicación de la psicología energética a las secuelas de las catástrofes, uno de los pioneros en este campo que nos ayudó a orientarnos fue Carl Johnson, un psicólogo que había sido especialista en TEPT en el Departamento de Asuntos de Veteranos de Estados Unidos. Hacia el final de su carrera, el Dr. Johnson aprendió la TFT. Descubrió que el enfoque del *tapping* era mucho más eficaz que las herramientas que había tenido a su disposición antes, y lamentó no haber dispuesto de ellas durante toda su carrera. En las décadas siguientes a su jubilación, viajó con regularidad a lugares donde se habían producido algunas de las atrocidades y catástrofes más terribles del mundo para ofrecer apoyo psicológico voluntario.

Uno de los ejemplos más impactantes que nos comentó tuvo lugar aproximadamente un año después de que las fuerzas de la OTAN pusieran fin a la campaña sistemática de terror, asesinatos, violaciones e incendios provocados en Kosovo a finales de la década de 1990. El Dr. Johnson llegó a un pequeño pueblo de Kosovo en el que las brutalidades habían sido en especial graves. Allí se reunió con el Dr. Mustafe Shala, el único médico del pueblo. A menudo, en los pueblos pequeños, el médico local es el principal recurso profesional para la salud mental, así como para los problemas físicos. La clínica del Dr. Shala había sido bombardeada y él trabajaba en una caravana junto a sus restos. Había sufrido los mismos traumas que todos los demás habitantes del pueblo. El Dr. Johnson le ofreció una sesión de *tapping* y el Dr. Shala quedó asombrado del alivio que experimentó. Se ofreció a enviar al Dr. Johnson a la gente de su pueblo.

---

7. Entre ellas se encuentran Capacitar International, Peaceful Heart Network, Create Global Healing y Mind Heart Connect Foundation, junto con, como era de esperar, los esfuerzos de ayuda humanitaria de grupos de psicología energética como Thought Field Therapy Foundation, EFT International y Association for Comprehensive Energy Psychology.

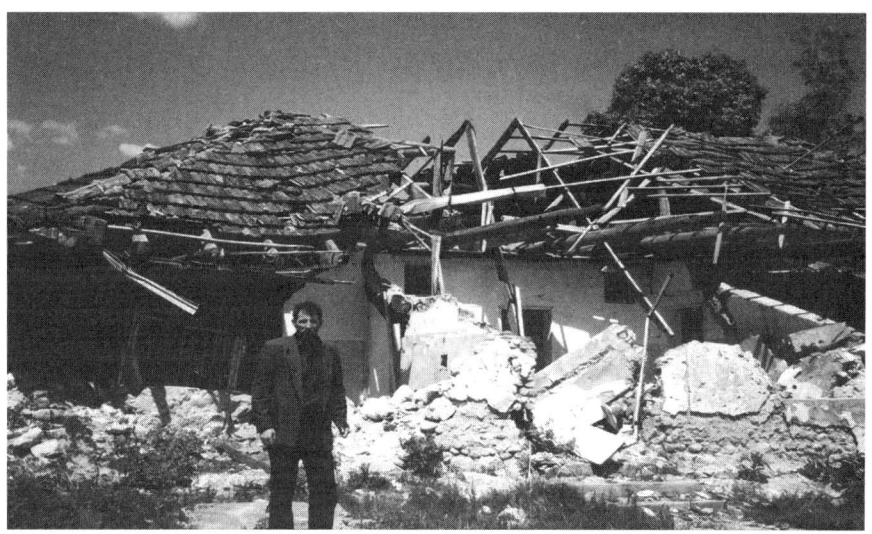

Figura 9.1. El Dr. Mustafe Shala, médico de Kosovo, delante de su clínica bombardeada, junto a la caravana en la que se realizaron los tratamientos de *tapping*.

El Dr. Shala colgó un cartel en el que anunciaba que una tarde se ofrecerían tratamientos gratuitos para traumas relacionados con la guerra. Muchos miembros de la comunidad sufrían pesadillas, insomnio, recuerdos intrusivos e incapacidad para concentrarse. El Dr. Johnson describió cómo se formó fuera de la caravana una larga hilera de personas que buscaban tratamiento. Todas ellas estaban situadas lo más alejadas posible de un hombre en concreto. El Dr. Shala le dijo al Dr. Johnson, con cierta preocupación, que todos tenían miedo de ese hombre. El Dr. Johnson lo escogió para el primer tratamiento.

El Dr. Johnson estaba acostumbrado a trabajar con veteranos de guerra curtidos tras su carrera en el Departamento de Asuntos de Veteranos. Recordaba que el hombre «tenía una mirada despiadada. Parecía peligroso». Pero había venido en busca de ayuda, así que, con el Dra. Shala como traductor, el Dr. Johnson le pidió que recordara sus momentos más difíciles de la guerra. Todos en el pueblo estaban atormentados por traumas de proporciones indescriptibles:

torturas, violaciones, tener que presenciar la masacre de seres queridos. Cuando el hombre recordó el trauma, su rostro se tensó y enrojeció, y su respiración se aceleró. Aunque no llegó a expresar su recuerdo con palabras, comenzó el tratamiento. Según el Dr. Johnson, el comportamiento del hombre había cambiado por completo en quince minutos. Su rostro se había relajado y su respiración se había normalizado. Ya no parecía malvado. De hecho, expresaba abiertamente alegría y alivio. Abrazó al Dr. Johnson y al Dr. Shala. Entonces, sin dejar de sonreír, salió corriendo de repente, se subió a su coche y se marchó a toda velocidad mientras todos se quedaron mirándolo, perplejos.

La esposa del hombre también estaba en el grupo esperando tratamiento y el Dr. Johnson la hizo pasar a continuación. Además del sufrimiento al que se había enfrentado durante la guerra, se había convertido en víctima de la ira de su marido. Los traumas que identificó también respondieron con rapidez al tratamiento de *tapping*. Justo cuando terminaba el tratamiento, el coche de su marido volvió a rugir. Llegó cargado con bolsas de nueces y melocotones de los árboles de su casa y los ofreció como pago no solicitado por su tratamiento. Estaba muy agradecido, incluso exultante, lo que indicaba que sentía que algo profundo y tóxico en su interior había sanado. Volvió a abrazar a los médicos y a su mujer. Luego, de forma extraordinaria, se ofreció a acompañar al Dr. Johnson a las colinas para encontrar a los soldados que seguían escondidos, demasiado afectados para volver a la vida en sus aldeas. Se trataba de su propia gente —de etnia albanesa—, así como de los enemigos serbios que tanto sufrimiento habían infligido a su pequeña aldea.

En palabras del Dr. Johnson, «esa tarde, ante nuestros propios ojos, vimos cómo este hombre despiadado, lleno de odio, se convertía en un hombre amoroso de paz y misericordia». Además, el Dr. Johnson reflexionó sobre la frecuencia con la que esto ocurría: cuando estos supervivientes traumatizados conseguían resolver emocionalmente experiencias que les habían estado atormentando, se volvían más cariñosos y creativos. Aunque a los supervivientes, incluso después de una primera sesión exitosa de este tipo, les queda la formidable tarea de reconstruir sus vidas, el tratamiento desconecta la intensa respuesta límbica de las señales y de los recuerdos relacionados con la catástrofe, liberándoles para progresar de una manera más constructiva.

Cuando le preguntamos al Dr. Johnson cómo es posible saber si el tratamiento de un acontecimiento traumático ha tenido éxito, nos contestó:

> Ha tenido éxito cuando no hay sufrimiento ni angustia al recordar el suceso. Pero al mismo tiempo, no hay reducción de la sensibilidad, distorsión de los valores o deterioro de la capacidad de amar. El recuerdo se conserva, pero ya no está en luces de neón. La persona sigue siendo consciente del horror del suceso, pero ya no se apodera de su alma. Donde el recuerdo controlaba a la persona, ahora la persona controla el recuerdo.

Otros informes de campo

El Dr. Johnson, un distinguido psicólogo muy versado en métodos de investigación, llevó un minucioso registro de su trabajo con 337 personas tras las catástrofes ocurridas en los cuatro países que visitó en los años siguientes a su jubilación. Informó de que 334 de estas personas traumatizadas mostraban los signos antes mencionados de haber superado su TEPT tras los tratamientos. Aunque se trata de una afirmación asombrosa dado el grado de sufrimiento con el que trabajaba, los informes de docenas de países en los que se ha utilizado el *tapping* en acupuntos tras catástrofes corroboran los datos en términos de alivio rápido y beneficios a largo plazo. Las catástrofes han incluido terremotos, huracanes, tornados, inundaciones, incendios forestales, tiroteos de masas, genocidios, guerras étnicas y accidentes industriales. A continuación, proporcionaremos una breve muestra basada en nuestras numerosas entrevistas con profesionales que han prestado estos servicios.

Tiroteo en la escuela primaria de Sandy Hook

Esta desgarradora tragedia, ampliamente difundida, ocurrió el 14 de diciembre de 2012 en Newtown, Connecticut. Un exalumno de 20 años de la escuela primaria disparó y mató a 28 personas: 20 niños de entre seis y siete años, 6 adultos miembros del personal, su madre y él mismo. Nick Ortner, residente en Newtown desde hace muchos años, es también el fundador de una de las organizaciones más influyentes que promueven un enfoque de sanación y desarrollo personal basado en el *tapping* en acupuntos.[8] Su madre, psicóloga escolar en una escuela primaria cercana, había trabajado de manera estrecha con el psicólogo y el director de la escuela asesinados en Sandy Hook.

Profundamente conmovido a muchos niveles, Ortner estaba decidido a utilizar sus conocimientos de psicología energética y EFT, así como sus conexiones locales y globales, para generar una auténtica sanación para la traumatizada comunidad. El día del tiroteo, se puso en contacto con su colega Lori Leyden, doctora y experta en traumas, conocida internacionalmente. Ha introducido el *tapping* en acupuntos y otros métodos de ayuda en catástrofes tras algunos de las peores catástrofes recientes del mundo, como genocidios y tiroteos de masas.[9] Ortner pidió consejo a la Dra. Leyden sobre cómo dar una respuesta inmediata y facilitar una sanación duradera. Esa conversación se convirtió en una colaboración. Tres días después, la Dra. Leyden llegó para empezar a organizar una iniciativa terapéutica y de autocuidado a largo plazo para las numerosas personas de Newtown afectadas por el tiroteo.

Desde el mismo día de su llegada, la Dra. Leyden empezó a dirigir sesiones tanto individuales como grupales. Dado que los efectos de los traumas a largo plazo son bien conocidos y gracias a su éxito trabajando con supervivientes de violencia horrible, la Dra. Leyden pudo aportar de inmediato su experiencia en la tarea de establecer un enfoque comunitario para Newtown que incorporara prácticas

---

8. The *Tapping* Solution (www.the*tapping*solution.com).
9. Create Global Healing (www.drlorileyden.com/create-global-healing).

sostenibles y duraderas para el alivio. Se comprometió con el proyecto y acabó viviendo en Newtown durante los tres años siguientes. Su objetivo era «llegar en silencio, escuchando y observando, apoyando los esfuerzos locales y aportando al equipo un método discreto para evaluar las necesidades, al tiempo que ofrecía asistencia terapéutica y de autocuidado a quienes más lo necesitaban». Sylvia Burwell, que en aquel momento era la secretaria de Salud y Servicios Humanos de Estados Unidos, puso esos tres años en perspectiva en una entrevista: «Aunque las catástrofes naturales acaparan los titulares y la atención nacional a corto plazo, el trabajo de recuperación y reconstrucción es a largo plazo».

Ortner envió una petición de voluntarios a su lista de correo de 500.000 miembros. Ortner y la Dra. Leyden seleccionaron entonces a 35 practicantes voluntarios de *tapping* entre centenares de respuestas para ayudar a crear y construir un modelo a largo plazo para Newtown. La formación para aplicar sus habilidades con el *tapping* en acupuntos a situaciones posteriores a catástrofes comenzó el 5 de enero de 2013, 22 días después del tiroteo. Los voluntarios dedicaron entre 35 y 60 horas a la formación, así como muchas más horas de supervisión, para prepararse para las necesidades inmediatas y a largo plazo de los afectados, tanto directa como indirectamente, por la tragedia. La Dra. Leyden cuenta que, al comienzo del primer día de formación, preguntó quién se sentía preparado para trabajar con un progenitor cuyo hijo de seis años hubiera sido asesinado. Ansiosos por ayudar, todos levantaron la mano. Tras un día de juegos de rol, volvió a formular la misma pregunta. Al darse cuenta de que aún no tenían la experiencia necesaria para asumir este nivel de trauma, nadie se atrevió a levantar la mano al final de ese primer día de formación.

Se prestó especial atención a los padres y otros familiares de los fallecidos, a los niños que sobrevivieron al tiroteo, a los profesores y demás personal de la escuela, y a los servicios de emergencias que intervinieron, como policías, bomberos, técnicos de urgencias médicas, médicos forenses y directores de funerarias. En lugar de intentar resumir el gran número de sesiones de *tapping* individuales y de grupo o los talleres y actos comunitarios relacionados, hemos recopilado algunos comentarios representativos de los receptores y de los proveedores de los servicios:[10]

- **Scarlett Lewis, madre de Jesse Lewis, de seis años, fallecido durante el tiroteo.** «En mi intento de sanar de la tragedia de perder a mi hijo, una experiencia que me ha roto el corazón y ha hecho que me cuestione seguir adelante con mi propia vida, busqué muchos tipos diferentes de ayuda. Al principio busqué la terapia tradicional, que me dejó traumatizada y sintiéndome peor. Nick Ortner me introdujo en el *tapping*, y siempre termino estas sesiones con un conocimiento más profundo de mí misma, sintiéndome mejor, con una ligereza de ser y esperanza. El *tapping* me hace sentir mejor cuando ninguna otra cosa lo hace».
- **Médico de los servicios de emergencias, de la Oficina del Médico Forense.** «La Dra. Leyden ofreció sus servicios pocos días después de la tragedia. Ha venido a nuestra oficina tres veces y ha hecho múltiples sesiones en cada visita, pasando varias horas con técnicos, médicos, investigadores y otro personal directamente implicado en los tiroteos de Sandy Hook. Sus ejercicios de *tapping* y respiración, así como los grupos de debate, han sido muy útiles para mí y para mi equipo. Yo, personalmente, estoy durmiendo mejor y funcionando mejor».
- **Lynn Johnson, directora del Centro para la Serenidad, Hartford, Connecticut.** «Me siento muy honrada y conmovida por formar parte de este proyecto. La Dra. Lori Leyden, Nick Ortner, Jondi Whitis y todo el grupo me han inspirado mucho. He desarrollado un programa para niños de menos de tres años, llamado "Feel Free Tap", que es una versión de EFT. ¡Me encantó compartirlo con el grupo y estoy deseando llevarlo a la comunidad en general!».

---

10. Ortner, N., *et al. Newtown Trauma Relief Collaboration Project,* Newtown Trauma Relief Collaboration Project, Newtown, s.f.

476

- **Bonnie Skane, voluntaria.** «Formar parte de este equipo de voluntarios es un gran honor y una bendición. A pesar de esta terrible tragedia, hemos estado viendo muchos pequeños milagros que suceden todos los días. Es una gran alegría ayudar a encontrar alivio con las EFT a alguien que está experimentando un tremendo dolor emocional, ansiedad y estrés. De verdad creo que cambiamos el mundo cambiándonos a nosotros mismos, y las EFT son simplemente una herramienta increíble que nos proporciona la capacidad de liberar nuestras emociones negativas y elegir en su lugar las positivas».

- **Eric Leskowitz, psiquiatra de la Facultad de Medicina de Harvard.** El Dr. Leskowitz aportó este consejo a los organizadores: «Basándome en mi experiencia clínica y la lectura de la bibliografía de investigación, las EFT son el tratamiento de elección para la intervención rápida en situaciones traumáticas como la de Newtown que desencadenan emociones abrumadoras en individuos y grupos. Su uso puede prevenir el desarrollo futuro de un TEPT en toda regla, ya que empoderan a las personas para que desarrollen el control sobre su propio sistema nervioso».

Tras la tragedia de Sandy Hook, un niño de 12 años, cuyo hermano de 6 murió durante el tiroteo, protagonizó una conmovedora historia. Mientras que la madre del niño había adoptado rápidamente el *tapping*, el niño se mostraba muy escéptico. Como es lógico, estaba muy enfadado por la pérdida de su hermano y no había vuelto al colegio desde la tragedia, dos meses antes. El Dr. Leyden ya había trabajado con huérfanos supervivientes del genocidio de Ruanda, primero para sanarlos y luego para enseñarles a convertirse en líderes «centrados en el corazón». El programa se formalizó posteriormente como Project LIGHT: Rwanda. A los graduados del programa se les denomina «embajadores», y uno de los objetivos de la iniciativa es conectar a jóvenes traumatizados de todo el mundo para que puedan ofrecerse apoyo mutuo.

Se organizó una reunión por Skype entre el niño de 12 años de Newtown y dos de los embajadores de Ruanda: jóvenes como él que habían pasado por la peor de las tragedias humanas. Durante la larga llamada, compartieron muchas cosas, hicieron *tapping* juntos y establecieron relaciones auténticas. El chico de Newtown se sintió tan inspirado que volvió al colegio al día siguiente para dar una charla a sus compañeros sobre por qué es importante preocuparse por las personas que han vivido tragedias horribles, vivan donde vivan. Cerrando el círculo, pasó a crear una organización sin ánimo de lucro que recaudaba fondos para que algunos de los embajadores de Ruanda pudieran ir a la universidad.

Huracán Katrina

Un huracán puede provocar una devastación espantosa en cuestión de minutos. El 29 de agosto de 2005, el huracán Katrina azotó Nueva Orleans y sus alrededores, causando más de 1800 víctimas mortales y daños por valor de 125.000 millones de dólares. Tres organizaciones médicas y de servicios sociales de Nueva Orleans invitaron a un equipo de doce profesionales de la TFT procedentes de ocho estados a proporcionar tratamiento y formación a su personal cuatro meses después del huracán. Inevitablemente, el personal médico y de servicios sociales era víctima de la catástrofe, y la estrategia adoptada consistió en hacer de su tratamiento parte de su formación. Un total de 161 participantes recibieron tratamiento y formación en seis centros diferentes.

Se obtuvieron evaluaciones por escrito de 87 de los participantes en el *tapping*. De ellos, 86 afirmaron que habían experimentado cambios positivos o incluso la eliminación de los problemas que padecían en ese momento. La psicóloga Caroline Sakai (que también había trabajado en el orfanato de Ruanda descrito en el capítulo 4) recopiló datos sobre los 22 participantes a los que trató. Sus problemas emocionales incluían ira, ansiedad, depresión, comer para contrarrestar la ansiedad, frustración, culpa, culpa del superviviente, dolor, pérdida, pérdida de control, necesidad de mejorar el rendimiento, agobio, pánico, dolor físico, resentimiento, tristeza, vergüenza, estrés, traumatización y preocupación. A cada área problemática se le asignó una puntuación USM de 0 a 10. Antes del tratamiento, la puntuación media de las 51 áreas problemáticas descritas por los 22 clientes era superior a 8. Después del tratamiento, que normalmente consistía en una única sesión individual de menos de quince minutos (seguida de una orientación grupal de media hora), la media entre las puntuaciones USM era inferior a 1.

Además del equipo de TFT, los profesionales de EFT trabajaron con los afectados directos del huracán y más tarde con los desplazados. Sophia Cayer, que tiene mucha experiencia con el *tapping*, describió su trabajo con una mujer que había quedado traumatizada no sólo por el huracán, sino también por el tiempo que tuvo que pasar en un centro de acogida tras la destrucción de su hogar. Un mes después del Katrina, esta mujer estaba tan deprimida que era incapaz de funcionar y pasaba la mayor parte del tiempo llorando desconsoladamente. Cayer continuó:

> Cuando me senté con ella, tenía una mano sobre la cara, sollozando y sin poder hablar. Le pedí permiso para agarrarle la mano y ver si podía ayudarla a relajarse. Aceptó y empecé a darle golpecitos suaves en los puntos energéticos de la mano. Al cabo de unos instantes, sus lágrimas empezaron a apagarse. Todavía era incapaz de expresar su experiencia, así que seguí haciendo *tapping* y hablando con ella. Utilicé una técnica específica de EFT que ofrece alivio sin que la persona tenga que describir con palabras el suceso.
>
> Entre otros problemas, le atormentaban los gritos y los sonidos de disparos durante las noches que pasó en el centro de acogida. Aunque seguía siendo incapaz de hablar, continué trabajando con ella mientras sus lágrimas iban y venían. Al cabo de unos minutos, levantó la cabeza y pudo hablar. Entonces sonrió. Esa misma noche la vi en una reunión de supervivientes. Sus amigos, que al principio me habían puesto a su lado, parecían asombrados y me dijeron que volvía a ser la misma de siempre. Siempre recordaré sus sonrisas y abrazos de agradecimiento.

Cayer reflexionó que gracias al *tapping*, «aunque sólo sea una sesión, no se deja a la persona abandonada. No se trata simplemente de tranquilizar a los afectados y luego dejarlos marchar. Se les dan herramientas poderosas que pueden utilizar de manera regular mientras pasan por la crisis e incluso después».

Campos de refugiados

Convertirse en refugiado significa soportar una crisis tras otra, y prácticamente todas las personas que se ven obligadas a desplazarse se enfrentan a importantes problemas de salud mental.[11] Hoy en día, un número enorme –unos 184 millones de personas–[12] son refugiados que se vieron obligados a huir de sus hogares debido a catástrofes naturales, persecución, violencia u otras amenazas. Una de cada tres personas sufre depresión crónica, ansiedad o TEPT.[13]

El campo de refugiados de Moria, en Grecia, era el mayor de Europa cuando Gunilla Hamne y Ulf Sandström, cofundadores de Peaceful Heart Network (peacefulheart.se), fueron reclamados para ayudar a un niño perturbado de ocho años que se encontraba «descontrolado». Peaceful Heart Network ha desarrollado un enfoque de *tapping* en acupuntos, denominado técnica de *tapping* para traumas (TTT), que se basa en un uso mínimo de las palabras. Derivado de la TFT y las EFT, este enfoque simplificado es en especial adecuado para sanar la angustia inmediata del trauma. Puede enseñarse fácilmente a supervivientes de catástrofes y para profesionales, o llevarse a grupos grandes.

11. Turrini G., *et al.* «Common Mental Disorders in Asylum Seekers and Refugees: Umbrella Review of Prevalence and Intervention Studies», *International Journal of Mental Health Systems*, vol. 11, p. 51 (2017), doi.org/10.1186/s13033-017-0156-0.

12. The World Bank *Migrants, Refugees, and Society,* International Bank for Reconstruction and Development / The World Bank, Washington, DC, 2023, disponible en worldbank.org/en/publication/wdr2023.

13. Turrini G., *et al.* «Common Mental Disorders in Asylum Seekers and Refugees: Umbrella Review of Prevalence and Intervention Studies», *International Journal of Mental Health Systems*, vol. 11, p. 51 (2017), doi.org/10.1186/s13033-017-0156-0.

El niño del campo de refugiados de Moria se comportaba de forma violenta con su familia y con los demás refugiados del campo. Hamne y Sandström lo describieron como un niño que «mordía, lanzaba objetos y piedras, destrozaba tiendas, orinaba por todas partes y se rasgaba la ropa». El padre era muy cariñoso y paciente, e intentaba por todos los medios controlar al niño. La madre, en cambio, se había vuelto insensible y pasiva. La situación global estaba creando el caos en la familia, y con la gente tan hacinada, se había llegado a un punto en el que la familia corría el riesgo de verse obligada a abandonar el campo sin tener adónde ir. Hamne y Sandström describen su experiencia:

Fuimos a una de las tiendas e hicimos algunas actividades de dibujo y acrobacia para conectar. De repente, el niño empezó a destrozar todo lo que había en la tienda, incluidos los libros y los juguetes, y a coger grandes piedras y lanzarlas contra todos. Rompió las patas metálicas de una mesa y demostró que podía utilizarlas como armas. Pidió más bolígrafos, que rompió en pedazos. Cuando el niño se tranquilizó, hicimos una demostración de nuestros ejercicios y técnicas al padre y a los demás niños de la familia. El intérprete también participó. Habíamos visto que el padre podía sostener al niño y abrazarlo, por lo que debería ser posible hacer *tapping* con él.

Cuando terminamos, le dijimos al padre que en la medida de lo posible debía hacer *tapping*. Unos días después, vimos al intérprete. Nos informó con alegría: «Quiero darles una noticia maravillosa. El padre me ha dicho que está utilizando el *tapping* con el niño, ¡y que va muy bien! El padre estaba muy contento y el niño está muy tranquilo y encantador». El intérprete nos abrazó.

Además de su labor con los refugiados, Peaceful Heart Network ha colaborado con grupos y trabajadores humanitarios locales para ofrecer sesiones de TTT y formación a unas 250.000 personas, abordando un amplio abanico de problemas derivados de catástrofes en muchos países. En Nepal, más de 900 supervivientes de tornados recibieron sesiones de TTT individuales o en grupo. En las zonas más violentas de Beni, en la República Democrática del Congo, se atendió a unos 3000 desplazados internos, principalmente jóvenes y mujeres. Tras el ciclón Idai en Zimbabue, Peaceful Heart Network atendió a unas cien personas cuyos hogares habían sido arrasados. En el campo de refugiados más grande del mundo, Bidi Bidi en Uganda, tiene un compromiso continuo con los refugiados a través de un pastor local cuyos formadores han tratado a más de 2000 personas desde 2018. En Colombia, han estado formando a trabajadores sociales en un grupo que apoya a víctimas de trata de blancas. Ver tanto éxito en todo el mundo es inspirador; sin embargo, somos conscientes de que se necesita mucho más, y es posible conseguirlo.

Accidentes laborales

El Equipo de Gestión del Estrés Postraumático (CISM, por sus siglas en inglés, Critical Incident Stress Management) de Pittsburgh está formado por profesionales locales que aportan voluntariamente su experiencia tras sucesos catastróficos. Jim McAninch ha utilizado la TFT como miembro del equipo tras accidentes industriales durante más de tres décadas. He aquí uno de sus relatos:

> Me llamaron a un lugar donde un empleado de una pequeña empresa se había electrocutado. Un trabajador había ordenado a su compañero que pulsara el botón de un panel y el compañero se electrocutó en el acto. El superviviente y otras seis personas que lo vieron tuvieron que enfrentarse a la horrible escena y a sus infructuosos intentos de salvar la vida del hombre. Todos quedaron traumatizados por el horrible fallecimiento. El intenso olor a carne quemada permaneció vivo en sus recuerdos. Para dos de los testigos, la muerte también hizo resurgir traumas del pasado.
>
> Uno de ellos se acordó de los horribles accidentes mortales de los que había sido testigo como conductor de grúa durante veinte años. El trabajador que había ordenado pulsar el botón había encontrado años antes a su mujer muerta en un banco de nieve. En la

catástrofe actual, después de que la electricidad dejara de pasar por el cuerpo de su compañero de trabajo, había intentado sin éxito reanimar al hombre quemado, lo que incrementó su trauma y su sentimiento de culpa. Y como morboso recordatorio, no podía olvidar ni el olor ni el sabor del vómito que le había entrado en la boca durante el esfuerzo de reanimación.

Lo traté el primero mientras el grupo observaba. Utilizando la TFT, lo ayudé con su rabia y culpa hasta que la USM bajó a 0. Luego hice que los demás se pusieran en parejas y emularan el tratamiento sobre ellos mismos y el uno sobre el otro, hasta que las emociones relacionadas con el trauma descendieron a 0. Una semana después, cuando volví para hacer el seguimiento, todos los supervivientes eran capaces de recordar y de hablar de la tragedia sin experimentar retraumatización.

McAninch describió numerosas situaciones en las que gran parte de la angustia emocional tras accidentes terribles se resolvió rápidamente utilizando la TFT. Si bien la velocidad y la fuerza de la historia anterior no son inusuales, en algunos casos McAninch tuvo que volver a aplicar múltiples sesiones o hacer derivaciones a los individuos que estaban gravemente afectados. Señaló que, como en el caso anterior, a menudo resurgían pérdidas y traumas del pasado y se convertían en otro foco de atención de las sesiones.

La investigación

Aunque estos relatos sobre la eficacia de los protocolos de intervención en una catástrofe, y centenares más como ellos, son dramáticos e inspiradores, no son ciencia. Poniéndonos en el papel de escépticos, podríamos preguntarnos si tal vez las personas que están llamadas a trabajar en situaciones de catástrofe tienen aptitudes para prestar un apoyo eficaz en las crisis, y los métodos concretos que utilizan son sólo tangenciales. ¿Serían las mismas técnicas igual de eficaces en manos de otras personas que no tienen esas cualidades especiales?

Antes de que las principales organizaciones de ayuda en catástrofes adopten los recursos y las recomendaciones del *tapping*, es preciso realizar evaluaciones objetivas de los resultados.

Sin embargo, esto supone un reto, ya que la naturaleza inesperada, el caos y las demandas apremiantes que surgen de repente cuando se produce una catástrofe van en contra de las evaluaciones sistemáticas cuando los equipos de respuesta ante el trauma llegan inmediatamente después de un suceso catastrófico. Por lo general, las investigaciones existentes sobre protocolos de intervención en situaciones posteriores a catástrofes se llevaron a cabo meses, años o incluso décadas después de que se produjera la catástrofe, cuando los procedimientos de investigación establecidos eran más viables. Sin embargo, dado que los efectos del trauma a menudo persisten durante décadas, esta investigación es apropiada y necesaria, y los resultados después de tratar el TEPT crónico con *tapping* en acupuntos en los años posteriores a una catástrofe han sido impresionantes, como se resume en el capítulo 4. Una revisión sistemática de seis ensayos clínicos que investigaron el uso del *tapping* para el tratamiento del TEPT encontró resultados inusualmente potentes.[14]

Por ejemplo, en un estudio con supervivientes civiles de la violencia sistémica años antes, se asignaron de manera aleatoria 145 supervivientes adultos del genocidio de 1994 de Ruanda a un tratamiento de TFT o a un grupo de control. El grupo de TFT experimentó una mejoría significativamente mayor en las escalas de síntomas de TEPT, y éstas se mantuvieron durante un seguimiento de dos años.[15]

En un ensayo clínico llevado a cabo casi dos décadas después de las guerras de 1992-1995 en Bosnia, se seleccionaron 18 adul-

14. Stapleton P., *et al.* «Emotional Freedom Techniques for Treating Post Traumatic Stress Disorder: An Updated Systematic Review and Meta-Analysis», *Frontiers in Psychology*, vol. 14 (2023), doi.org/10.3389/fpsyg.2023.1195286.

15. Connolly, S., *et al.* «Brief Trauma Intervention with Rwandan Genocide-Survivors Using Thought Field Therapy», *International Journal of Emergency Mental Health*, vol. 13, n.º 3, pp. 161-72 (2011).

tos en función de su angustia emocional grave y continuada, que se remontaba a las terribles experiencias vividas durante las guerras, entre las que se incluían lesiones graves, torturas, palizas, violaciones, humillaciones sexuales y presencia ante agresiones y asesinatos de otras personas.[16] Cada uno de los participantes recibió cuatro sesiones de una hora durante un período de dos semanas utilizando un protocolo de *tapping*. Se aplicó una lista estandarizada de síntomas de TEPT civil antes del tratamiento, al final del tratamiento y durante un seguimiento de cuatro semanas. De nuevo, la reducción de los síntomas alcanzó un alto grado de significación estadística y los beneficios se mantuvieron durante el seguimiento.

El terremoto de Haití de 2010 provocó más de 200.000 muertos y daños por valor de 8000 millones de dólares. Setenta y siete de los supervivientes fueron evaluados por TEPT en un inventario estandarizado de síntomas. Cuarenta y ocho de ellos puntuaron en el rango clínico. Después de dos días de instrucción en EFT, ninguno de los participantes mostró una puntuación en el rango clínico. Las puntuaciones de los síntomas y la gravedad de los éstos tras la prueba disminuyeron una media del 72 por 100.[17]

Todos estos descubrimientos son impresionantes, pero también debemos tener en cuenta que, por lo general, son los defensores de la psicología energética quienes realizaron estos estudios sobre la eficacia de los protocolos de *tapping* en el tratamiento de las heridas emocionales posteriores a acontecimientos traumáticos. Sin embargo, investigadores que no eran en especial partidarios de este enfoque también llevaron a cabo una serie de estudios al respecto. Numerosas investigaciones han utilizado métodos estadísticos

16. Boath, E., *et al.* «The Impact of EFT and Matrix Reimprinting on the Civilian Survivors of War in Bosnia: A Pilot Study», *Current Research in Psychology*, vol. 5, n.º 1, pp. 64-72 (2014).

17. Gurret, J.-M., *et al.* «Post-Earthquake Rehabilitation of Clinical PTSD in Haitian Seminarians», *Energy Psychology: Theory, Research, and Treatment*, vol. 4, n.º 2, pp. 33-40 (2012), doi.org/10.9769/EPJ.2012.4.2.JPH.

avanzados para comparar los resultados de las psicoterapias que se han aplicado tras catástrofes u otras formas de coacción mental grave.[18] En ellas se evaluaron un amplio abanico de terapias. Como era de esperar, los análisis revelaron una gran variedad en su eficacia a la hora de reducir los síntomas traumáticos y mejorar el funcionamiento. Seis de estos estudios comparativos incluían un protocolo de psicología energética. Las terapias de *tapping* en acupuntos se encontraban entre las intervenciones más eficaces. Como hemos comentado en el capítulo 4, demostraron los mejores resultados en comparación con 36 terapias en un estudio[19] y también con 17 terapias en otro.[20] Cada vez hay más pruebas de que el *tapping* en acupuntos es una de las intervenciones más potentes disponibles después de una catástrofe. Veamos más detenidamente cómo funcionan.

Los cuatro niveles de intervención de la psicología energética tras una catástrofe

Los protocolos de *tapping* en acupuntos pueden aplicarse en cualquier momento tras un suceso catastrófico, desde minutos hasta años. Tras atender las necesidades físicas, establecer la seguridad y fomentar la confianza y el entendimiento, un marco de cuatro niveles clasifica las intervenciones de psicología energética en situacio-

18. Feinstein, D. «Uses of Energy Psychology Following Catastrophic Events», *Frontiers in Psychology*, vol. 13 (abril de 2022), doi.org/10.3389/fpsyg.2022.856209.

19. Brown, R. C., *et al.* «Psychosocial Interventions for Children and Adolescents after Man-Made and Natural Disasters: A Meta-Analysis and Systematic Review», *Psychological Medicine*, vol. 47, n.º 11, pp. 1893-1905 (2017), doi.org/10.1017/S0033291717000496.

20. Mavranezouli, I., *et al.* «Psychological and Psychosocial Treatments for Children and Young People with Post-Traumatic Stress Disorder: A Network Meta-Analysis», *Journal of Child Psychology and Psychiatry*, vol. 61, n.º 1, pp. 18-29 (enero de 2020), doi.org/10.1111/jcpp.13094.

nes posteriores a catástrofes en función de su finalidad y del tiempo transcurrido desde el suceso.

Primer nivel: primeros auxilios psicológicos

La primera preocupación una vez establecida la seguridad física tras un suceso catastrófico es el alivio y la estabilización emocional inmediatos. Del mismo modo que un paramédico puede enseñar a alguien que sufre un ataque de ansiedad a realizar una técnica de control de la respiración que es incompatible con la hiperventilación, la psicología energética utiliza intervenciones que interrumpen la respuesta de lucha o huida. En medio de una catástrofe, un especialista puede mostrar la respiración diafragmática a una persona traumatizada y decirle: «Ahora todo el mundo se siente abrumado. ¿Qué te parece si respiramos lenta y profundamente?». A continuación, podría sugerirle: «Ahora vamos a complementar nuestra respiración haciendo *tapping* en algunos puntos de liberación del estrés. Haz *tapping* justo allí donde yo hago *tapping*». El *tapping* envía señales desactivadoras a la amígdala cerebral que disminuyen rápidamente las respuestas emocionales elevadas en situaciones estresantes. Este sencillo procedimiento puede ser una potente intervención para proporcionar primeros auxilios psicológicos inmediatamente después de una catástrofe. Los profesionales suelen empezar con las intervenciones más reconfortantes disponibles para fomentar el alivio y la estabilización, como la respiración diafragmática, los abrazos a uno mismo o el balanceo suave, ofreciendo recordatorios de que la persona ha sobrevivido y ahora se encuentra a salvo, e introduciendo el *tapping* según convenga.

Segundo nivel: reducción de la excitación del sistema límbico tras desencadenantes traumáticos

Más allá del alivio inmediato, el *tapping* en acupuntos puede transformar los patrones de respuesta al estrés autolimitantes que pueden aparecer tras un acontecimiento traumático. El miedo, la rabia o la angustia pueden haberse asociado neurológicamente a una señal interna o externa concreta. Por ejemplo, alguien que ha sobrevivido a duras penas a una inundación acompañada de tormentas eléctricas puede experimentar ahora terror cada vez que hay truenos y relámpagos. Al traer a la mente imágenes vívidas de truenos y relámpagos mientras aplica *tapping*, puede liberarse de la respuesta involuntaria de amenaza. La reducción de la hiperactivación en las partes del cerebro implicadas en el procesamiento emocional, las emociones, los pensamientos y los patrones de comportamiento autodestructivos puede contrarrestar los *flashbacks* y las pesadillas. Desvincular las respuestas de estrés extremo de los recuerdos, las fantasías escalofriantes o los desencadenantes externos es una clave ampliamente reconocida para el éxito del tratamiento del TEPT.[21]

Tercer nivel: superación de problemas psicológicos complejos

Cuando alguien experimenta un acontecimiento traumático, pueden aflorar diversos problemas complejos que habían estado operando bajo la superficie. Pueden aparecer en el trabajo, la salud o las relaciones de la persona, y a menudo se remontan a dificultades de la infancia que no han sido adecuadamente procesadas. Estos problemas pueden abordarse mediante un enfoque de *tapping*, sobre todo cuando se ha progresado de manera adecuada en los dos primeros niveles. Combinando el *tapping* con recuerdos, emociones o creencias cuidadosamente seleccionados, la psicología energética puede abordar cada elemento de un problema psicológico complejo. Ya se trate de resolver un recuerdo traumático vinculado a obstáculos para superar un trauma más reciente o de abordar creencias desarrolladas en la infancia que contribuyen al pesimismo y la desesperanza, desenmarañar estos diversos elementos a menudo se convierte en el centro del tratamiento en curso. Este tipo de enfoque integral puede ser fundamental en la terapia posterior a una catástrofe para que tenga lugar una sanación completa.

---

21. van der Kolk, B. *The Body Keeps the Score: Brain, Mind, and Body in the Healing of Trauma*, Penguin Random House, Nueva York, 2015. (Trad. cast.: *El cuerpo lleva la cuenta: cerebro, mente y cuerpo en la superación del trauma*, Editorial Eleftheria, Barcelona, 2015).

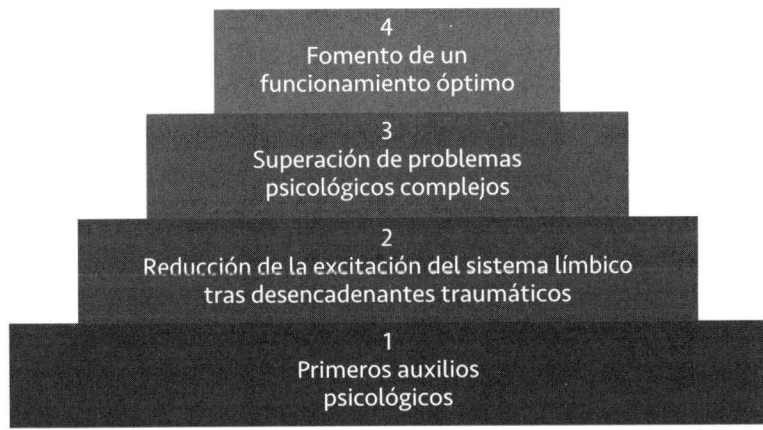

Figura 9.2. Temas para centrar las intervenciones de psicología energética en distintos marcos de tiempo tras una catástrofe.

Cuarto nivel: fomento de un funcionamiento óptimo

Incluso una vez estabilizadas las respuestas emocionales y abordados los problemas crónicos que un acontecimiento catastrófico puede haber sacado a la luz, permanecen las cuestiones existenciales. De hecho, una experiencia catastrófica puede acentuar cuestiones humanas fundamentales sobre el sentido de la vida, la incertidumbre sobre el futuro, la realidad del mal y la conciencia de la inevitabilidad de la muerte. Sin embargo, las personas que han visto lo peor de la vida pueden prosperar emocional y espiritualmente. Afrontar estos problemas reorienta a la persona a vivir el resto de su vida con una consciencia expandida y una mayor convergencia con su ser más profundo. De hecho, como se suele atribuir al escritor ruso León Tolstoi, «hay algo en el espíritu humano que sobrevivirá y prevalecerá, hay una pequeña y brillante luz ardiendo en el corazón del hombre que no se apagará sin importar cuán oscuro se vuelva el mundo». Muchas personas han encontrado en un acontecimiento trágico un gran avance en sus vidas.

El término «crecimiento postraumático» describe «los cambios psicológicos positivos que se experimentan como resultado de la lucha contra circunstancias vitales muy desafiantes».[22] A menudo, tras un suceso catastrófico, se descubren fortalezas y resiliencia antes desconocidas. Entrevistas con profesionales de la psicología energética sugieren que un enfoque en sintonía con la energía puede ayudar a descubrir y alimentar esa «luz pequeña y brillante», fomentando sentimientos de conexión espiritual y promoviendo la serenidad, la confianza y el coraje.[23] Aunque se trata de cuestiones en desarrollo y a menudo implican intensos retos psicológicos, las personas pueden lograr una mayor estabilidad personal y un mayor nivel de funcionamiento después de experiencias traumáticas. Comprenderlo inspira esperanza tras experiencias devastadoras.

Ejecución eficaz

En el mencionado trabajo de Lori Leyden en Ruanda, la organización encargada de poner en contacto los pueblos y grupos con los que se reuniría le había asignado seis días para trabajar con cien huérfanos que también eran cabezas de familia. Sus edades oscilaban entre los 19 y los 25 años. En el momento del genocidio de Ruanda de 1994, cuando quedaron huérfanos, sólo tenían entre cinco y once años, pero cada uno de ellos debía cuidar de entre dos y seis huérfanos sin medios visibles de sustento para comida, alquiler, educación o gastos cotidianos. Con cerca de 100.000 huérfanos a causa de la guerra y centenares de miles de niños huérfanos más por el fallecimiento de sus padres por culpa del sida, el Gobierno ruandés no tenía capacidad para atender a estos huérfanos.

---

22. Jayawickreme, E., *et al.* «Post-Traumatic Growth as Positive Personality Change: Evidence, Controversies, and Future Directions», *European Journal of Personality*, vol. 28, n.º 4, pp. 312-331 (2014), doi.org/10.1002/per.1963.

23. Feinstein, D. «Perceptions, Reflections, and Guidelines for Using Energy Psychology: A Distillation of 800+ Surveys and Interviews with Practitioners and Clients», *Energy Psychology: Theory, Research, and Treatment*, vol. 13, n.º 1, pp. 13-46 (2021), doi: 10.9769/EPJ.2021.13.1.DF.

Como la terapia individual a cien personas durante seis días no iba a llegar muy lejos, la Dra. Leyden decidió reunirse con todo el grupo cada uno de los seis días. Podía seguir teniendo sesiones individuales, pero podía amplificar su impacto llevándolas a cabo delante del gran grupo. Utilizando lo que se denomina «tomar prestados los beneficios», cada miembro del grupo sintonizaba, antes de cada sesión individual, con el área que más le preocupaba, le asignaba una puntuación USM y, a continuación, centraba su atención en hacer *tapping* junto con la persona que estaba trabajando con la Dra. Leyden en la parte delantera de la sala, empleando las expresiones que esa persona usaba.

La primera sesión se centró en un joven de unos veinte años que cuidaba de otros tres huérfanos desde el genocidio. Seguía enfrentándose a recuerdos intrusivos sobre el genocidio ocurrido trece años antes. Puntuó su angustia como «por encima de 10» en la escala USM que va de 0 a 10. Él, la Dra. Leyden y todo el grupo hicieron *tapping* en estas afirmaciones y otras similares, de una en una:

«*Mi mente no se siente segura*».
«*Mis recuerdos nunca desaparecerán*».
«*Estos recuerdos me aterrorizarán el resto de mi vida*».
«*Tengo miedo de dormir por culpa de estos recuerdos*».

Después de veinticinco minutos de *tapping*, informó de que se encontraba en un 2 en la escala USM. Comentó: «Ahora mi mente se siente segura. Ahora sé que estoy a salvo. Estoy deseando dormir esta noche». Mientras tanto, la Dra. Leyden explicó que había percibido un cambio palpable en la sala. Dijo: «Había una sensación de tranquilidad que no existía antes de la sesión». Cuando despachó con el resto del grupo, los cien participantes declararon que se situaban en un 2 o menos en su problema original. En concreto, una persona tras otra declaró que sentía nuevos niveles de seguridad.

A medida que avanzaba la semana, el joven comentó que cada noche su sensación de calma persistía en casa. Podía dormir con placidez. Otros que tuvieron sesiones individuales frente al grupo abordaron temas adicionales mientras el grupo hacía *tapping* con ellos:

«*Impotencia de ser huérfano*».
«*Desesperanza de no tener un futuro brillante que anhelar*».
«*Sanación de las heridas de la violación*».
«*Terror de que los recuerdos intrusivos de mis padres asesinados delante de mí sigan volviendo*».
«*Dolor de pasar hambre a menudo*».
«*Ansiedad por no poder cubrir las necesidades básicas de los niños más pequeños a los que cuido*».

Durante las sesiones, los participantes relataron cómo la nueva sensación de seguridad les ayudaba a sobrellevar mejor los retos a los que se enfrentaban cotidianamente. También enseñaron a sus «familias» a hacer *tapping* en casa, lo que les hizo sentir que controlaban más la situación y eran más capaces de ayudar a los demás cuando se sentían estresados o traumatizados. La Dra. Leyden comentó que para ella fue «otro recordatorio de lo que he visto centenares de veces: el poder del *tapping* para volver a regular la disfunción fisiológica que se produce cuando una persona ha sufrido un trauma».

«Tomar prestados los beneficios» parece funcionar incluso con personas que tienen poco en común. Pero puede ser extraordinariamente poderoso cuando todos han pasado por el mismo acontecimiento catastrófico o por las mismas adversidades. Los grupos también tienen el poder del «contagio», ya que las personas se unen emocionalmente las unas a las otras. Cuando sana la persona que está en el escenario, una energía sanadora impregna al grupo. Cuando se inspira la persona que está en el escenario, una energía inspiradora impregna al grupo. Cuando la persona que está en el escenario siente esperanza, una energía de esperanza impregna al grupo.

Además de trabajar con grandes grupos en lugar de depender de la psicoterapia individual, la psicología energética se ha impartido de manera eficaz a través de terapeutas profanos, medios electrónicos y el fortalecimiento de los recursos locales. Se enseña a utilizar el *tapping* a los profesionales de la salud mental de una comunidad que se enfrenta a una catástrofe; los supervivientes se lo enseñan a otros supervivientes; se educa a los políticos sobre la disponibilidad de tratamientos rápidos y eficaces, y las comunidades aprenden a administrarlos. Aunque la experiencia de ver a los afectados por sucesos catastróficos siempre será desgarradora, también nos parece emocionante y gratificante formar parte de este cambio radical en las formas en que la humanidad es capaz de lograr la recuperación emocional tras catástrofes atroces.

Implicaciones

Todo esto nos lleva a una pregunta evidente: ¿por qué esperar a las catástrofes? ¡Imaginemos un mundo en el que, basándose en las pruebas cada vez más numerosas, se reconozca ampliamente que la combinación de la estimulación de los puntos de acupuntura con las mejores prácticas que ofrece la psicología hace que esas mejores prácticas den un salto cualitativo! Imaginemos un mundo en el que todos los terapeutas y paraprofesionales tengan estas habilidades, con independencia de su orientación teórica, de modo que cuando se produzca una catástrofe, los equipos de respuesta externa no necesiten recurrir al *tapping* en acupuntos. Los terapeutas locales y sus comunidades ya pueden estar preparados. Esto es factible. Los fundamentos de la psicología energética no son tan difíciles de aprender para los terapeutas, independientemente de su orientación teórica. Y sería una respuesta viable para el tamaño arrollador de la necesidad a medida que los acontecimientos catastróficos afligen a un número cada vez mayor de personas en todo el mundo.

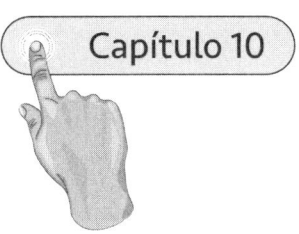

Capítulo 10

Psicología energética
para un mundo en crisis

La psicología energética ofrece herramientas revolucionarias para progresar en nuestra sanación y ayudar a la humanidad a hacer frente a su repertorio actual de catástrofes inminentes.[1]

—Dr. Eric Leskowitz
Departamento de Psiquiatría, Facultad de Medicina de Harvard (jubilado)

L a sanación y el desarrollo personal no son los únicos usos de la psicología energética. La facilidad con la que se puede hacer *tapping* en acupuntos tiene implicaciones prometedoras para nuestra sociedad. La consciencia colectiva de la humanidad afecta a tu vida cada día. En su extremo, los retos que pueden estar empujando a nuestra especie hacia una extinción dolorosa tienen su origen en una crisis de consciencia. Si no podemos elevar nuestra conciencia para ver lo que se necesita y reunir nuestra voluntad colectiva para

---

1. Adaptado de Leskowitz, E. *The Many Faces of Life Energy: From Biofield Healing to Global Consciousness,* Inner Traditions, Rochester, Vermont, 2024; parafraseado por el Dr. Leskowitz.

cambiar de dirección, nos dirigimos rápidamente hacia un horrible punto de no retorno.

A nivel personal, la psicología energética consiste en cambiar de dirección. Es sorprendentemente eficaz para modificar los modelos mentales que rigen la vida de una persona. Pero también puede utilizarse un enfoque energético para la transformación colectiva. Puede que elijas participar de manera activa o no en el sentido de esa transformación, pero la experiencia que has tenido con este programa te permite involucrarte de maneras que antes no estaban a tu alcance. En este capítulo verás que la psicología energética puede aplicarse a un nivel más amplio para cambiar las creencias y prácticas sociales que dan forma a las actividades mutuas de la humanidad. Antes de sumergirnos en esas posibilidades, hagamos un breve repaso.

Lo que has aprendido hasta ahora

El *tapping* ha presentado un enfoque de psicología energética y ha ofrecido instrucciones sobre cómo aplicarlo. Nos hemos referido a lo esencial del método como el «protocolo básico de *tapping*».

El protocolo básico de *tapping*

El conjunto de técnicas que has aprendido en la parte I te ha proporcionado la capacidad de transformar modelos mentales autodestructivos e iniciar dos procesos fundamentales para sobrellevar la situación y progresar:

- para enviar señales tranquilizadoras a partes de tu cerebro que se hiperactivan cuando estás alterado o estás pasando por una situación que te resulta problemática, y
- para enviar señales energizantes a las «regiones ejecutivas» del cerebro para poder gestionar mejor las situaciones difíciles.

Si «levantas el maletero», descubrirás que se trata de denominadores comunes en todas las formas de psicoterapia eficaz. La psicología energética lleva a cabo estas acciones rápidamente y de forma diferente a la psicología convencional.[2] En pocas palabras, funciona así:

1. Cuando haces *tapping* en los puntos de acupuntura, el *tapping* genera inmediatamente señales en forma de electricidad, llamada piezoelectricidad.
2. Estas señales llegan al cerebro a través de un conjunto de vías energéticas que están integradas en el tejido conjuntivo del organismo.
3. Las regiones del cerebro que se activan al pensar en un problema o en una cuestión se convierten en una especie de imanes que atraen las señales generadas por el *tapping*.
4. Esto ocurre casi instantáneamente y puede aplicarse sistemáticamente al problema y a sus múltiples aspectos, lo que provoca un alivio de emociones tales como el miedo, la ira o los celos, al tiempo que energiza las regiones cerebrales implicadas en la resolución de problemas y la gestión del estrés.
5. Los beneficios tienden a ser permanentes.

Tener literalmente en la punta de los dedos la capacidad de enviar a voluntad señales tranquilizadoras o energizantes a las áreas cerebrales pertinentes es un cambio determinante en las reglas de juego para hacerte cargo de tu paisaje mental.

Las mejores prácticas

En la parte II hemos explorado las mejores prácticas que ofrece la psicología para aquellos retos a los que se enfrenta la mayoría de la gente (por ejemplo, preocupación, tristeza, hábitos autodestructivos), así como para las versiones más extremas de estos retos

---

2. Feinstein, D. «Six Empirically-Supported Premises about Energy Psychology: Mounting Evidence for a Controversial Therapy», *Advances in Mind-Body Medicine*, vol. 35, n.º 2, pp.17-32 (2021), disponible en advances-journal. com/wp-content/uploads/2021/05/Feinstein.pdf.

(por ejemplo, ansiedad crónica, depresión, adicciones). También hemos aplicado protocolos de *tapping* en acupuntos en el marco de estas mejores prácticas. Al combinar métodos establecidos como la exposición psicológica y la reestructuración cognitiva con la estimulación de los acupuntos, estás acercando el *tapping* a los enfoques más fiables de la psicología para un amplio abanico de desafíos emocionales. Por otra parte, los psicoterapeutas que utilizan el libro son capaces de integrar un enfoque de *tapping* con lo que ya hacen bien.

Cómo progresar

Si has llegado hasta aquí utilizando los procedimientos del libro, te felicitamos y te damos las gracias por confiar en nosotros. A través de la repetición has aprendido e interiorizado uno de los enfoques más eficaces que la psicología ha desarrollado para enseñar a las personas a dominar su vida interior. También has aplicado el procedimiento a varias preocupaciones y –tenemos motivos para creer, basándonos en nuestro trabajo con centenares de individuos, así como en considerables investigaciones– muy probablemente habrás experimentado beneficios que te importan.

Te animamos a seguir utilizando el protocolo básico de *tapping*. La próxima vez que se presente un sentimiento difícil que parezca ligado al pasado… haz *tapping*. La próxima vez que te des cuenta de un hábito o de un patrón de comportamiento que no te está sirviendo… haz *tapping*. La próxima vez que te enfrentes a un reto en tu trabajo, en tu familia o en tu vida amorosa que no sepas cómo gestionar… haz *tapping*. Las sesiones de *tapping* en torno a estos temas sacarán a la luz aspectos y asuntos no resueltos que irán apareciendo cada vez menos a medida que los abordes. Los efectos son acumulativos. Tus modelos rectores evolucionan. Atraerás un mañana mejor a medida que rompas las cadenas, eslabón a eslabón, que te impiden dar hoy lo mejor de ti.

Gary Craig y Gabriëlle Rutten se atreven incluso a animar a la gente a hacer *tapping* cada noche en el «peor momento del día». Los acontecimientos estresantes, por muy pequeñas que sean las alteraciones, se acumulan. Limpiarlos con regularidad te mantiene en funcionamiento al máximo de tus posibilidades. Además, los problemas que se repiten con frecuencia revelan patrones más profundos que se interponen en tu camino y que pueden modificarse abordándolos en sus diversos aspectos mediante el *tapping* en acupuntos.

Asimilar los terrores de la vida moderna

Al adentrarnos en las aplicaciones más amplias de un enfoque energético, empezaremos por tu relación personal con un mundo que se encuentra, se mire por donde se mire, en una angustia peligrosa. En pocas palabras, el tema de este libro es que los protocolos de *tapping* en acupuntos pueden ayudarte de forma positiva a evolucionar los modelos internos que dan forma a tus sentimientos, a tus elecciones y, en última instancia, a tu vida. ¿Pero qué hay de los desarrollos que se encuentran mucho más allá de tu historia personal o de tu control? Aunque el *tapping* no puede cambiar el mundo exterior, puede ayudarte a moverte a través de él para que tu capacidad de recuperación se vea respaldada y tu espíritu se mantenga fuerte.

Muchas personas en el planeta disfrutan de comodidades y placeres que la realeza no podría haber imaginado hace unos siglos. Pero la mayoría no es tan afortunada. Todos, sin embargo, viven a la sombra de miedos difíciles de contener. Muchos viven al borde de una continua respuesta de lucha o huida de grado bajo. Si bien el mecanismo de lucha o huida es uno de los logros más deslumbrantes de la naturaleza y ayudó a sobrevivir a nuestros antepasados, hoy en día se recurre a él para gestionar todas las formas de estrés y retos para los que nunca fue diseñado, como una discusión con el cónyuge o con un hijo, un problema en el ordenador o un atasco de tráfico. Los medios de comunicación son una enorme fuente de estrés, ya que incesantemente transmiten tragedias personales, disturbios en todo el mundo, tiroteos masivos, conflictos mortales y desastres naturales que pueden cobrarse un precio indirecto.

A continuación, nos centraremos en siete temas que nos han resultado útiles tanto a nosotros como a nuestros alumnos y pacientes. Estos temas incluyen rendición, no rendición, disensión, sufrimiento, caos, agobio y desesperación. Cada uno tiene un contrapunto (por ejemplo, desesperación frente a fe) y sugeriremos una manera de aceptar y abrazar los dilemas inherentes y cómo utilizar el *tapping* para que tu modelo rector sobre cada dilema sea más fundamentado y eficaz. Puedes repasar los siete –cada uno de los cuales resultó útil a nuestros probadores– o seleccionar los que te interpelen más directamente.

1. La rendición se encuentra con la aceptación

Al final tienes que aceptarlo. El universo es más poderoso que tú y no puedes controlar todo lo que ocurre. En última instancia, resulta empoderador no intentar cambiar lo que no se puede cambiar. Cualquier otra actitud es una fórmula para quebrar tu espíritu. Para cada uno de estos siete temas, vamos a sugerir una declaración de elecciones «*Aunque... elijo...*» como punto de partida para hacer *tapping* en los temas relevantes. Esta técnica reconoce un conflicto fundamental –incluso una paradoja– y lo transforma en una declaración orientadora para progresar.

Una declaración de elecciones para afrontar dilemas que implican rendición

«Aunque no puedo controlar mi destino ni el destino de la humanidad... elijo reconocer, maravillarme y finalmente rendirme a la incertidumbre fundamental entrelazada en la existencia».

Ajusta o reformula completamente esta declaración sin abandonar el tema de la *rendición* y pasa a la sección de «*Tapping* para superar el dilema» (a continuación). Si lo deseas, realiza sólo los pasos 1 y 2 de las instrucciones de «*Tapping* para superar el dilema» o bien ejecuta todos los pasos para profundizar.

Tapping **para superar el dilema**

1. Puntúa de 0 a 10 según la escala USM la cantidad de angustia que sientes mental o físicamente al sintonizar con la primera frase.

2. Pronuncia tres veces tu declaración «Conociendo el dilema» mientras masajeas los puntos dolorosos de tu pecho durante la primera frase y mantienes las manos sobre tu chakra del corazón durante la segunda.

3. Haz una secuencia de *tapping* pasando por los doce puntos, pronunciando la primera frase de tu declaración en cada punto (sin «Aunque»). Utilizas el *tapping* para neutralizar lo negativo y dejar espacio para lo positivo. Repítelo hasta que la USM haya bajado todo lo que puedas; por ejemplo, déjalo si no baja más después de dos rondas sucesivas de *tapping*.

4. Haz otra secuencia de *tapping*, esta vez alternando entre la primera y la segunda frase.

5. Haz el procedimiento de integración (*véase* capítulo 2).

6. Haz tus secuencias finales de *tapping* sólo con la segunda frase, expresando una elección (o una declaración explícita de aceptación, como «*Me quiero a mí mismo y acepto mis sentimientos*»).

7. Vuelve a puntuar la primera frase de 0 a 10 según la escala USM. Si descubres nuevos aspectos sobre la situación, reversos psicológicos o «sí, peros», anótalos y considera aplicarles también el protocolo básico de *tapping*.

2. La no rendición se encuentra con el coraje

La razón para seguir la *rendición* con la *no rendición,* su opuesto, cae en la esfera de la plegaria de la serenidad, un elemento básico de la bibliografía espiritual y de autodesarrollo: «Señor, concédeme serenidad para aceptar todo aquello que no puedo cambiar, valor para cambiar lo que soy capaz de cambiar y sabiduría para entender la diferencia». No dejes que los motivos de desesperación eclipsen el hecho de que tienes recursos para marcar una verdadera diferencia en tu mundo y ser una fuerza para el bien, como sea que lo definas. Del mismo modo que intentar cambiar lo que no se puede cambiar puede quebrar tu espíritu, si te centras demasiado en lo que no puedes cambiar, pierdes de vista lo que sí puedes hacer.

Una declaración de elecciones para afrontar dilemas que implican no rendición

«Aunque los problemas del mundo parezcan no tener solución... elijo descubrir formas en las que puedo influir en mi propio destino y en el de aquellos a los que toco».

Ajusta o reformula completamente esta declaración sin abandonar el tema de la *no rendición* y completa al menos los dos primeros pasos. A continuación, pasa a tratar la disensión.

3. La disensión se encuentra con la inclusión

El panorama social rebosa desacuerdo, discordia y división. La hostilidad percibida en el «discurso cívico» puede desestabilizar la psique. El gran estudioso de la mitología Joseph Campbell observó que, si bien todos los sistemas mitológicos dirigen la «expansión del corazón» hacia el grupo interno, orientan deliberadamente «los impulsos violentos» hacia el grupo externo. Lo caracterizó como un mito arcaico pero dominante que debe transformarse si queremos que la humanidad sobreviva.[3] Aunque nos sintamos presionados y veamos motivos para convertir en villanos a los que no están de acuerdo con nosotros, cada uno de nosotros podemos poner de nuestra parte para adoptar una perspectiva más elevada que trascienda y transforme el «mito arcaico» que Campbell cree que puede llevarnos a la desaparición en el mundo actual. Nuestra amiga Jean Houston,

---

3. Campbell, J. *The Inner Reaches of Outer Space: Metaphor as Myth and as Religion*, Alfred Van Der Marck, Nueva York, 1986, p. 16. (Trad. cast.: *Las extensiones interiores del espacio exterior*, Atalanta, Vilaür, Girona, 2013).

historiadora de la cultura, filósofa y activista, enseña en sus cursos de «destreza social» que la palabra «política» deriva del griego *politeia*, que implica un compromiso activo en el que las personas se empoderan mutuamente para mejorar sus comunidades.[4]

Una declaración de elecciones para afrontar dilemas que implican disensión

«Aunque las disensiones que levantan ampollas entre las personas son profundamente perturbadoras...
elijo encontrar formas de emprender acciones amorosas que estén arraigadas en nuestra unidad fundamental entre nosotros y con la vida».

Ajusta o reformula completamente esta declaración sin abandonar el tema de la *disensión*, pasa a la sección de «*Tapping* para superar el dilema» y completa al menos los dos primeros pasos. A continuación, pasa a la siguiente sección, que trata el *sufrimiento*.

4. El sufrimiento se encuentra con la compasión

El sufrimiento y el mal son las dos realidades con las que cuentan las religiones para atraer adeptos, pero ninguna religión, filosofía o disciplina científica ha explicado de manera adecuada ninguna de ellas sin la fe de que existe un propósito superior para cada una. Mientras tanto, ver un sufrimiento intenso e inmerecido nos estremece a la mayoría de nosotros. Y ahora, con la comunicación electrónica como gran parte de nuestra dieta mental, vemos enormes cantidades de sufrimiento. Algunas personas –como médicos, personal sanitario y psicoterapeutas– hacen de aliviar el sufrimiento el motor de sus vidas. Otras cierran sus corazones o incluso juzgan a las víctimas, en parte porque el dolor vicario o la sensación de tener

---

4. Houston, J. «Harnessing the Energies of Politeia», página web de Eden Method (consultado el 29 de abril de 2023), disponible en www.edenmethod.com/political/harnessing-the-energies-of-politeia.

que ayudar es demasiado grande para soportarlo. ¿Cómo podemos mantenernos centrados y no desanimarnos cuando presenciamos un gran sufrimiento?

Una declaración de elecciones para afrontar dilemas que implican sufrimiento

«Aunque me duela el corazón al saber que tanta gente está sufriendo... elijo dejar que esta conciencia fortalezca mi corazón, expanda mi compasión y me ayude a encontrar al menos pequeñas formas de aliviar el sufrimiento siempre que surja la oportunidad».

Ajusta o reformula completamente esta declaración sin abandonar el tema del *sufrimiento*, pasa a la sección de «*Tapping* para superar el dilema» y completa al menos los dos primeros pasos. A continuación, pasa a la siguiente sección, que trata el *caos*.

5. El caos se encuentra con la esperanza

Las estructuras sociales se desmoronan a nuestro alrededor. Pero la amenaza y el caos cultural son semillas para la aparición de nuevas formas que nunca habían existido. Éstas se asientan en silencio en los reinos arquetípicos, listas para señalar el siguiente paso en la evolución de la humanidad, esperando las condiciones que les permitan manifestarse. Superan la creatividad de tu imaginación, por maravillosa que sea. En su *Future Humans Trilogy*, Jean Houston y Anneloes Smitsman exploran el modo en que el patrón de una humanidad más consciente y evolucionada ya reside en lo más profundo de nuestra psique e incluso en nuestro ADN.[5] A los dos nos parece que este conocimiento ofrece una gran esperanza en medio del caos social que puede verse por todas partes.

---

5. Smitsman A., *et al.* página web de Future Humans Trilogy (consultado el 29 de abril de 2023), disponible en www.futurehumans.world.

Una declaración de elecciones para afrontar dilemas que implican caos

«Aunque el caos social en todo el mundo me aterroriza sobre el futuro de la humanidad...
elijo reconocer que están surgiendo nuevas formas sociales que inspiran esperanza y alinearme con ellas».

Ajusta o reformula completamente esta declaración sin abandonar el tema del *caos*, pasa a la sección de «*Tapping* para superar el dilema» y completa al menos los dos primeros pasos. A continuación, pasa a la siguiente sección, que trata el *agobio*.

6. El agobio se encuentra con la paz

La enorme cantidad de información que recibimos y procesamos a diario supera lo que se exigía a cualquier generación anterior a la nuestra. Además de eso, las cuestiones que plantean las noticias y otras fuentes ponen en tela de juicio nuestros modelos. Nunca antes habíamos vislumbrado tantos dilemas humanos ni habíamos sido testigos de formas tan diversas, y a menudo discordantes, de afrontarlos. Por lo tanto, siempre estamos experimentando algún tipo de reorientación. Esto no es necesariamente malo. Nos hace más sabios y rápidos. Pero puede resultar agobiante y convertirse en otra fuente de desesperación y debilitamiento.

Una declaración de elecciones para afrontar dilemas que implican agobio

«Aunque me siento agobiado por todo lo que está pasando hoy...
elijo aceptar el hecho de que este momento de la historia es mi momento para estar en este mundo».

Ajusta o reformula completamente esta declaración sin abandonar el tema del *agobio*, pasa a la sección de «*Tapping* para superar el dilema» y completa al menos los dos primeros pasos. A continuación, pasa a la siguiente sección, que trata la *desesperación*.

7. La desesperación se encuentra con la fe

Cuando hemos dicho que «ninguna religión, filosofía o disciplina científica ha explicado adecuadamente el sufrimiento o el mal sin recurrir a la fe en que existe un propósito superior para cada uno de ellos», puede haber sonado como si estuviéramos descartando la fe como un intento desesperado e irracional de encontrar consuelo. La noción de un propósito superior es fácil de defender, pero más difícil de imaginar. Una analogía utilizada en los seminarios de teología es que nuestro intento de comprender a Dios o a la fuerza que creó el universo es como una ameba que mira al microscopio e intenta entender al científico. Basta con mirar las estrellas para percibir la inmensidad de la creación. Los humanos –más lentos y débiles que muchos depredadores que querrían comernos– hemos persistido a través de un desafío imposible tras otro. ¿Sobreviviremos a la actual crisis planetaria? Sólo el tiempo lo dirá. Pero sabemos que están en juego fuerzas que se encuentran más allá de nuestra comprensión y ya han guiado el improbable viaje evolutivo de *Homo sapiens*. Tener fe en que esta inteligencia mayor no quiere dilapidar todo el capital evolutivo que ha invertido en crear seres tan conscientes es más probable que saque lo mejor de uno mismo que un modelo rector pesimista según el cual todos estamos condenados y más vale darse por vencido.

Una declaración de elecciones para afrontar dilemas que implican desesperación

«Aunque la agitación que se despliega por el mundo no tiene sentido para mí...
elijo tener fe en que la fuerza que creó el universo está encontrando formas de expresarse a través de mí».

Ajusta o reformula completamente esta declaración sin abandonar el tema de la *desesperación*, pasa a la sección de «*Tapping* para superar el dilema» y completa al menos los dos primeros pasos.

Esperamos que esto te haya resultado útil para encontrar un lugar más centrado y empoderador dentro de ti para afrontar problemas que van mucho más allá de tu responsabilidad. Tenemos una advertencia. Del mismo modo que sanar las heridas emocionales de un trauma no cambia lo que ocurrió o lo terrible que fue, cultivar modelos internos más empoderadores para abordar situaciones terribles no las hace menos fatales. Pero sí te ayuda a pasar por ellas con más eficacia, paz y serenidad.

Después de pasar por este proceso, una de nuestras probadoras comentó que le había sorprendido lo mucho que este centrarse en problemas de mayor envergadura reducía su ansiedad personal. Temía que pasara lo contrario. Otra escribió:

> Esta sección me parece muy importante porque pone de relieve que, sean cuales sean nuestros sistemas de creencias, todos nos enfrentamos a estos apuros. Admitir mis propias incertidumbres es un gran paso para comprender a qué se enfrentan los demás. Todos estamos unidos a la hora de afrontar estos dilemas, y abordarlos personal y colectivamente sería un gran paso para ayudar a que la sociedad avance.

Si completas cualquiera de estos procesos, estarás construyendo un modelo rector más resiliente para adaptarte a los problemas que afectan a tu mundo. Y tus esfuerzos se verán ampliamente recompensados si la recompensa es que consigues una mayor paz sobre lo que no puedes cambiar y un enfoque más agudo sobre dónde puedes ser más eficaz. Tal vez desees repetir algunas de las declaraciones en la naturaleza para poder rebosar de las energías de la Tierra, las plantas y los árboles, que son obra de las fuerzas que te han puesto aquí, en el planeta.

Del cálculo interior a ayudar a crear un mundo mejor

Nuestro cerebro ha evolucionado para el mundo de nuestros antepasados lejanos, pero el mundo en el que nos encontramos hoy exige una gran transformación: de una mentalidad de lucha o huida, amigo o enemigo, a unas vías neuronales programadas para un mundo cada vez más interdependiente. Las generaciones anteriores disponían de potentes rituales para armonizar a las personas con las necesidades, las normas y las creencias de su sociedad. Sin embargo, las herramientas sistemáticas para empoderar a las personas para que se adapten a su manera a un mundo que cambia rápidamente son un desarrollo relativamente nuevo.

En Occidente, se remontan a la aparición de la psicoterapia a finales del siglo xix. Ahora, con enfoques como la psicología energética, se puede iniciar de forma eficaz un cambio neurológico autodirigido y preciso. ¿Podrían aplicarse principios similares para mejorar el bienestar de grandes grupos o culturas?

La capacidad de enviar de forma deliberada y precisa señales eléctricas beneficiosas a determinadas regiones del cerebro puede ayudar a transformar antiguas programaciones que se han vuelto destructivas para las personas. Pero también puede ayudar a una cultura a entender cómo pueden llevarse a cabo esos cambios y cómo crear enfoques educativos basados en esos principios. Las fuerzas culturales y políticas pueden movilizarse para que estos avances se conviertan en la nueva normalidad. El concepto de «plasticidad neuronal» –la capacidad del sistema nervioso para modificarse a sí mismo en respuesta a la experiencia– sugiere que no necesitamos esperar a la selección natural para hacer avanzar la evolución en los cerebros individuales. Las nuevas percepciones e incluso los cambios neuronales pueden aportarse a la colectividad de forma que resulten empoderadores. Como hemos visto en el capítulo anterior, ya está tomando forma la aplicación de la psicología energética para ayudar a comunidades enteras tras sucesos catastróficos.

Para visualizar las formas en que puede aplicarse la comprensión de las energías que afectan a la consciencia humana para fomentar un cambio social beneficioso, exploraremos las pruebas que apoyan siete premisas dispares pero interrelacionadas:

1. La energía puede portar recuerdos y mostrar inteligencia.
2. Los campos energéticos influyen en los procesos físicos y biológicos.
3. La energía puede ejercer efectos a distancia.
4. Los campos energéticos tienen un impacto invisible en las relaciones humanas.
5. El miedo colectivo puede entenderse como un campo energético.
6. Los campos energéticos pueden aprovecharse para el bien social.
7. Los potenciales personales y culturales están codificados en campos energéticos.

1. Energías portadoras de recuerdos e inteligencia

Las energías que se consideran capaces de codificar información compleja y de tomar decisiones inteligentes han desempeñado un papel fundamental en la visión del mundo de muchas sociedades a lo largo de la historia.[6] Se han identificado al menos 97 culturas cuyos sistemas de sanación y tradiciones espirituales, que a menudo se remontan a miles de años atrás, hacen referencia a un «campo energético humano» que es sutil y está imbuido de la capacidad de discernimiento.[7] Entre las palabras que designan estas energías se

6. Swanson, C. *Life Force, the Scientific Basis: Breakthrough Physics of Energy Medicine, Healing, Chi and Quantum Consciousness,* Poseidia, Tucson, Arizona, 2009.
7. White, J., *et al. Future Science: Life Energies and the Physics of Paranormal Phenomena*, Anchor, Nueva York, 1977.

encuentran *prāṇa* en sánscrito, *qi* en chino, *ki* en japonés, *wakan* para los sioux lakota, *orenda* para los iroqueses, *ruah* en hebreo, *baraka* en árabe y *pneuma* en la antigua Grecia.

Aunque estos términos se han traducido a veces como «energía» en Occidente, cada uno de ellos representa una construcción mayor que las energías electromagnéticas que suelen entenderse cuando los científicos utilizan el término. El concepto de *qi*, por ejemplo, proporciona las principales bases teóricas de la medicina, la filosofía, la cultura y las ciencias naturales de la antigua China. Si bien la tradición reconoce «las características observables de la energía, como la capacidad de hacer un trabajo y de acumularse, almacenarse, descargarse y proyectarse desde el cuerpo, el *qi* también tiene características de inteligencia e información», señala Wayne B. Jonas, investigador de la salud y doctor en medicina.[8] La sintonización con estas energías parece ser una vía hacia niveles de consciencia que trascienden los marcos occidentales convencionales.

¿Qué opina la ciencia moderna de estas afirmaciones? El físico ruso Yury Kronn, en su libro *The Science of Subtle Energy*, explora lo que los científicos denominan «materia oscura»: el 96 por 100 de las «energías másicas» del Universo que no entran dentro del espectro electromagnético y no pueden medirse con los instrumentos de la física moderna.[9] Sostiene que esta energía sigue leyes que son fundamentalmente distintas de las del mundo visible y que son más coherentes con las explicaciones que se encuentran en los antiguos sistemas de sanación. Cree que de este estrato del universo surgen energías que siguen leyes desconocidas para la física convencional. Esta convergencia de conocimientos antiguos y contemporáneos abre nuevas posibilidades para aprovechar el poder de las energías siempre presentes que nos rodean.

---

8. Jonas, W. B. «Qigong: Basic Science Studies in Biology», en Jonas, W. B., *et al.* (eds.) *Healing, Intention and Energy Medicine: Science, Research Methods and Clinical Implications*, Churchill Livingstone, Filadelfia, 2003, p. 103.

9. Kronn, Y. *The Science of Subtle Energy: The Healing Power of Dark Matter,* Park Street Press, Rochester, Vermont, 2022.

Aunque a veces estas energías parezcan extrañas, es posible vislumbrar sus efectos reales. Los ejemplos que exploraremos van desde los misterios que siguen a los trasplantes de corazón hasta los recuerdos almacenados en los chakras, pasando por la cicatrización de heridas, la germinación de plantas, el desarrollo embrionario y la génesis de enfermedades. Todos ellos revelan campos energéticos capaces de orquestar cambios detallados y matizados.

Las asombrosas experiencias de los pacientes de trasplante de corazón

Para ilustrar cómo la energía actúa de formas que desafían el pensamiento convencional, nos fijaremos en las experiencias que han relatado pacientes con trasplantes de corazón. La propia Claire Sylvia, receptora de un trasplante de corazón, describió en su libro *A Change of Heart* el modo en que muchas personas que han recibido un trasplante de corazón se obsesionan repentinamente con pensamientos, recuerdos, sueños, gustos, deseos o valores que, según descubren más tarde, se corresponden con los de la persona cuyo corazón late ahora en su propio pecho.[10] El siguiente caso procede de los archivos de uno de los principales investigadores de este tipo de informes, el neuropsicólogo Paul Pearsall:

El donante del corazón había muerto por culpa de una caída mientras cogía un juguete de los Power Rangers que estaba en la cornisa de cemento de la barandilla de un hotel. El receptor era un niño de cinco años con un defecto septal incorregible y una cardiomiopatía grave.

Madre del donante: cuando conocí a la familia del receptor y al pequeño Daryl (el receptor) en la reunión de trasplantes en la que se encuentran las familias de los donantes con las de los receptores, rompí a llorar y, si mi marido no me hubiera agarrado, me habría caído al suelo. Lo vi enseguida. Daryl me sonreía exactamente igual que Timmy (el donante). Tenía una sonrisa muy ladeada y me mi-

---

10. Sylvia, C. *A Change of Heart: A Memoir,* Little, Brown, Nueva York, 1997.

raba de reojo como si se burlara de mí. Era exactamente esa sonrisa ladeada. Nos sentamos y hablamos con Daryl, y fue asombroso cómo podía sentir en mi propio corazón que el corazón de mi hijo parecía llamar al mío. Al igual que nuestra perra mueve la cola cuando nos reconoce, mi corazón empezó a acelerarse de alegría. Pregunté si podía poner mi cabeza en el pecho de Daryl y escuchar, y podría haberlo hecho durante horas. El corazón de mi hijo y el mío parecían estar sincronizados, y a Daryl le encantó y siguió mostrando la sonrisa ladeada todo el rato. Lo que Daryl (el receptor) nos contó nos dejó totalmente alucinados.

Receptor del corazón: le puse un nombre al niño que me dio su corazón. Le llamé Timmy, y me di cuenta de que era un niño más pequeño que yo. Podía sentir que se había hecho mucho daño al caerse desde muy alto. A veces todavía puedo sentir el golpe que lo mató. Le gustaban mucho los Power Rangers, como a mí, pero probablemente era demasiado pequeño para saber lo que son en realidad. A veces, por la noche, me despierto porque todo mi cuerpo salta y puedo sentir el corazón de Timmy como cuando se cayó, latiendo con fuerza. Me pregunto qué le habrá pasado a mi viejo corazón. Estaba estropeado, pero hacía todo lo posible por cuidarme, y a veces me da pena y lloro.

Padre del receptor: nunca supimos realmente hasta hoy cuántos años tenía el donante de Daryl. Sabíamos que se había caído, pero eso es todo. Supongo que Daryl acertó la edad de Timmy por un golpe de suerte, y necesitaban un corazón del tamaño del de un niño pequeño para el trasplante. Nunca sabré cómo acertó con el nombre del donante. Tal vez fuera casualidad, porque Daryl solía ver a Tim «herramientas» Taylor en la serie de televisión *Home Improvement.*[11] Tengo que decir que la sonrisa ladeada que Daryl empezó a tener después de su trasplante siempre me molestó un poco, y ahora pue-

---

11. Serie de televisión estadounidense emitida entre 1991 y 1999, y estrenada en España como *Un chapuzas en casa* y en Latinoamérica como *Mejorando la casa.* Ganadora de numerosos premios, catapultó las carreras de Tim Allen y de Pamela Anderson. *(N. del T.)*

do ver de dónde pudo haberla sacado del donante. No sé cómo, pero estoy seguro de que lo hizo porque nunca había sonreído así.

Madre del receptor: ¿vas a contarles lo de la «dimensión desconocida»? A Daryl le encantaba coleccionar y jugar con sus Power Rangers. Cuando le regalamos algunos después del trasplante, los metió todos en una caja y dijo que no quería volver a verlos. Y no ha vuelto a hacerlo.[12]

Aunque sólo un pequeño porcentaje de receptores de trasplantes de corazón atribuye experiencias inusuales a su donante, el relato de Daryl es lo bastante habitual como para que muchos cirujanos cardíacos informen a las familias sobre esta posibilidad antes de un trasplante de corazón. Las investigaciones del Dr. Pearsall incluyeron muchos casos dramáticos de este tipo. En otro, un psiquiatra explicaba el caso de una de sus pacientes, una niña de ocho años que había recibido el corazón de una niña asesinada de diez años:

Su madre me trajo a la clínica a mi joven paciente cuando ésta empezó a tener sueños sobre el hombre que había asesinado a su donante. Me dijo que su hija sabía quién era esa persona. Después de algunas sesiones, me fue imposible negar la evidencia de lo que esta niña me estaba contando. Su madre y yo decidimos llamar a la policía, que, apoyándose en la descripción realizada por la niña, logró descubrir al asesino. Con las evidencias presentadas por mi paciente, fue cosa fácil inculpar al asesino. El momento, el arma homicida, el lugar, la ropa que llevaba, lo que la niña asesinada le había dicho al asesino... todo cuanto el pequeño corazón trasplantado le había dicho a su receptora resultó ser completamente preciso.[13]

12. Pearsall, P. «In Awe of the Heart», *Alternative Therapies in Health and Medicine*, vol. 13, n.º 4, pp. 16-19 (2007).

13. Pearsall, P. *The Heart's Code: Tapping the Wisdom and Power of Our Heart Energy*, Broadway Books, Nueva York, 1998, p. 7. (Trad. cast.: *El código del corazón: extrayendo la sabiduría y la fuerza de la energía de nuestro corazón*, Editorial Edaf, Madrid, 1998).

Informes como éstos, que la ciencia convencional es incapaz de explicar, echan por tierra viejas formas de pensar y hacen progresar el conocimiento humano.[14] Ninguna explicación para estos relatos (más allá de que los numerosos casos bien documentados hayan sido fabricados) tiene más sentido que la siguiente:

- El corazón tiene su propio campo energético. Esto es bien sabido. De hecho, el campo electromagnético del corazón es unas sesenta veces mayor en amplitud que el del cerebro y hasta 5000 veces más fuerte.[15]
- Este campo energético transporta información muy detallada, que puede registrarse en la conciencia de una persona o reflejarse en sus gestos. Ésta es la parte que rompe el paradigma. La ciencia convencional no puede explicar la sonrisa ladeada de Daryl ni su repentina aversión a los Power Rangers, ni que la receptora de un corazón de ocho años sepa con precisión quién es el asesino de su donante.

Recuerdos almacenados en los chakras

La comprensión práctica de los campos energéticos, portadores de información muy matizada, forma parte de la experiencia de muchos sanadores energéticos. Por ejemplo, al principio de su carrera, Donna se centró en el chakra del corazón de una mujer de 36 años deprimida. Donna, que es muy sensible a las energías de un órgano, explicó a la mujer que se sentía como una niña de unos siete años que acababa de perder a alguien a quien adoraba. No se trataba de sus padres, sino de alguien muy importante. Donna sentía profundamente la pena de la paciente, como si su dolor fuera demasiado para soportarlo y su corazón se estuviera cerrando. La mujer respon-

---

14. Kuhn, T. S. *The Structure of Scientific Revolutions*, 4.ª ed. University of Chicago Press, Chicago, 2012. (Trad. cast.: *La estructura de las revoluciones científicas,* Fondo de Cultura Económica de España, Madrid, 2013).

15. McCraty, R. «The Energetic Heart: Bioelectromagnetic Interactions Within and Between People», *Neuropsychotherapist*, vol. 6, n.º 1, pp. 22-43 (2003).

dió entre lágrimas que Robert, su hermano mayor, recibió un disparo involuntario de un niño vecino que estaba jugando con el rifle de su padre. Robert murió dos días después. Donna pudo ver y percibir esta información en la energía del chakra del corazón de la mujer. Después de que Donna aplicara intervenciones basadas en la energía para sanar el dolor no resuelto que llevaba tanto tiempo enterrado en el chakra del corazón de la mujer –no muy distinto de los procedimientos que has estado utilizando a lo largo de este libro–, la mujer empezó a reconocer que nunca más había sido capaz de amar tan plenamente como amaba a su hermano, a lo que siguió un gran aumento de su capacidad para mantener relaciones íntimas dentro de su matrimonio. Imagínate que los profesionales de la salud pudieran captar la información que transmiten determinados órganos: cambiaría por completo su enfoque a la hora de sanar.

Experimento de germinación de semillas que ilustra cómo la energía puede transportar información durante un tratamiento de *tapping*

Un ingenioso experimento que investigaba los efectos de una sesión de *tapping* en acupuntos para tratar la depresión se basó en estudios anteriores bien diseñados que demostraban que cuando una persona de buen humor hace una «imposición de manos» sobre el agua utilizada para regar una planta, el crecimiento posterior de la planta es más robusto que cuando una persona deprimida trataba el agua.[16] Numerosos experimentos han demostrado el concepto más amplio.[17]

---

16. Grad, B. «The "Laying on of Hands": Implications for Psychotherapy, Gentling, and the Placebo Effect», *Journal of the American Society for Psychical Research*, vol. 61, n.º 4, pp. 286-305 (1967).

17. Tompkins, P., *et al. The Secret Life of Plants: A Fascinating Account of the Physical, Emotional, and Spiritual Relations between Plants and Man*, Harper & Row, Nueva York, 1973; Shiah, Y.-J., *et al.* «Effects of Intentionally Treated Water and Seeds on the Growth of Arabidopsis thaliana», *Explore*, vol. 17, n.º 1, pp. 55-59 (enero-febrero de 2021), doi.org/10.1016/j.explore.2020.04.006.

En el experimento de psicología energética, se adhirieron de manera oculta semillas de quimbombó a la parte posterior de un portapapeles que se le entregó a una mujer de 42 años a la que se le había diagnosticado un trastorno depresivo grave mientras llevaba a cabo una lista de comprobación estandarizada de la depresión.[18] La proporción de semillas que germinaron y la cantidad de crecimiento radicular 72 horas después fue significativamente menor que en un grupo de control de semillas que no habían estado en su presencia. Luego la mujer recibió una sesión de tratamiento de dos horas utilizando un protocolo de psicología energética centrado en su depresión. A continuación, se le administró de nuevo la lista de comprobación de la depresión, con otro grupo de semillas de quimbombó adheridas al portapapeles. El crecimiento de estas semillas fue significativamente mayor que el de las semillas que habían estado en su presencia antes del tratamiento o que el de las semillas del grupo control. Por otra parte, su puntuación de la depresión bajó de 20 (que indicaba una depresión moderada) a 3 (depresión insignificante) tras la única sesión.

Del mismo modo que el corazón parece transportar información que puede transferirse del donante del corazón al receptor, parece que el campo energético de la mujer transportó información que se transfirió a las semillas de quimbombó. Esa información parece haber tenido un efecto totalmente distinto antes del tratamiento que después de éste. Presumiblemente, el tratamiento modificó el campo energético de la mujer, la información que transportaba y los efectos que provocaba.

18. Church, D. «Measuring the Effect of Emotional Freedom Techniques (EFT) Treatment for Depression using a Seed Bioassay: A Randomized Controlled Trial», *Psychology*, vol. 14, n.º 11, pp. 1687-1697 (noviembre de 2023), doi. org/10.4236/psych.2023.1411098.

2. Campos energéticos que influyen en los procesos biológicos

El experimento de la germinación de las semillas plantea una cuestión importante para comprender el inesperado poder del *tapping* en acupuntos. ¿La información del campo energético de la mujer que se transfirió a las semillas de quimbombó también afecta a su bienestar general? Es relativamente fácil comprender cómo el *tapping* en determinados acupuntos envía señales a las áreas cerebrales relacionadas con un problema de salud mental, influyendo en los circuitos neuronales de forma que ayudan a resolver los síntomas previamente identificados. Sin embargo, tras las sesiones de *tapping* se han observado mejoras más extensas que van más allá de la superación de los síntomas que son el objetivo del tratamiento.[19] Entre los cambios fisiológicos subyacentes documentados se incluyen la mejora del funcionamiento cardiovascular, el aumento de la inmunidad, la disminución de la producción de cortisol, el aumento de la expresión de genes relacionados con la resolución de problemas y la gestión del estrés, y la optimización de los patrones de ondas cerebrales.[20] El paciente no sólo deja de sufrir depresión o ansiedad, sino que también piensa con mayor claridad, se relaciona mejor con otras personas, se cura de problemas físicos y se desenvuelve con mayor facilidad ante las circunstancias que le presenta la vida.

Para entender cómo los cambios en el campo energético de la persona pueden producir beneficios más allá de los motivos por los cuales la persona estaba utilizando el *tapping*, necesitamos examinar la naturaleza de los campos energéticos. Te llevamos a este punto

---

19. Church D., *et al.* «Clinical EFT as an Evidence-Based Practice for the Treatment of Psychological and Physiological Conditions: A Systematic Review», *Frontiers in Psychology*, vol. 13 (noviembre de 2022), doi.org/10.3389/fpsyg.2022.951451.

20. Feinstein, D. «Six Empirically-Supported Premises about Energy Psychology: Mounting Evidence for a Controversial Therapy», *Advances in Mind-Body Medicine*, vol. 35, n.º 2, pp. 17-32 (2021), disponible en advances-journal.com/wp-content/uploads/2021/05/Feinstein.pdf.

más científico porque es una dimensión invisible pero vital del trabajo que has estado haciendo a lo largo del libro. Examinaremos los campos energéticos en la sanación de heridas, el desarrollo embrionario y la enfermedad.

En primer lugar, ¿qué son los campos? En física, un campo es simplemente una región del espacio sobre la que actúa una fuerza. Tal vez ya sepas cómo el campo de un imán puede organizar las limaduras de hierro, como se ilustra en la figura 10.1. En biología, los campos que influyen en los procesos corporales se denominan «biocampos».[21] Rodean el organismo y penetran dentro de cada uno de sus órganos. Son conceptos clave en medicina. La actividad eléctrica del corazón se mide con un electrocardiograma (ECG). El electroencefalograma (EEG), por su parte, mide la actividad eléctrica del cerebro. Los biocampos pueden encontrarse en cada nivel del cuerpo que funciona como una unidad, desde las células hasta los órganos y todo el organismo, y también pueden generarse espontáneamente.

Cicatrización de heridas

El motivo por el cual los campos energéticos son tan importantes para entender el *tapping* es que los campos electromagnéticos del cuerpo influyen sobre la acción de sus células, incluidas las neuronas. Un ejemplo cotidiano es la cicatrización de heridas. Después de sufrir una herida, se desarrolla un campo electromagnético que organiza la actividad celular en el proceso de cicatrización, estimulando el crecimiento y la reparación.[22] El investigador en medicina energética James Oschman explica que el campo eléctrico creado en el lugar de una herida persiste hasta que se completa la reparación,

---

21. Rubik, B., *et al.* «Biofield Science and Healing: History, Terminology, and Concepts», *Global Advances in Health and Medicine*, vol. 4, supplement, pp. 8-14 (2015), doi.org/10.7453/gahmj.2015.038.suppl.

22. Saliev, T., *et al.* «Therapeutic Potential of Electromagnetic Fields for Tissue Engineering and Wound Healing», *Cell Proliferation*, vol. 47, n.º 6, pp. 485-493 (diciembre de 2014), doi.org/10.1111/cpr.12142.

atrayendo células móviles de la piel, fibroblastos y glóbulos blancos que cierran y cicatrizan las heridas. Por último, cuando el tejido cicatriza, la corriente cambia y «transmite información sobre el progreso de la reparación a los tejidos circundantes».[23] La influencia de frecuencias específicas en la generación y reparación celular se ha documentado en más de 175 artículos publicados en la bibliografía científica.[24]

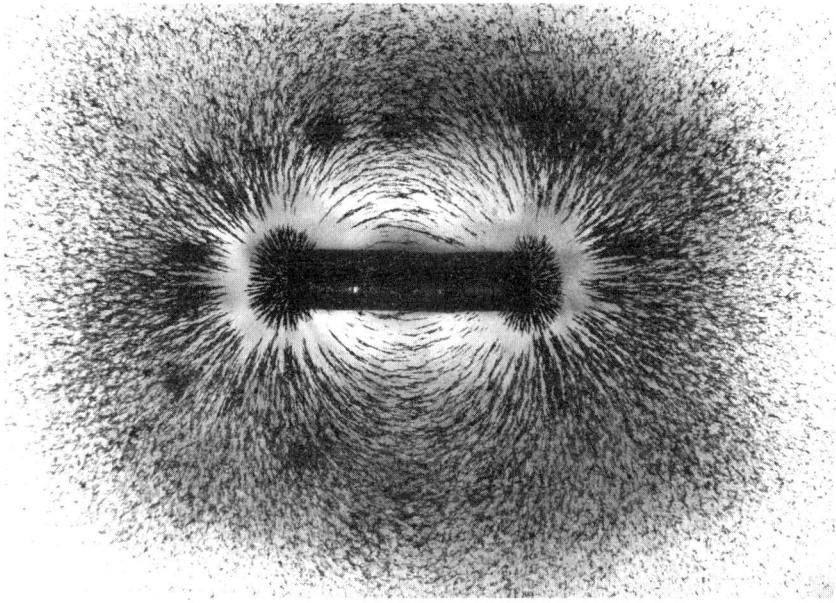

Figura 10.1. Los biocampos influyen en los procesos biológicos del mismo modo que un imán puede organizar limaduras de hierro.

23. Oschman, J. L. *Energy Medicine: The Scientific Basis,* Churchill Livingstone / Harcourt, Edimburgo, 2000, p. 94.
24. Geesink, H. J. H, *et al.* «Quantum Wave Information of Life Revealed: An Algorithm for EM Frequencies that Create Stability of Biological Order, with Implications for Brain Function and Consciousness», *NeuroQuantology*, vol. 14, n.º 1, pp. 106-125 (2016).

Desarrollo embrionario

El concepto de «campo» biológico apareció por primera vez en la embriología a principios del siglo xx como un patrón subyacente para explicar el proceso de desarrollo.[25] Al igual que un campo energético coordina la actividad celular en la cicatrización de una herida, se ha demostrado que los campos energéticos dirigen el crecimiento fisiológico en el feto y el organismo en desarrollo. Harold Burr, doctor en neuroanatomía de la Facultad de Medicina de Yale, lo demostró irrefutablemente en la década de 1930.[26]

Cuando el Dr. Burr midió el campo eléctrico alrededor de un huevo de salamandra no fecundado, descubrió que tenía la forma de una salamandra madura. ¡Era como si en el campo energético del huevo ya existiera el proyecto del adulto! El huevo no fecundado ya poseía el eje eléctrico que más adelante se alinearía con el cerebro y la médula espinal.

La génesis de la enfermedad

El Dr. Burr siguió descubriendo campos energéticos alrededor de diversos organismos, incluidos mohos, plantas, ranas y seres humanos, y pudo describir patrones eléctricos que diferenciaban los estados sanos de los estados de enfermedad. Descubrió, por ejemplo, que cuando se observaban patrones electromagnéticos asociados al cáncer en ratones, incluso en aquellos que no mostraban síntomas fisiológicos de malignidad, acababan desarrollando cáncer. El Dr. Burr no sólo descubrió correlaciones entre patologías específicas y las características eléctricas de los órganos correspondientes, sino también que la enfermedad física va precedida de cambios en el campo energético de un organismo, y lo demostró en estudios hospitalarios con seres humanos.[27]

---

25. Opitz, J. M. «The Developmental Field Concept in Clinical Genetics», *Journal of Pediatrics*, vol. 101, n.º 5, pp. 805-809 (1982), doi.org/10.1016/s0022-3476(82)80337-5.

26. Burr, H. S. *The Fields of Life,* Ballantine, Nueva York, 1972.

27. Burr, H. S., *et al.* «The Electro-Dynamic Theory of Life», *Quarterly Review of Biology*, vol. 10, n.º 3, pp. 322-333 (1935), jstor.org/stable/2808474.

Después de un reciente análisis del trabajo del Dr. Burr, la escritora científica Sally Adee escribió que Burr «fue un visionario: todo lo que teorizó sobre la bioelectricidad se ha validado a lo largo de los cincuenta años transcurridos desde que lo dijo».[28] Por ejemplo, el biólogo del desarrollo Dany Spencer Adams, de la Universidad de Tufts, usó tintes sensibles a los cambios en los patrones de voltaje en un embrión de rana, lo que permitió observar los cambios en los patrones eléctricos a medida que el embrión se iba desarrollando. En un momento dado de los experimentos de Adams, los patrones brillantes aparentemente aleatorios que habían aparecido en el embrión sin rasgos comenzaron a parecerse a ojos y una boca. Más adelante, la boca y los globos oculares del embrión se desarrollaron precisamente donde el brillo eléctrico los había anunciado.[29] Esto corre en paralelo a lo que descubrió el Dr. Burr con sus salamandras. El plano del organismo en desarrollo era evidente en el campo energético antes de que se desarrollaran las estructuras anatómicas. Dado que el código genético no contiene ninguna «instrucción para la anatomía»,[30] la interpretación más razonable de los descubrimientos de Burr y Adams es que el embrión crece en respuesta a la dirección del campo energético circundante.

Dado que estábamos intentando establecer la medicina energética como una actividad científicamente fundamentada, nos entusiasmó conocer los experimentos del Dr. Burr, llevados a cabo en una facultad de medicina de primer nivel medio siglo antes incluso de que comenzara nuestra carrera profesional. A menudo citamos sus descubrimientos porque son vitales para ser capaces de

28. Adee, S. *We Are Electric: Inside the 200-Year Hunt for Our Body's Bioelectric Code, and What the Future Holds,* Hachette, Nueva York, 2023, p. 194.

29. Redd, K. K., *et al.* «The Face of a Frog: Time-Lapse Video Reveals Never-Before-Seen Bioelectric Pattern», *Tufts Now* (18 de julio de 2011), disponible en now.tufts.edu/2011/07/18/face-frog-time-lapse-video-reveals-never-seen-bioelectric-pattern.

30. Adee, S. *We Are Electric: Inside the 200-Year Hunt for Our Body's Bioelectric Code, and What the Future Holds,* Hachette, Nueva York, 2023, p. 194.

comprender cómo las modalidades de sanación energética que cambian las energías del cuerpo pueden prevenir enfermedades. Resumiendo las implicaciones de los descubrimientos de Burr, Dawson Church señaló que «el cáncer se ponía de manifiesto en el *campo energético* antes de manifestarse en las *células materiales*. […] Los campos energéticos son plantillas a partir de las cuales se condensa la materia. Si cambias el campo energético, cambias la materia».[31]

3. Campos energéticos que producen efectos a distancia

Observa que en todos los ejemplos anteriores –desde los trasplantes de corazón hasta los recuerdos almacenados en los chakras, pasando por la cicatrización de heridas, la germinación de plantas, el desarrollo embrionario y la génesis de enfermedades– un campo energético parece estar gestionando elaborados cambios biológicos o psicológicos. Más allá de estas demostraciones de que la energía puede transportar información matizada y mostrar un comportamiento inteligente, otra propiedad que resulta fundamental para aplicar un conocimiento de la energía que propicie el cambio colectivo es su capacidad para actuar a distancia.

Una de las propiedades más alucinantes de la física cuántica es el «entrelazamiento cuántico»,[32] que consiste en que dos partículas subatómicas que han interactuado siguen influyéndose mutuamente aunque se hayan separado. Albert Einstein se refirió célebremente

---

31. Church, D. *Mind to Matter: The Astonishing Science of How Your Brain Creates Material Reality,* Hay House, Carlsbad, California, 2019, p. 44. (Trad. cast.: *Mente sobre materia: la asombrosa ciencia de cómo tu cerebro crea la realidad,* Arkano Books, Móstoles, 2020, p. 80).

32. Brody, J. *Quantum Entanglement,* MIT Press, Cambridge, Massachusetts, 2020.

a este fenómeno como «fastasmales acciones a distancia».[33] Los experimentos han conseguido demostrar que el efecto tiene lugar a distancias mayores, desde centímetros a metros y kilómetros, incluso a través de la distancia que separa la Tierra de los satélites espaciales.[34]

¿Se aplican los principios del mundo subatómico al mundo que percibimos con nuestros sentidos? Los escritores de ciencia ficción, los filósofos de la *new age*, los consejeros espirituales y los profesionales de la salud alternativa han tenido la tentación de confundir estos principios cuánticos del micromundo aplicándolos al mundo cotidiano. Tales comentaristas han sido duramente criticados por ser unos aficionados que no comprenden en absoluto la naturaleza del mundo cuántico.[35] El entrelazamiento cuántico entre seres humanos también ha sido tachado de pertenecer al tan denostado ámbito de la parapsicología, a pesar de que siguen recopilándose pruebas acerca de su existencia y los científicos están empezando a comprenderlo mejor.[36]

El doctor Vlatko Vedral, físico de la Universidad de Oxford, afirmó en la prestigiosa revista *Nature* que el entrelazamiento cuántico «puede existir en sistemas arbitrariamente grandes en los que no sólo intervienen dos fotones o electrones», sino durante acontecimientos que podemos experimentar y observar.[37] Pondremos cuatro ejem-

---

33. De una carta de 1947 a Max Born, como se documenta en Walker, B. M. (ed.) *The Born-Einstein Letters: Correspondence between Albert Einstein and Max and Hedwig Born from 1916-1955, with Commentaries by Max Born,* Macmillan, Nueva York, 1971, p. 158. (Trad. cast.: *Albert Einstein–Max Born: cartas (1916-1955) (y algunos aledaños),* Cinca Monterde Editor, Zaragoza, 2015).

34. Salart, D., *et al.* «Testing the Speed of "Spooky Action at a Distance"», *Nature*, vol. 454, pp. 861-864 (2008), doi.org/10.1038/nature07121.

35. Bricmont, J. *Quantum Sense and Nonsense,* Springer International, Cham, Suiza, 2017.

36. Radin, D. *Entangled Minds: Extrasensory Experiences in a Quantum Reality,* Paraview, Nueva York, 2006.

37. Vedral, V. «Quantifying Entanglement in Macroscopic Systems», *Nature*, vol. 453, pp. 1004-1007 (2008), doi.org/10.1038/nature07124.

plos: diagnósticos desde un lugar distinto al del paciente, alteración de las propiedades de la materia a distancia, eliminación de células cancerosas a miles de kilómetros y *tapping* en acupuntos desde lejos.

Diagnosticar y curar a distancia

Varios estudios llevados a cabo con equipos de electroencefalografía han demostrado que algunas personas pueden influir a distancia sobre las ondas cerebrales de otras.[38] Se han documentado los efectos sanadores de la plegaria incluso cuando la persona enferma se encuentra en un lugar distinto.[39] Personas conocidas como «médicos intuitivos» han diagnosticado enfermedades sin proximidad física. Para estudiar sistemáticamente estos informes, el neurocirujano Norman Shealy proporcionó a la médica intuitiva Caroline Myss los nombres y las fechas de nacimiento de los pacientes a los que había diagnosticado. Myss no tenía ningún contacto ni ninguna otra información sobre los pacientes. Los diagnósticos clarividentes de Myss coincidían con los diagnósticos médicos de Shealy en el 93 por 100 de los casos. Sus afirmaciones eran específicas, como «lesión maligna en el testículo izquierdo, extendida al riñón izquierdo», «herpes venéreo» o «esquizofrenia».[40]

Modificar las propiedades de la materia a distancia

Se ha demostrado que el *qigong* médico, una antigua práctica china que consiste en controlar y dirigir la energía con fines curativos,

---

38. Radin, D. I. «Event-Related Electroencephalographic Correlations Between Isolated Human Subjects», *Journal of Alternative and Complementary Medicine*, vol. 10, n.º 2, pp. 315-323 (2004), doi.org/10.1089/107555304323062 301.

39. Dossey, L. *Healing Words: The Power of Prayer and the Practice of Medicine*, HarperCollins, Nueva York, 1995. (Trad. cast.: *Palabras que curan: el poder de la plegaria y la práctica de la medicina*, Ediciones Obelisco, Barcelona, 1997).

40. Shealy C. N. «Clairvoyant Diagnosis», en Srinivasan, T. M. (ed.) *Energy Medicine Around the World*, Gabriel Press, Phoenix, Arizona, 1988, pp. 291-303.

puede afectar a distancia al crecimiento celular y aumentar el tiempo de supervivencia de animales con tumores.[41] Uno de los médicos más respetados de China, el doctor Yan Xin, se hizo famoso por curar enfermedades «incurables» utilizando el *qigong* para proyectar energías *qi* a sus pacientes y conseguir su curación. Cuando creció su fama y reputación, un grupo de físicos decidió investigar qué podía estar ocurriendo. En uno de sus experimentos, le hicieron dirigir energías *qi* hacia un elemento radiactivo para ver si podía modificar la velocidad de desintegración radiactiva.

Según la física, la velocidad de desintegración radiactiva de un elemento es una de las constantes de la naturaleza. Sin embargo, el Dr. Xin fue capaz de aumentarla o de reducirla a voluntad hasta en un 12 por 100, y podía hacerlo desde cerca o a miles de kilómetros de distancia. Se han publicado más de sesenta artículos científicos sobre los fenómenos extraordinarios observados en los experimentos del Dr. Xin, llevados a cabo bajo los auspicios del Instituto de Física de Altas Energías de la Academia China de las Ciencias y la Universidad Tsinghua de Pekín.[42] El experimento de la desintegración radiactiva se ha reproducido de manera informal utilizando técnicas de meditación.[43] Del mismo modo que las personas con habilidades muy refinadas para movilizar energías pueden utilizarlas para influir sobre la materia sin contacto físico, los que no tenemos esos dones podemos dar golpecitos en puntos de nuestra piel que generan señales eléctricas capaces de modificar las vías neuronales que controlan nuestros pensamientos y nuestros comportamientos.

---

41. Yan, X., *et al.* «Qigong: basic science studies in biology», en Jonas, W. B., *et al.* (eds.): *Healing Intention, and Energy Medicine: Science, Research Methods and Clinical Implications*, Churchill Livingstone, Filadelfia, 2003, pp. 103-137.

42. Kronn, Y. *The Science of Subtle Energy: The Healing Power of Dark Matter,* Park Street Press, Rochester, Vermont, 2022.

43. Church, D. *Mind to Matter: The Astonishing Science of How Your Brain Creates Material Reality,* Hay House, Carlsbad, California, 2019. (Trad. cast.: *Mente sobre materia: la asombrosa ciencia de cómo tu cerebro crea la realidad,* Arkano Books, Móstoles, Madrid, 2020).

Matar células cancerosas a miles de kilómetros de distancia

Otro maestro del *qigong*, Jixing Li, fue capaz de matar selectivamente células cancerosas humanas conservadas en un laboratorio a 5000 kilómetros de distancia. Durante su estancia en California, Li se concentró en las células, colocadas en un medio de crecimiento en una incubadora de la Universidad Estatal de Pensilvania. Las células objetivo de la intención enfocada de Li murieron. Otro grupo de células cancerosas, situadas a escasos centímetros de las células objetivo, no se vieron afectadas y siguieron proliferando rápidamente.[44]

La ciencia newtoniana no tiene explicación para los médicos intuitivos que pueden diagnosticar con precisión a los pacientes a pesar de no tener contacto físico, ni para los sanadores que pueden destruir células cancerosas en la otra punta de un país. Debe tratarse de alguna forma de energía sutil que escapa a los instrumentos científicos convencionales. Refiriéndose a que ni siquiera los campos eléctricos o magnéticos más potentes pueden influir en la velocidad de desintegración de los elementos radiactivos, el Dr. Kronn, físico ruso, especuló que «el *qi* interactúa con las partículas que forman los protones y neutrones, los quarks, o las partículas aún más pequeñas, los subquarks, que constituyen los quarks. Esto significa que la energía sutil [...] pertenece al mundo subatómico y actúa en él».[45]

Tapping a distancia

Para la psicología energética, cada vez hay más pruebas de que el *tapping* en acupuntos ejerce una influencia clínicamente beneficiosa incluso a distancia. Desde los primeros días de la psicología

---

44. Swanson, C. *Life Force, the Scientific Basis: Breakthrough Physics of Energy Medicine, Healing, Chi and Quantum Consciousness,* Poseidia, Tucson, Arizona, 2009, p. 32.

45. Kronn, Y. *The Science of Subtle Energy: The Healing Power of Dark Matter,* Park Street Press, Rochester, Vermont, 2022, p. 40.

energética, los profesionales han contado historias sobre tratamientos que se administraban a alguien en un lugar diferente. Cuando David oyó hablar por primera vez de estas historias, conocidas como «*tapping* subrogado», se sintió molesto. Ya era bastante difícil convencer a sus colegas psicólogos de que aplicar golpecitos en la piel puede enviar señales de desactivación al sistema límbico, para tener que explicarles que se puede hacer a distancia. Pero como los informes seguían llegando, decidió averiguar todo lo que pudiera.

A partir de una búsqueda bibliográfica y una petición a la comunidad de psicólogos energéticos a través de correos electrónicos masivos en los que pedía descripciones de casos de *tapping* subrogado, David informó en una revista revisada por pares de que se habían identificado 193 casos únicos de *tapping* subrogado.[46] Exactamente cien de ellos cumplían los siguientes criterios:

1. Un «emisor» se había aplicado a sí mismo un protocolo de psicología energética (auto*tapping*) con la intención de resultar útil a un «receptor».
2. El emisor no hizo *tapping* físicamente sobre el receptor, pero puede que estuvieran en la misma habitación (como suele ocurrir con los bebés o los animales) o que ambos estuvieran a distancia. Aunque la influencia cuando el «emisor» y el «receptor» estaban cerca podría explicarse por señales visuales, neuronas espejo u otros factores, en más de un tercio de los casos ambos se encontraban en lugares diferentes.
3. El receptor no se aplicó el protocolo a sí mismo.
4. El resultado positivo fue atribuido tanto por el emisor como por el receptor al *tapping* subrogado.

46. Feinstein, D. «Energy Psychology Treatments Over a Distance: The Curious Phenomenon of "Surrogate *Tapping*"», *Energy Psychology: Theory, Research and Treatment*, vol. 5, n.º 1 (2013), doi.org/10.9769/EPJ.2013.5.1.DF.

Los cien casos resultaron en beneficios percibidos dentro de estos criterios. Aunque serían necesarios ensayos clínicos controlados para establecer una relación causa-efecto entre el *tapping* subrogado y las mejoras, los hallazgos son, como mínimo, provocativos. Más intrigante es la implicación de que las intervenciones de psicología energética pueden influir en la relación terapeuta-paciente en persona de formas que aún no se han descubierto. ¿Son también posibles resultados más generales?

4. El impacto invisible de los campos energéticos en las relaciones humanas

Queremos traer a tu imaginación formas en las que el dominio de las energías que operan más allá de las reconocidas por la ciencia convencional puede ayudar a «la humanidad a hacer frente a su actual repertorio de catástrofes inminentes», en palabras del Dr. Leskowitz, que aparecen en la cita inicial de este capítulo. Tanto si te sientes impotente ante estas catástrofes inminentes como si estás decidido a trabajar para evitarlas, está al alcance de tu mano comprometerte con las energías entrelazadas con estas condiciones sociales. Todos los habitantes del planeta tienen un interés personal en estos resultados.

La misión del HeartMath Institute, una organización sin ánimo de lucro de California, es proporcionar «herramientas basadas en el corazón y científicamente probadas para elevar la consciencia de la humanidad de la separación y la discordia al cuidado compasivo y la cooperación» (heartmath.org). Basándose en lecturas de electrocardiogramas y electroencefalogramas, sus investigaciones han demostrado que las ondas cerebrales de una persona pueden sincronizarse con los latidos del corazón de otra que se encuentre cerca.[47] Nos influimos unos a otros no sólo con nuestras palabras, nues-

---

47. McCraty, R. *Science of the Heart: Exploring the Role of the Heart in Human Performance*, vol. 2. HeartMath Institute, Boulder Creek, California, 2015.

tro comportamiento y nuestro estatus, sino también de formas que nunca habríamos imaginado.

La observación de que el ritmo cardíaco de un individuo influye en las ondas cerebrales de otra persona cercana, como si las cuerdas de una guitarra resonaran entre sí, es bastante fácil de comprender. Muchas personas afirman que saben, antes de entrar por la puerta, que su pareja está enfadada. Del mismo modo, también puede observarse en la experiencia cotidiana la forma en que un campo energético orquesta las fases de curación de una herida. El campo energético que aparece alrededor de la herida emite instrucciones del mismo modo que un mando a distancia cambia los canales del televisor. Comprender que los campos energéticos pueden influir en acontecimientos que no están cercanos abre nuevas posibilidades para instigar el cambio social.

Esto despierta la imaginación. ¿Pueden aplicarse energías que operan a distancia para influir en la perspectiva y el comportamiento de grupos o incluso de comunidades? Y si es posible, si las poderosas herramientas pueden utilizarse para bien o para mal. Incluso a nivel personal, una empresa podría utilizar la psicología energética para que su personal de ventas actúe con mayor integridad o para que se sienta más cómodo cuando se desvíe de la verdad. Los militares podrían usarla para aumentar la aptitud de un soldado para el trabajo en equipo o para disminuir su sensibilidad a la hora de quitar la vida a otra persona. Estas posibilidades orwellianas pueden desplegarse para bien o para mal, pero se acabarán desplegando.

5. El miedo colectivo como campo energético

Al Gore, exvicepresidente estadounidense, acuñó el término «amígdala política» para describir las decisiones políticas basadas en el miedo y no en los hechos. Describió la manipulación intencionada de los ciudadanos para que apoyaran políticas más militaristas a través del «trauma vicario». En una de sus obras más conocidas, destaca que «el miedo es el enemigo más poderoso de la razón. [...] Puede que a veces la razón disipe el miedo, pero el miedo anula con más frecuencia a la razón».[48]

El *tapping* en acupuntos genera señales que apagan rápidamente el miedo irreal. Esto cambia la energía del cerebro. Pero la energía del miedo también resuena en los demás de un modo primario. La histeria colectiva es una energía que puede barrer todo un grupo. Quienes son sensibles a las energías sutiles lo admiten. ¿Es posible reducir el miedo colectivo que nubla el buen juicio y, en última instancia, la política social?

¿Qué pasaría si, antes de tomar decisiones para contrarrestar las amenazas percibidas, los políticos, como grupo, se aplicaran *tapping* en puntos de acupuntura seleccionados mientras imaginan los peores resultados plausibles? Esto no disminuiría su capacidad para tomar decisiones racionales sobre la situación. Eliminar el miedo exagerado no nubla la percepción de una amenaza real. Las decisiones tras una práctica tan improbable, aunque concebible, serían más racionales en lugar de serlo menos.

Esta posibilidad no tiene por qué limitarse a los políticos (que, de todos modos, probablemente serían los últimos en utilizarla). Los plenos del ayuntamiento, los grupos de discusión comunitarios, los consejos escolares, los consejos de administración de las empresas o los equipos directivos –en definitiva, cualquier reunión que influya en las decisiones colectivas– podrían utilizar la técnica de «Tomar prestados los beneficios» (*véase* capítulo 9, apartado «Ejecución eficaz»). Podría aplicarse el *tapping* de forma rutinaria para contrarrestar los miedos irracionales sobre el problema que se está debatiendo y validar las amenazas legítimas antes de tomar las decisiones definitivas.

---

48. Gore, A. *Assault on Reason,* Penguin Press, Nueva York, 2007, p. 33. (Trad. cast. *El ataque contra la razón,* Editorial Debate, Barcelona, 2007).

6. Los campos energéticos pueden aprovecharse para el bien social

En la década de 1990, en el laboratorio del físico William Tiller, del Departamento de Ciencia de los Materiales e Ingeniería de Stanford, se desarrollaron dispositivos que interactúan con la intención humana.[49] El programa PEAR (Princeton Engineering Anomalies Research, investigación de anomalías de ingeniería de Princeton), que funcionó durante casi tres décadas bajo la égida de la Facultad de Ingeniería y Ciencias Aplicadas de la Universidad de Princeton, estudió la interacción entre la conciencia humana y dispositivos físicos sensibles.[50] Los investigadores demostraron en centenares de experimentos que cuando un grupo de personas, como una multitud en un partido de fútbol americano, se concentra en el mismo acontecimiento –especialmente cuando se activan emociones fuertes, como en el momento de un *touchdown*–, los dispositivos mecánicos, como los generadores de números aleatorios, se ven afectados. Aunque estos efectos son muy pequeños, son estadísticamente significativos. Los dispositivos generan patrones que no son aleatorios. Aún más sorprendente es el hecho de que estos dispositivos hayan respondido a sucesos ocurridos a centenares de kilómetros de distancia.

Como demuestran estos dispositivos, y como hemos intentado demostrar en este capítulo, la energía transporta información matizada, actúa de forma inteligente, influye en los procesos físicos y biológicos, y puede actuar a distancia. ¿Cómo sacar provecho de estas propiedades de la energía para el bien colectivo? A continuación, algunos ejemplos del mundo real.

49. Tiller, W. A., *et al.* «Exploring Robust Interactions between Human Intention and Inanimate/Animate Systems», *Subtle Energies and Energy Medicine*, vol. 11, n.º 3, pp. 265-291 (2000).
50. Jahn, R. G., *et al.* «Correlations of Random Binary Sequences with Pre-Stated Operator Intention: A Review of a 12-Year Program», *Explore*, vol. 3, n.º 3, pp. 244-253 (mayo de 2007), doi.org/10.1016/j.explore.2007.03.009.

El HeartMath Institute ha puesto en práctica algunos de estos principios para mejorar las condiciones en todo el mundo con su Iniciativa de Coherencia Global (heartmath.org /gci/). El primer gran experimento de esta naturaleza se llevó a cabo en 1973.[51] Llegó a la alucinante conclusión de que la energía emitida por un grupo de meditadores reducía los índices de delincuencia. La delincuencia en Washington, DC, había aumentado de forma constante durante los cinco primeros meses de 1973. En ese momento, un proyecto de prevención del crimen llevó a miles de practicantes de meditación trascendental a la ciudad para un experimento que duró casi dos meses, entre el 7 de junio y el 30 de julio.

Los organizadores predijeron públicamente que la delincuencia se reduciría en un 20 por 100. Esta predicción fue ridiculizada por el jefe de policía, quien afirmó que lo único que disminuiría tanto la delincuencia ese verano serían «veinte pulgadas de nieve». Una semana después del inicio del estudio, los delitos violentos, medidos según las estadísticas del Uniform Crime Reporting publicado por el FBI, empezaron a disminuir y siguieron bajando hasta reducirse un 23,3 por 100 al final del experimento. Cuando los meditadores regresaron a casa, la delincuencia volvió a aumentar. Aunque este resultado puede haber sido una coincidencia, estudios similares han llegado a conclusiones comparables.[52] Una visión del mundo que incluya una comprensión de las energías sutiles y de los campos organizadores llena los vacíos de modo que estas anomalías aparentemente inverosímiles se vuelven plausibles.

El Dr. Leskowitz llevó a cabo una divertida investigación sobre este fenómeno. Interesado en la dinámica ampliamente reconocida

51. Hagelin, J. S., *et al.* «Effects of Group Practice of the Transcendental Meditation Program on Preventing Violent Crime in Washington, D.C.: Results of the National Demonstration Project, June-July 1993», *Social Indicators Research*, vol. 47, pp. 153-201 (1999), doi.org/10.1023/A:1006978911496.
52. Dillbeck, M. C., *et al.* «Societal Violence and Collective Consciousness: Reduction of U.S. Homicide and Urban Violent Crime Rates», *SAGE Open*, vol. 6, n.º 2 (2016), doi.org/10.1177/2158244016637891.

de la «ventaja de jugar en casa», el Dr. Leskowitz entrevistó a jugadores del equipo de béisbol de los Boston Red Sox. Un *outfielder* estrella señaló que los jugadores «hablan con frecuencia del impacto que la energía de los aficionados de los Red Sox tiene sobre nuestro rendimiento y, en última instancia, sobre el resultado del partido»[53]. Esto lleva a nuevas dimensiones la ventaja de jugar en casa.

A un nivel de más largo alcance, la investigadora y activista social Lynne McTaggart ha estado trabajando con equipos de científicos y voluntarios de más de cien países para crear el primer «laboratorio global», llevando a cabo experimentos controlados sobre los efectos de la intención masiva.[54] Sus grupos en línea envían un pensamiento específico para crear un resultado que luego el equipo de científicos se encarga de evaluar. En varios experimentos se han producido cambios significativos y mensurables, desde hacer que las plantas de semillero crezcan más deprisa hasta reducir la violencia en guetos o en zonas asoladas por la guerra, pasando por curar a personas con TEPT.

7. Los potenciales personales y culturales están codificados en campos energéticos

Quizás la cualidad más importante de las energías que hemos estado tratando, en términos de evolución personal y cultural, es que parecen activar potenciales inherentes. El término «entelequia», introducido por Aristóteles, se refiere al viaje guiado internamente hacia la consecución de un fin. A nivel puramente biológico, el campo eléctrico que rodeaba los huevos de salamandra de Harold Burr

53. Leskowitz, E. *The Joy of Sox: Weird Science and the Power of Intention,* CreateSpace, Charleston, Carolina del Sur, 2010, p. iv.

54. Para saber más sobre el experimento de la intención, visita lynnemctaggart. com/intention-experiments/the-intention-experiment o véase McTaggart, L. *The Power of Eight,* Atria, Nueva York, 2018 (Trad. cast.: *El poder del ocho,* Editorial Sirio, Málaga, 2018).

contenía la entelequia del adulto. Codificaba el desarrollo de la salamandra madura. Para los seres humanos, la entelequia es la profunda atracción organizadora hacia los potenciales psicológicos y biológicos del individuo.[55]

El motivo por el cual esto es importante para el crecimiento personal es que los mejores terapeutas son capaces de evocar las posibilidades más elevadas de un paciente, y la entelequia explica la dinámica energética por la que el potencial se manifiesta. Un modelo rector que nosotros, los autores, sostenemos es que los patrones profundos para la salud, la autorrealización y la felicidad son naturales. Existen como entelequia dentro de cada persona y, de un modo más difícil de mapear, existen en las culturas y en la humanidad en su conjunto. A nivel individual, la labor del sanador, del terapeuta o del educador es percibirlos y ayudar a la persona a activarlos. A nivel cultural, es un viaje compartido para percibir lo mejor de la naturaleza humana y cultivarlo. Recordemos que Miguel Ángel dijo una vez que vio al ángel en el mármol y esculpió hasta dejarlo libre.[56] Fomentar la propia entelequia es quizás la herramienta más importante que ofrece la psicología energética.

En la medida en que apliques un enfoque constructivo basado en la energía a tus retos personales, te convertirás en una persona más feliz y eficiente. En la medida en que incorpores estos conocimientos a tus actividades comunitarias, te convertirás en un ciudadano más constructivo y empoderado.

55. Houston, J. «Consciousness Is the Quantum Field of the Cosmos», en Laszlo, E., *et al. What Is Consciousness? Three Sages Look Behind the Veil.* SelectBooks, Nueva York, 2016, pp. 3-32.

56. Henderson, C. *A New Map of Wonders: A Journey in Search of Modern Marvels,* University of Chicago Press, Chicago, 2017, p. 239. (Trad. cast.: *El mapa de las maravillas,* Ático de los Libros, Barcelona, 2021).

Conclusión

Al concluir este volumen, reflexionamos sobre nuestro primer libro acerca del *tapping* en acupuntos. Publicado en 2005, se titula *The Promise of Energy Psychology* («La promesa de la psicología energética»). El editor sugirió que lo tituláramos «The Power of Energy Psychology» («El poder de la psicología energética»). Aunque en ese momento ya habíamos sido testigos del poder del método y a menudo nos habíamos sentido deslumbrados por él, no creíamos que hubiera pruebas de investigación que justificaran ese título ante la comunidad profesional. Sin embargo, en el momento de escribir estas líneas, casi dos décadas y más de 150 estudios científicos después, resulta evidente que el enfoque es eficaz para un amplio abanico de problemas, los resultados se obtienen con una rapidez sorprendente y los beneficios son duraderos.

Estamos convencidos de que los protocolos de la psicología energética podrían ayudar a la mayoría de las personas en cuestiones tan diversas como los nervios antes de una conferencia, la crianza de los hijos, la superación de un acontecimiento traumático o la búsqueda de un mayor equilibrio en un mundo que está patas arriba. El enfoque ha aparecido en un momento del desarrollo de la cultura en el que los individuos se ven sometidos a una presión psicológica sin precedentes, y es urgente la necesidad de tipos de apoyo sin precedentes para ayudarnos a todos a funcionar lo mejor posible.

Es en este escenario donde creemos que la psicología energética está emergiendo como un actor importante. Concluimos renovando nuestra invitación a que aproveches esta empoderadora innovación y la conviertas en un actor importante en tu propia vida. ¡Bendiciones!

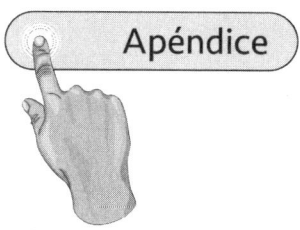

Si el programa se desestabiliza

Los pacientes suelen pensar que se han vuelto locos o que «han perdido la cabeza» cuando se producen cambios de consciencia. [...] Nuestra tarea es ayudar a definir estos acontecimientos como incidentes positivos y transformadores que forman parte natural del autodescubrimiento.[1]

—Dorothea Hover-Kramer, doctora en educación
Cofundadora de la Asociación de Psicología Energética Integral

Un reto al presentar las potentes técnicas de este libro es que cualquier herramienta útil para la exploración psicológica puede hacer aflorar emociones fuertes y recuerdos dolorosos o desencadenar problemas psicológicos latentes. Hemos hecho todo lo posible por presentar el programa de modo que puedas adecuarlo a tus necesidades, tu ritmo y tus sensibilidades. Si has recurrido a esta sección por una necesidad sentida en lugar de simplemente para ver

---

1. Hover-Kramer, D. *Creating Healing Relationships: Professional Standards for Energy Therapy Practitioners,* Energy Psychology Press, Fulton, California, 2011, p. 151.

lo que contiene, aquí tienes a tu disposición diversas herramientas para reencaminarte.

Es inevitable la angustia que se siente al trabajar con problemas difíciles, pero trabajar con sentimientos y experiencias no procesados es una parte necesaria de la evolución personal. Sin embargo, una advertencia: si la angustia se vuelve extrema y persiste incluso después de aplicar las técnicas de este Apéndice, pide el apoyo de un amigo con recursos o de un profesional de la salud mental antes de continuar con el programa.

Hacer *tapping* en tu reacción

Dawson Church estaba haciendo una demostración con una mujer que buscaba ayuda para tratar unos ataques de timidez extrema y una tendencia a permanecer callada en determinadas situaciones sociales. Nada más ponerse delante del numeroso grupo que asistía a la demostración, sus hombros se hundieron, como si intentara ocupar menos espacio, y su voz se hizo minúscula. Con el tratamiento de *tapping*, su índice de USM bajó del 8 inicial a 6, pero se mantuvo en 6 durante las dos rondas siguientes. En ese momento, surgió un aterrador recuerdo de su infancia. Ella y su madre habían entrado en su casa mientras estaban robando. Su madre empezó a gritar y el intruso comenzó a golpearla con saña. La niña salió corriendo de la habitación y se escondió detrás de unas cortinas. Estaba segura de que el ladrón la estaba buscando y consiguió acallar sus propias lágrimas y gritos de terror.

Ahora que el recuerdo volvía a ella con todo lujo de detalles, presumiblemente experimentó el mismo tipo de reacciones fisiológicas que cuando ocurrió el incidente: temblores intensos, rostro pálido, palpitaciones en el corazón, respiración entrecortada. Por supuesto, en ese momento, el Dr. Church vio los síntomas, pero aún no conocía la historia. Le dirigió palabras tranquilizadoras mientras le ordenaba que siguiera haciendo *tapping*. A la segunda ronda de la secuencia de *tapping*, su respiración había vuelto a la normalidad y había dejado de temblar. Un par de rondas más de *tapping* (sin declaración de aceptación ni procedimiento de integración, sólo los primeros auxilios emocionales de estimular los puntos de acupuntura mientras ella experimentaba la respuesta de estrés) y fue capaz de describir lo que había ocurrido. Entonces su trabajo pudo continuar centrándose en varios aspectos del recuerdo, neutralizándolos uno a uno.

Había reprimido totalmente el recuerdo de este incidente, pero cada vez que se sentía estresada delante de otras personas, tenía que luchar contra sí misma para poder hablar. Cuando se le pidió que comprobara hasta qué punto había superado su timidez tras el *tapping*, describió su experiencia al gran grupo con compostura y una voz clara.

Como en este caso, activar un trauma del pasado puede hacerte sentir que el problema empeora. El procedimiento por defecto cuando esto ocurre es modificar el centro de atención a la reacción que estás teniendo en tu cuerpo y tus emociones sin dejar de hacer *tapping*. Sin embargo, si la sensación de agobio es insoportable o hace que resulte demasiado complicado seguir pensando en la situación, el siguiente paso son las técnicas de medicina energética diseñadas específicamente para contrarrestar el agobio y el pánico.

Una sencilla técnica tranquilizadora a la que puedes recurrir en cualquier momento y en cualquier lugar

Suponiendo que ya hayas probado a hacer *tapping* en la reacción que estás teniendo, lo que por lo general suele bastar para volver a centrarte y conseguir una sensación de equilibrio renovado, la necesidad inmediata es calmar tu sistema nervioso. Afortunadamente, unas sencillas técnicas energéticas pueden anular la bioquímica de la ansiedad y el pánico. Empezaremos con una que es muy básica y puedes utilizar en cualquier momento y en cualquier lugar.

El abrazo tranquilizador / agarre del corazón

1. Siéntate o ponte de pie cómodamente con los brazos cruzados y la mano derecha rodeando el lado izquierdo del cuerpo, a unos 10 o 15 centímetros por debajo del comienzo de la axila.
2. Coloca la mano izquierda por encima del codo del brazo derecho (*véase* la figura A.1).
3. Balancéate de un lado a otro si te resulta reconfortante o sencillamente permanece inmóvil.
4. Cuando empieces a sentirte más calmado, coloca las manos sobre el chakra del corazón, en el centro del pecho (*véase* la figura A.2).
5. Inspira lentamente por la nariz y exhala por la boca, haciendo respiraciones profundas, procurando que las exhalaciones sean mucho más largas que las inhalaciones. Si te ayuda a controlar el ritmo, puedes inspirar contando lentamente hasta seis y exhalar contando hasta doce. Fíjate en cómo se relajan los hombros.

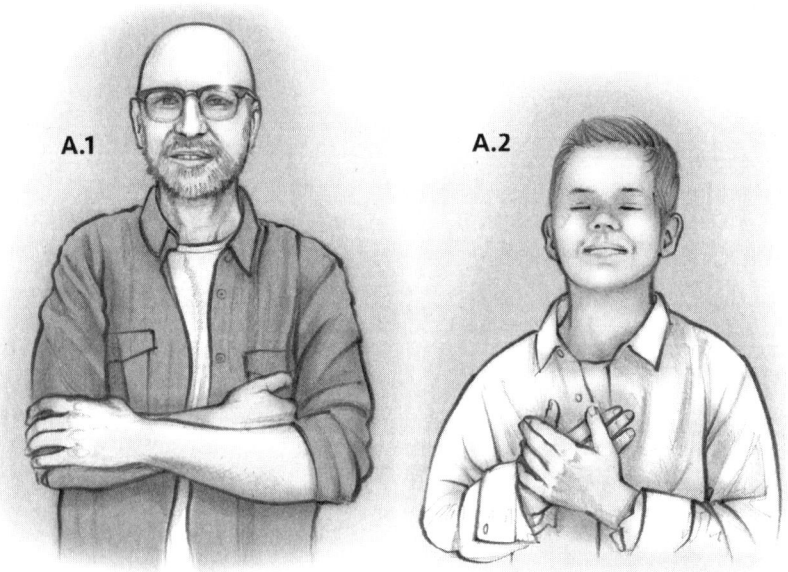

Figura A.1. Primer paso del abrazo tranquilizador / agarre del corazón, una técnica que se puede aplicar en cualquier momento y en cualquier lugar.

Figura A.2. El segundo paso. El agarre del corazón también se puede practicar de forma independiente.

Puede parecer algo demasiado simple cuando se está extremadamente alterado, pero va muy bien. El abrazo tranquilizador alivia el triple calentador, el sistema energético que activa la respuesta de lucha o huida. También conecta las energías del triple calentador con las del meridiano del bazo, que responde al estrés y a la angustia de un modo más tranquilo y con los pies en la tierra. Por su parte, cruzar los brazos estimula la comunicación entre los hemisferios cerebrales izquierdo y derecho, facilitando una respuesta más equilibrada a la angustia.

Al ejercer una suave presión sobre el pecho durante el agarre del corazón, se activa el sistema nervioso parasimpático, lo que relaja todo el cuerpo. También estás llevando energía a tu chakra del corazón, que está asociado con el equilibrio, la calma y la serenidad.

Por último, respirar profundamente por la nariz y por la boca conecta dos de los meridianos más importantes para mantener la calma y con los pies en la tierra: el meridiano central y el gobernador. Este tipo de respiración consciente te hace pasar de la actividad de lucha o huida del sistema nervioso simpático al modo de descanso y recuperación del sistema nervioso parasimpático. También activa el nervio vago, reduciendo el miedo y la ansiedad, y modulando el estado de ánimo. Te sorprenderá lo eficaz que puede resultar la respiración profunda junto con estas posturas para generar una auténtica calma interior.

El abrazo tranquilizador / agarre del corazón es una técnica sencilla pero poderosa que puedes utilizar en cualquier momento en que empieces a sentirte agobiado, descentrado o alterado emocionalmente. Si la practicas unas cuantas veces cuando no la necesites, la tendrás memorizada y a tu disposición para cuando la necesites de verdad.

Más técnicas energéticas para calmar el sistema nervioso

Otras técnicas especialmente potentes para contrarrestar la angustia y calmar el sistema nervioso son el *tapping* con la mano en el pecho, el soplido y el agarre del estrés.

Tapping con la mano en el pecho

Coloca una mano sobre el pecho. Con los dedos de la otra mano, aplica *tapping* en la cresta situada debajo de la «V», donde se unen los dedos meñique y anular (*véase* la figura A.3). Estos puntos se utilizan en el protocolo básico de *tapping*, pero aplicar *tapping* en cualquier momento puede tener un efecto poderoso. Se encuentran en el meridiano del triple calentador y alivian la respuesta de lucha-huida-parálisis.

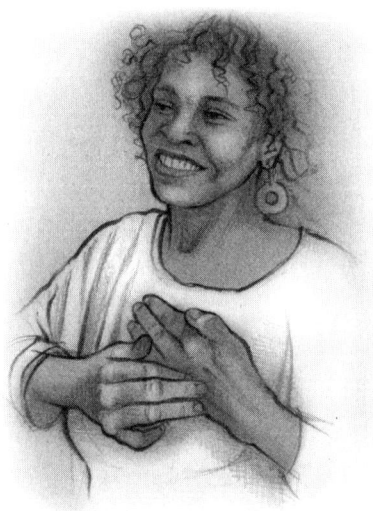

Figura A.3. El *tapping* con la mano en el pecho es una técnica sencilla que ayuda a desactivar la respuesta de amenaza.

El soplido

El soplido es una técnica breve y activa que puedes realizar si estás almacenando una gran cantidad de frustración, de angustia o de ira. Simplemente «sopla» el residuo energético de tus sentimientos acumulados haciendo lo siguiente:

1. Cierra los puños mientras llevas las manos y los brazos hacia delante.
2. Mueve los brazos hacia abajo y luego hacia atrás.
3. Levántalos por encima de la cabeza.
4. Rápidamente, y con cierta fuerza, baja los puños hacia los lados, liberando las emociones contenidas con un sonido.

Frunce los labios mientras expulsas los sentimientos. Abre las manos cuando hayan bajado del todo (*véase* la figura A.4). Repítelo varias veces. Termina haciendo el movimiento una vez más, pero esta vez lenta y pausadamente. Ahora que ya se han despejado algunas de las energías, pasa a la postura del agarre del estrés.

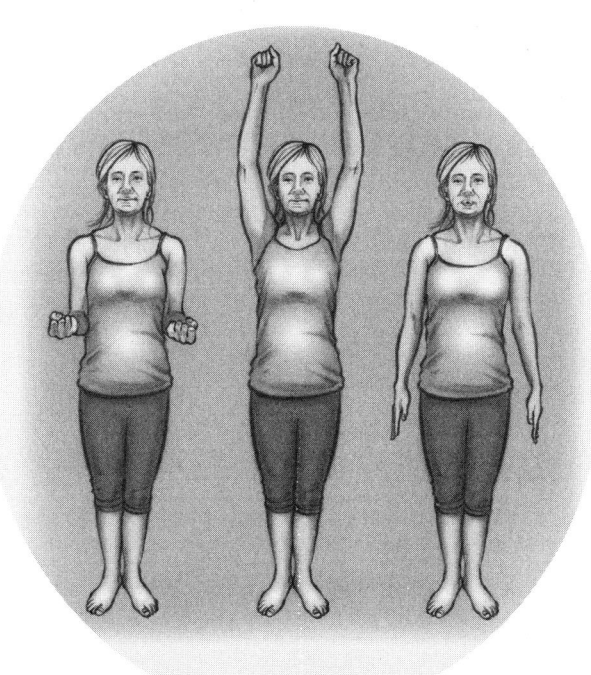

Figura A.4. Cuando se acumulan la angustia, la frustración o la ira, el soplido es una técnica física sencilla para expulsar las malas energías del cuerpo.

El agarre del estrés

Cuando el cuerpo está estresado, parte de la sangre sale del cerebro hacia los brazos, las piernas, el pecho y otras zonas para favorecer la respuesta de lucha o huida. El agarre del estrés neutraliza esta respuesta retornando la sangre al cerebro. Esta técnica puede ser muy relajante para el cuerpo y la mente, y es muy sencilla de aplicar. Puede hacerse de pie, sentado o tumbado. Coloca la palma de una mano sobre la frente y la palma de la otra sobre la nuca, justo por encima del cuello (*véase* la figura A.5). Mantenlas así durante un par de minutos mientras inhalas por la nariz y exhalas por la boca.

El abrazo tranquilizador / agarre del corazón, el *tapping* con la mano en el pecho, el soplido y el agarre del estrés son técnicas poderosas, y todas ellas necesitan muy poco tiempo para ser aplicadas. La rutina energética diaria es una práctica energética más completa que puede tener muchos beneficios para el cuerpo, la mente y el espíritu, sobre todo si se lleva a cabo a diario. Sólo necesitarás unos pocos minutos.

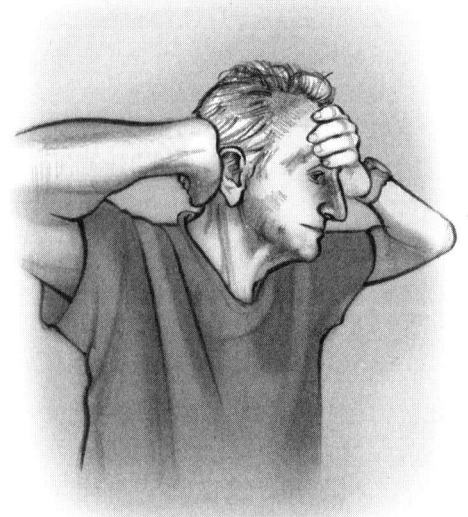

Figura A.5. El agarre del estrés, una técnica física suave para apaciguar las energías del sistema nervioso.

La rutina energética diaria

¡La rutina energética diaria es una corrección sencilla y directa de los desequilibrios energéticos! Queremos compartir sus orígenes contigo, para que seas consciente de que es algo más que un puñado de técnicas que nos limitamos a reunir.

Corría el año 1997 y estábamos escribiendo el primer libro de Donna, *Energy Medicine.* A medida que íbamos desarrollando el manuscrito, éste se hacía cada vez más detallado y exhaustivo. Llevábamos dos años escribiéndolo y estos saltos en su evolución nos parecían logros gigantescos.

Pero de repente nos dimos cuenta de que, con tantas técnicas para trabajar con los numerosos sistemas energéticos del cuerpo, nos preocupaba que toda la información y los procedimientos acabaran agobiando al lector. Además, todo el mundo parece estar increíblemente ocupado. Así que nos propusimos un reto: ¿qué podríamos enseñar a la gente que pudiera hacer cada día en unos pocos minutos para potenciar y hacer fluir sus energías, y mantenerlas así?

Durante las dos décadas anteriores, Donna había tratado a más de 10.000 personas en sesiones individuales de noventa minutos. Casi siempre proporcionaba a sus pacientes técnicas para llevar a cabo en casa, para reforzar así todo lo conseguido durante la sesión. David le pidió que hiciera una lista de las técnicas que podría asignar como deberes para casa. Le preguntó cuáles le parecían las más eficaces. Luego, a partir de esa lista, le pidió que identificara las más universales. ¿Cuáles son las que funcionan para casi todo el mundo? A continuación, le pidió que seleccionara de esa lista más reducida aquellas que, en conjunto, realmente potenciaran la energía de la gente y que se pudieran hacer en cinco o seis minutos.

Así nació la rutina energética diaria (RED). Nuestros vídeos de RED han sido visualizados por más de dos millones de personas y sabemos por nuestros practicantes que miles de personas de todo el mundo utilizan el método de manera regular. Basándonos en los comentarios de agradecimiento que constantemente reciben nuestros practicantes, tenemos numerosas pruebas anecdóticas de que este sencillo conjunto de procedimientos proporciona grandes beneficios al cuerpo, la mente y el espíritu. Resulta bastante útil como medida de primeros auxilios si una sesión de *tapping* parece no avanzar.

Puedes seguir a Donna haciendo la RED en la página web der. energytapping.com. Allí encontrarás dos versiones: una con explicaciones en inglés (doce minutos) y otra sin explicaciones (cinco minutos), que la gente utiliza después de ver el vídeo más largo. Por supuesto, después de hacerlo unas cuantas veces, habrás interiorizado la rutina y no necesitarás el vídeo como guía.

La RED está demostrando ser una práctica maravillosamente eficaz que permite mantener un buen flujo en todos tus sistemas energéticos. Innumerables profesionales de la salud animan a sus clientes a seguir la rutina todos los días porque saben que es una de las maneras más fáciles para que la gente optimice su salud y bienestar mental. A lo largo de los años, hemos recibido centenares de correos electrónicos que explican cómo la RED ha ayudado a la gente a superar dolencias persistentes que las intervenciones médicas no eran capaces de corregir. He aquí uno de ellos a modo de ejemplo. Marie Long, que empezó a hacer la RED a los 80 años, escribió:

Me siento más joven y ágil que nunca en mi vida. ¡Hace poco visité a mi hijo en Japón y estuve montando en moto con él! Disfruté muchísimo. Yo, que nunca he querido ni he montado ni siquiera en una bicicleta de pedales, estoy viviendo ahora una nueva gran aventura a mis 87 años. Han pasado 26 meses desde que empecé a seguir la rutina energética diaria de Donna y seguiré haciéndola el resto de mi vida. He revertido mi osteoporosis diagnosticada, el desplazamiento de vértebras, un pulmón colapsado... ¡y muchos otros problemas! La «chorrada de ejercicios», como los llama mi nieta, sólo me lleva unos cinco minutos al día y me reportan beneficios increíbles. Después de hundirme en el papel victimista de pobre abuelita sobrante a la que nadie necesita, ahora soy una motorista delincuente de la tercera edad, ¡y mi hijo y mi nieta están muy orgullosos de mí! La rutina energética diaria es sin duda mi secreto para «mantenerme joven».

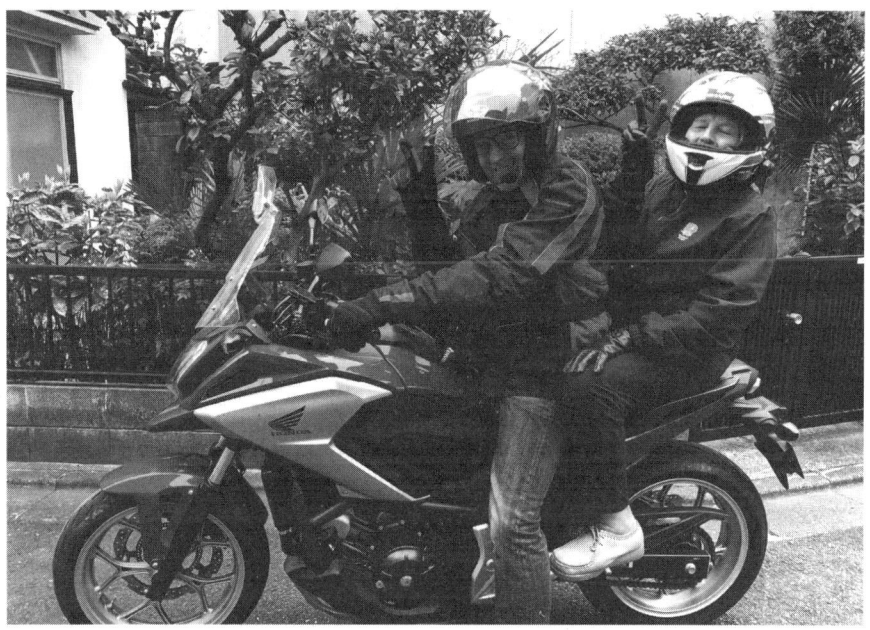

Figura A.6. Marie Long (detrás), de 87 años, con su hijo al manillar, atribuye a la rutina energética diaria haber conseguido revertir una osteoporosis médicamente diagnosticada, un desplazamiento de vértebras y un colapso pulmonar.

Descubrirás que esta rutina es tan sencilla como poderosa. Consta de ocho sencillos pasos. La rutina completa suele durar entre cinco y siete minutos. Esperamos que la pruebes. Si te hace sentir tan bien como a la mayoría de la gente, continúa practicándola a diario. Una vez más, ten en cuenta que puedes seguir a Donna haciendo la RED en der.energytapping.com.

Herramientas de la ACEP para la resiliencia

Nos sentimos orgullosos de que la Asociación de Psicología Energética Integral (ACEP) nos pidiera nuestra opinión cuando estaba creando un recurso web que presenta sus herramientas para la resiliencia (energypsych.org/page/ResilienceTools). Ofrece una gran cantidad de recursos adicionales para los momentos difíciles.

Otras medidas prácticas que puedes seguir durante un período de angustia

Aparte de las sesiones de *tapping* y de las técnicas rápidas de primeros auxilios energéticos que acabamos de presentar, otras actividades que apoyen tu sensación de calma y bienestar pueden ayudar a construir una mayor paz y resiliencia para los momentos difíciles. He aquí algunas sugerencias:

Herramienta 1: respira profundamente

La actividad más fácil y directa que puedes hacer cuando te sientas alterado es respirar profundamente unas cuantas veces, incluso sin el abrazo tranquilizador / agarre del corazón. La respiración es el único proceso autónomo sobre el que se puede ejercer un control consciente. En modo de lucha o huida, la tensión sanguínea aumenta, el pulso se acelera y la respiración se vuelve más superficial. Inspira por la nariz, dejando que el vientre se llene de aire, y espira muy lentamente por la boca. Al tomar el control de la respiración y hacerla más lenta y profunda, la tensión arterial y el pulso bajan a medida que se calman las emociones. Si haces esto cada vez que te sientas alterado, entrenarás a tu cuerpo para que no tenga que escalar sus respuestas de amenaza.

> La respiración es el único proceso autónomo
> sobre el que se puede ejercer un control consciente.

Herramienta 2: inspira paz, espira estrés

Haz cuatro respiraciones largas y lentas, inhalando por la nariz y exhalando por la boca. Al inhalar, imagina que la paz, la alegría y la sabiduría llenan tu cuerpo. Al exhalar, imagina que una nube gris de estrés, preocupaciones o problemas abandona tu cuerpo.[2]

Herramienta 3: cultiva la calma

Busca formas de descansar y relajar plenamente el cuerpo, la mente y el espíritu. ¿Qué actividades te ayudan a sentirte en paz? Puede ser algo tan sencillo como echarte una siesta rápida o darte un baño relajante, escuchar música serena, pasear por la naturaleza, tomar una reconfortante taza de té o hacerte un masaje. Algunas personas meditan, hacen posturas de yoga, practican ejercicios de estiramiento o utilizan técnicas de relajación progresiva. Cualquiera de estas actividades es relajante. Realizarlas con regularidad crea un reservorio de paz y un hábito de mayor calma. Si buscas algo más que una solución rápida, puedes organizar unas vacaciones o una estancia de fin de semana en un hostal y dejar atrás tus responsabilidades diarias y la atracción que sientes por las redes sociales. En ocasiones, un simple cambio de contexto puede ayudar en gran medida a fomentar la relajación profunda y la restauración, incluso cuando la angustia es máxima.

Herramienta 4: busca el apoyo de otra persona

Acércate a un amigo que se preocupe por ti. Invita a esa persona a que te sirva de orientador y fuente de apoyo mientras analizas tus pensamientos y sentimientos. Los *coaches* de vida, los consejeros espirituales y los psicoterapeutas también pueden ser recursos poderosos en momentos difíciles.

---

2. Gracias al inspirador Rick Hanson, autor de *Hardwiring Happiness,* Nueva York, Harmony Books, 2013. (Trad. cast.: *Cultiva la felicidad,* Editorial Sirio, Málaga, 2015).

Herramienta 5: juega con un animal

Acaricia a tu gato, corre con tu perro, cuida la mascota de tu vecino, visita un zoo de mascotas. Estar en comunión con los animales reduce los niveles de ansiedad, depresión y estrés, proporciona compañía y mejora el funcionamiento del sistema inmunitario, entre otros beneficios.[3]

Herramienta 6: disfruta de la belleza

Los lugares bellos y tranquilos pueden resultar maravillosos para el alma. Si puedes, visita un espacio físico que te produzca placer. Puede ser perderte en una zona aislada rodeada de árboles, pasear por la orilla de un río, de un lago o del mar, contemplar un campo de flores silvestres o simplemente adecuar un rincón tranquilo en tu casa donde te sientas seguro y protegido. Haz un esfuerzo consciente por recordar aquello que ves y sientes durante el rato que has pasado en este espacio para poder evocarlo cada vez que necesites una dosis extra de tranquilidad.

Herramienta 7: utiliza tu imaginación

Aunque no puedas desplazarte a un lugar inspirador, puedes imaginar intensamente que te encuentras en un espacio sagrado especial, junto a un arroyo de montaña, tumbado bajo un imponente roble o contemplando una puesta de sol en una playa. O tal vez recordar un preciado escondite de la infancia. Si prestas atención a estas imágenes mientras respiras profundamente, tu sistema nervioso responderá de forma muy parecida a como lo haría si te encontraras en el entorno real.

Herramienta 8: actívate

Estimular el cuerpo con una actividad física divertida y estimulante, como nadar, bailar o saltar en una cama elástica, puede ayudar a descargar las energías atrapadas. El simple hecho de dar un paseo es mental y físicamente agradable, además de fácil de llevar a cabo.

---

3. Becker, M. *The Healing Power of Pets*, Hyperion, Nueva York, 2002.

Están bien demostrados los beneficios del ejercicio físico regular para el cerebro, las emociones y la salud.[4]

Herramienta 9: buscar inspiración

Nos sentimos atraídos de manera natural por las obras creativas que tienen el poder de llevarnos más allá del reino de lo ordinario. Nos permiten vislumbrar la belleza, la creatividad y el valor innatos que forman parte esencial del espíritu humano. Esta sintonía es una de las formas más eficaces de elevarse por encima de las pruebas y tribulaciones de la vida cotidiana. Busca libros, películas, música, poesía, cualquier otra forma de arte o ceremonias y rituales sagrados que te inspiren, te motiven y te eleven.

Herramienta 10: comer para estar sano y en paz

Aunque cada persona reacciona de forma diferente a los alimentos (uno de los motivos de la enorme cantidad de libros y consejos dietéticos), es prioritario que encuentres los tipos de alimentos que contribuyen a tu bienestar y te resistas a aquellos que aumentan tu ansiedad o afectan negativamente a tu estado de ánimo.

Herramienta 11: sé paciente contigo mismo

Participar conscientemente en tu propia evolución implica liberarte de formas de pensar y de comportarte que te resultan familiares pero desactualizadas, como has estado haciendo en este programa. Aunque esto es bueno, también puede resultar desestabilizador para tu psique. Abrir tu corazón y tu mente a nuevas perspectivas puede ser tan desafiante como deseable. Te enfrentas a la paradoja de que estás programado tanto para evolucionar como para mantener las cosas como están. Deseas que tu vida sea mejor, pero una parte de ti también teme el cambio. Las fuerzas progresistas y las conservadoras se enfrentan no sólo en las sociedades, sino dentro de cada uno de nosotros. Lo que puedes hacer es aceptar la paradoja. Fomenta tus

---

4. Lieberman, D. *Exercised: The Science of Physical Activity, Rest, and Health,* Penguin, Nueva York, 2021.

esfuerzos de evolución personal al tiempo que te aceptas tal y como eres. Puedes utilizar el *tapping* para cultivar la paciencia, la aceptación, la creatividad e incluso el humor ante la paradoja: «**Aunque me meta en este mismo lío una y otra vez, ¡estoy adquiriendo mucha práctica para salir de él!**».

Herramienta 12: llega a tu guía interior

Los arquetipos son elementos de tu psique que pueden conectarte con energías poderosas y positivas que se encuentran mucho más allá de tu mente consciente. Una forma potente de acceder a un arquetipo útil es mirar a tu interior y visualizarte hablando con un guía o un sabio interior que pueda ayudarte y aconsejarte. Tu sabio interior puede ser alguien a quien conozcas, una persona de la que hayas oído hablar o alguien que sólo exista en tu imaginación. La mayoría de las personas que hacen esto visualizan una figura espiritual o religiosa, un mentor al que admiran o alguien a quien admiraban en la infancia. Una vez que veas mentalmente esta figura arquetípica, formúlale una pregunta o tan sólo pídele consejo y escucha con atención la respuesta. Nuestra sugerencia final es que cultives una relación activa con tu guía interior pidiéndole ayuda y consejo siempre que necesites una dosis extra de percepción.

Descargas y otros recursos

Si deseas encontrar un profesional de la psicología energética, un curso o un programa de formación, te ofrecemos una lista de recursos en la página web resources.energytapping.com. A continuación, también te ofrecemos los diferentes enlaces a artículos y vídeos mencionados a lo largo del libro:

energytapping.com. Página web de la psicología energética de David y Donna.

cancercase1.energytapping.com. Extractos de vídeo que muestran el uso de la psicología energética en el tratamiento de un paciente con cáncer.

models.energytapping.com. Ampliación de la explicación en el capítulo 1.

phobiacase1.energytapping.com. Extractos de vídeo que muestran el uso de la psicología energética en el tratamiento de una fobia.

resources.energytapping.com. Listados de organizaciones de profesionales de la psicología energética, programas de formación y otros recursos.

der.energytapping.com. Acceso a vídeos de Donna haciendo la rutina energética diaria con y sin explicaciones.

dreams.energytapping.com. Manual para utilizar el *tapping* con los sueños.

tapping-words.energytapping.com. Artículo de revista «Words to Tap By» («Palabras con las que aplicar *tapping*»).

800surveys.energytapping.com. Artículo con las reflexiones de 800 profesionales y pacientes.

vetcases.energytapping.com. Extractos de tratamientos de psicología energética de cuatro veteranos de guerra con TEPT.

adversechildhoodexperiences.energytapping.com. Artículo de revista: «How Energy Psychology Remediates Emotional Wounds Rooted in Childhood Trauma: Preliminary Clinical Recommendations» («Cómo la psicología energética remedia las heridas emocionales arraigadas en el trauma infantil: recomendaciones clínicas preliminares»).

how-it-works.energytapping.com. Artículo de revista «Six Empirically-Supported Premises about Energy Psychology» («Seis premisas empíricamente apoyadas sobre la psicología energética»).

rwanda.energytapping.com. Vídeo de la Dra. Caroline Sakai en el que se describe su trabajo con el TEPT de un adolescente huérfano en Ruanda.

energypsych.org/page/resiliencetools. La página «Tools for Resilience» («Herramientas para la resiliencia») de la página web de la ACEP.

energypaper.energytapping.com. Artículo de revista «The Energy of Energy Psychology» («La energía de la psicología energética»).

disaster-relief.energytapping.com. Artículo de revista «Uses of Energy Psychology Following Catastrophic Events» («Usos de la psicología energética tras sucesos catastróficos»).

Índice analítico

Índice

Listado de ilustraciones